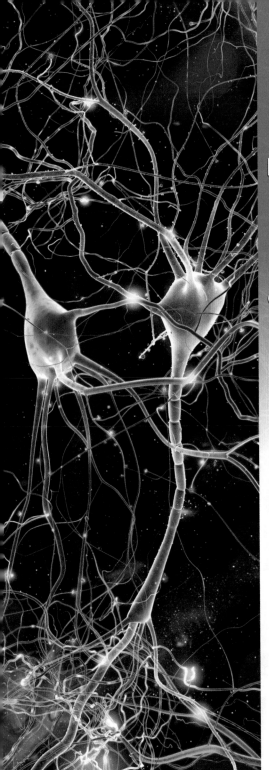

El único
LIBRO de
NEUROLOGÍA
que vas a necesitar

ALISON I. THALER, MD
MALCOLM S. THALER, MD

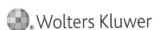

Wolters Kluwer

Philadelphia • Baltimore • New York • London
Buenos Aires • Hong Kong • Sydney • Tokyo

Av. Carrilet, 3, 9.ª planta, Edificio D
Ciutat de la Justícia
08902 L'Hospitalet de Llobregat
Barcelona (España)
Tel.: 93 344 47 18
Fax: 93 344 47 16
Correo electrónico: consultas@wolterskluwer.com

Revisión científica:
Dr. Juan Pablo Venzor Castellanos
Médico Internista–Neurólogo, Universidad Nacional Autónoma de México (UNAM)
Alta especialidad Enfermedad Vascular Cerebral (UNAM)

Dirección editorial: Carlos Mendoza
Traducción: Wolters Kluwer
Editora de desarrollo: Cristina Segura Flores
Gerente de mercadotecnia: Pamela González
Cuidado de la edición: Olga A. Sánchez Navarrete
Maquetación: Carácter tipográfico/Eric Aguirre • Aarón León • Ernesto Aguirre
Adaptación de portada: ZasaDesign/Alberto Sandoval
Impresión: Quad, Reproducciones Fotomecánicas/Impreso en México

Se han adoptado las medidas oportunas para confirmar la exactitud de la información presentada y describir la práctica más aceptada. No obstante, los autores, los redactores y el editor no son responsables de los errores u omisiones del texto ni de las consecuencias que se deriven de la aplicación de la información que incluye, y no dan ninguna garantía, explícita o implícita, sobre la actualidad, integridad o exactitud del contenido de la publicación. Esta obra contiene información general relacionada con tratamientos y asistencia médica que no debería utilizarse en pacientes individuales sin antes contar con el consejo de un profesional médico, ya que los tratamientos clínicos que se describen no pueden considerarse recomendaciones absolutas y universales.

El editor ha hecho todo lo posible para confirmar y respetar la procedencia del material que se reproduce en este libro y su copyright. En caso de error u omisión, se enmendará en cuanto sea posible. Algunos fármacos y productos sanitarios que se presentan en esta publicación solo tienen la aprobación de la Food and Drug Administration (FDA) para uso limitado al ámbito experimental. Compete al profesional sanitario averiguar la situación de cada fármaco o producto sanitario que pretenda utilizar en su práctica clínica, por lo que se aconseja consultar con las autoridades sanitarias competentes.

Derecho a la propiedad intelectual (C. P. Art. 270)

Se considera delito reproducir, plagiar, distribuir o comunicar públicamente, en todo o en parte, con ánimo de lucro y en perjuicio de terceros, una obra literaria, artística o científica, o su transformación, interpretación o ejecución artística fijada en cualquier tipo de soporte o comunicada a través de cualquier medio, sin la autorización de los titulares de los correspondientes derechos de propiedad intelectual o de sus cesionarios.

Prólogo

En este libro, los doctores Alison I. Thaler y Malcolm S. Thaler han logrado completar una tarea casi imposible: tomar una disciplina clínica tan complicada como la neurología y desglosarla en sus componentes simples, de manera digerible. Aprenderás sobre el ictus, las convulsiones, los aneurismas, las neuropatías, las migrañas y todo tipo de enfermedades neurológicas. Pero también aprenderás el *manejo* del paciente neurológico, planteado a partir de la experiencia de quienes han estado allí y lo han visto todo. Es un compañero que querrás tener a tu lado.

En los primeros años de la formación preclínica, los estudiantes se inician en los interminables y complicados procedimientos neuroanatómicos. Más tarde, cuando entran en las salas y se enfrentan a pacientes con enfermedades o lesiones neurológicas, pueden tener dificultades para llevar esos procedimientos a la práctica clínica. ¿Cómo se debe abordar a un paciente que presenta un problema neurológico? Cuando el paciente dice que no puede mover la pierna derecha desde hace 2 horas, ¿qué deberás hacer? ¿Hasta qué punto debes preocuparte y pedir ayuda? ¿Qué puede estar ocurriendo y qué tipo de procesos patológicos pueden dejar al paciente aniquilado si no se reacciona rápida y adecuadamente? Este libro proporciona las herramientas críticas que necesitarás para poder analizar con detenimiento cuestiones como estas de forma clara y concisa.

Este no es un libro de texto de neurología. No es una revisión enciclopédica de neuroanatomía o fisiopatología. Por el contrario, destaca *lo que vas a necesitar* saber, ya sea como estudiante de medicina, como residente de neurología que se prepara para la guardia nocturna, o como enfermero, asistente médico o médico que se enfrenta a la evaluación y tratamiento de enfermedades neurológicas. La neuroanatomía y la fisiopatología relevantes cobran vida y se les da un contexto clínico.

Busca en este libro perlas sobre lo que debes hacer en distintos escenarios clínicos: cómo hacer un triaje, cómo tener una idea de qué tipos de presentaciones neurológicas son emergencias y cuáles pueden esperar hasta el día siguiente para tratar de resolverlas. Aprenderás a diagnosticar y tratar a estos pacientes de forma directa, siempre con base en la evidencia. Y mientras aprendes sobre estas condiciones neurológicas, también serás llevado a un maravilloso recorrido por los fundamentos de la neurología clínica.

Michael Fara, MD, PhD
Assistant Professor of Neurology
Interim Director, Stroke Center at Mount Sinai Hospital
Icahn School of Medicine at Mount Sinai
New York, New York

Steven Galetta, MD
Chair of the Department of Neurology
Professor of Neurology and Neuro-Ophthalmology
NYU Grossman School of Medicine
New York, New York

Prefacio

La neurología tiene la reputación —bien merecida, aunque quizá un tanto exagerada— de ser difícil. Fascinante, sí. Intelectualmente estimulante, por supuesto. Merece la pena la inversión en tiempo y en neuronas sobrecargadas, ¡sin duda! Aunque resulte difícil. Por eso estamos aquí, y por eso hemos creado este libro. No para hacerlo fácil —eso sería una afirmación que podrías ver a kilómetros de aquí— sino para hacerlo *más fácil*. Para ayudarte a entenderlo todo. Para tomar toda esa anatomía y fisiología, todos esos síndromes y categorías y protocolos de tratamiento, y envolverlos en paquetes manejables que sean claros, concisos y prácticos. Y ya que estamos en ello, vamos a hacerlo divertido. En verdad, prometemos que disfrutarás dominando este material (de acuerdo, admitimos que memorizar el plexo braquial puede que no sea el ideal de diversión, ¡pero haremos todo lo posible!).

Este libro es diferente de otros libros de neurología que hayas encontrado. El texto es conversacional. Hay toneladas de ilustraciones e imágenes. Las perlas clínicas —el tipo de cosas que no se encuentran en otra parte— se esparcen generosamente por todo el libro. Y lo que es más importante, nos centramos en aquellos elementos de la neurología que tienen más relevancia para el cuidado de los pacientes. Nuestro objetivo no es impresionar con vastas cantidades de esoterismo neuroanatómico; más bien, insistiremos una y otra vez en los principios básicos que subyacen al diagnóstico y al tratamiento neurológico.

Y hay algo más que creemos que hace que este libro sea especial. Ofrece una doble perspectiva de la neurología. Uno de nosotros es neurólogo y el otro internista. Ambos dedicamos gran parte de nuestro tiempo a la enseñanza clínica académica. Al combinar las perspectivas de nuestras dos especialidades, podemos compartir contigo los detalles más reales y actualizados que solo un neurólogo podría conocer, así como una perspectiva más amplia y un enfoque orientado al paciente, que son elementos propios de un internista. Profundizamos cuando así se requiere y luego damos unos pasos atrás para asegurarnos de que todo lo que discutimos es clínicamente relevante y está centrado en el paciente.

Este libro puede y debe utilizarse de forma diferente dependiendo de quién seas y de lo que quieras obtener de él. Cubre todo lo que necesitas como estudiante para el examen de medicina, pero en ocasiones va más allá, así que si solo quieres material racionalizado y evaluable, céntrate en el contenido en negritas del texto; utiliza el resto del libro como referencia, para ayudar a aclarar aquello que no tenga sentido, cuando quieras saber más sobre un tema en particular, o cuando necesites preparar una presentación para las rondas. Los internos de pregrado y los residentes de neurología léanlo de principio a fin. Hemos hecho todo lo posible para que se lea de forma ligera y rápida (¡al menos por lo que respecta a libros de texto de medicina!), y contiene todo lo que desearíamos haber sabido al principio de nuestras carreras. Prometemos que estarás tan bien preparado para la residencia de neurología como es posible. Y si eres médico, personal de enfermería o asistente médico (AM) no formado en neurología, mantenlo a tu lado como una guía fácilmente digerible de *lo que vas a necesitar** para el diagnóstico y manejo de las enfermedades neurológicas.

No podemos dejar de agradecer a todos los extraordinarios clínicos y académicos que revisaron nuestros capítulos, ofrecieron su sabiduría subespecializada, pusieron los ojos en blanco a veces, pero siempre fueron amables, nos apoyaron y estuvieron tan entusiasmados con este libro como nosotros. En particular, queremos agradecer a los doctores Laura Stein, Michael Fara, Stephen Krieger, Rajeev Motiwala, Susan Shin, Joanna Jen, Allison Navis, Mark Green, Anna Pace, Anuradha Singh, Caroline Crooms, Noam Harel, Amy Chan, Praveen Raju, Joshua Friedman, Benjamin Brush, Kenneth Leung, Emily Schorr y Steven Galetta. No hubiéramos podido hacer esto sin ustedes. También queremos dar las gracias a la increíble gente de Wolters Kluwer que ha visto este libro desde su concepción hasta su realización: Sharon Zinner, Lindsay Ries, Oli Raj, Thomas Celona, Chris Teja, Joe Cho y los increíbles artistas de TNQ. Y por último, queremos expresar nuestra gratitud a nuestros alumnos por hacernos mejores profesores, y a nuestros pacientes que cada día nos hacen mejores seres humanos.

Dedicamos este libro a nuestras familias. Es un cliché afirmar que nos apoyaron incluso cuando los volvimos locos con todo el tiempo y la energía que dedicamos a este proyecto, pero los clichés son clichés por una razón. Así que gracias Ben y Nancy y Jon y Tracey, los queremos, no podríamos vivir sin ustedes y prometemos que volveremos a estar en contacto en cuanto terminemos de planificar la próxima edición.

Alison I. Thaler
Malcolm S. Thaler

---

*Nota del editor: en adelante nos referiremos al lector de manera formal, usando la tercera persona del singular; es decir, de usted.

Contenido

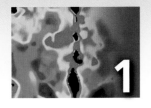

Empecemos: su caja de herramientas neurológicas

En este capítulo, usted aprenderá:

1 | La anatomía básica del sistema nervioso de una forma ágil y sencilla que podrá aplicar directamente a la práctica clínica.

2 | Cómo hacer un historial neurológico útil.

3 | Lo esencial del examen neurológico, y lo que cada prueba puede decir sobre la localización (es decir, la anatomía) del problema del paciente.

4 | Las herramientas que ayudan en el diagnóstico y el manejo de los problemas neurológicos; estas incluyen el diagnóstico por imagen (tomografía computarizada [TC], imagen de resonancia magnética [IRM] y algunas otras pruebas con las que quizá no esté tan familiarizado), la punción lumbar, la electroencefalografía (EEG), el estudio de velocidades de conducción nerviosa (VCN) y la electromiografía (EMG).

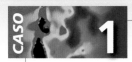

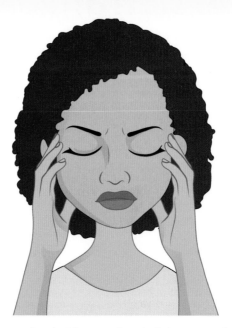

Su paciente: Hailey, una mujer de 30 años de edad sin antecedentes médicos, acude al servicio de urgencias quejándose de un dolor de cabeza que empeora. Tiene un largo historial de dolores de cabeza, los cuales por lo regular se resuelven con ibuprofeno y una buena noche de sueño. Esta cefalea, sin embargo, ha persistido por más de 7 días y nada parece aliviarla. Sus signos vitales son estables y su examen neurológico es normal. Se le da metoclopramida y ketorolaco y en 1 hora se siente mucho mejor. El médico que la atiende le pregunta si cree que está lista para su egreso. ¿Cuál es su respuesta? ¿Hailey está lista para regresar a casa?

Cuando haya terminado este capítulo, usted estará agotado (no hay dos maneras de hacerlo; hay mucho material que aprender), pero listo para enfrentarse al mundo de las enfermedades neurológicas.

En un sentido amplio, todas las enfermedades se experimentan a través del sistema nervioso. El dolor físico, el dolor emocional —en realidad, cualquier tipo de sensación, buena o mala— se siente, se transmite y se percibe a través del sistema neurológico. Nuestros pensamientos, sentimientos y recuerdos también son neurológicos, y cuando se desequilibran se puede señalar al cerebro como el responsable.

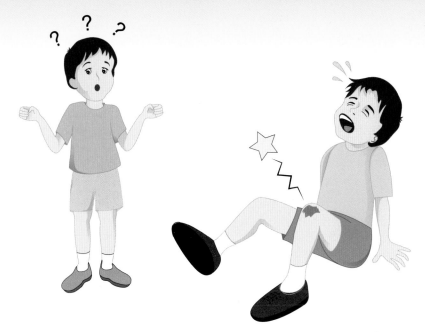

Todo está en su cabeza, ya sea una confusión o una rodilla raspada.

Sin embargo, a lo que nos referimos cuando hablamos de enfermedades neurológicas, y lo que usted esperaba cuando eligió este libro, es a cualquier trastorno cuya *patología primaria resida en el cerebro, la médula espinal o los nervios periféricos* (la *unión neuromuscular* y los *músculos* también están incluidos en el dominio de la neurología, y no los pasaremos por alto). ¡Y hay muchas de estas enfermedades para mantenernos ocupados durante los próximos cientos de páginas!

 ## Neuroanatomía: lo básico

Antes de seguir adelante, repasemos la estructura básica del sistema nervioso. Este puede dividirse en tres partes: el sistema nervioso central, el periférico y el autónomo.

1. El *sistema nervioso central (SNC)* incluye el cerebro, el tronco del encéfalo y la médula espinal. Todos ellos están protegidos por hueso y tres finas membranas llamadas *meninges*: la *duramadre*, la *aracnoides* y la *piamadre*. La mayor parte del cerebro también está protegida por la *barrera hematoencefálica*, un término que se refiere a una propiedad especial de los vasos sanguíneos cerebrales que limita el paso de muchas sustancias potencialmente dañinas, como las hormonas circulantes, las toxinas y los patógenos, desde la sangre al líquido extracelular del cerebro.

2. El *sistema nervioso periférico (SNP)* incluye todas las neuronas y los ganglios (es decir, grupos de cuerpos celulares nerviosos) que se encuentran fuera del encéfalo y la médula espinal. Los nervios craneales, a excepción del olfativo (NC1) y del nervio óptico (NC2), forman parte del SNP. A diferencia del SNC, el SNP no está protegido por el hueso, las meninges o la barrera hematoencefálica, por lo que es más vulnerable a las lesiones. El SNP tiene dos divisiones: somáticas y autonómicas.

a. La *división somática* está formada por neuronas sensoriales y motoras. En concreto, se trata de las *aferentes sensoriales* (aferente significa que conduce hacia dentro), que reciben y transmiten la información sensorial del mundo exterior, y las *eferentes motoras* (eferente significa que conduce hacia fuera), que permiten el movimiento voluntario. Estas neuronas también son responsables de los reflejos tendinosos profundos (véase p. 26).

b. La *división autonómica* forma parte del sistema nervioso autónomo general (véase más adelante) e incluye los nervios simpáticos y parasimpáticos. Los nervios simpáticos utilizan los neurotransmisores acetilcolina y norepinefrina para comunicarse, mientras que los nervios parasimpáticos solo utilizan acetilcolina. Estos dos sistemas suelen funcionar en oposición el uno al otro, desencadenando un evento o una respuesta que es contrarrestada por el otro sistema. Los nervios simpáticos median en la respuesta de "lucha o huida" (p. ej., la dilatación pupilar para permitir que entre más luz en el ojo; la broncodilatación para promover el intercambio de oxígeno, y la vasoconstricción para desviar el flujo sanguíneo del tracto gastrointestinal y la piel y redirigirlo a los músculos esqueléticos). Los nervios parasimpáticos median la respuesta de "descanso y digestión" (p. ej., la constricción pupilar, la broncoconstricción y la vasodilatación del tracto gastrointestinal y la piel).

3. El *sistema nervioso autónomo* regula funciones viscerales como la digestión, la temperatura, el ritmo cardiaco y la presión arterial. Está formado por componentes tanto del SNP (la división autonómica, como en el caso anterior) como del SNC (que incluye estructuras que aún no hemos analizado: la corteza insular, el tronco del encéfalo y el hipotálamo, entre otras). El sistema nervioso autónomo también contiene el sistema nervioso entérico, que integra la información sobre el tracto gastrointestinal (GI) y proporciona la salida para controlar y coordinar las funciones del tracto GI y el flujo sanguíneo local.

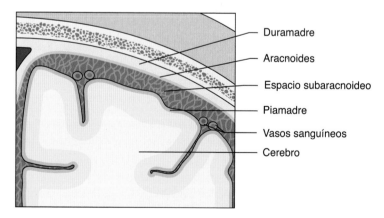

Las meninges. La duramadre es la capa más externa y resistente que se encuentra justo debajo del cráneo. La aracnoides, una membrana más delgada y espinosa, está separada de la duramadre por un espacio potencial; en otras palabras, en condiciones normales, la duramadre y la aracnoides se tocan, pero en condiciones patológicas (una hemorragia subdural, por ejemplo), pueden separarse a medida que el espacio se llena de líquido. La pía es la capa más interna y delicada; se adhiere a los giros (los pliegues) del cerebro. El líquido cefalorraquídeo (LCR) fluye entre la aracnoides y la pía en el espacio subaracnoideo. Juntas, la aracnoides y la pía se conocen como leptomeninges.

Recuadro 1-1

El cerebro humano —también el suyo (¡incluso el nuestro!)— es sin lugar a dudas sorprendente. Pesa alrededor de un kilo y tiene la consistencia y el aspecto del tofu. Las estimaciones varían, pero el cerebro medio tiene unos 100 000 millones de neuronas con billones de conexiones entre ellas. Toda nuestra vida transcurre dentro de nuestro cerebro. Todo lo que percibimos del mundo que nos rodea no es más que un arsenal de señales eléctricas que zumban de neurona en neurona. El cielo, después de todo, no es realmente "azul" en la forma en que podríamos estar tentados de pensar en el azul —los fotones no son intrínsecamente azules—, sino que tiene una longitud de onda que nos parece azul debido a la forma en que el cerebro interpreta las señales eléctricas generadas por nuestra mirada al cielo. Tampoco las ondas sonoras suenan intrínsecamente como Beyoncé o Beethoven. ¿Y qué es un pensamiento, un sentimiento o un recuerdo sino una forma de integrar e interpretar las corrientes electroquímicas que recorren nuestra corteza cerebral? Es bastante increíble cuando uno se detiene a pensarlo.

La anatomía de cada uno de estos sistemas es muy compleja. Pero en lugar de agobiarlo a usted con todo ello de una sola vez, abordaremos lo básico ahora y completaremos muchos de los detalles más adelante, a medida que los necesitemos.

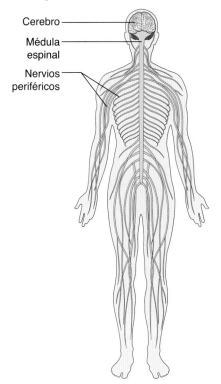

El sistema nervioso.

Anatomía del encéfalo 101. El encéfalo está formado por el *cerebro*, el *tronco del encéfalo* y el *cerebelo*. El cerebro está dividido en dos hemisferios (izquierdo y derecho), que se comunican eléctricamente a través de una banda de fibras nerviosas llamada *cuerpo calloso*. Hay cuatro lóbulos en cada lado: los lóbulos frontal, parietal, temporal y occipital. La capa más externa del cerebro, la corteza cerebral, contiene *materia gris* —los cuerpos celulares de las neuronas— y el interior está formado por *sustancia blanca* —las fibras nerviosas o axones. Las estructuras que se encuentran en la profundidad del cerebro (incluidos el tálamo y los ganglios basales) también son materia gris. El tronco del encéfalo está formado por el mesencéfalo, el puente y la médula oblongada o bulbo raquídeo. El cerebelo se encuentra después del cerebro y del tronco del encéfalo.

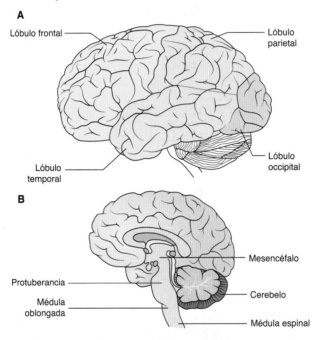

(*A*) Los cuatro lóbulos del cerebro. (*B*) El tronco del encéfalo y el cerebelo.

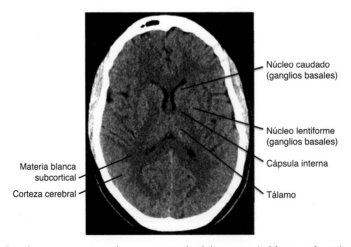

Una TC de la cabeza que muestra la corteza cerebral, la sustancia blanca subcortical y las estructuras de materia gris profunda, incluidos el tálamo y los ganglios basales (que incluyen el núcleo caudado y el lentiforme). Como veremos más adelante en este capítulo, la sustancia blanca (como la cápsula interna) aparece oscura en la TC (debido al alto contenido de mielina, que es una sustancia grasa y, por lo tanto, de densidad relativamente baja en comparación con la materia gris celular), mientras que la materia gris (como la corteza, los ganglios basales y el tálamo) aparece brillante. (Modificado de Farrell TA. *Radiology* 101. 5th ed. Wolters Kluwer; 2019.)

El encéfalo está protegido por el cráneo y las tres meninges. El suministro de sangre al cerebro puede dividirse en dos fuentes: 1) la circulación anterior (carótida) y 2) la circulación posterior (vertebrobasilar). Las dos están unidas por anastomosis en la base del cerebro en una estructura denominada polígono de Willis (véase capítulo 2, p. 50). Los senos venosos se encuentran dentro de la duramadre y drenan tanto la sangre como el LCR.

El encéfalo también alberga cuatro ventrículos: dos ventrículos laterales, el tercer ventrículo y el cuarto ventrículo. Los ventrículos son espacios huecos dentro del cerebro y el tronco del encéfalo que contienen el LCR. Este es producido por células ependimarias modificadas, conocidas como plexo coroideo, que se encuentran dentro de los ventrículos. El LCR fluye desde los ventrículos laterales hacia abajo a través del tercer ventrículo, el cuarto ventrículo, el canal central de la médula espinal y hacia el espacio subaracnoideo, donde al final será reabsorbido pasivamente por las vellosidades aracnoideas (también conocidas como granulaciones; son pequeñas protuberancias de la aracnoides en la duramadre) hacia los senos venosos durales.

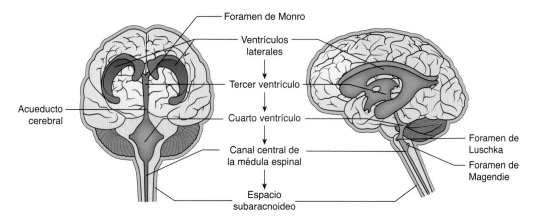

El recorrido del sistema ventricular. El LCR fluye desde los ventrículos laterales hacia el tercer ventrículo (a través del foramen de Monro), hacia el cuarto ventrículo (a través del acueducto cerebral), hacia el canal central de la médula espinal (a través del foramen de Magendie y Luschka), y por último hacia el espacio subaracnoideo que rodea la médula espinal y el encéfalo.

Electrofisiología en dos páginas

La unidad básica del sistema nervioso es la *neurona*, una célula especializada que puede transmitir la corriente eléctrica. Las neuronas no son solo conductos pasivos para la electricidad; también reciben, integran, transforman y envían señales a otras neuronas. La mayoría de las neuronas del SNP son unipolares y se conectan a otra neurona o célula muscular. Las neuronas del SNC pueden ser multipolares y a menudo se conectan con miles de otras neuronas.

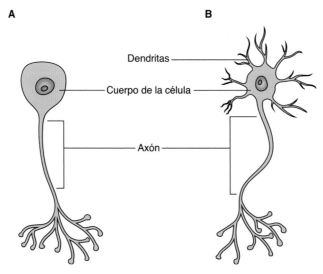

(*A*) neuronas unipolares y (*B*) multipolares.

Los potenciales de acción son eventos eléctricos cuidadosamente coreografiados que implican la apertura y el cierre de canales de potasio, sodio y calcio en la membrana neuronal y que se propagan por la neurona, creando una corriente eléctrica. La capacidad de las neuronas para conducir los potenciales de acción se ve reforzada por una capa aislante externa denominada *mielina*, producida por tipos específicos de *células gliales* (denominadas células de Schwann en la periferia y oligodendrocitos en el encéfalo), que impiden de manera eficaz que la corriente se escape de las neuronas y, por lo tanto, acelera de manera significativa la conducción nerviosa.

Las neuronas hablan entre sí a través de un espacio llamado *sinapsis*, y esta conversación se lleva a cabo mediante unas sustancias químicas llamadas *neurotransmisores*, que se liberan al llegar un potencial de acción a la sinapsis. Hay muchos tipos de neurotransmisores; la mayoría de los que usted ya conoce son pequeños péptidos como la acetilcolina, el GABA, el glutamato, la serotonina y las catecolaminas (dopamina, epinefrina y norepinefrina).

Recuadro 1-2 Toxinas de los canales de sodio activados por voltaje

Los canales de sodio activados por voltaje son un componente crucial de los potenciales de acción y, por lo tanto, fundamentales para el funcionamiento neuronal. Como se puede imaginar, la ingestión de toxinas que bloquean estos canales puede tener un efecto devastador. La *tetrodotoxina*, presente en los peces globo y otros animales, es un potente bloqueador de los canales de sodio que, cuando se ingiere, impide que las neuronas se comuniquen entre sí. Los síntomas se desarrollan rápidamente e incluyen parestesia, mareo, náusea, vómito, temblor y, si son graves, convulsión, parálisis, arritmia cardiaca e incluso la muerte. El tratamiento consiste en el uso de carbón activado (para fijar la toxina) y el lavado intestinal (para sacarla del cuerpo). No se conoce ningún antídoto específico.

En la enfermedad, las cosas pueden ir mal en cualquiera de estos lugares: la célula nerviosa, la vaina de mielina o la sinapsis.

Pero hay que tener en cuenta, al pasar de un trastorno a otro, que nuestro sistema neurológico es también lo que hace que la vida merezca la pena. No todo es enfermedad. Nuestra capacidad para sentir el placer y la belleza tiene su origen en nuestras neuronas. Con tanto en juego, no es de extrañar que las enfermedades neurológicas puedan ser tan catastróficas.

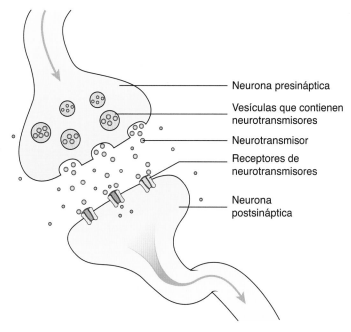

La sinapsis es el lugar donde las neuronas se comunican entre sí.

 ## ¡La buena noticia!

Siendo nuestro sistema neurológico responsable de tantas cosas, sería fácil tirar la toalla y proclamar que es imposible averiguar lo que está pasando cuando las cosas no están bien. Pero nuestra caja de herramientas neurológicas —los instrumentos que tenemos a nuestra disposición para diagnosticar los trastornos neurológicos— es compacta y, con la ayuda de este libro, pronto se sentirá cómodo aplicándola a todos y cada uno de los problemas neurológicos. Aprenda a utilizar estas herramientas y el mundo de la neurología se desplegará ante usted. Los elementos más esenciales de nuestra caja de herramientas neurológicas son:

- Historial clínico
- Examen neurológico
- Punción lumbar (para análisis de LCR)
- Electroencefalografía (EEG)
- Imágenes (TC y RM, entre otras)
- Estudios de velocidades de conducción nerviosa (VCN) y electromiografía (EMG)

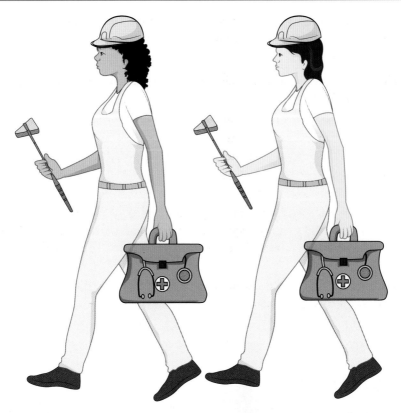

Primero vamos a familiarizarnos con cada elemento de nuestra caja de herramientas, y luego discutiremos los trastornos neurológicos que existen. Vamos a tratar cada elemento uno por uno, empezando por el historial clínico neurológico.

 ## El historial clínico neurológico

Antes de coger una aguja para la columna vertebral o pedir una resonancia magnética, los neurólogos, posiblemente más que en cualquier otro campo de la medicina, se basan en una buena anamnesis para orientar su diagnóstico diferencial y su posterior tratamiento. Un error común es pensar que la elaboración de un buen historial clínico neurológico tiene que requerir cantidades de tiempo de *Guerra y Paz*. No es así. De hecho, se puede decir que cuanto más hábil sea usted en esto, más conciso y directo podrá ser el historial. Es casi seguro que ya ha aprendido lo esencial en su formación previa.

Paso 1: su OPQRST básico. ¡No escatime en este paso!

Recuadro 1-3

Gracias a la mnemotecnia (la única palabra, además de mnemofobia [sí, es una palabra], en la lengua inglesa que comienza con una "m" seguida de una "n"; el término deriva de *Mnemosyne*, la diosa griega de la memoria). OPQRST es la primera de muchas mnemotecnias que encontrará en este libro.

El OPQRST es una guía de los elementos clave del historial clínico que le ayudarán a desentrañar los detalles de la enfermedad de un paciente y le ayudarán a realizar el diagnóstico y el subsecuente tratamiento:

- **O. Inicio (*Onset*)**: ¿el síntoma apareció repentina o gradualmente, y con qué hecho coincide su aparición?

- **P. Provocación**: ¿qué hace que el síntoma se aminore, qué hace que empeore?

- **Q. Calidad (*Quality*)**: pida al paciente que describa el síntoma. Esto puede ser difícil incluso para el paciente más elocuente, así que tenga paciencia.

- **R. Región o radiación**: ¿dónde se localiza el síntoma? ¿Está localizado o generalizado? ¿Se desplaza a otras zonas del cuerpo?

- **S. Gravedad (*Severity*)**: ¿qué tan grave es el síntoma? Si el síntoma es la debilidad, por ejemplo, ¿es sutil, una parálisis completa o algo intermedio? Si el síntoma es el dolor, muchos médicos utilizan una escala de dolor de 0 a 10, pero una buena descripción verbal suele ser más útil.

- **T. Tiempo**: ¿cuánto tiempo lleva ocurriendo esto? ¿Ha ocurrido antes? ¿Ha cambiado el dolor/la sensación con el tiempo?

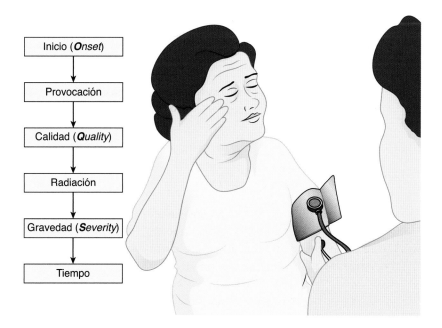

Cuando la enfermedad neurológica afecta al cerebro, puede ser imposible que el paciente ofrezca un historial clínico coherente. En ese caso, pida ayuda a sus familiares, amigos, ayudantes de salud en el hogar, o a cualquiera que esté disponible.

Paso 2: empezar a localizar. Este es el pan de cada día de la neurología. Mientras usted está en el OPQRST, empieza a pensar en qué parte del sistema nervioso podría situar la dolencia principal de su paciente. Empiece por arriba y vaya bajando, trazando el camino desde el cerebro hasta los músculos. ¿Por qué no al revés, de abajo a arriba? Desde el punto de vista anatómico, "de arriba abajo" es la forma más sencilla y probada de asegurarse de no pasar nada por alto. Pero tal vez la mejor razón para empezar a pensar de esta manera es que la mayoría de los diagnósticos más graves que no se pueden pasar por alto se localiza en la parte superior del neuraxis. Por ejemplo, una mano parética (es decir, débil) puede estar causada tanto por lesiones "inferiores" (p. ej., una lesión del nervio periférico) como "superiores" (p. ej., una enfermedad vascular cerebral o un tumor cerebral). Todos son diagnósticos importantes, pero los que involucran la parte superior son los más peligrosos y los más urgentes de descartar.

Este enfoque descendente funciona mejor para las dolencias motoras (básicamente se está trazando la vía motora de principio a fin; véase p. 18), pero puede utilizarse para casi cualquier patología neurológica. Por ejemplo, el entumecimiento de la mano, un problema sensorial, puede estar causado exactamente por las mismas lesiones antes mencionadas (lesión del nervio periférico, enfermedad vascular cerebral o tumor cerebral); solo hay que tener en cuenta que se está trazando la vía anatómica al revés (desde el final hacia el inicio, por así decirlo; esto tendrá sentido más adelante, véase p. 23).

La vía básica de localización

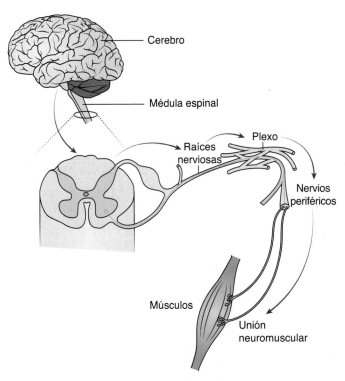

La vía básica de localización: Cerebro → Médula espinal → Raíces nerviosas → Plexo → Nervios periféricos → Unión neuromuscular → Músculos.

Pongamos un ejemplo de cómo se puede localizar una lesión neurológica. No se desanime por toda la neuroanatomía de este párrafo. Aquí solo estamos tocando un punto; después entraremos en detalles más complicados. Digamos que su paciente se presenta con una paresia (debilidad) aguda en la cara, el brazo y la pierna del lado izquierdo. Usted empieza lo más alto posible, en la franja motora derecha de la corteza cerebral. A continuación, sigue esas fibras motoras hacia abajo a través de la sustancia blanca subcortical y hacia el tronco del encéfalo, pero una vez que llega a la médula espinal cervical, ha terminado. ¿Por qué? Debido a que su paciente tiene afectación facial, los síntomas no pueden deberse a una lesión más abajo en la médula. Ahora deténgase y piense. Si su paciente tiene una lesión en el área intracraneal, ¿dónde podría estar? ¿Es más probable que sea superficial, en la corteza, o más profunda en el cerebro?[1] ¿Podría su paciente haber tenido una enfermedad vascular cerebral? ¿Un tumor? ¿Una infección? Su evaluación posterior puede orientarse ahora a averiguar esto.

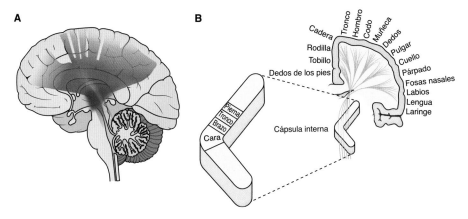

Las vías motoras convergen a medida que descienden, desde la corteza hasta la cápsula interna y el tronco del encéfalo. Se puede ver que se necesitaría una lesión cortical muy grande, pero una lesión de la cápsula interna relativamente pequeña, para dar lugar a la debilidad de la cara, los brazos y las piernas.

El examen neurológico

La exploración neurológica es el orgullo de la neurología. No porque sea complicada o porque requiera una bolsa llena de herramientas (un bolígrafo luminoso, un martillo de reflejos, un diapasón, imperdibles, etc.), sino porque *funciona*: cuando se utiliza y realiza correctamente, la exploración neurológica puede decir cosas que ni siquiera el historial clínico más meticuloso ni la resonancia magnética de mayor resolución pueden. En el contexto adecuado, una caída hacia abajo del miembro torácico extendido puede provocar una terapia trombolítica de emergencia para disolver un coágulo de sangre; una sutil debilidad en la flexión del cuello puede hacer saltar las

[1]La respuesta, por cierto, es que lo más probable es que la lesión se encuentre en la sustancia blanca subcortical del cerebro. Dado que las vías motoras convergen a medida que descienden (véase la figura arriba), es mucho más fácil "eliminar" la cara, el brazo y la pierna en conjunto mediante una única lesión en la cápsula interna, por ejemplo, que en la corteza, donde las fibras motoras de la cara, el brazo y la pierna están mucho más diseminadas. Si esto aún no tiene sentido para usted, no se preocupe: ¡pronto lo tendrá!

alarmas ante la inminente necesidad de intubación; un reflejo disminuido o una sonrisa asimétrica pueden cambiar drásticamente el diagnóstico diferencial, el manejo y el tratamiento de un paciente.

Sí, el examen neurológico puede parecer intimidante. Así que vamos a recorrerlo, paso a paso. Los componentes de un examen neurológico completo incluyen:

1. **Estado mental**: nivel de conciencia, función intelectual, lenguaje y praxis (la praxis se refiere a la capacidad cognitiva para realizar tareas motoras aprendidas, desde escribir hasta lanzar una bola curva).

2. **Nervios craneales**: 2 a 12 (¿por qué no el 1? El nervio craneal 1 es el nervio olfativo, y la mayoría de las veces no se necesitará probar el olfato).

3. **Sistema motor**: trofismo, tono y fuerza.

4. **Sistema somatosensorial**: tacto ligero, dolor, temperatura, vibración y propiocepción.

5. **Reflejos**: se prueban seis reflejos comunes: el braquiorradial, el bíceps, el tríceps, el rotuliano, el aquiliano y el plantar (también conocido como signo de Babinski).

6. **Coordinación**: movimientos rápidos alternados, pruebas dedo-nariz-dedo y de talón a espinilla.

7. **Marcha**: postura, equilibrio, balanceo de los brazos y capacidad de caminar con los talones, las puntas de los pies y el tándem.

Ahora vamos a ver cada uno de estos siete dominios individualmente, haciendo hincapié en la forma en que cada uno se evalúa durante su examen neurológico. Hemos incluido la cantidad suficiente de neuroanatomía para que pueda entender el contexto y la importancia de cada hallazgo del examen. Lo admitimos: es mucho material, así que tómese su tiempo. No es necesario que lo domine todo de una vez, aunque puede intentarlo, y la relevancia de gran parte de este material para el diagnóstico neurológico le resultará evidente a medida que avancemos por los distintos trastornos neurológicos que componen la mayor parte de este libro.

Estado mental

El examen del estado mental pone a prueba una multitud de capacidades y funciones mentales, pero a menudo es fácil determinar el estado mental de alguien en el primer minuto de conocerlo. ¿Está el paciente despierto y alerta, le reconoce y sonríe adecuadamente? ¿Puede mantener una conversación coherente? Si es así, lo más probable es que esté en condiciones de hacerlo.

Sin embargo, el examen del estado mental puede ser muy matizado y detectar anormalidades sutiles que podrían pasar desapercibidas a primera vista. Lo hemos simplificado aquí para incluir solo los componentes más relevantes y clínicamente útiles.

1. *Nivel de conciencia*. Debe reconocer los términos que se enumeran a continuación porque los oirá utilizar, pero tenga en cuenta que, dado que no existen definiciones estandarizadas y consensuadas de estos términos, la mejor manera de describir el nivel de conciencia de un paciente es simplemente especificar lo que ve. Si el paciente está aturdido y no responde a los estímulos vocales, por ejemplo, simplemente dígalo. Todo el mundo utiliza y define estos términos de forma un poco diferente, pero aquí están algunas de las definiciones más comunes:

   a. Despierto y alerta: normal.

   b. Letárgico: aturdido, pero responde a los estímulos verbales.

c. Obnubilado: se despierta brevemente ante estímulos dolorosos, luego vuelve a dormirse.

d. Comatoso: en un estado en el que no puede despertar.

2. ***Función intelectual***. Unas sencillas pruebas permitirán establecer la función cognitiva del paciente:

a. Orientación en cuanto a la persona, al lugar y al tiempo.

b. Atención y concentración. Esto se puede comprobar pidiendo a sus pacientes que deletreen la palabra "MUNDO" al revés o que resten 7 en forma seriada a partir de 100. Aquí se debe tener en cuenta el nivel educativo.

c. Memoria. Pruebe el recuerdo de tres elementos: dé a sus pacientes tres palabras para que las recuerden y pídales que se las repitan después de varios minutos. Más adelante se hablará de pruebas cognitivas y de memoria más profundas, como el *Mini-Examen del Estado Mental (MMSE*, por sus siglas en inglés*)* y la *Evaluación Cognitiva de Montreal (MOCA*, por sus siglas en inglés*)* (véase capítulo 7).

3. ***Lenguaje***. Abarca la expresión y la comprensión[2]:

a. Nombrar. Empezar con objetos de "alta frecuencia" (fáciles) como "dedo", y progresar a objetos de "baja frecuencia" (más difíciles) como "uña".

b. Comprensión. Empiece con órdenes sencillas de un solo paso: "saque la lengua" o "cierre los ojos". Progrese a órdenes más complejas que requieran que sus pacientes "crucen la línea media". Por ejemplo, pida a su paciente que "con su mano izquierda se toque la oreja derecha".

c. Repetición. Pida a su paciente que repita una frase: nos gusta "es un día soleado en la ciudad de Nueva York" y "no hay peros".

4. ***Praxis***. La praxis es la capacidad cognitiva para realizar tareas motoras aprendidas. Pida a sus pacientes que le muestren cómo se cepillan los dientes o se peinan. Si son incapaces de hacerlo a pesar de tener una función motora normal, son "apráxicos".

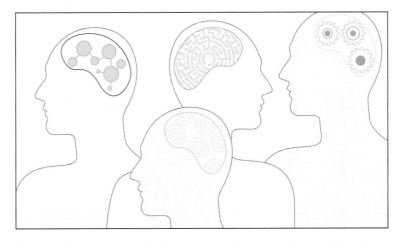

El examen del estado mental abarca una amplia variedad de dominios críticos.

[2]Consulte el capítulo 2, p. 59, para obtener una revisión exhaustiva de los componentes lingüísticos y la localización.

Nervios craneales

Anatomía del nervio craneal (NC) 101. Esto puede ser complicado, y profundizaremos en la anatomía de los nervios craneales en el capítulo 18, pero por ahora todo lo que necesita saber es que los nervios craneales (a excepción del NC1 y el NC2, que surgen de la cavidad nasal y de la retina, respectivamente) se originan en el tronco del encéfalo, la parte del SNC que conecta al cerebro con la médula espinal y que incluye el mesencéfalo, la protuberancia y la médula. Los nervios craneales intervienen en la mayoría de las actividades no cognitivas que realizamos con la cabeza, desde ver, oler, oír y saborear hasta mover los ojos, girar la cabeza, masticar y tragar. Cada nervio puede contener, en distintos grados, fibras sensoriales, motoras y autonómicas.

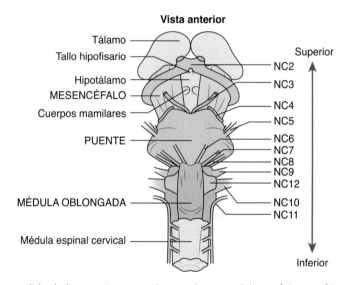

La entrada y salida de los nervios craneales en el tronco del encéfalo. Las fibras sensoriales de los nervios craneales son aferentes: entran en el tronco del encéfalo (es decir, reciben información sensorial del entorno y la transmiten al tronco del encéfalo). Las fibras motoras son eferentes: salen del tronco del encéfalo (reciben órdenes motoras del tronco del encéfalo y transmiten las instrucciones a los músculos objetivo).

Cuando se comprueba la función de los nervios craneales, siempre hay que ir en orden, del 2 al 12, para no perderse nada.

- **Fundoscopia (NC2).** Utilice el oftalmoscopio para visualizar el disco óptico y los vasos circundantes.
- **Agudeza visual (NC2).** Sostenga una tarjeta de agudeza visual (llamada tabla de Snellen) aproximadamente a un pie delante del ojo izquierdo de su paciente con el ojo derecho cubierto. A continuación, compruebe el otro ojo. Los pacientes deben llevar sus lentes de contacto o gafas en caso de requerirlos.
- **Campos visuales (NC2).** Haga que sus pacientes se cubran el ojo izquierdo mientras usted se cubre el ojo derecho (esto le permite comparar su campo visual con el suyo). Mírelos directamente y dígales que mantengan sus ojos en la nariz de usted. Muestre con rapidez algunos dedos en cada cuadrante visual y pídales que le digan el número de dedos que ven. A continuación, haga la prueba con el otro ojo.
- **Reflejos pupilares (NC2, NC3).** Reduzca la luz en la habitación tanto como sea posible. Mueva la linterna varias veces entre los ojos del paciente y evalúe el tamaño de la pupila, así como el grado y la velocidad de constricción.

- **Movimientos extraoculares (NC3, 4, 6).** Diga a sus pacientes que sigan su dedo índice con los ojos mientras mantienen la cabeza quieta. Dibuje una "H" en el aire para llevar sus ojos hacia arriba, hacia abajo y de lado a lado. Evalúe los movimientos oculares completos y simétricos, así como la caída de los párpados (ptosis) y el nistagmo (movimientos espasmódicos rápidos e involuntarios de los que hablaremos a detalle más adelante). En el capítulo 18 se explicarán las contribuciones específicas de cada uno de estos tres nervios craneales.

- **Sensación facial (NC5).** Toque ligeramente ambos lados de la frente, mejillas y barbilla de su paciente y pregunte si los lados izquierdo y derecho se sienten igual. Está probando la primera (V1), segunda (V2) y tercera (V3) ramas del quinto nervio craneal, respectivamente. La prueba de la fuerza de la mandíbula (los "músculos de la masticación") en la que se hace que los pacientes abran y cierren la mandíbula contra una resistencia también evalúa la V3.

- **Movimientos faciales (NC7).** Pida a los pacientes que cierren los ojos con fuerza, levanten las cejas, inflen las mejillas y sonrían; lo que se busca principalmente es la simetría. La debilidad facial puede ser obvia a primera vista o puede requerir "activación" —sonreír, levantar las cejas— para ser apreciada. El aplanamiento del pliegue nasolabial es un signo sutil de debilidad en la sonrisa.

- **Audición (NC8).** Frote los dedos delante de la oreja del paciente. Cada oído debe ser examinado por separado.

- **Desviación de la úvula (NC9, 10).** Pida a su paciente que diga "ah" para poder evaluar el movimiento y la posición del paladar y la úvula.

- **Encogimiento de hombros y giro del cuello (NC11).** Haga que sus pacientes giren la cabeza hacia la izquierda, coloque usted su mano en el lado izquierdo de la cara de ellos y pídales que se apliquen resistencia mientras usted intenta girar su cabeza hacia la derecha. Pruebe ambos lados. Pida a sus pacientes que encojan los hombros mientras usted aplica resistencia con las manos.

- **Movimientos de la lengua (NC12).** Pida a sus pacientes que saquen la lengua y la muevan de lado a lado. Para comprobar la fuerza, pídales que empujen la lengua contra la mejilla desde el interior de la boca mientras usted empuja contra ella desde el exterior.

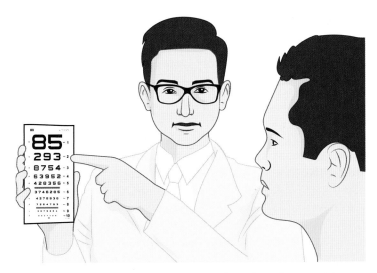

Uso de una tabla de Snellen para evaluar el nervio craneal 2.

¿Qué sucede, se preguntará usted, con el nervio craneal 1? Es el nervio olfativo, y a menudo no es necesario evaluarlo. Si cree que es relevante —por ejemplo, en un paciente con sospecha de COVID-19 (la pérdida de olfato [*anosmia*] es una complicación común de esta enfermedad) —, puede utilizar cualquier estímulo que pueda encontrar (¡nos gusta el café fuerte!) para probar una fosa nasal a la vez.

Sistema motor

Anatomía del sistema motor 101. El *tracto corticoespinal* es la principal vía motora, responsable del movimiento voluntario de las extremidades y el cuerpo. Las fibras se originan en la corteza motora (que se encuentra en la circunvolución precentral del cerebro; véase la siguiente figura) y descienden por la sustancia blanca subcortical (incluida la corona radiante), la cápsula interna y el tronco del encéfalo. Se decusan (o cruzan) en la médula en las pirámides medulares, justo donde el tronco del encéfalo se une a la médula espinal; por eso el lado izquierdo del cerebro controla el movimiento del lado derecho del cuerpo, y viceversa.

Estas neuronas, las *neuronas motoras superiores*, siguen descendiendo por la médula (en el lado contralateral a su lugar de origen) en el tracto corticoespinal lateral. Justo antes de salir de la médula, hacen sinapsis con las *neuronas motoras inferiores* (también denominadas células del asta anterior), que salen de la médula y se dirigen a los músculos objetivo.

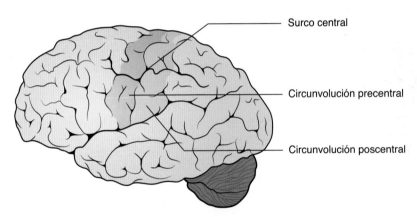

Surco central

Circunvolución precentral

Circunvolución poscentral

El surco central divide los lóbulos frontal y parietal. La circunvolución que se encuentra justo antes de él se denomina circunvolución precentral y funciona como corteza motora primaria; la circunvolución que se encuentra justo después se denomina circunvolución poscentral y funciona como corteza sensorial primaria.

Recuadro 1-4 Las vías piramidales

Oirá el término *tracto piramidal* como sinónimo de tracto corticoespinal, pero en realidad hay dos tractos piramidales: 1) el *tracto corticoespinal* que, como acabamos de comentar, se trata de neuronas motoras superiores que se originan en la corteza motora y terminan en neuronas motoras inferiores en la médula espinal, y 2) el *tracto corticobulbar*, neuronas motoras superiores que también se originan en la corteza motora pero terminan en el tronco del encéfalo en los núcleos motores de los nervios craneales.

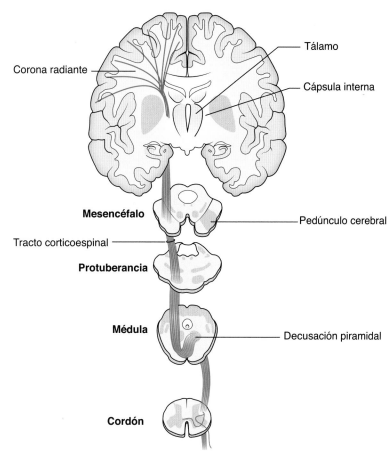

Corona radiante

Tálamo

Cápsula interna

Mesencéfalo

Pedúnculo cerebral

Tracto corticoespinal

Protuberancia

Médula

Decusación piramidal

Cordón

El tracto corticoespinal.

- Un segundo sistema motor, el *sistema extrapiramidal*, discurre fuera de las pirámides medulares (de ahí lo de *extrapiramidal*) e incluye neuronas dentro de los núcleos basales y el cerebelo, entre otros lugares. A diferencia de las neuronas del sistema piramidal, estas neuronas hacen sinapsis por todas partes y son importantes para la modulación, coordinación y regulación indirecta, en gran parte involuntaria, de los movimientos. Por lo tanto, las lesiones del sistema extrapiramidal dan lugar a movimientos anormales y desregulados. La disminución de la dopamina en los núcleos basales, por ejemplo, como en la enfermedad de Parkinson, puede provocar temblores y bradicinesia (lentitud de movimientos). Los fármacos antipsicóticos (que actúan como antagonistas de los receptores de la dopamina) también pueden provocar síntomas extrapiramidales, como el parkinsonismo, la distonía (posturas anormales que a menudo se asocian con movimientos de torsión repetitivos) y la acatisia (un trastorno del movimiento caracterizado por la inquietud y la incapacidad de permanecer sentado). En el capítulo 13 abordaremos todo esto.

Recuadro 1-5 Neuronas motoras superiores e inferiores

Los daños en las vías motoras producen diferentes tipos de déficits según estén implicadas las neuronas motoras superiores o inferiores. Por lo tanto, es importante para la localización conocer la diferencia:

- Las *neuronas motoras superiores* (NMS) incluyen todas las neuronas que recorren las vías motoras por encima de las neuronas motoras inferiores. Entre ellas se encuentran las neuronas de los tractos corticoespinal y corticobulbar. Los hallazgos clásicos de los daños en las NMS incluyen debilidad, aumento del tono y espasticidad, hiperreflexia y abducción de los dedos de los pies (también conocido como signo de Babinski; véase p. 28).

- Las *neuronas motoras inferiores* (NMI) son los nervios finales de las vías motoras que inervan (a través de la unión neuromuscular) los músculos. Incluyen las células del asta anterior de la médula espinal y los nervios craneales con componentes motores (es decir, todos los nervios craneales excepto el 1, 2 y 8). Al igual que la enfermedad de las NMS, la enfermedad de las NMI se presenta con debilidad, pero a diferencia de la enfermedad de las NMS también puede causar atrofia muscular, disminución del tono muscular, hiporreflexia y fasciculaciones (o contracciones musculares).

Déficit de neuronas motoras inferiores	Déficit de neuronas motoras superiores
Hiporreflexia	Hiperreflexia
Atrofia muscular marcada	Atrofia menos significativa
Fasciculaciones musculares y fibrilaciones	Las fasciculaciones y fibrilaciones no se han visto
Disminución del tono (los músculos están flácidos)	Aumento del tono (los músculos son espásticos)
Signo de Babinski ausente	Signo de Babinski presente

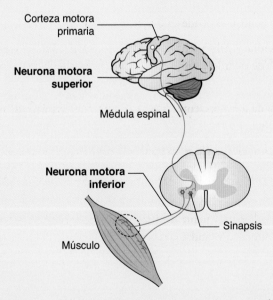

Neuronas motoras superiores e inferiores. Los daños en unas u otras pueden provocar síntomas muy diferentes.

El sistema motor es complicado, pero por ahora esto es casi todo lo que necesita saber para entender lo que hace y por qué lo hace durante su examen neurológico. Entraremos en más detalles posteriormente, cuando se requiera profundizar un poco más.

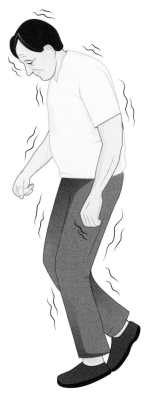

La disfunción extrapiramidal es responsable de muchas de las manifestaciones de la enfermedad de Parkinson, como el temblor, la postura anormal y la disfunción de la marcha.

El examen motor. Este examen se divide en tres componentes:

1. ***Trofismo.*** Inspeccione y palpe si hay evidencia de atrofia. Tenga en cuenta que la "masa muscular normal" de un atleta universitario es diferente de la masa muscular normal de un adulto mayor.

2. ***Tono muscular.*** Pida a los pacientes que se relajen y le permitan manipular sus extremidades. Evalúe:

   a. *Hipotonía*: disminución de la resistencia a la manipulación pasiva.

   b. *Hipertonía*: aumento de la resistencia a la manipulación pasiva. Esto se presenta de dos formas:

      i. La *espasticidad*, generalmente debida a una enfermedad del tracto piramidal (p. ej., tras una enfermedad vascular cerebral del lado izquierdo de la arteria cerebral media; véase capítulo 2), depende de la velocidad; el tono aumenta a medida que la extremidad se mueve más rápido.

ii. La *rigidez*, por lo regular debida a una enfermedad extrapiramidal (p. ej., la enfermedad de Parkinson; véase capítulo 13), es independiente de la velocidad; el tono no cambia, independientemente del movimiento.

3. ***Fuerza muscular.*** Examine un músculo a la vez, utilizando una mano para ofrecer resistencia y la otra para estabilizar la articulación adyacente, mientras pide a los pacientes que empujen o tiren con tanta fuerza como sean capaces hacia o contra usted. Esto se llama "*prueba de confrontación*". Los neurólogos utilizan una escala de clasificación de 5 puntos, con símbolos de más y menos para especificar el grado de fuerza (p. ej., 4+ es más fuerte que 4, pero no tan bueno como 5):

0. No hay contracción.

1. Tremor del movimiento.

2. Capaz de moverse en un plano horizontal pero no en contra de la gravedad.

3. Puede moverse en contra de la gravedad, pero no contra la resistencia.

4. Capaz de moverse contra una cierta resistencia.

5. Normal.

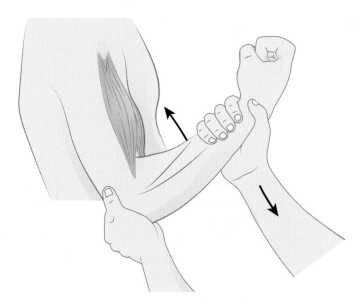

Evaluación de la fuerza motriz con pruebas de confrontación.

Recuadro 1-6 Maniobra de caída y pronación

Este término se refiere a un signo patológico que indica una sutil debilidad en el brazo y puede ser la única anomalía motora que usted detecte. Incluso (y en especial) de manera aislada, es un hallazgo físico importante, por lo que *debe buscarlo en todas sus exploraciones motoras.* Pida a sus pacientes que extiendan ambos brazos hacia el frente, con las palmas hacia arriba y los ojos cerrados. Si ambos brazos permanecen en su sitio, la fuerza está intacta. Si uno de los brazos comienza a desviarse hacia abajo y a pronarse de tal manera que la palma de la mano comienza a girar hacia el suelo, su paciente tiene una debilidad leve que usted podría pasar por alto fácilmente en una prueba de confrontación formal. Esta es una prueba de *debilidad de la neurona motora superior.*

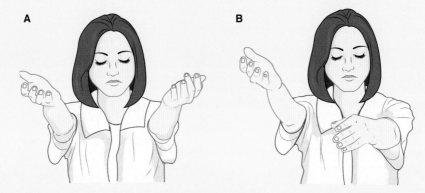

Caída y pronación de los brazos en una paciente con un infarto cerebral menor que afecta a las vías motoras.

Sistema somatosensorial

Anatomía del sistema somatosensorial 101. El sistema somatosensorial surge en la periferia. Existen varias modalidades sensoriales, como el *tacto ligero,* la *vibración,* el *dolor,* la *temperatura* y la *propiocepción* (también conocida como sentido de la posición de las articulaciones, la propiocepción permite saber dónde está el cuerpo en el espacio).

Percibimos estas diversas modalidades a través de diferentes receptores sensoriales que se encuentran en nuestra piel y nuestros músculos. Las neuronas se extienden desde estos receptores hasta la médula espinal, donde ascienden por diversas vías hasta el cerebro. Los cuerpos celulares de estas neuronas de "primer orden" (es decir, las primeras neuronas de las vías sensoriales) se encuentran en los ganglios de la raíz dorsal (GRD), que son grupos de cuerpos celulares situados junto a la médula.

Hay dos vías principales:

- La ***vía de la columna dorsal/lemnisco medial*** transporta fibras de presión, vibración y propiocepción. La neurona de primer orden entra en la médula y asciende ipsilateralmente en el tracto de la columna dorsal, luego hace sinapsis en la médula ipsilateral. La neurona de segundo orden se decusa de inmediato, asciende contralateralmente por el tracto del lemnisco medial y luego hace sinapsis en el tálamo. La neurona de tercer orden se extiende desde el tálamo hasta la corteza somatosensorial primaria, situada en la circunvolución poscentral.

- El ***tracto espinotalámico*** transporta fibras de dolor y temperatura. A diferencia del tracto de la columna dorsal/del lemnisco medial, la neurona de primer orden entra en la médula y de inmediato hace sinapsis en el asta dorsal ipsilateral. La neurona de segundo orden se decusa entonces (a través de la comisura blanca anterior), asciende contralateralmente en el tracto espinotalámico y luego hace sinapsis en el tálamo. La neurona de tercer orden se une entonces a las neuronas del tracto de la columna dorsal/del lemnisco medial al ascender a la corteza somatosensorial.

Estos tratados son menos complicados de lo que parecen. Dedique un minuto a revisar estos diagramas y sabrá todo lo que necesita saber.

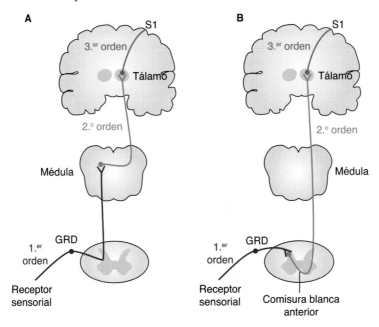

(A) El tracto de la columna dorsal/lemnisco medial y (B) el tracto espinotalámico. Obsérvese que, aunque las vías se cruzan a diferentes niveles en el neuroeje, ambas terminan en el lado contralateral de donde comenzaron. Por ello, el lado izquierdo del cerebro es responsable de la entrada sensorial del lado derecho del cuerpo, y viceversa. GRD: ganglios de la raíz dorsal.

Recuadro 1-7 Zona de Lissauer

La neurona de primer orden del tracto espinotalámico en realidad corre a lo largo de la médula —en lo que se conoce como tracto de Lissauer— durante unos 2 segmentos vertebrales antes de entrar en la médula. Conocer el tracto de Lissauer puede ser importante a la hora de localizar lesiones medulares, así que archívelo y volveremos a él más adelante (véase capítulo 10).

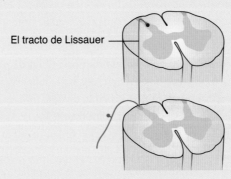

El tracto de Lissauer

Existen otras vías que transportan información sensorial, pero no nos preocuparemos de ellas por ahora. Las fibras del tacto ligero están dispersas por varias de estas vías, por lo que la pérdida del tacto ligero no puede localizarse en ninguna vía en particular.

El examen sensorial. A continuación se explica cómo examinar las distintas modalidades sensoriales:

1. *Dolor*. Pruebe con un imperdible limpio o con el lado puntiagudo de un palillo partido por la mitad.

2. *Temperatura*. Pruebe con el lado de un diapasón metálico.

3. *Vibración*. Pruebe con un diapasón.

4. *Propiocepción* (sentido de la posición de las articulaciones). Diga a sus pacientes que cierren los ojos. A continuación, mueva con sus dedos uno de los dedos gordos del paciente hacia arriba y hacia abajo. Sus pacientes deben saber, sin mirar, en qué dirección apunta el dedo. Asegúrese de colocar los dedos en los lados del dedo y no en la parte superior e inferior; usted estaría permitiendo que el paciente haga "trampa" si puede sentir la presión de sus dedos empujando hacia arriba o hacia abajo.

5. *Toque ligero*. Pruebe con las yemas de los dedos.

Recuadro 1-8 La maniobra de Romberg

La *maniobra de Romberg* es otra forma de evaluar la propiocepción. Diga a sus pacientes que se pongan de pie con los brazos colgando sin apretar a los lados, los pies juntos y los ojos cerrados, asegurándose de que usted está en posición de sujetarlos si se caen. A continuación, obsérvelos para comprobar su estabilidad. ¿Son capaces de mantener una postura perfecta, se balancean de un lado a otro o empiezan a caerse? El equilibrio requiere una propiocepción, una función visual y una función vestibular intactas.[3] Con los ojos cerrados, los pacientes solo pueden confiar en la propiocepción, por lo que si esta se ve afectada, perderán el equilibrio.

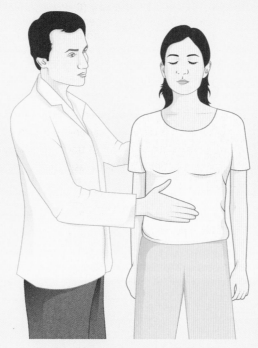

Realización de la prueba de Romberg.

[3]Si la función vestibular está alterada, los pacientes se balancearán con los ojos abiertos y cerrados; por lo tanto, para los pacientes con disfunción *vestibular*, un Romberg "positivo" no es diagnóstico de disfunción *propioceptiva*.

Reflejos

Los reflejos de estiramiento muscular profundos son circuitos simples formados por una neurona sensorial y una motora (y a veces una "interneurona" intermedia entre ambas; véase figura) que hacen sinapsis dentro de la médula espinal. El nervio aferente sensorial, activado por el ligero golpe de un martillo de reflejos, activa al nervio eferente motor, que posteriormente provoca la contracción muscular. Hay múltiples tipos de martillos de reflejos y cada quien tiene su favorito, pero no se engañe: ¡todo está en la muñeca!

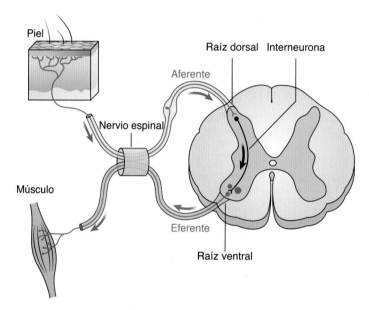

Un arco reflejo simple.

Los reflejos se clasifican en una escala de 4 puntos. El clonus (4+), una serie de contracciones y relajaciones musculares involuntarias y rítmicas, es patológico, mientras que los bruscos (3+) pueden ser normales o no, dependiendo del contexto. La simetría izquierda-derecha es especialmente importante aquí, porque cualquier asimetría puede indicar una lesión neurológica focal.

- 0: sin respuesta
- 1+: ligeramente disminuido
- 2+: normal
- 3+: brusco
- 4+: clonus

Recuadro 1-9 Raíces nerviosas

La médula espinal emite raíces nerviosas pareadas en cada nivel vertebral. La raíz dorsal (que contiene las fibras sensoriales aferentes) y la raíz ventral (que contiene las fibras motoras eferentes) se unen para formar un nervio espinal como se muestra en la figura de la p. 26. Algunas raíces nerviosas son responsables de reflejos específicos. Es importante conocerlas, porque pueden ayudar a localizar el daño cuando un reflejo es anormal.

- Braquiorradial: C5-6
- Bíceps: C5-6
- Tríceps: C7-8
- Patelar (tirón de la rodilla): L2-4
- Aquiles (tirón del tobillo): S1

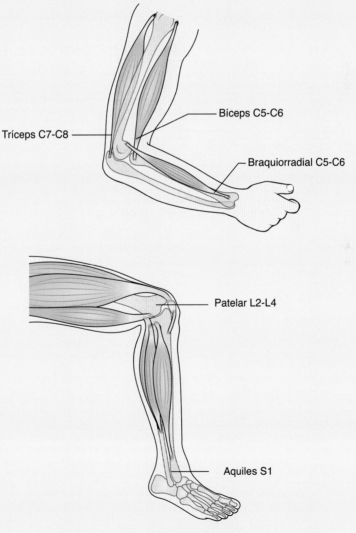

Los reflejos básicos y las raíces nerviosas responsables de ellos.

Recuadro 1-10 Los reflejos plantares y de Hoffmann

Los reflejos plantar y de Hoffmann son indicativos de daños en las neuronas motoras superiores. El reflejo plantar (comúnmente denominado reflejo de Babinski, aunque el término Babinski en realidad se refiere a un signo físico que existe cuando el reflejo plantar es extensor, y está ausente cuando es flexor) está presente al nacer, pero por lo regular se extingue hacia el año de edad. Se provoca acariciando la planta del pie (véase figura). Si hay reflejo, el dedo gordo se mueve hacia arriba (respuesta extensora); si no, el dedo se flexiona hacia abajo (respuesta flexora). El reflejo de Hoffmann es el equivalente de la extremidad superior y se produce al mover la punta del dedo corazón hacia abajo. Si está presente, los dedos pulgar e índice de la misma mano se flexionan juntos. En personas mayores de 1 año, la presencia de cualquiera de estos reflejos es anormal.

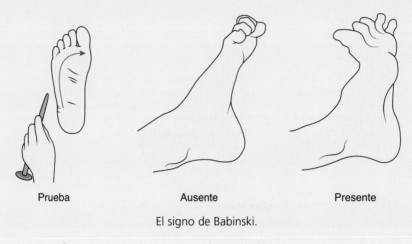

Prueba　　　　　　Ausente　　　　　　Presente

El signo de Babinski.

Coordinación

Las pruebas de coordinación son pruebas de la función *cerebelosa*. Hay muchas de ellas, de manera que hemos seleccionado un puñado de las más utilizadas. Pruébelas todas, porque las anomalías pueden ser extremadamente sutiles y fáciles de pasar por alto.

1. ***Movimientos alternantes rápidos.*** Pida a sus pacientes que apoyen las manos sobre su regazo y que luego volteen las palmas de la mano del anverso al reverso repetidamente. La dificultad para realizar esta tarea, que se manifiesta por la incapacidad de mantener un buen ritmo de anverso-reverso- anverso-reverso, se denomina *disdiadococinesia*.

2. ***Dedo-nariz-dedo.*** Haga que sus pacientes se toquen la nariz con el dedo índice y luego toquen el dedo de usted extendiendo por completo su brazo frente a ellos. Haga esto de manera repetida, moviendo su dedo para que ellos estén constantemente alcanzando un nuevo objetivo. La dificultad para realizar esta tarea (esto es, si el dedo zigzaguea de un lado a otro, no es capaz de posarse con precisión en la yema de su dedo o en su nariz, o con frecuencia apunta más allá de la yema de su dedo) se denomina *dismetría* (figura p. 29).

3. **De talón-espinilla.** Pida a sus pacientes que coloquen el talón izquierdo sobre la rodilla derecha, que arrastren la pierna izquierda hacia abajo a lo largo de la tibia hasta el tobillo y que luego hagan el mismo recorrido hacia arriba, haciendo varias repeticiones. Deben ser capaces de hacerlo sin problemas. Cualquier incoordinación (que suele manifestarse con un movimiento en zigzag similar al que puede observarse en la prueba de dedos) puede ser indicativa de una lesión cerebelosa.

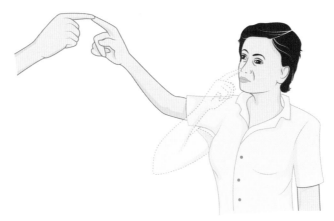

Prueba dedo-nariz-dedo.

Marcha

El examen de la marcha es quizá la parte más difícil de interpretar.

Las anomalías de la marcha y el equilibrio pueden deberse a casi cualquier cosa, con causas tanto neurológicas (motoras, sensoriales, vestibulares, cerebelosas) como no neurológicas (ortostatismo, desacondicionamiento). Dicho esto, es fundamental observar la marcha porque la capacidad de caminar es *importante*. Digamos que usted está decidiendo si dar o no la terapia trombolítica a un paciente con ictus que, en la camilla, parece tener una leve debilidad en la pierna izquierda. Si el paciente puede caminar con normalidad a pesar de ello, los riesgos de la terapia pueden ser mayores que los beneficios. Pero si intenta caminar y no puede, es probable que este paciente quiera que usted haga todo lo posible para que mejore.

Siempre que pueda hacerlo, pruebe la marcha normal, la marcha con la punta y el talón, y la marcha en tándem (con un pie colocado directamente delante del otro, con el talón de un pie tocando la punta del otro pie).

Hay un par de trastornos específicos de la marcha que hay que conocer:

1. **Marcha atáxica.** La marcha atáxica, debida en la mayoría de los casos a una patología cerebelosa, se caracteriza por una postura de base amplia y movimientos tambaleantes, inestables y descoordinados. En ocasiones, estos pacientes pueden confundirse con personas en estado de embriaguez.

2. **Marcha festinante.** Clásico de la enfermedad de Parkinson, este tipo de marcha también puede observarse en la hidrocefalia de presión normal. Se caracteriza por pequeños pasos cortos con muy poca elevación de los pies del suelo.

Así que, ciertamente, esto ha sido mucha información, y quizá esté pensando que realizar un examen neurológico completo le llevará al menos una semana. En realidad, el examen completo suele durar solo unos minutos. A medida que se adquiere más experiencia, se puede elegir entre los distintos ámbitos; por ejemplo, es probable que no sea necesario examinar todos los aspectos del estado mental en una persona sana de 25 años de edad que presenta historial de 10 años de migraña. Sin embargo, en especial al principio, es importante ir en orden a través de cada componente del examen para que no se pierda nada en el camino.

Plantilla de notas: ejemplo de cómo documentar un examen neurológico normal

Si se pregunta cómo se documenta toda la información de un examen neurológico, consulte este ejemplo de una evaluación neurológica normal:

Estado mental. Alerta y orientado a la persona, el lugar y el tiempo (AOx3), atención intacta, habla fluida, denominación intacta de objetos de alta y baja frecuencia, repetición intacta, capaz de seguir órdenes simples y complejas a través de la línea media, reconocimiento y recuerdo intactos.

Nervios craneales. Discos nítidos bilateralmente, campos visuales completos (CVC) para el conteo de los dedos, pupilas igualmente redondas y reactivas a la luz y a la acomodación (PIRRLA), músculos extraoculares intactos (MEOI) sin nistagmo, sensación facial intacta al tacto ligero (V1-3 intacta al TL), cara simétrica con igual activación, audición sumamente intacta, línea media lengua/úvula/paladar (línea media l/u/p), esternocleidomastoideo (ECM) y encogimiento de hombros simétrico.

Motor. Trofismo y tono normales, 5/5 en todo el cuerpo, sin presentar caida y pronación de miembros superiores

Sensorial. Sensación intacta al tacto ligero (TL), la temperatura, el pinchazo (P), la vibración y el sentido de la posición articular (SPA), sin extinción a la doble estimulación simultánea (DES; véase recuadro 1-11), Romberg negativo.

Reflejos. 2+ y simétricos, dedos de los pies hacia abajo.

Coordinación. Dedo-nariz-dedo (DND), movimientos alternos rápidos (MAR) y talón-a-espinilla (TAE) intactos.

Marcha. Marcha estable de base estrecha, capaz de taconear/dar un paso en tándem sin dificultad.

No está tan mal, ¿verdad? Lo más difícil puede ser clasificar todas las abreviaturas garabateadas por estudiantes, residentes e internos ocupados; hemos incluido muchas de ellas aquí para que usted no se sienta como si estuviera leyendo un idioma extranjero.

Recuadro 1-11 Hemiinatención y extinción a la doble estimulación simultánea

La *hemiinatención* es una condición neurológica en la que los pacientes pierden la conciencia de un lado del espacio. La hemiinatención puede ser dramática, como cuando los pacientes no reconocen su propio brazo o solo visten en forma adecuada la mitad de su cuerpo, o más sutil, como cuando los pacientes se extinguen ante dos estímulos simultáneos. La *extinción*, en el mundo de la neurología, se define como el deterioro de la capacidad de percibir dos estímulos del mismo tipo de manera simultánea, e indica una forma relativamente sutil de negligencia.

He aquí un ejemplo: supongamos que un paciente ha desarrollado un leve entumecimiento y negligencia en el lado izquierdo a causa de una enfermedad vascular cerebral en el lado derecho. Si se toca la mano izquierda del paciente, con los ojos cerrados, él podrá decir que se está tocando la mano izquierda; él siente "menos" que cuando se le toca la mano derecha, pero es capaz de percibir el estímulo. Sin embargo, si se le tocan ambas manos a la vez (mientras mantiene los ojos cerrados), el paciente "apagará" sistemáticamente el estímulo de la izquierda y le dirá que solo está tocando la mano derecha. El paciente le ha demostrado que puede sentir el estímulo de la izquierda, pero con los "estímulos dobles simultáneos", descuida de forma fiable ese lado del cuerpo. También se puede probar la extinción a los estímulos visuales.

Dado que no existe una categoría independiente para la "hemiinatención (negligencia)" dentro de la exploración neurológica, si encuentra extinción sensorial en la exploración, puede documentarla como parte de la exploración sensorial; la extinción visual puede quedar dentro del reporte de los nervios craneales (justo al lado de los campos visuales), y la incapacidad de reconocer el propio brazo puede ir en el apartado del estado mental. Sea cual sea la forma en que se documente la negligencia, lo importante es recordar que hay que hacer la prueba correspondiente. Este es un ejemplo de lo importante que puede ser la exploración neurológica: se puede detectar un déficit muy sutil pero grave del que, casi por definición, el paciente no es consciente.

 ¿Es neurológico?

Uno de los mayores retos de la neurología es cómo distinguir las dolencias y enfermedades neurológicas de las no neurológicas. Si, por ejemplo, un paciente presenta una confusión de nueva aparición, ¿qué le haría pensar a usted que el problema *principal* es el cerebro y no, por ejemplo, los riñones (uremia) o el hígado (encefalopatía hepática)?

La respuesta más honesta es que a menudo no lo sabemos. La distinción puede ser difícil, e incluso los neurólogos más experimentados le dirán que debe tener un umbral bajo para considerar todas y cada una de las posibilidades neurológicas. La respuesta más satisfactoria es que hay hallazgos —en realidad, solo un puñado de ellos— que buscamos para guiarnos. Al igual que las señales de *stop* intermitentes pegadas a la frente del paciente, estos hallazgos deberían hacernos parar en seco y darnos la seguridad de que existe la posibilidad de un diagnóstico neurológico primario.

Número uno: FOCALIZACIÓN. Un déficit neurológico focal es un síntoma que puede localizarse en un lugar anatómico concreto del sistema nervioso. La debilidad unilateral o la pérdida sensorial son síntomas focales clásicos. Los cambios en el habla, el lenguaje, la visión, la audición y la coordinación también pueden ser síntomas focales. El resto de este libro ayudará a aclarar estos síntomas: cuál es su presentación típica y de dónde provienen anatómicamente (o, en lenguaje de neurólogos, "se localizan"). Los síntomas neurológicos focales suelen ser el resultado de una enfermedad neurológica, pero hay excepciones. Por ejemplo, la hipo e hiperglucemia graves también pueden causar síntomas focales.

Número dos: PREFERENCIA DE MIRADA. Un paciente con una preferencia de mirada hacia la derecha preferirá mirar hacia dicho lado. Si la preferencia de la mirada es sutil, el paciente puede mirar ocasionalmente a la izquierda de manera voluntaria. Si es más severa, solo mirará a la izquierda cuando se le estimule en forma adecuada (p. ej., si se agita un objeto conocido o se grita al paciente desde su campo visual izquierdo). Si es grave, es posible que nunca mire a la izquierda, por mucho que se le grite desde su lado izquierdo. Cuando vea una preferencia de la mirada, no dude de que el paciente tiene un problema neurológico subyacente.

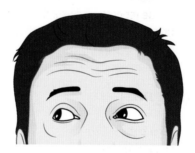

Un paciente con preferencia de mirada hacia la derecha.

Número tres: LA FALTA DE UNA EXPLICACIÓN ALTERNATIVA. Volvamos a nuestro paciente confundido. ¿Qué pasa si es un paciente con problemas renales en fase terminal, y descubrimos que ha faltado a sus tres últimas sesiones de diálisis? Con toda probabilidad, este paciente está confundido debido a una encefalopatía urémica, y mejorará con el tiempo y la diálisis. No hay necesidad urgente de considerar causas neurológicas primarias a menos que no mejore o —y esto es crítico— que también tenga FOCALIDAD o PREFERENCIA DE MIRADA. ¿Pero qué pasa si su paciente confundido no está médicamente enfermo? ¿Qué pasa si ha estado por completo sano hasta hoy? Sin un desencadenante médico obvio que explique la confusión, tenemos que pensar un poco más. A menudo, mucho más. Aquí es donde un buen examen neurológico y pruebas neurológicas adicionales se vuelven esenciales.

Recuadro 1-12 Consejos para un examen neurológico "funcional"

Algunos pacientes, ya sea de forma consciente (trastornos facticios) o inconsciente (trastornos de conversión), fingen trastornos neurológicos cuando no los tienen. El síntoma neurológico puede ser cualquier cosa: pueden afirmar que no ven por un ojo o insistir en que no pueden mover ambas piernas. La importancia de identificar a los pacientes con pruebas funcionales no es para pillarlos en una mentira, sino para evitarles pruebas neurológicas innecesarias y abordar el verdadero problema, que puede ser psiquiátrico. Hay

Recuadro 1-12 **Consejos para un examen neurológico "funcional" (*continuación*)**

pruebas específicas para dolencias concretas, pero un par de principios básicos le servirán. Aquí hay dos que suelen ser útiles: uno que abarca el lado sensorial y otro que se enfoca en el lado motor

- ***División de la línea media.*** Los pacientes pueden quejarse de una sensibilidad anormal o disminuida en un lado de la cara, y la evaluación revelará una división precisa en la línea media de la nariz entre el lado bueno y el lado afectado. Esto no es fisiológico. Las ramas cutáneas de los nervios del trigémino no están conectadas de esa manera; se superponen un poco al lado contralateral, de modo que los déficits neurológicos orgánicos realmente cruzan la línea media, en general por varios centímetros.
- ***Ceda el paso a la debilidad.*** Las pruebas de fuerza pueden estar limitadas por el dolor y el esfuerzo, y los pacientes a menudo necesitan un estímulo importante para demostrar toda su fuerza. Sin embargo, llega a pasar que un paciente ofrece inicialmente, de forma breve, una resistencia completa y luego de repente se derrumba, o "cede" y no realiza más esfuerzos. Esto no es característico de una verdadera debilidad motora.

 Herramientas de diagnóstico

Las posibilidades de diagnóstico pueden parecer infinitas cuando se tiene un paciente con un trastorno neurológico. En muchos casos, el historial y la exploración le dirán todo lo que necesita saber, pero no siempre. Hay unas pocas (¡solo unas pocas!) preguntas que debe hacerse después de haber realizado el historial clínico y la exploración para determinar el siguiente paso inmediato:

1. ¿Se beneficiaría este paciente del diagnóstico por imagen?

2. ¿Se beneficiaría este paciente de una punción lumbar (PL)?

3. ¿Se beneficiaría este paciente de un electroencefalograma (EEG)?

4. ¿Se beneficiaría este paciente de una electromiografía (EMG) o de estudios de velocidades de conducción nerviosa (VCN)?

Estas cuatro preguntas, una vez completados el historial y el examen, le llevan a considerar los elementos restantes de su caja de herramientas neurológicas. Otras pruebas, como los marcadores séricos para la infección, la inflamación y la enfermedad inmunológica, y los estudios de orina para la toxicología, también pueden ser útiles, pero estas cuatro —imagen, punción lumbar, EEG y EMG/VCN— forman el núcleo de la caja de herramientas de diagnóstico para la enfermedad neurológica. Pueden utilizarse de forma urgente para determinar la mejor intervención, que puede salvar la vida, o de forma más pausada para establecer el diagnóstico en un paciente con una presentación compleja y crónica.

Pero no utilice estas pruebas al azar, como si lanzara dardos a una diana y esperara dar en el centro. Todas las pruebas conllevan ciertos riesgos, entre los que destacan el riesgo de falsos positivos (que conducen a más pruebas, a menudo invasivas, y a una enorme cantidad de ansiedad para el paciente) y el sobrediagnóstico (que descubre lesiones reales, pero que quizá nunca resulten perjudiciales para el paciente). Hay que utilizar estas pruebas de forma inteligente y adecuada, y solo en las circunstancias apropiadas. ¿Cuáles son esas circunstancias? ¡Pues para eso está usted leyendo este libro!

Una revisión rápida de las imágenes de la cabeza

TC. Las TC son rápidas y relativamente baratas. Exponen al paciente a radiaciones ionizantes, pero una TC craneal no emite más radiación (~ 1.5 mSv) que una serie de radiografías de espalda. No obstante, este factor debe tenerse en cuenta, sobre todo cuando se decida tomar imágenes de niños y mujeres embarazadas.

Las tomografías computarizadas no proporcionan el mismo grado de detalle anatómico que las resonancias magnéticas, pero pueden detectar anomalías estructurales y signos de presión intracraneal elevada y, de hecho, son más sensibles que las resonancias magnéticas para identificar pérdida aguda de sangre.

Usted debe examinar todas las tomografías en cuanto a:

1. **Densidad.** La sangre aguda es de color blanco brillante o "hiperdensa", mientras que el infarto de una enfermedad vascular cerebral isquémica es más oscuro o "hipodenso" en comparación con el tejido cerebral normal. Los depósitos de calcio también aparecen hiperdensos y a menudo se ven dentro del plexo coroideo de los ventrículos (¡estos son normales!).

2. **Diferenciación gris-blanca.** Las TC normales del cerebro muestran una clara delimitación entre la materia gris de la corteza y la materia blanca subcortical. La difuminación de esta distinción puede indicar una enfermedad vascular cerebral u otra lesión cerebral anóxica.

3. **Simetría.** Como en todas las imágenes del cerebro, la simetría es la clave. Si se ve algo en un lado del cerebro que no se ve en el otro, lo más probable es que sea anormal.

4. **Desplazamiento.** La hoz del cerebro (*falx cerebri*), el pliegue dural en forma de media luna que separa los dos hemisferios cerebrales, debe estar en la línea media. Si está desplazado hacia un lado, empujado por la sangre o por una masa, debe preocuparse inmediatamente por el riesgo de hernia, es decir, de que el tejido cerebral sea forzado a entrar en lugares donde no debería ir.

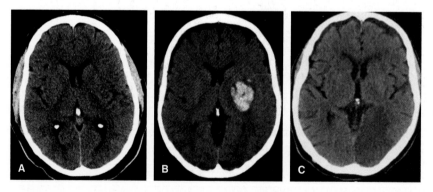

(A) Una TC normal de la cabeza. Se observan calcificaciones coroideas dentro de las astas temporales de los ventrículos laterales (un hallazgo común y fisiológico). (B) Una hemorragia intraparenquimatosa profunda del lado izquierdo. (C) Un gran infarto de la arteria cerebral posterior (ACP) del lado izquierdo. (A, reimpresa de Herzog E. *Herzog's CCU Book.* Wolters Kluwer; 2017; B, reimpresa de Kollef MH, Isakow W, Burks AC, Despotovic V. *The Washington Manual of Critical Care.* 3rd ed. Wolters Kluwer; 2017; y C, reimpresa de Cheng-Ching E, Baron EP, Chahine L, Rae-Grant A. *Comprehensive Review in Clinical Neurology.* 2nd ed. Wolters Kluwer; 2016.)

IRM. Las resonancias magnéticas son más caras y llevan más tiempo que las TC, pero también pueden proporcionar mucha más información.

Los radiólogos utilizan el término "intensidad" en contraposición a "densidad" para describir el brillo en una resonancia magnética: las cosas que aparecen brillantes se denominan "*hiperintensas*" (o "señal aumentada"), y las que aparecen oscuras son "hipointensas" (o "señal disminuida").

Existen varias secuencias básicas de IRM (es decir, diferentes formas de modificar el campo magnético, lo que da lugar a apariencias de imagen específicas) con las que debería estar familiarizado. Estas secuencias se enumeran a continuación. Las secuencias ponderadas en T1 se consideran las más anatómicas, ya que muestran mejor la anatomía general del cerebro. Las secuencias ponderadas en T2 muestran la patología, porque el edema y la gliosis (cicatrización) aparecen brillantes. Las secuencias de recuperación de inversión atenuada por fluidos (FLAIR, por sus siglas en inglés) se basan en T2, pero con la señal del LCR suprimida. Esto ayuda a resaltar el aumento anormal de la señal en otros lugares.

	T1	T2	T2 FLAIR
LCR	Oscuro	Brillante	Oscuro
Materia gris	Oscuro	Brillante	Brillante
Materia blanca	Brillante	Oscuro	Oscuro

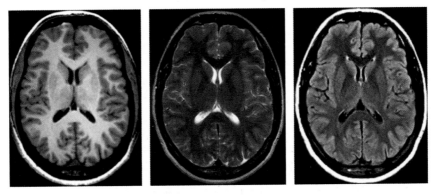

Secuencias T1, T2 y FLAIR. (Reimpreso de Louis ED, Mayer SA, Rowland LP. *Merritt's Neurology*. 13th ed. Wolters Kluwer; 2015.)

Otras dos secuencias de IRM importantes que debe conocer son la *imagen ponderada por susceptibilidad* (SWI, por sus siglas en inglés) y la *imagen ponderada por difusión* (DWI, por sus siglas en inglés).

La SWI se utiliza para detectar la sangre, que aparece oscura (el calcio también aparecerá oscuro). El proceso de determinar cuánto tiempo ha estado la sangre (es decir, si es aguda o crónica) en la IRM es complicado y está fuera del alcance de este libro. Las secuencias de *eco gradiente* (GRE, por sus siglas en inglés) son similares a las secuencias SWI, pero son menos sensibles para detectar la sangre.

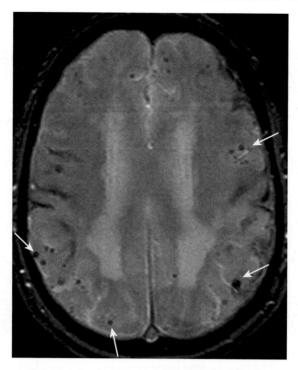

Secuencia SWI que muestra hemorragias corticales multifocales (los pequeños puntos negros; véanse *flechas blancas*), consistentes con una angiopatía amiloide cerebral (véase p. 79 para más detalles). (Cortesía de E. Mark Haacke, PhD.)

La DWI es la primera secuencia que hay que mirar cuando se está preocupado por un ictus. Se utiliza para detectar el edema citotóxico y el tejido infartado, que aparecen de color blanco brillante. Aquí, el término "restricción a la difusión" se utiliza para denotar el blanco brillante. Esta secuencia se deriva de la medición del movimiento aleatorio de las moléculas de agua dentro de un volumen determinado de tejido. Cuando las células mueren, se hinchan, lo que dificulta el movimiento del agua: así, el tejido infartado "restringe" la difusión del agua.

Recuadro 1-13 La secuencia del ADC

Otra secuencia, la del *coeficiente de difusión aparente (ADC, apparent diffusion coefficient)*, se calcula a partir de la DWI y puede utilizarse para confirmar que lo que aparece brillante en la DWI es en realidad difusión restringida y no lo que se denomina "T2 shinethrough", es decir, cuando la señal T2 brillante "brilla" en la DWI.

El infarto agudo será brillante en la DWI y oscuro en el ADC (lo denominamos "correlación del ADC"). Si se observa una lesión brillante en la DWI, pero no se observa la correspondiente lesión oscura en el ADC (es decir, si no hay correlación del ADC), lo más probable es que la lesión en la DWI sea una lesión brillante en T2 y no un infarto agudo. Los brillos se atribuyen con mayor frecuencia a los infartos subagudos (de más de 1 semana), pero también pueden ser causados por otras lesiones, como los quistes.

Obsérvese que el infarto cerebral o ictus permanece brillante en la DWI durante aproximadamente 1 mes después de producirse, pero permanece oscura en el ADC solo durante alrededor de 1 semana.

Recuadro 1-13 (*continuación*)

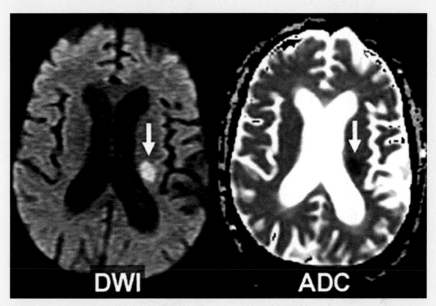

Un infarto agudo de la corona radiante izquierda (el haz subcortical de fibras de materia blanca que continúa inferiormente como la cápsula interna y lleva las fibras motoras descendentes; véase Anatomía del Sistema Motor 101), brillante en DWI (*izquierda*) con correlación ADC oscura (*derecha*). (Reimpresa de Klein J, Vinson EN, Brant WE, Helms CA. *Brant and Helms' Fundamentals of Diagnostic Radiology*. 5th ed. Wolters Kluwer; 2018.)

Recuadro 1-14 Lesiones que restringen la difusión

Esto va un poco más allá del alcance de este libro, pero cabe decir que las lesiones distintas al infarto pueden restringir la difusión. Cuando vea un blanco brillante en la DWI con un oscuro correspondiente en el ADC, piense siempre primero en "infarto", pero tenga en cuenta que los tumores hipercelulares (como el linfoma y los meningiomas) y los abscesos bacterianos, entre otras lesiones, también pueden restringir la difusión. El contexto clínico y otras secuencias de IRM suelen ser suficientes para ayudarle a averiguar qué está pasando.

Imágenes de los vasos. No es necesario entrar en detalles, pero debe saber que existen estudios de angiografía basados en la TC y en la IRM. Estas exploraciones permiten observar específicamente los vasos sanguíneos del cuello y la cabeza. Se utilizan con frecuencia en enfermedades vasculares cerebrales agudas para detectar oclusiones vasculares. También pueden ayudar a diagnosticar disecciones, vasculitis y otras angiopatías. La angiografía por TC (ATC) siempre requiere un contraste intravenoso (IV); la angiografía por RM (ARM) no.

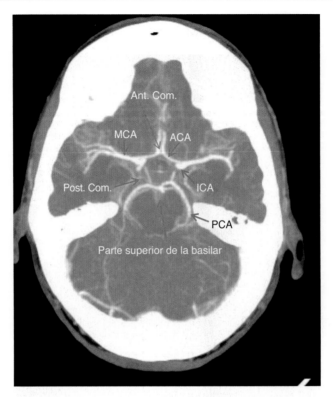

El polígono de Willis, como se visualiza en una ATC de la cabeza. (Cortesía de Jonathan Howard.)

Recuadro 1-15 Una nota rápida sobre el contraste

El contraste intravenoso puede utilizarse tanto con la TC como con la IRM para ayudar a visualizar y resaltar anomalías específicas. Los neurólogos a menudo solicitan estudios con contraste cuando están preocupados por una malignidad o un absceso, ya que ambas lesiones suelen resaltar en las imágenes. La TC utiliza un contraste yodado; la IRM utiliza gadolinio. Ambos pueden causar reacciones alérgicas, y siempre se debe preguntar a los pacientes, antes de la administración del contraste, si tienen algún antecedente de reacciones al contraste, incluyendo erupción cutánea y dificultad para respirar. El contraste yodado puede causar nefropatía inducida por contraste (NIC), que se presenta como una lesión renal aguda (LRA) dentro de las 24 a 48 h de la administración del contraste, y generalmente es reversible con tratamiento de apoyo. El gadolinio puede causar esclerosis sistémica nefrogénica (ESN), caracterizada por el engrosamiento y endurecimiento de la piel que puede causar contracturas articulares y fibrosis difusa que afecta a órganos vitales. La ESN *solo* se produce en pacientes con enfermedad renal avanzada; al igual que la NIC, la mayoría de las veces. Por ello, especialmente en pacientes con enfermedad renal, siempre hay que tener en cuenta los beneficios y los riesgos de la administración de contraste antes de solicitar la prueba.

Recuadro 1-15 Una nota rápida sobre el contraste   (*continuación*)

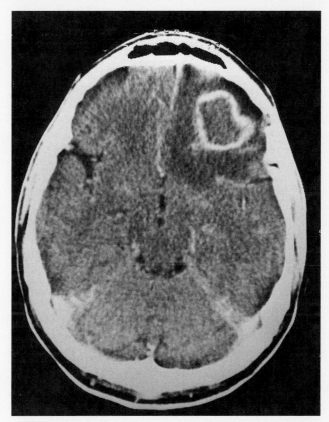

Absceso frontal izquierdo que resalta en forma de anillo en una TC con contraste. Modificada de Daffner RH. *Clinical Radiology*. 3rd ed. Wolters Kluwer; 2007.

Punción lumbar

Una punción lumbar proporciona acceso al LCR. Las indicaciones para una punción lumbar incluyen:

1. *Análisis del LCR:* para detectar hemorragias, infecciones, inflamaciones, células malignas, etc.

2. *Medición de la presión del LCR:* una "presión de apertura" normal en un adulto es de 10 a 18 cm H$_2$O; esto solo puede obtenerse con precisión con el paciente acostado en posición de decúbito lateral.

3. *Extracción de LCR:* puede estar indicada tanto para el diagnóstico como para la terapia en condiciones como la hidrocefalia de presión normal y la hipertensión intracraneal idiopática.

4. *Inyección de medicamentos:* como anestesia o quimioterapia.

La punción lumbar puede realizarse junto a la cama del paciente. Normalmente colocamos a los pacientes de lado (la "posición de decúbito lateral"), con las rodillas dobladas hacia el pecho para ayudar a abrir los espacios entre las vértebras. La médula espinal termina en algún lugar alrededor de las vértebras L1-L2, por lo que intentamos insertar la aguja entre las vértebras L3-L4 o L4-L5 para evitar posibles lesiones en la médula.

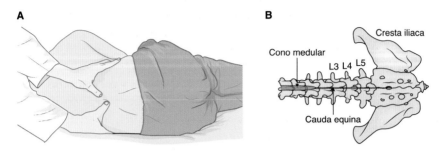

A

B

Cresta iliaca

Cono medular

L3 L4 L5

Cauda equina

Coloque a los pacientes de lado en posición de decúbito lateral. Coloque los dedos en la parte superior de las crestas iliacas, que se encuentran aproximadamente en el nivel L4, y estire los pulgares en la línea media de la columna vertebral. A continuación, puede palpar las vértebras y los espacios intermedios para determinar el mejor lugar —entre los huesos de las vértebras, para tener acceso al espacio subaracnoideo— para introducir la aguja.

Las complicaciones de una punción lumbar son raras. La *cefalea pos punción* es el efecto adverso más frecuente y se debe a la rápida extracción del LCR y a la subsiguiente situación de "baja presión". Les decimos a los pacientes que se acuesten en posición horizontal durante 1 o 2 h después del procedimiento, lo cual es tiempo más que suficiente para que el cuerpo reemplace el LCR que se ha eliminado. Esto tiene un sentido lógico, pero en realidad no hay pruebas claras de que hacerlo así evite de manera efectiva el dolor de cabeza. Otras complicaciones son la lumbalgia, la hemorragia en el lugar de inserción de la aguja o, en raras ocasiones, en el espacio epidural, y — muy raramente, ahora que utilizamos una técnica estéril— la infección.

Recuadro 1-16

Los adultos tienen unos 150 mL de LCR en un momento dado, pero le dan la vuelta rápidamente. El LCR es producido por el plexo coroideo a unos 20 mL/hora, o alrededor de 500 mL/día. Para poner estas cifras en perspectiva, por lo regular extraemos entre 5 y 20 mL de LCR al realizar una punción lumbar.

Recuadro 1-17 Contraindicaciones de la PL

1. El paciente no puede recostarse en forma totalmente horizontal (p. ej., en el caso de un paciente con insuficiencia cardiaca descompensada).
2. Preocupación por la presión intracraneal elevada y el riesgo de herniación (la extracción de LCR en presencia de una presión intracraneal elevada puede causar un desplazamiento hacia abajo del cerebro y la compresión del tronco del encéfalo).
3. Alto riesgo de hemorragia (p. ej., plaquetas bajas, uso actual de anticoagulación).
4. Presencia de un absceso epidural (riesgo de siembra del LCR).
5. Cirugía lumbar previa significativa (con anatomía distorsionada).

Electroencefalografía

El EEG detecta la actividad eléctrica de la corteza cerebral mediante pequeños electrodos adheridos al cuero cabelludo. Lo que registra exactamente un EEG (si la actividad eléctrica procede de potenciales de acción, despolarizaciones crónicas, potenciales posinápticos u otras fuentes) es complicado y no se entiende del todo, aunque se cree que, como mínimo, procede de las neuronas. En cualquier caso, la actividad electrocortical es muy pequeña y debe ser amplificada por un factor de un millón para ser detectada en una pantalla de ordenador.

El EEG se utiliza con mayor frecuencia para diagnosticar epilepsia. Las crisis son ráfagas de actividad eléctrica anormal, y los diferentes trastornos convulsivos tienen distintos patrones característicos en el EEG (véase capítulo 6).

Existen cuatro frecuencias principales de las ondas del EEG, cada una de las cuales está asociada con diferentes estados del funcionamiento normal del cerebro. Cada frecuencia puede ser también, en determinadas circunstancias, el resultado de una enfermedad subyacente (una actividad delta excesiva, por ejemplo, puede ser indicativa de encefalopatía). La siguiente tabla no es en absoluto exhaustiva, pero le será útil haber visto estas palabras —delta, theta, alfa y beta— y tener una comprensión básica de su significado.

Frecuencia	Hz	Estado del cerebro	Notas
Delta	< 4	Sueño profundo	Puede producirse de forma focalizada, en la distribución general de las lesiones cerebrales subyacentes (es decir, se puede ver la "ralentización delta" sobre una zona de una antigua enfermedad vascular cerebral); o de forma excesiva y difusa, indicativa de una encefalopatía de causa inespecífica
Theta	4-8	Somnolencia, sueño	El theta difuso es normal en los niños despiertos; puede verse en adultos despiertos, pero también puede estar completamente ausente durante la vigilia
Alpha	8-12	Relajado, con los ojos cerrados	Escuchará el término "ritmo dominante posterior (RDP)": es el ritmo alfa normal que se ve sobre la región posterior del cerebro cuando los pacientes están relajados con los ojos cerrados (cuando abren los ojos, el "RDP" se atenúa o incluso desaparece)
Beta	12-30	Despierto y activo	Diversos fármacos (incluidas las benzodiacepinas y los barbitúricos) pueden aumentar los niveles de la actividad beta

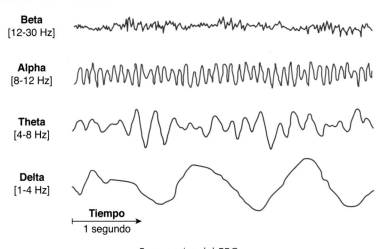

Beta
[12-30 Hz]

Alpha
[8-12 Hz]

Theta
[4-8 Hz]

Delta
[1-4 Hz]

Tiempo
1 segundo

Frecuencias del EEG.

Estudios de velocidades de conducción nerviosa y electromiografía

Se trata de pruebas predominantemente ambulatorias que pueden ayudar a diagnosticar diversos trastornos neuromusculares. Entre ellos se encuentran las enfermedades que afectan a los nervios periféricos (p. ej., la neuropatía diabética), la unión neuromuscular (miastenia gravis) o los músculos (dermatomiositis). La EMG mide la respuesta muscular a la estimulación nerviosa mediante agujas insertadas en los músculos. El estudio de VCN, que a menudo se realiza al mismo tiempo, mide la eficacia y la rapidez con que los nervios periféricos envían señales.

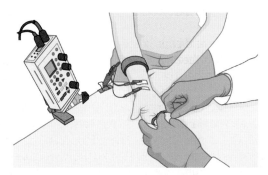

Obtención de un estudio de VCN y una EMG. Le mostraremos el aspecto de los trazados en el capítulo 12.

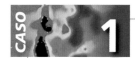

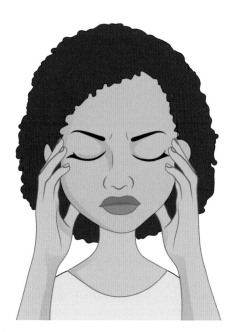

Evolución de su paciente: Hailey se presentó con un dolor de cabeza que había estado empeorando durante varios días y ahora está mucho mejor después de recibir medicación para el dolor. Su asistente le ha preguntado si puede irse a casa, pero usted no se siente completamente tranquilo para dejarla ir, ya que solo ha podido pasar unos minutos con ella porque ha tenido que dar prioridad a otros pacientes más graves. Usted le dice a su asistente que se tomará 5 minutos para verla y regresa junto a su cama.

Al preguntarle más, Hailey le dice que este dolor de cabeza era del lado derecho (a diferencia de sus dolores de cabeza típicos, que son bilaterales), pero niega cualquier otro síntoma asociado, como náusea, vómito o sensibilidad a la luz o al sonido. Usted repite un examen neurológico rápido y esta vez observa una ligera paresia sutil con desviación de miembro torácico con pronación de la mano izquierda cuando hace la prueba. Usted vuelve a hacer la prueba y se manifiesta lo mismo una tercera vez, de manera que se convence: es sutil, pero está ahí. Ella no ha notado ninguna debilidad, pero es diestra, y usted se pregunta si no se ha dado cuenta de este sutil cambio. Ante esta nueva información (una nueva cefalea en el contexto de un hallazgo focal en la exploración), usted solicita una TC de la cabeza que es sugestiva de una tumoración frontal derecha, seguida de una IRM para evaluar mejor la lesión. La resonancia magnética se muestra en la siguiente página, y en el momento en que la ve sabe que esos 5 minutos adicionales que se tomó para hablar con ella y examinarla a fondo pueden haberle salvado la vida.

A Hailey se le diagnostica un glioma de bajo grado y se le programa rápidamente una operación.

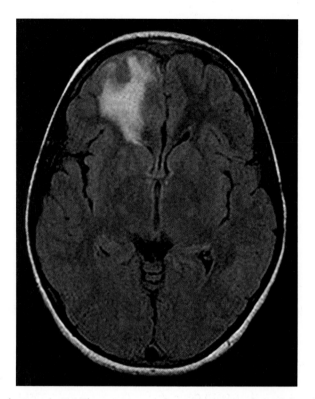

La IRM de Hailey (secuencia FLAIR) muestra un edema vasogénico frontal derecho. Las imágenes poscontraste (no fotografiadas) confirman una masa subyacente. (Reimpresa de Fisher RG, Boyce TG, Correa AG. *Moffet's Pediatric Infectious Diseases*. 5th ed. Wolters Kluwer; 2017.)

Ahora usted ya sabe:

- | Neuroanatomía básica. Todavía resta más información pero, lo crea o no, ya ha aprendido la mayor parte. ¿Lo ha memorizado todo? Por supuesto que no, pero puede volver a estas páginas para refrescar su aprendizaje.
- | Cómo realizar un historial neurológico centrado y útil.
- | Cómo realizar un examen neurológico completo.
- | Cómo distinguir las enfermedades neurológicas de las no neurológicas. Esto no siempre es fácil, incluso para los neurólogos experimentados.
- | Los principios básicos de las herramientas de diagnóstico a nuestra disposición: pruebas de imagen, PL, EEG y EMG/VCN.

Ahora tiene todas las herramientas que necesitará para comprender, diagnosticar y evaluar prácticamente todos los trastornos neurológicos que encontrará en los capítulos siguientes. Le prometemos que: ¡a partir de aquí todo se vuelve mucho más interesante!

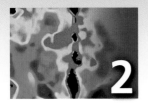

Ictus y
2 enfermedades
vasculares cerebrales

En este capítulo, usted aprenderá:

1 | Las múltiples causas del ictus (o enfermedad vascular cerebral [EVC]) isquémico y cómo dividirlas en un puñado de categorías manejables

2 | Cómo reconocer los síndromes de ictus isquémico más comunes

3 | La evaluación y el tratamiento de las EVC isquémicas y hemorrágicas agudas

4 | La presentación, el manejo y las complicaciones asociadas con la hemorragia subaracnoidea (HSA)

5 | Los fundamentos más relevantes y útiles desde el punto de vista clínico de otros trastornos cerebrovasculares importantes, como la disección arterial, el síndrome de vasoconstricción cerebral reversible (SVCR), la trombosis del seno venoso cerebral y la vasculitis del sistema nervioso central (SNC)

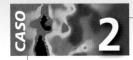

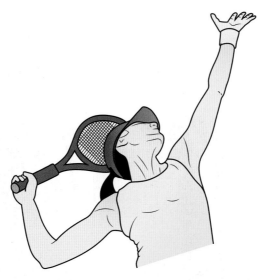

Su paciente: Laura, una tenista profesional de 27 años de edad, se presenta en el servicio de urgencias 2 h después de experimentar la aparición repentina de hipoestesia y paresia en la cara y el brazo izquierdos. La enfermera de triaje activa un código de ictus y usted se encuentra con Laura mientras la llevan a realizar una TC. Ella le dice que no tiene antecedentes médicos y que no toma ninguna medicación. En la exploración, usted encuentra una pérdida sensorial leve que afecta a la cara y el brazo izquierdos con hemi inatención a la doble estimulación simultánea en el lado izquierdo (véase p. 31), aplanamiento del pliegue nasolabial izquierdo, paresia sutil con pronación de la muñeca izquierda y ataxia en la mano izquierda. Su escala de ictus del National Institute of Health (NIHSS) es de 3. Una TC de su cabeza resulta normal. ¿Cuál es el siguiente paso en su tratamiento?

 Malas noticias, pero también buenas

Cada 40 segundos alguien tiene un ictus en Estados Unidos (EUA). Cada 4 minutos muere alguien por un ictus. Es la quinta causa de muerte en EUA y la segunda, después de las enfermedades cardiacas, en todo el mundo. También es una de las principales causas de discapacidades graves a largo plazo. De forma conservadora, el ictus cuesta a EUA más de 30 000 millones de dólares al año.

Así que, sí, las enfermedades vasculares cerebrales son comunes y pueden ser devastadoras, pero el ritmo de los descubrimientos científicos y los avances clínicos de las últimas décadas, y especialmente de los últimos años, ha sido impresionante. Esto es más evidente en nuestra capacidad, cada vez mayor, de detener y revertir los efectos del ictus *mientras está en curso*, con lo cual se evita la discapacidad y se salvan vidas. Además, los esfuerzos de concienciación a nivel mundial y el control agresivo de los factores de riesgo han conducido a reducciones significativas tanto de la incidencia como de la mortalidad por ictus.

Lo básico

Dentro de un marco en el que se ha facilitado la atención al ictus, cabe señalar que existen dos (¡solo dos!) categorías principales de ictus y, desde el punto de vista etiológico, son afecciones diametralmente opuestas:

- *Isquemia*, causada por la obstrucción o la estenosis grave de los vasos sanguíneos, que provoca una perfusión inadecuada de los tejidos.
- *Hemorragia*, debida a la extravasación de sangre de un vaso dañado.

En otras palabras, *muy poca o demasiada sangre*. Aproximadamente 85% de las EVC son isquémicas.[1]

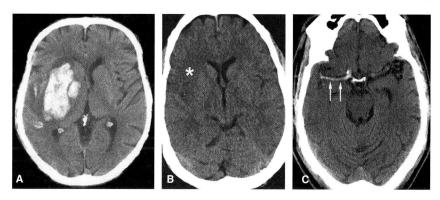

Ejemplos de EVC agudas (*A*) hemorrágicas y (*B*) isquémicas. La sangre aguda es de color blanco brillante, o "hiperdensa", en la tomografía computarizada (TC), y es fácil de reconocer. La isquemia aguda es más sutil, y se caracteriza por la pérdida o la difuminación de la diferenciación gris/blanco (véase la imagen B, estrella) y el borrado de los surcos. A veces se puede visualizar el propio coágulo como un segmento hiperdenso de un vaso: (*C*) muestra un coágulo en la arteria cerebral media (ACM) derecha, conocido como el signo de la "ACM densa". (*A*, reimpresa de Louis ED, Mayer SA, Rowland LP. *Merritt's Neurology*. 13th ed. Wolters Kluwer; 2015. *B*, reimpresa de Daffner RH, Hartman M. *Clinical Radiology*. Wolters Kluwer; 2013. C, reimpresa de Pope TL Jr, Harris JH Jr. *Harris & Harris' The Radiology of Emergency Medicine*. 5th ed. Wolters Kluwer; 2012.)

El ictus es, ante todo, un diagnóstico clínico, definido como la **aparición aguda de síntomas neurológicos focales** causados por la muerte de células cerebrales, de la médula espinal o de la retina.

Recuadro 2-1 Ataque isquémico transitorio (AIT)

Los AIT son "casi ictus", definidos con mayor precisión como episodios breves de disfunción neurológica debidos a una isquemia focal del cerebro, la médula espinal o la retina *sin infarto tisular permanente*. La mayoría de los AIT dura menos de 1 hora. Es importante reconocerlos porque aproximadamente 10% de los pacientes con un AIT acabarán presentando un ictus en los meses siguientes. El riesgo es mayor en las 24 horas siguientes al AIT, y la mayoría de los pacientes deben ser hospitalizados para ser evaluados y monitorizados cuidadosamente aunque sus síntomas neurológicos hayan desaparecido.

---

[1]Esta cifra se refiere a los adultos de EUA, y cambia en función de la ubicación geográfica y la edad; en los niños, por ejemplo, el ictus hemorrágico es mucho más frecuente que el isquémico.

Antes de profundizar en los detalles, es fundamental hacer un rápido repaso de la anatomía cerebrovascular. Solo conociendo la anatomía vascular del sistema nervioso central (SNC) podrá reconocer los síndromes de ictus específicos, conceptualizar la etiología subyacente del ictus y comprender el manejo posterior. Nos comprometemos a hacer una revisión lo más concisa, clínicamente relevante e indolora posible.

Anatomía cerebrovascular

El suministro de sangre cerebral se divide en dos componentes:

- La *circulación anterior* suministra a cerca de 75% del cerebro. Se origina en las arterias carótidas comunes (izquierda y derecha), que se bifurcan en las arterias carótidas interna y externa[2] aproximadamente a la altura de la vértebra C4. Las arterias carótidas internas ascienden por el cuello, entran en el cráneo por la parte petrosa del hueso temporal, atraviesan el seno cavernoso, dan lugar a las arterias oftálmicas (que irrigan el globo ocular y los músculos oculares) y se dividen en las arterias cerebrales anterior y media.

- Las *arterias cerebrales anteriores (ACA)* irrigan la mayor parte del lóbulo frontal, la extremidad anterior de la cápsula interna, los ganglios basales anteriores y la mayor parte del cuerpo calloso.

- Las *arterias cerebrales medias (ACM)* irrigan la mayor parte de la superficie lateral de los hemisferios, incluyendo las áreas de Broca y Wernicke, responsables de la producción y comprensión del lenguaje, respectivamente (véase p. 59). También desprenden innumerables arterias microscópicas llamadas lenticuloestriadas que irrigan la cápsula interna y los ganglios basales.

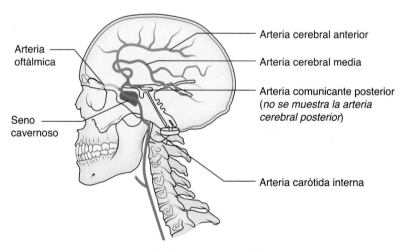

La circulación anterior del cerebro.

- La *circulación posterior* suministra el restante ~ 25% del cerebro. Se origina en las arterias vertebrales (de nuevo, hay dos: la izquierda y la derecha; las arterias vertebrales surgen de las arterias subclavias), que se desplazan en sentido superior, entrando y

---

[2]No vamos a hablar más de la arteria carótida externa, pero cabe decir que suministra sangre a la cara y al cuello, no al cerebro. La enfermedad de la arteria carótida externa no provoca un ictus.

saliendo de los forámenes transversos de las vértebras, entran en el cráneo a través del foramen magno y luego se unen en la unión pontomedular para formar la arteria basilar. Esta última asciende por el puente y luego se divide en las dos arterias cerebrales posteriores (ACP) en la unión del puente y el mesencéfalo.

- Cada una de las *arterias vertebrales* emite tres ramas importantes: las *arterias espinales posterior* y *anterior* (que irrigan la médula espinal), y la *arteria cerebelosa postero inferior* (ACIP, que irriga el cerebelo inferior posterior y la médula lateral).

- La *arteria basilar* también emite tres ramas importantes: las *arterias cerebelosas inferoanterior* y *superior* (ACAI y arteria cerebelosa superior [ACS], que juntas irrigan el resto del cerebelo) y las ACP (véase el párrafo siguiente). La arteria basilar también emite muchas ramas *perforantes pontinas* microscópicas, que irrigan el puente de Varolio.

- Las arterias cerebrales posteriores (ACP) irrigan el lóbulo occipital, el lóbulo temporal medial, el tálamo, el mesencéfalo y el brazo posterior de la cápsula interna.

Circulación posterior

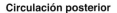

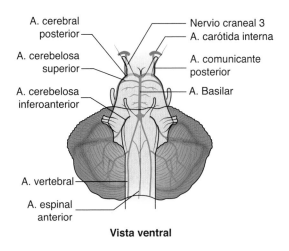

A. cerebral posterior — Nervio craneal 3 — A. carótida interna

A. cerebelosa superior — A. comunicante posterior

A. cerebelosa inferoanterior — A. Basilar

A. vertebral

A. espinal anterior

Vista ventral

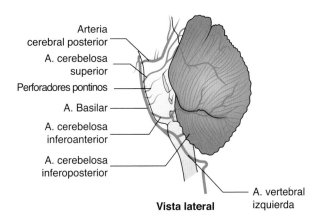

Arteria cerebral posterior

A. cerebelosa superior

Perforadores pontinos

A. Basilar

A. cerebelosa inferoanterior

A. cerebelosa inferoposterior

A. vertebral izquierda

Vista lateral

La circulación posterior del cerebro. Obsérvese la proximidad de la arteria comunicante posterior al tercer nervio; ¡por eso los aneurismas de la arteria comunicante posterior pueden causar parálisis del tercer nervio!

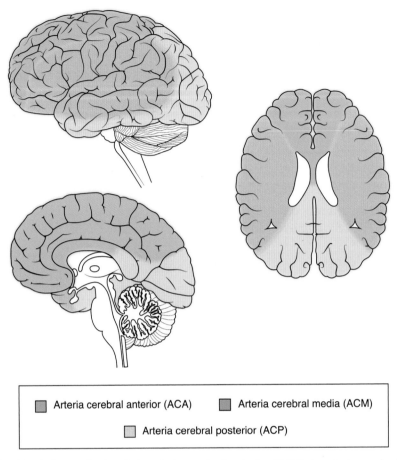

Arteria cerebral anterior (ACA)   Arteria cerebral media (ACM)

Arteria cerebral posterior (ACP)

Distribución de los territorios de la arteria cerebral anterior (ACA), la arteria cerebral media (ACM) y la arteria cerebral posterior (ACP).

El **_polígono de Willis_** es un anillo arterial anastomótico formado en la base del cerebro que une las circulaciones anterior y posterior. La _arteria comunicante anterior_ (Acomm) une las dos ACA, y las _arterias comunicantes posteriores_ (Pcomm; hay dos) conectan las arterias carótidas internas (ACI) con las ACP.

No se puede sobreestimar la importancia de este círculo, ya que puede mantener la perfusión cerebral a pesar de las obstrucciones de vasos importantes. Como ejemplo extremo, hay personas que viven asintomáticamente a pesar de tener dos arterias carótidas internas obstruidas; su flujo sanguíneo cerebral procede en su totalidad de la circulación posterior que, a través de las dos arterias Pcomm, es capaz de abastecer a todo el cerebro.

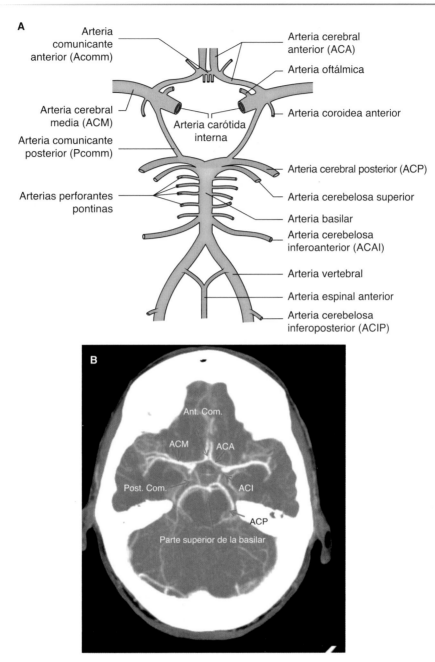

(*A*) El polígono de Willis, resaltado en rosa, y (*B*) Una angiografía por tomografía computarizada (TC) del polígono de Willis.

Existen casi tantas variantes anatómicas en la circulación cerebral como personas. No es raro, por ejemplo, que las ACP se alimenten predominantemente de la circulación anterior a través de las Pcomm, con solo conexiones débiles o incluso ausentes a la arteria basilar (estas se conocen como **ACP fetales**). Pero para nuestros propósitos, es suficiente con saber que la variación existe y que puede ser importante para determinar tanto la causa como el tratamiento del ictus.

Ictus isquémico

Etiología

El ictus isquémico es el resultado de una disminución crítica del flujo sanguíneo a una zona del tejido cerebral (o del tejido de la médula espinal o de la retina). Hay muchas cuestiones que pueden causarlo; las categorías que se indican a continuación le ayudarán a conocerlas de manera simplificada. Esto se conoce como la **clasificación TOAST** —el acrónimo no se refiere al pan quemado sino al *Trial of Org 10 172 in Acute Stroke Treatment*, lo cual ayudó a establecer el marco para este sistema de categorización.

- *Cardioembolismo.* Los infartos cardioembólicos se deben a trombos que se forman dentro del corazón y luego embolizan en la circulación cerebral. La *fibrilación auricular* es la fuente cardiaca más común de émbolos. Otras fuentes cardiacas son los *tumores o trombos intracardiacos*, la *endocarditis infecciosa* (con émbolos sépticos originados en las válvulas afectadas), *una fracción de eyección severamente reducida* y el *ateroma del arco aórtico* (aunque técnicamente no son de origen cardiaco, estos émbolos actúan igual que si procedieran del corazón). Un *foramen oval permeable* (FOP) también se considera una fuente cardioembólica, porque puede permitir que los trombos que se forman en las venas profundas de las piernas pasen a través del corazón mediante una derivación de derecha a izquierda y se alojen finalmente en la circulación cerebral.

Las EVC cardioembólicas pueden ser de gran tamaño, al grado de eliminar territorios vasculares enteros, o tan pequeñas que no llegan a causar prácticamente ningún compromiso neurológico. En cualquier caso, suelen afectar a la corteza cerebral. Desde el punto de vista clínico, los síntomas neurológicos que causan suelen ser máximos al inicio, pero también pueden resolverse rápidamente —los coágulos embólicos son inestables y a veces pueden disiparse antes de causar un daño significativo.

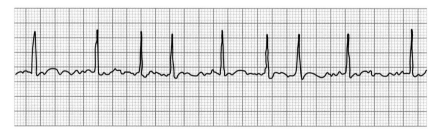

Un electrocardiograma (ECG) que muestra el clásico ritmo irregular de la fibrilación auricular, una fuente potencial de ictus cardioembólico.

- *Aterosclerosis de las grandes arterias.* Los vasos específicos que se califican como "grandes" siguen siendo discutibles, pero para nuestros propósitos estamos hablando de los grandes vasos que traen sangre al cerebro, incluyendo las arterias carótidas comunes e internas, las arterias vertebrales y basilares, y las porciones proximales de las ACA, ACM y ACP. Estos vasos están predispuestos a la estenosis aterosclerótica en los lugares de bifurcación (p. ej., donde la arteria carótida común se divide en las arterias carótidas internas y externas) y en los lugares de origen (p. ej., en la salida de las arterias vertebrales de las arterias subclavias), pero la aterosclerosis puede producirse, y a menudo lo hace, donde quiera. Existen tres mecanismos principales por los que este proceso puede causar un ictus isquémico:

  1. *Embolismo de arteria a arteria.* Al igual que los émbolos pueden salir disparados desde el corazón hacia el cerebro, los trozos de placa aterosclerótica pueden desprenderse de las paredes de los grandes vasos, desplazarse y, en última instancia, bloquear la circulación más distal.

  2. *Oclusión trombótica.* En algún momento, una lesión aterosclerótica puede ser lo suficientemente grande como para ocluir la luz del vaso. Estas EVC suelen ser menos graves que son causadas por un embolismo. Dado que las lesiones ateroscleróticas no se desarrollan de la noche a la mañana, el cerebro a menudo ha tenido tiempo de adaptarse, formando vasos colaterales bien desarrollados que irrigan el tejido en riesgo y pueden ayudar a mantener la perfusión en el contexto de una oclusión trombótica.

  3. *Hipoperfusión.* En condiciones normales, un vaso grande debe presentar un estrechamiento de más de 99% para causar isquemia solo por hipoperfusión. Sin embargo, en el contexto de sepsis, paro cardiaco o incluso deshidratación grave —es decir, condiciones que provocan una disminución significativa de la presión arterial— los vasos estrechos pueden dar lugar a **infartos de la zona marginal**, definidos como EVC que afectan a zonas situadas en la zona fronteriza entre dos territorios vasculares. Estas zonas son las más alejadas del suministro vascular y, por lo tanto, las más vulnerables a la reducción de la perfusión.

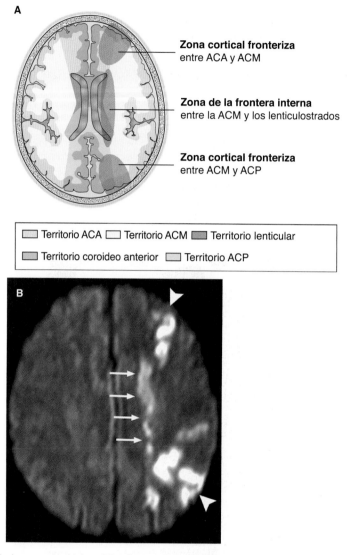

(*A*) Zonas de la cuenca clásica, (*B*) Infartos de la cuenca aguda correspondientes a las zonas limítrofes cortical (entre los territorios ACA/ACM y ACM/ACP; *flechas grandes*) y zona limítrofe interna (entre la ACM y sus ramas lenticulostradas; *flechas pequeñas*). (*B*, reimpresa de Pope TLJr, Harris JHJr. *Harris & Harris' The Radiology of Emergency Medicine*. 5th ed. Wolters Kluwer; 2012.)

- *Enfermedad oclusiva de los vasos pequeños*. La enfermedad de vasos pequeños suele estar causada por la lipohialinosis de las pequeñas arterias penetrantes, un proceso caracterizado por el engrosamiento, el debilitamiento y la degeneración de la pared del vaso con la eventual oclusión del mismo, que suele ser el resultado de factores de riesgo cardiovascular mal controlados desde hace tiempo, como la hipertensión y la diabetes. El tabaquismo es también un importante factor de riesgo. El microateroma es otra causa de la enfermedad de los vasos pequeños —esencialmente el mismo proceso aterosclerótico del que hablamos con las arterias grandes pero que afecta a los vasos más pequeños. Los infartos debidos al microateroma tienden a ser un poco más grandes y ovoides que los debidos a la lipohialinosis. La hiperlipidemia es un factor de riesgo importante. En cualquier caso, las arterias pequeñas que pueden verse afectadas son:

- Las *arterias perforantes de la ACM* (las lenticuloestriadas, que irrigan los núcleos basales y la cápsula interna).

- Las *arterias perforantes de la ACP* (que irrigan predominantemente el tálamo).

- Las *arterias perforantes de la arteria basilar* (las perforantes pontinas, que irrigan el puente).

Los territorios de riesgo de la enfermedad de vasos pequeños son, por lo tanto, la cápsula interna, los núcleos basales, el tálamo y el puente de Varolio. Los infartos pequeños y profundos en estas zonas causados por la enfermedad de vasos pequeños se denominan **infartos lacunares**.

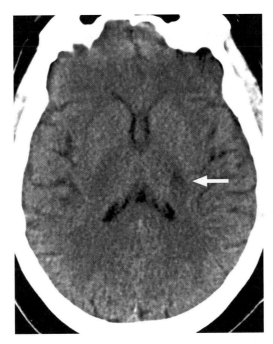

Un infarto lacunar subagudo de la cápsula interna izquierda. (Reimpresa de Pope TLJr, Harris JHJr. *Harris & Harris' The Radiology of Emergency Medicine*. 5th ed. Wolters Kluwer; 2012.)

- *Ictus de otra causa determinada.* Podemos dividir esta categoría en tres agrupaciones etiológicas menos comunes pero importantes: 1) la enfermedad vascular no aterosclerótica (como la vasculitis, el vasoespasmo y la disección), 2) la hipercoagulabilidad (como el síndrome antifosfolípido) y 3) los síndromes genéticos que predisponen al ictus (como la arteriopatía cerebral autosómica dominante con infartos subcorticales y leucoencefalopatía [CADASIL, por sus siglas en inglés] y moyamoya; más adelante se hablará de ellos).

- *Ictus de causa indeterminada.* A pesar de todas las categorizaciones anteriores, casi un tercio de todas las EVC se clasifican finalmente como "criptogénicas".

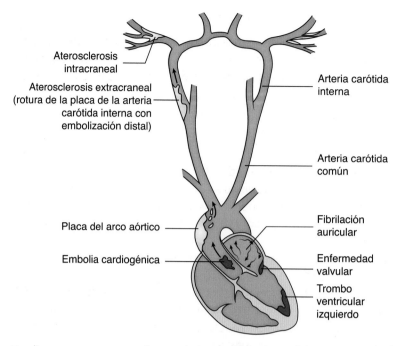

Un diagrama que resume algunas de las posibles causas del ictus isquémico.

Recuadro 2-2 Ictus embólico de origen indeterminado (ESUS, por sus siglas en inglés)

El ESUS es una subcategoría del ictus criptogénico. Se define como un ictus no lacunar con imagen positiva (es decir, que puede visualizarse en TC o IRM) para el que no se ha identificado una fuente cardioembólica de alto riesgo, una estenosis significativa de una arteria grande u otra fuente no embólica (como una disección o una vasculitis). Se parecen a las EVC embólicas, pero sin una fuente embólica conocida. Se cree que las etiologías más probables son la fibrilación auricular paroxística oculta, la cardiopatía auricular,[a] y la placa no estenótica en las arterias cervicales e intracraneales. Es importante reconocer el ESUS porque puede requerir un tratamiento diferente al de las EVC criptogénicas "no ESUS"; no se ha alcanzado un consenso, pero hay estudios en curso que evalúan la eficacia de la anticoagulación en esta población de pacientes. Sin embargo, al momento de escribir este artículo, no se cuenta con evidencia concreta que apoye el uso de la anticoagulación en el tratamiento de los pacientes con ictus criptogénico. Por ejemplo, solo la fibrilación auricular probada (en oposición a la sospechada) es una indicación oficialmente aprobada para la anticoagulación.

---

[a]La cardiopatía auricular se define como una anomalía estructural de la aurícula izquierda en ausencia de fibrilación auricular; se cree que aumenta el riesgo de ictus, ya sea como precursor de la fibrilación auricular o como factor de riesgo independiente para la formación de trombos auriculares.

Recuadro 2-3 El ictus en los jóvenes

Los típicos culpables que aumentan el riesgo de ictus isquémico —hipertensión, hiperlipidemia, fibrilación auricular, etc.— son mucho menos frecuentes en pacientes jóvenes, que en este contexto son los menores de 50 años. Cuando los pacientes jóvenes —como nuestra paciente, Laura— se presentan con un ictus, suelen requerir un poco más de reflexión y un trabajo más exhaustivo para determinar la causa subyacente. En esta población, las causas más comunes a considerar son:

- *Disección arterial* (véase p. 84).
- *Hipercoagulabilidad*: en el contexto del ictus se deben considerar las condiciones que predisponen al tromboembolismo *arterial*, como el síndrome antifosfolípido, las neoplasias subyacentes y el uso de píldoras anticonceptivas que contienen estrógeno en combinación con el tabaquismo. Las condiciones que predisponen *solo* al tromboembolismo *venoso*, como la deficiencia de proteína C o S, son relevantes para la enfermedad vascular cerebral únicamente en el contexto de un FOP o algún otro tipo de defecto septal auricular.
- *Cardioembolismo*: a diferencia de lo que ocurre en los pacientes de mayor edad, la cardioembolia es menos frecuente como consecuencia de la fibrilación auricular y más a menudo como resultado de afecciones como cardiopatías congénitas, miocardiopatías dilatadas, endocarditis infecciosa, tumores intracardiacos y un FOP.
- *Vasculitis*: pueden ser infecciosas, autoinmunes y relacionadas con medicamentos; véase p. 88.
- *Síndromes genéticos*: los síndromes específicos que predisponen al ictus son la anemia de células falciformes, la CADASIL y la moyamoya; véase recuadro 2-4.
- *Consumo de drogas ilícitas*: la cocaína, las metanfetaminas y otros estimulantes pueden provocar elevaciones rápidas de la presión arterial, arritmias cardiacas y vasoespasmos difusos.

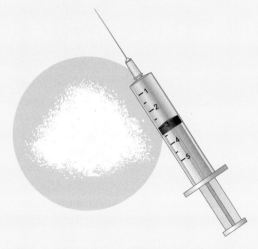

Las drogas, como la cocaína, se encuentran entre los precipitantes más comunes del ictus en los menores de 50 años.

Recuadro 2-4 Síndromes genéticos

CADASIL es una arteriopatía de vasos pequeños asociada con mutaciones en el gen NOTCH3 del cromosoma 19. Se presenta clásicamente en adultos jóvenes con alguna combinación de migraña con aura, deterioro cognitivo y enfermedad vascular cerebral (en la mayoría de los casos, infartos lacunares que afectan a la cápsula externa y a los lóbulos temporales anteriores). No existe un tratamiento específico.

Moyamoya es otra arteriopatía progresiva no aterosclerótica. La incidencia es mayor en la población asiática. Aunque la causa es desconocida, parece haber un fuerte componente genético. La moyamoya se presenta típicamente en niños o adultos jóvenes con EVC isquémicas o hemorrágicas. La angiografía es diagnóstica, ya que demuestra un estrechamiento progresivo de los vasos que afecta a las arterias que rodean el polígono de Willis, asociado con el crecimiento de nuevos vasos prominentes pero endebles (o "neovascularización") que a menudo se denomina "brumoso" o "ahumado" (de hecho, moyamoya significa "bocanada de humo" en japonés). A menudo es necesaria la revascularización quirúrgica con un bypass directo de la arteria carótida externa a la interna o un bypass indirecto (el procedimiento se denomina encefaloduroarteriosinangiosis; EDAS).

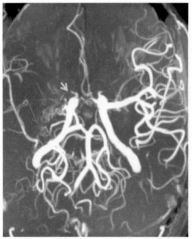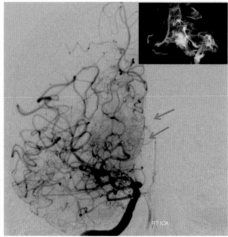

(*A*) Angiograma por IRM (AIRM) de un paciente con moyamoya, que muestra la oclusión de la arteria cerebral media (ACM) derecha proximal (*flecha amarilla*) con vasos lenticulares significativamente dilatados (*flechas rojas*) que proporcionan un flujo colateral. (*B*) Una angiografía que muestra irregularidades significativas en los vasos que involucran la bifurcación de la arteria carótida interna (ACI) derecha y la ACM proximal derecha. De nuevo, se puede ver una extensa red circundante de colaterales lenticulares finas y endebles (*flechas*) que se asemejan a una "nube de humo" (véase la imagen insertada en la esquina superior derecha para ver ¡una nube de humo real!) (Cortesía de Jonathan Howard.)

Síndromes de ictus

La capacidad de reconocer con rapidez los distintos síndromes de ictus es esencial porque el tratamiento del ictus agudo es una tarea muy sensible al tiempo. Cuanto más rápido se intervenga, mejor será el resultado para el paciente.

Signos corticales. Las primeras EVC que analizaremos —y las más importantes de reconocer— son las que afectan a la corteza cerebral. Las EVC corticales se deben con mayor frecuencia a la oclusión de vasos grandes (OVG), que a su vez suele ser el resultado de una cardioembolia o una embolia de arteria a arteria. Estos coágulos suelen poder recuperarse mediante una trombectomía endovascular (es decir, la eliminación mecánica del coágulo, véase p. 73). Por lo tanto, la TC craneal urgente *y* la angiografía por TC son esenciales, ya que si se identifica una OVG y el paciente es apto, se le puede trasladar al quirófano para realizar una trombectomía mecánica.

¿Qué le hace sospechar de un ictus cortical? Solo hay unos pocos signos que se deben conocer.

- *Afasia.* Tanto el área de Broca como la de Wernicke (véase la discusión que sigue) forman parte de la corteza cerebral dominante.

Recuadro 2-5

El *hemisferio cerebral dominante* se define como el hemisferio que controla el lenguaje. En las personas diestras, este es invariablemente el izquierdo. En los zurdos, es aproximadamente 80/20, el derecho *versus* izquierdo.

La *afasia* es un trastorno adquirido de la comprensión o producción del lenguaje. No hay que confundirla con la *disartria*, que es un déficit motor caracterizado por el deterioro de la capacidad de controlar los músculos utilizados para hablar, lo que da lugar a una articulación poco clara del habla (a menudo descrita como "arrastrada") que, por lo demás, es normal. Hay dos centros principales del lenguaje en el cerebro que, cuando están dañados, provocan dos déficits lingüísticos distintos:

1. El **área de Broca** está situada en la circunvolución frontal inferior del lóbulo frontal y es responsable de la producción del lenguaje. La afasia de Broca (también conocida como afasia *expresiva* o no fluida) se caracteriza por un habla entrecortada y esforzada, a menudo con largas pausas y dificultad para nombrar objetos. También se pierde la capacidad de repetir las palabras que se le dicen, pero la *comprensión permanece intacta*. Los daños en el córtex que rodea el área de Broca producen una afasia motora similar, pero con repetición preservada (denominada **afasia motora transcortical**).

2. El **área de Wernicke** está situada en la circunvolución temporal superior del lóbulo temporal y es responsable de la comprensión del lenguaje. Los pacientes con afasia de Wernicke (también conocida como afasia *sensitiva* o fluida) demuestran un habla fluida con sintaxis y prosodia intactas, pero sin contenido ni significado. Escuchar hablar a un paciente con afasia de Wernicke es como escuchar a alguien que habla en un idioma extranjero que no se entiende; puede ser bonito, pero no tiene sentido. Los pacientes son incapaces de seguir órdenes habladas y, al igual que los que tienen afasia de Broca, pierden capacidad de repetir. Los daños en la corteza que rodea el área de Wernicke producen una afasia sensitiva similar, pero con repetición preservada (denominada **afasia sensorial transcortical**).

Pocos pacientes presentan realmente una afasia de Broca o de Wernicke pura. La mayoría de las afasias son mixtas, aunque tienden a favorecer una u otra, es decir, se presentan con déficits predominantemente expresivos o receptivos.

El **fascículo arcuato** es el haz de nervios que conecta las áreas de Broca y Wernicke y es responsable de la repetición; por lo tanto, un daño en esta área provoca la incapacidad de repetir, con fluidez y comprensión preservadas.

La **afasia global** se observa con mayor frecuencia en el contexto de grandes infartos de la ACM del lado izquierdo (entre 70 y 95% de la población es diestra), que eliminan componentes del fascículo arcuato, el área de Wernicke y el área de Broca, lo que provoca un deterioro de la capacidad de repetición, comprensión y producción del lenguaje.

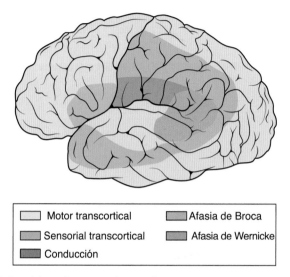

▢ Motor transcortical	▨ Afasia de Broca
▨ Sensorial transcortical	▨ Afasia de Wernicke
▨ Conducción	

Principales dominios del cerebro, que ilustran las regiones que, cuando están dañadas, producen afasia de Broca y de Wernicke.

Tipo de afasia	Localización de la lesión	Presentación
Afasia de Broca	Circunvolución frontal inferior	Afasia sensitiva (no fluida), con retención de comprensión
Afasia motora transcortical	Corteza que rodea a la zona de Broca	Como en el caso anterior, con conservación de repetición
Afasia de Wernicke	Circunvolución temporal superior	Afasia sensitiva (fluida), con fluidez retenida
Afasia sensorial transcortical	Área de Wernicke que rodea la corteza	Como en el caso anterior, con conservación de repetición
Afasia de conducción	Fascículo arcuato	Incapacidad aislada para repetir
Afasia global	Algún componente de todos los anteriores	Incapacidad para hablar con fluidez, comprender o repetir

- *Hemi inatención*. La hemi inatención es el segundo signo clásico de una enfermedad vascular cerebral cortical. Suele localizarse en el córtex parietal *no dominante*, pero puede producirse tanto en las lesiones corticales dominantes como en las no dominantes. La negligencia puede ser dramática, como cuando los pacientes no reconocen su propio brazo o solo visten apropiadamente la mitad de su cuerpo, o —un hallazgo mucho más sutil en la exploración— cuando los pacientes (como Laura, a quien conocimos al principio de este capítulo) se extinguen ante dobles estímulos simultáneos (véase p. 31 para una revisión sobre negligencia y extinción).

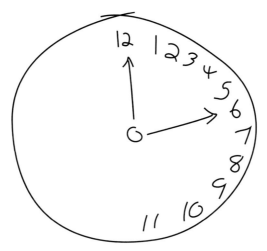

Dibujo de un reloj realizado por un paciente con negligencia debida a una enfermedad vascular cerebral en la corteza parietal no dominante.

- *Déficit campimétrico visuales*. Los déficit campimétricos en los que se pierde todo el campo visual contralateral (hemianopía homónima), o en los que se pierde el cuadrante superior o inferior del campo visual contralateral (cuadrantanopía homónima) se deben a lesiones que afectan a la corteza visual del lóbulo occipital o a lesiones que afectan a las radiaciones ópticas, que también son, en general, vías corticales.

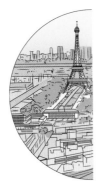 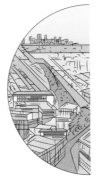

París visto a través de los ojos de un paciente con hemianopía homónima derecha.

- *Preferencia de la mirada.* La preferencia de la mirada (véase p. 32) se debe en la mayoría de los casos a la afectación de los campos oculares frontales, que son tractos situados en el córtex frontal. Por ejemplo, cuando se estimula (como en una crisis), el campo ocular frontal izquierdo empuja los ojos hacia la derecha, y viceversa. Cuando se elimina (como en un ictus), el campo ocular frontal izquierdo pierde su influencia y el campo ocular frontal derecho "gana", empujando los ojos hacia la izquierda. El resultado es que los pacientes con crisis "miran lejos de la lesión", y los pacientes con ictus "miran hacia la lesión".

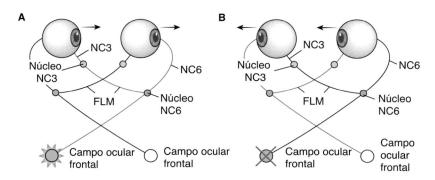

Los campos oculares frontales. (*A*) Cuando se estimula el campo ocular frontal izquierdo, se estimula el sexto núcleo nervioso derecho y (a través del fascículo longitudinal medial [FLM]; véase p. 232) el tercer núcleo nervioso izquierdo, lo que da lugar a la mirada derecha. (*B*) Cuando se elimina el campo ocular frontal izquierdo, el campo ocular frontal derecho toma el relevo y los ojos se desvían hacia la izquierda.

De nuevo (¡porque esto es importante!): **la afasia, la hemi inatención, los defectos campimétricos y la preferencia de la mirada son los cuatro signos corticales principales que debe conocer.** Hay otros signos corticales que hay que tener en cuenta y que no forman parte de la escala oficial de ictus del NIH (NIHSS) utilizada para evaluar la gravedad del ictus (véase la página siguiente), pero que pueden ser igualmente útiles. Estos signos, que se enumeran a continuación, tienden a localizarse en el lóbulo parietal.

- *Apraxia*: es la incapacidad de ejecutar una tarea motora previamente conocida, que no se explica por otros déficits (como la paresia o la amaurosis). Para comprobar la existencia de diversas apraxias, puede pedir a sus pacientes que le muestren cómo se cepillan los dientes, se peinan o se abrochan la camisa.
- *Astereognosis*: la incapacidad de reconocer objetos únicamente a través del tacto. Pida a sus pacientes que cierren los ojos y luego coloque usted un objeto —una moneda o un clip— en su mano. Si no pueden averiguar qué objeto es, tienen astereognosia.
- *Agrafesia*: incapacidad para reconocer la escritura en la piel. Pida a tsus pacientes que cierren los ojos, pero esta vez dibuje una letra o un número en la palma de la mano. Si no pueden descifrar lo que ha escrito, tienen agrafesia.
- *Anosognosia*: condición en la que los pacientes no reconocen —o tienen una percepción significativamente reducida— de su propio déficit.

Recuadro 2-6 El NIHSS

El NIHSS se convirtió en la escala de referencia para calificar la gravedad del ictus tras la publicación del ensayo del National Institute of Neurological Disorders and Stroke (NINDS) en 1995.[a] Va de 0 (sin déficit) a 42. Puede ser útil en un contexto agudo para tener una idea rápida de la gravedad de los síntomas de un paciente, pero no debe sustituir a un examen neurológico completo. Subrepresenta significativamente los síntomas del lado derecho y de la circulación posterior, y —aunque las puntuaciones elevadas pretenden transmitir síntomas más graves— las puntuaciones bajas pueden ocultar déficits devastadores: la afasia pura, por ejemplo, puede dar lugar solo a un 1, 2 o 3 en esta escala.

1a. Nivel de conciencia	0 - Alerta
1b. Qué es mes/edad	0 - Responde correctamente a las dos cosas
1c. Abrir/cerrar los ojos y la mano	0 - Realiza ambos correctamente
2. La mejor mirada	0 - Normal
3. Campos visuales	0 - No hay pérdida visual
4. Parálisis facial	1 - Menor
5a. Motor-brazo izquierdo	0 - No hay paresia
5b. Motor-brazo derecho	0 - No hay paresia
6a. Motor-pierna izquierda	0 - No hay paresia
6b. Motor-pierna derecha	0 - No hay paresia
7. Ataxia de las extremidades	0 - Ausente
8. Sensorial	1 - Pérdida leve a moderada
9. El mejor lenguaje	0 - Sin afasia
10. Disartria	0 - Normal
11. Extinción/falta de atención	1 - Extinción a una modalidad

Resultado del NIHSS de nuestra paciente Laura. Aunque usted detectó una sutil debilidad de la extremidad superior izquierda en su examen, Laura es capaz de mantener su brazo izquierdo en contra de la gravedad durante 10 segundos sin ningún desplazamiento hacia abajo; por lo tanto, obtiene una puntuación de 0 en la debilidad del brazo izquierdo. Como suele ocurrir, el NIHSS no capta la dimensión completa de sus déficits.

[a] Véase National Institute of Neurological Disorders and Stroke rt-PA Stroke Study Group. TPA para el ictus isquémico agudo. *N Engl J Med*. 1995;333(24):1581-1587.

Infartos cerebrales ACA, ACM y ACP. Los ictus de la ACM son, con mucho, los más comunes, pero los de la ACA y la ACP no son raros. La tabla que se presenta a continuación, no es ni mucho menos exhaustiva, pero ofrece un buen resumen de los signos y síntomas más importantes y frecuentes que hay que reconocer. Observará que todos estos síndromes incluyen los signos corticales que acabamos de comentar.

	Síntoma	Localización
ACM	Hemiparesia contralateral (cara/brazo > pierna)	Corteza motora
	Pérdida hemisensorial contralateral (cara/brazo > pierna)	Corteza sensorial
	Hemianopía homónima contralateral	Radiaciones ópticas
	Afasia (ACM dominante)	Áreas de Broca o Wernicke
	Hemi inatención (ACM dominante o no dominante)	Corteza parietal
ACA	Hemiparesia contralateral (pierna > cara/brazo)	Corteza motora
	Pérdida hemisensorial contralateral (pierna > cara/brazo)	Corteza sensorial
	Abulia; es decir, apatía (incapacidad de actuar voluntariamente), a menudo asociada con disminución del habla y del movimiento espontáneo	Incierto; se cree que involucra el giro del cíngulo
	Afasia (ACA dominante)	Área motora transcortical
	Apraxia de la marcha; es decir, dificultad para iniciar la marcha	Corteza frontal
ACP	Hemianopía homónima contralateral	Corteza visual
	Pérdida hemisensorial contralateral	Tálamo
	Deterioro de la memoria (ACP dominante o bilateral)	Hipocampo
	Alexia sin agrafia (ACP dominante); es decir, la incapacidad de leer con la capacidad de escribir conservada	Corteza temporal/occipital
	Prosopagnosia (ACP no dominante); es decir, la incapacidad de reconocer rostros	Circunvolución fusiforme

A

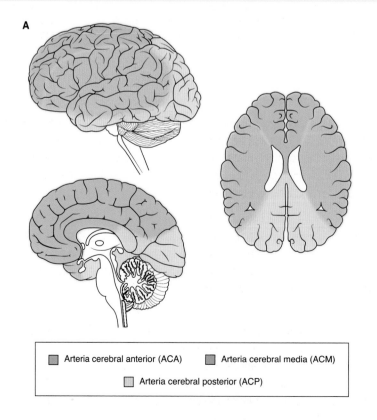

■ Arteria cerebral anterior (ACA)	■ Arteria cerebral media (ACM)
	■ Arteria cerebral posterior (ACP)

B

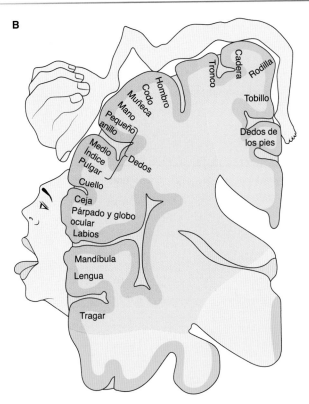

(*A*) Un recordatorio de los territorios de la arteria cerebral anterior (ACA), la arteria cerebral media (ACM) y la arteria cerebral posterior (ACP). (*B*) El homúnculo (es decir, el "pequeño humano") es una representación topográfica de las áreas motoras corticales dedicadas a diferentes partes del cuerpo (existe una versión similar para las áreas sensoriales corticales). Como se puede ver, las EVC de la ACA afectarán en forma predominante a las extremidades inferiores, mientras que los de la ACM afectarán a las extremidades superiores y a la cara.

Recuadro 2-7 Algunos síndromes de ictus que hay que conocer

El *síndrome de Gerstmann* se caracteriza por la tétrada clínica de confusión izquierda/derecha, agnosia digital (incapacidad de discriminar entre los propios dedos), acalculia (incapacidad de realizar cálculos matemáticos) y agrafia (incapacidad de escribir). Está causada por lesiones en la corteza parietal dominante, por lo regular en el territorio de la ACM (pero ocasionalmente en el de la ACP).

El *síndrome de Balint* está causado por lesiones en el córtex parieto-occipital bilateral, correspondiente a la zona fronteriza ACM/ACP. Se presenta con apraxia oculomotora (ausencia de movimientos oculares controlados e intencionados, lo que a menudo causa problemas importantes con la lectura), ataxia óptica (mala coordinación visomotora) y simultagnosia (incapacidad de percibir más de un objeto a la vez).

El *síndrome de Anton* es una forma de ceguera cortical asociada con la anosognosia, en la que el paciente no es consciente de que es ciego. Los pacientes seguirán insistiendo —a menudo con bastante persistencia, y ante la clara evidencia de lo contrario— en que pueden ver, y a menudo confabularán (es decir, fabricarán información imaginaria) cuando se les pregunte sobre objetos o imágenes que se les pongan delante. Esto se debe a un daño bilateral en el córtex occipital, resultado de la oclusión bilateral de la parte superior de la arteria basilar o ACP.

Ictus de la arteria basilar. Las oclusiones de la arteria basilar pueden ser devastadoras debido a la afectación talámica, del tronco del encéfalo y del cerebelo. A diferencia de las EVC de ACA, ACM y ACP, pueden ser difíciles de reconocer debido a su presentación altamente variable y a menudo tartamuda. Los síntomas van desde parálisis oculomotoras aisladas hasta el síndrome de enclaustramiento o el coma. Es importante destacar que, a diferencia de la mayoría de las EVC de ACA, ACM y ACP, las oclusiones basilares pueden presentarse con una disminución del nivel de conciencia, como resultado de la afectación del sistema activador reticular (SAR).

El *síndrome del "tope de la basilar"* es una enfermedad vascular cerebral causada por un coágulo alojado en la parte superior de la arteria basilar, justo antes de que se divida en las dos ACP. Las perforadoras pontinas se salvan, pero los dos territorios de la ACP están en peligro, lo que provoca una isquemia talámica bilateral, el mesencéfalo y los lóbulos temporal y occipital posteriores. Los síntomas clásicos incluyen una disminución del nivel de conciencia, parálisis de la mirada vertical, ceguera cortical y, si las arterias cerebelosas superiores están afectadas, vértigo, náusea, vómito y ataxia.

El *síndrome de enclaustramiento* es una enfermedad catastrófica causada por una isquemia pontina bilateral debida a una embolia o trombosis de la arteria basilar (otra causa es la hemorragia pontina, generalmente relacionada con la hipertensión). Se caracteriza por la tetraplejia y la incapacidad de hablar o tragar, pero la conciencia, la función cognitiva y los movimientos oculares verticales se conservan. Los pacientes están efectivamente "enclaustrados": completamente despiertos, pero solo pueden comunicarse parpadeando.

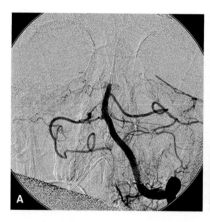 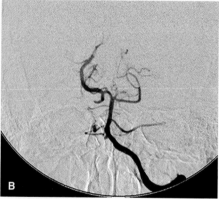

Vista angiográfica anteroposterior (AP) que muestra una parte superior de la oclusión basilar antes (*A*) y después (*B*) de la trombectomía. En la figura *A*, el flujo sanguíneo está bloqueado y no se pueden ver las arterias cerebrales posteriores (ACP); pero en la figura *B*, tras la trombectomía, las ACP se llenan de sangre y ahora se pueden visualizar claramente. (Reimpresa de Barkovich AJ, Raybaud C. *Pediatric Neuroimaging*. 6th ed. Wolters Kluwer; 2018.)

Síndromes de EVC del tronco del encéfalo. Las estructuras del tronco del encéfalo —el mesencéfalo, el puente y la médula oblonga— son pequeñas pero importantes: contienen la mayoría de los núcleos de los nervios craneales, así como los tractos sensoriales y motores que van hacia y desde la corteza y la médula espinal. El resultado es que una enfermedad vascular cerebral muy pequeña puede tener consecuencias muy importantes. Hay docenas de síndromes específicos de ictus del tronco del encéfalo, pero si usted tiene en cuenta los siguientes principios no necesitará memorizar mucho.

- Los síntomas cruzados, un término que se refiere a los déficits de los nervios craneales ipsilaterales (que afectan a la cara) y a los déficits sensoriomotores contralaterales (que afectan al cuerpo), son una característica clásica de las EVC. Recuerde que los nervios craneales (NC) no se decusan (con la excepción del NC4 y la rama del NC3 que inerva el recto superior contralateral; ¡no se preocupe por esto!), pero las vías motoras y sensoriales sí lo hacen (es decir, los tractos corticoespinales y los tractos lemniscales mediales de la columna dorsal en la médula y los tractos espinotalámicos en la médula; véanse pp. 18 y 23).
- La principal vía motora (el tracto corticoespinal) discurre medialmente en el tronco del encéfalo.
- La vía del dolor/temperatura (el tracto espinotalámico) discurre lateralmente en el tronco del encéfalo, a menudo al lado del tracto simpático.
- Los nervios craneales 3 a 12 salen del tronco del encéfalo (los NC3 y 4 salen del mesencéfalo; los 5, 6, 7 y 8 salen del puente; y los 9, 10, 11 y 12 salen de la médula oblonga; véase la imagen siguiente). Así, entre otros síntomas, las EVC del mesencéfalo suelen presentarse con afectación de los NC3 y 4, los pontinos con alguna combinación de afectación de los NC5, 6, 7 y 8, y los bulbares con afectación de los NC9, 10, 11 y 12. Hay que tener en cuenta que el núcleo del nervio trigémino (NC5) es el más grande de los núcleos nerviosos craneales y en realidad se extiende desde el mesencéfalo a través del puente y la médula oblonga hasta la médula espinal cervical alta. Por lo tanto, el hipoestesia facial ipsilateral no es un localizador especialmente útil, ya que puede observarse en las EVC que afectan a cualquiera de las estructuras mencionadas.

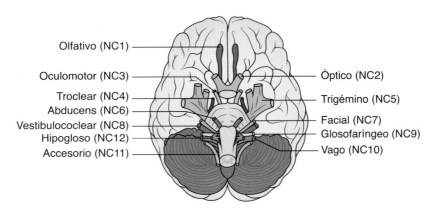

Los núcleos nerviosos craneales.

Teniendo en cuenta estos pocos puntos, aquí hay algunos síndromes de ictus del tronco del encéfalo que debe conocer. Son clínicamente importantes y aparecen con frecuencia en las guardias e incluso en la vida real, a menudo no en su forma completa pero sí en una presentación reconocible. El tipo de letra en cursiva de la página siguiente ayuda a destacar las características distintivas clave de cada síndrome.

Recuadro 2-8

Jean-Dominique Bauby era el redactor jefe de la edición francesa de la revista *Elle* en 1995, cuando presentó un ictus que le dejó enclaustrado. *La escafandra y la mariposa* son sus memorias, publicadas varios años después y escritas íntegramente —con la ayuda de un transcriptor que recitaba repetidamente el alfabeto— de manera intermitente, seleccionando una letra cada vez. La adaptación cinematográfica se estrenó en Cannes en 2007.

- *Síndrome de Wallenberg*
  - Localización: médula oblonga lateral
  - Suministro vascular: PICA
  - Presentación:
    - *Ronquera, disfagia, singulto* (núcleo ambiguo: NC10, 11)
    - Dolor ipsilateral/pérdida de temperatura en la cara (NC5)
    - Dolor contralateral/pérdida de temperatura del cuerpo (tracto espinotalámico)
    - Síndrome de Horner ipsilateral (simpático)
    - Ataxia (pedúnculo cerebeloso inferior)
    - Vértigo (núcleos vestibulares)
- *Síndrome de Dejerine*
  - Localización: médula medial
  - Suministro vascular: arteria vertebral, arteria espinal anterior
  - Presentación:
    - *Debilidad lingual ipsilateral* (NC12)
    - Hemiparesia contralateral (tracto corticoespinal)
    - Pérdida de vibración/propiocepción contralateral del cuerpo (tracto del lemnisco medial de la columna dorsal)
- *Síndrome de Marie Foix*
  - Localización: puente lateral
  - Suministro vascular: ACAI, perforantes pontinos
  - Presentación:
    - Dolor ipsilateral/pérdida de temperatura en la cara (NC5)
    - *Paresia facial ipsilateral* (NC7)
    - *Hipoacusia ipsilateral* (NC8)
    - Dolor contralateral/pérdida de temperatura del cuerpo (tracto espinotalámico)
    - Síndrome de Horner ipsilateral (simpático)
    - Ataxia (pedúnculos cerebelosos medio e inferior)

Síndromes de ictus lacunares. Los infartos lacunares representan aproximadamente 25% de todas las EVC isquémicas y se deben con mayor frecuencia a la enfermedad de vasos pequeños de las arterias perforantes de la ACM, la ACP y la arteria basilar (véase p. 54). Existen cinco síndromes lacunares clásicos. Los tres primeros afectan característicamente a la cara, el brazo y la pierna; los cinco suelen, aunque no siempre, carecer de signos corticales.

- Debilidad motora pura de la cara, el brazo y la pierna contralaterales. Este es el síndrome lacunar más común, generalmente debido a infartos en la cápsula interna o en los ganglios basales.
- Pérdida sensorial pura de la cara, el brazo y la pierna contralaterales; casi siempre se debe a infartos talámicos.
- Sensoriomotor: alguna combinación de los anteriores; la mayoría de las veces se debe a infartos que afectan tanto al tálamo como a la cápsula interna (denominados infartos talamocapsulares).
- Hemiparesia atáxica: se caracteriza por la debilidad y la ataxia de la(s) extremidad(es) afectada(s). La localización es variable.
- Disartria de mano torpe: se caracteriza por la disartria, así como por la torpeza y la debilidad leve de una mano. La localización es variable.

La TC pasa por alto la mayoría de las lagunas (sobre todo las del tronco del encéfalo), por lo que a menudo es necesaria la IRM para el diagnóstico.

Recuadro 2-9 Oftalmoplejía internuclear (OIN)

La OIN, un trastorno de la mirada lateral conjugada en el que un ojo es incapaz de aducirse completamente incluso cuando el otro se abduce por completo, está causada por un daño en el fascículo longitudinal medial (FLM; un tracto de fibras situado en la zona paramediana del mesencéfalo y el puente). Aunque se debe con mayor frecuencia a la esclerosis múltiple en pacientes jóvenes, la enfermedad vascular cerebral es la causa más común en los adultos mayores. La OIN se describe con más detalle en el capítulo 9 (véase p. 232).

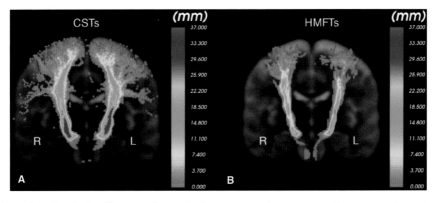

Mapa de calor de las fibras corticoespinales, que comienzan muy dispersas en la corteza motora y luego se reúnen, al descender por la corona radiata hacia la cápsula interna y el tronco del encéfalo, en un haz fuertemente unido. El resultado es que el daño cortical a estas fibras tiende a afectar únicamente a una parte del hemicuerpo (la cara, el brazo o la pierna), mientras que el daño más profundo —como ocurre en los infartos lacunares— afecta a todo el hemicuerpo. (Reimpresa de Dalamagkas K, Tsintou M, Rathi Y, et al. Individual variations of the human corticospinal tract and its hand-related motor fibers using diffusion MRI tractography. *Brain Imaging Behav.* 2020; 14(3):696 - 714.)

Etiologías del ictus isquémico	Síndromes de ictus isquémico
Cardioembolismo	ictus ACA, ACM, ACP
Aterosclerosis de grandes arterias	Ictus de la arteria basilar
Enfermedad oclusiva de vasos pequeños	Ictus del tronco del encéfalo
Ictus de otra causa determinada	Ictus lacunar
Enfermedad vascular cerebral de causa indeterminada	

Un resumen rápido de lo que ha aprendido hasta ahora sobre el ictus isquémico —Vea, ¡no está nada mal!

Manejo

Hasta hace poco, el ictus se trataba como una enfermedad crónica. El tratamiento se centraba únicamente en la rehabilitación y la prevención secundaria. Entonces, en 1996, se aprobó el activador tisular del plasminógeno (tPA, por sus siglas en inglés) para el tratamiento agudo del ictus isquémico. Dado que el tPA debe administrarse rápidamente para ser eficaz, la llegada de este fármaco supuso prácticamente de la noche a la mañana la transformación del ictus isquémico de una afección crónica en una emergencia neurológica. Con la llegada de la trombectomía endovascular en 2015, se amplió la ventana temporal en la que podíamos tratar el ictus isquémico, y hoy, con los ensayos en curso que utilizan nuevas técnicas de imagen que nos ayudan a identificar el tejido cerebral salvable, esa ventana sigue creciendo.

La atención al ictus agudo es rápida. Existe una clara relación entre el tiempo que transcurre para la aplicación del tratamiento y la recuperación significativa. Por lo tanto, cuando un paciente presenta un déficit neurológico focal de inicio agudo, se lleva a cabo un verdadero esfuerzo de equipo, a menudo con la participación de los miembros de la familia del paciente, los compañeros de trabajo, e incluso los transeúntes, así como los servicios médicos de emergencia, las enfermeras y los médicos, con el fin de proporcionar la mejor atención posible.

Cuando un paciente con un probable ictus se presenta en un centro de urgencias, hay dos decisiones que deben tomarse lo antes posible.

- ¿Es el paciente candidato a recibir tPA?
- ¿Es el paciente un candidato para la trombectomía endovascular?

Estas preguntas son independientes entre sí; la respuesta a una no afecta en absoluto la respuesta a la otra.[3] Si la respuesta a ambas es "no", la urgencia del código ictus ha terminado. Pero veamos qué ocurre cuando la respuesta a ambas es "sí".

Tratamiento trombolítico intravenoso. Los trombolíticos rompen los coágulos sanguíneos. El tPA, el primer trombolítico intravenoso[4] y el más utilizado en la atención al ictus agudo, lo hace catalizando la conversión del plasminógeno en plasmina, que a su vez destruye el coágulo de fibrina. Fue aprobado por la Food and Drug Administration (FDA) en 1996 para ser administrado dentro de una ventana de tiempo de 3 horas; desde entonces, esa ventana se ha ampliado a 4.5 horas[5] a

---

[3]Esto es cierto al momento de escribir este artículo, pero actualmente se están investigando los riesgos y beneficios de administrar tPA antes de la trombectomía.

[4]La tenecteplasa (TNK) es otro trombolítico que puede utilizarse. Es similar al tPA pero tiene una mayor especificidad para la fibrina y una vida media más larga; su ventana de tiempo y sus contraindicaciones son las mismas. La investigación en curso está evaluando su eficacia para el ictus agudo.

[5]La reciente publicación de varios ensayos clínicos de gran envergadura ha dado lugar a una nueva ampliación de la ventana de tPA en poblaciones de pacientes cuidadosamente seleccionadas con características de imagen específicas que sugieren la existencia de un tejido cerebral significativo salvable. Quizá lo más interesante sea que los pacientes con EVC "del despertar" (es decir, pacientes que se duermen "normalmente" y se despiertan a la mañana siguiente con déficits neurológicos) son ahora potenciales candidatos al tPA si sus imágenes cumplen criterios específicos.

Recuadro 2-10 Síndrome de alarma capsular

Las lagunas motoras se presentan a veces con una ráfaga de dramáticos AIT hemipléjicos, en los que el déficit motor aparece de manera repetida y luego —por lo general después de 10 a 15 minutos— se resuelve por completo. Lamentablemente, alrededor de 50% de estos pacientes desarrolla déficits fijos al cabo de 1 día aproximadamente.

partir de lo que denominamos *"última vez que fue visto bien"*, o el momento en que el paciente fue visto definitivamente en su línea de base neurológica.

Cuando se activa un código de ictus, última vez que fue visto bien es el primer dato que debe obtener. Si el paciente se encuentra dentro de la ventana terapéutica, todas sus preguntas de seguimiento deben estar orientadas a determinar si el paciente es apto o no para recibir tPA. La lista de contraindicaciones relativas y absolutas para el tPA es larga y complicada, pero puede simplificarse haciendo dos preguntas.

1. *¿El paciente puede sangrar?* El tPA rompe los coágulos y, por lo tanto, predispone a las hemorragias. Solo hay tres medidas objetivas que deben comprobarse siempre antes de la administración del tPA: la presión arterial, una glucosa capilar y una TC de la cabeza. Una presión arterial muy elevada (presión arterial sistólica [PAS] > 185 o presión arterial diastólica [PAD] > 110, según las directrices más recientes) es una contraindicación para el tPA, pero a menudo puede reducirse rápidamente con un tratamiento antihipertensivo intravenoso. Los niveles de glucosa por debajo de 50 o por encima de 400 también son contraindicaciones (la hipo y la hiperglucemia son imitadores comunes del ictus; véase p. 75), pero de nuevo pueden corregirse rápidamente y, si los déficits neurológicos persisten a pesar de la corrección, no impiden la administración de tPA. Por último, debe realizarse una TC de la cabeza para descartar una hemorragia intracraneal.

   La cirugía significativa, el traumatismo craneoencefálico o el ictus en los 3 meses anteriores son contraindicaciones relativas del tPA, que se determinan caso por caso sopesando los riesgos y los beneficios. La presencia de un tumor cerebral intraaxial o el uso activo de un anticoagulante (incluyendo heparina, Lovenox, dabigatrán, apixabán y rivaroxabán) también son contraindicaciones. La warfarina tiene su propia historia: si el paciente está tomando warfarina, debe revisarse el cociente internacional normalizado (CIN), y si es superior a 1.7, el tPA está contraindicado.

2. *¿Son los síntomas del paciente incapacitantes?* Los síntomas sensoriales aislados, por ejemplo, tienden a considerarse no incapacitantes y, por lo tanto, no se recomienda el tPA; la relación riesgo-beneficio favorece la suspensión del tratamiento. Dicho esto, el déficit neurológico menor de una persona es el mundo entero de otra. La debilidad leve de un dedo, por ejemplo, puede no afectar a la calidad de vida de un paciente de 90 años que vive en una residencia para adultos mayores, pero podría acabar con la carrera de un joven pianista o cirujano. En el caso de nuestra paciente, Laura, el entumecimiento y la debilidad que afectaban a su brazo izquierdo eran hallazgos sutiles, pero finalmente se consideraron incapacitantes dada su carrera como tenista profesional. Estas decisiones deben ser individualizadas, sopesando los riesgos y los beneficios según convenga.

Si no hay contraindicaciones, el tPA es relativamente seguro. Las dos preocupaciones inmediatas son la *hemorragia intracerebral (HIC) sintomática* y el *angioedema orolingual*.

La HIC sintomática (observada en aproximadamente 6% de los pacientes en los ensayos originales; es más frecuente en pacientes de edad avanzada con infartos de mayor tamaño) se produce como consecuencia de la lesión por reperfusión (es decir, la hemorragia y el daño tisular causados por el rápido retorno del flujo sanguíneo a los vasos sanguíneos debilitados tras un periodo de isquemia). Si la exploración de su paciente comienza a empeorar después de haber iniciado el tPA, la HIC sintomática debe estar en la cima de su diferencial. Detenga la infusión de tPA, obtenga una TC y, si se identifica una hemorragia significativa, revierta el tPA con crioprecipitado o ácido tranexámico.

El angioedema orolingual se observa con mayor frecuencia en pacientes que han tomado o están tomando un inhibidor de la enzima convertidora de la angiotensina. Suele ser asimétrico y puede causar un compromiso importante de las vías respiratorias. Si los síntomas son graves, se debe interrumpir la infusión de tPA, considerar la intubación y administrar esteroides y un antihistamínico lo antes posible.

El tPA funciona (es decir, abre o recanaliza el vaso ocluido) entre 5 y 30% de las veces. Es más eficaz para romper los coágulos más pequeños que los más grandes; la tasa de éxito con las oclusiones de vasos grandes (OVG) es de alrededor de 10% solamente.

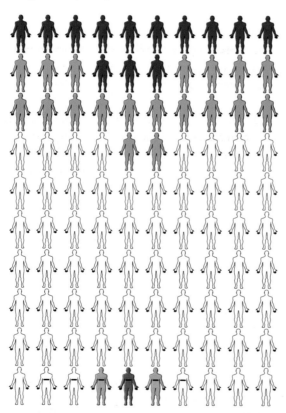

Cambios en el resultado final como consecuencia del tratamiento con tPA

⬛ Normal o casi normal　　　⬤ Mejor　　○ Ningún cambio importante
⬤ Peor　　⬤ Gravemente discapacitado o muerto

Curso temprano:
○ No hay empeoramiento temprano con hemorragia cerebral
⊖ Empeoramiento precoz con hemorragia cerebral

Por cada 100 pacientes que reciben activador tisular del plasminógeno (tPA), aproximadamente un tercio mejora, la mayoría no se ve afectado y unos pocos empeoran.

Recuadro 2-11 Último buen estado del que se haya tenido conocimiento

El momento en el que se conoció que un paciente estaba bien por última vez puede ser equivalente a la hora de inicio de los síntomas (p. ej., si el paciente es capaz de decirle que está bien a las 23:45 y tuvo paresia aguda en el lado izquierdo a las 23:46, entonces se tuvo conocimiento de que estaba bien por última vez a las 23:45), pero a menudo no es tan sencillo. Los pacientes afásicos, por ejemplo, pueden no ser capaces de decir cuándo empezaron sus síntomas, por lo que hay que confiar en la información colateral, a menudo de los miembros de la familia o de los asistentes de salud en el hogar, para determinar la última sensación de bienestar. También son frecuentes las llamadas EVC "de despertar": los pacientes se van a dormir "bien" y luego se despiertan con nuevos déficits neurológicos. En estos casos, no podemos saber a qué hora se produjo el ictus y el último buen estado de que se haya tenido conocimiento será el momento en que el paciente se quedó dormido.

Trombectomía endovascular. La necesidad de desarrollar un tratamiento endovascular eficaz se debe a la estrecha ventana de tiempo y a la larga lista de contraindicaciones asociadas con tPA; a pesar de ser innovador, el tPA únicamente puede tratar una parte de los pacientes con ictus isquémico agudo.

El camino hacia el desarrollo de una trombectomía mecánica segura y eficaz ha sido rocoso, con múltiples ensayos fallidos en el camino. Pero el momento crucial llegó en 2015 con la publicación del ensayo MR CLEAN, un ensayo controlado y aleatorizado de los Países Bajos que demostró un claro beneficio de la trombectomía mecánica en pacientes con ictus isquémico agudo y OVG que se presentaban en las 6 horas siguientes al inicio de los síntomas. Este ensayo provocó una oleada de otros que no solo confirmaron los resultados positivos, sino que siguieron ampliando la ventana de tiempo. Hoy en día, con la ayuda de las técnicas de imagen de perfusión que nos permiten distinguir el tejido muerto del moribundo (véase recuadro 2-12), tratamos de forma rutinaria a los pacientes hasta 24 h después del inicio de los síntomas, y esa ventana sigue creciendo.

¿En qué consiste la trombectomía mecánica? Las técnicas y los dispositivos siguen evolucionando, pero la idea general es eliminar mecánicamente el coágulo y restablecer así el flujo sanguíneo en la zona afectada del cerebro.

El coágulo debe ser recuperable y, por lo tanto, solo los pacientes con OVG (es decir, con un coágulo en la ACI, la ACM proximal, la ACA, la ACP o la arteria basilar) que se visualizan en las imágenes angiográficas son elegibles. Por lo demás, no hay contraindicaciones absolutas. Las decisiones de elegibilidad se determinan caso por caso, teniendo en cuenta el estado funcional inicial del paciente, la gravedad de los síntomas y, en los casos que superan los límites de la ventana de tiempo, las características específicas de las imágenes de perfusión.

El "número necesario a tratar" para que un paciente recupere su independencia funcional es de alrededor de 3, lo que convierte a la trombectomía mecánica en uno de los procedimientos más eficaces para salvar la calidad de vida y la discapacidad.

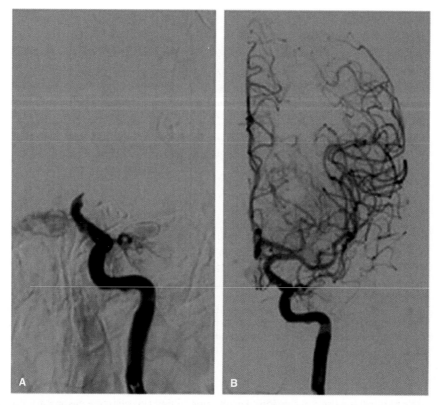

Angiografía pre- y posoperatoria (*A*) Angiografía preoperatoria que muestra una oclusión de la arteria carótida interna (ACI) izquierda, y (*B*) angiografía posoperatoria, que muestra la reperfusión completa de la ACI, la arteria cerebral anterior (ACA) y las ramas de la arteria cerebral media (ACM). (Reproducida de Ikeda H, Yamana N, Murata Y, Saiki M. Thrombus removal by acute-phase endovascular reperfusion therapy to treat cerebral embolism caused by thrombus in the pulmonary vein stump after left upper pulmonary lobectomy: case report. *NMC Case Rep J*. 2014; 2(1):26- 30.)

Recuadro 2-12 Imágenes de perfusión

La idea que subyace a las imágenes de perfusión, que pueden basarse en la TC o en la IRM, es distinguir el tejido cerebral muerto del moribundo (denominados *núcleo* y *penumbra*, respectivamente). Existen varios parámetros, como el *flujo sanguíneo cerebral* (FSC, el volumen total de sangre que se desplaza a través de un parámetro de imagen determinado por unidad de tiempo), el *volumen sanguíneo cerebral* (VSC, el volumen total de sangre dentro de un parámetro de imagen determinado) y el *tiempo hasta el pico* (TTP [por sus siglas en inglés], también conocido como *tiempo medio de tránsito*, y definido como el tiempo desde el inicio de la inyección de contraste hasta el máximo realce del tejido), que ayudan a determinar la extensión del tejido muerto frente al moribundo.

Recuadro 2-12 Imágenes de perfusión *(continuación)*

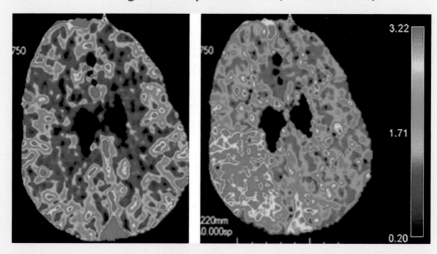

Una tomografía computarizada (TC) de perfusión en un paciente con una enfermedad vascular cerebral de la arteria cerebral media (ACM) derecha. Las exploraciones no coinciden en el sentido de que el área de aumento del tiempo hasta el pico (TTP; imagen de la derecha) no tiene una correlación con el mapa del volumen sanguíneo cerebral (VSC; imagen de la izquierda). Este paciente sería un candidato a la trombectomía, porque hay un tejido penumbral importante que salvar. (Modificada de Saremi F. *Perfusion Imaging in Clinical Practice*. Wolters Kluwer; 2015.)

¿Por qué es importante esta distinción? Resulta que el tiempo, utilizado desde hace mucho como sustituto del tejido cerebral salvable, no siempre es el indicador más fiable. Hay pacientes que tienen un infarto completo (es decir, 100% del tejido isquémico) una hora después del ictus, y otros que tienen un tejido salvable significativo (es decir, una gran penumbra) días después del ictus. No hay ningún beneficio —y sí en cambio un daño potencial muy real— en la realización de una trombectomía mecánica en pacientes con un gran núcleo de infarto: no hay tejido que salvar, y el tejido muerto tiene un alto riesgo de hemorragia si se restablece la perfusión de forma repentina. Pero lo contrario también es cierto: a menudo hay un beneficio significativo con poco daño potencial al realizar la trombectomía en pacientes con una penumbra sustancial. Por lo tanto, las imágenes de perfusión pueden ser extraordinariamente útiles para ayudar a seleccionar a los pacientes —en especial los que se encuentran más allá de los límites de las ventanas de tiempo actualmente aceptadas— para la intervención endovascular.

Tratamiento a largo plazo y prevención secundaria del ictus. El tratamiento antiplaquetario (en la mayoría de los casos con aspirina, clopidogrel o, en casos concretos, alguna combinación de ambos) y el tratamiento hipolipemiante (con estatinas, es decir, los inhibidores de la 3-hidroxi-3-metil-glutaril-coenzima A [HMG CoA]) son los pilares de la prevención secundaria del ictus. La anticoagulación está indicada cuando se detecta fibrilación auricular.

El control de los factores de riesgo es esencial. Tras el periodo agudo posterior al ictus, durante el cual a veces permitimos la "hipertensión permisiva" para ayudar a mantener la perfusión tisular, nuestro objetivo es el control estricto de la presión arterial. El control de la diabetes, la pérdida de peso y el abandono del tabaco también son fundamentales.

Recuadro 2-13 Imitaciones de EVC

Hay muchas posibles causas de la aparición aguda de déficits neurológicos focales además del ictus. Algunos de estos trastornos —como la migraña con aura— a menudo pueden distinguirse clínicamente del ictus, pero muchos no, al menos no rápido y con 100% de seguridad. Si no está seguro, y si el paciente es apto para recibir tPA, adminístrelo. El riesgo es bajo, sobre todo en pacientes sin patología cerebral subyacente. Casi siempre es mejor tratar a un paciente con un ictus mímico que perder la oportunidad de tratar un ictus isquémico.

Los imitadores comunes de las EVC son:

- *Crisis/parálisis postictal* (véase p. 166)
- *Tumores cerebrales.* Tendemos a pensar que los tumores cerebrales se presentan gradualmente, con cefalea, síntomas sistémicos como pérdida de peso y fatiga, y la aparición insidiosa de déficits neurológicos focales, como suele ocurrir (véase capítulo 16). Pero no es raro que los pacientes se presenten en una condición más aguda. A menudo no sabemos si esto se debe a que el tumor ha sangrado, a que ha cruzado algún umbral sintomático o a que el paciente no ha sido consciente del déficit hasta que finalmente se ve impulsado a reconocerlo.
- *Encefalopatía hipertensiva.* Los aumentos repentinos de la presión arterial pueden provocar un edema cerebral debido a un fallo de la autorregulación cerebral que provoca un rápido aumento del flujo sanguíneo cerebral. Esta afección suele presentarse con la aparición gradual de dolor de cabeza, náusea, vómito y confusión, pero también puede presentar síntomas neurológicos focales.
- *Migraña con aura* (véase p. 96)
- *Recrudecimiento del ictus.* La recrudescencia se refiere a la reaparición o desenmascaramiento de déficits neurológicos previos relacionados con ictus. Estos síntomas pueden durar de horas a días y a menudo son desencadenados por infección, hipotensión, alteraciones metabólicas e incluso estrés grave. Los déficits deberían mejorar gradualmente con la resolución del factor provocador.
- *Hipo- o hiperglucemia.* Las anomalías graves en los niveles de glucosa en sangre pueden tanto desencadenar un recrudecimiento del ictus como provocar nuevos síntomas focales por sí solas, sin ninguna patología cerebral subyacente.

Algunas causas específicas del ictus también requieren tratamientos específicos. La endocarditis infecciosa, por ejemplo, se trata con antibióticos intravenosos a largo plazo. La estenosis carotídea extracraneal sintomática (es decir, el estrechamiento de una porción extracraneal de una arteria carotídea que se cree que ha causado el ictus) puede tratarse quirúrgicamente si el paciente es apto y la estenosis es grave, con angioplastia y colocación de *stent* o endarterectomía abierta.

Hemorragia intracerebral (HIC)

Enhorabuena, ¡ha llegado al segundo tipo de ictus! La hemorragia es más sencilla que la isquemia (lo prometemos), tanto en términos de etiología como de tratamiento. Aunque sigue siendo mucho menos frecuente que el ictus isquémico, la incidencia de la hemorragia intracerebral (HIC) está aumentando, probablemente debido al envejecimiento de la población y al uso cada vez más extendido de medicamentos antiplaquetarios y anticoagulantes.

Síntomas

Las EVC hemorrágicas e isquémicas son clínicamente indistinguibles. El tejido se daña en ambos casos, ya sea por la obstrucción o la rotura de un vaso sanguíneo, y los déficits neurológicos resultantes son idénticos.

Entonces, ¿cómo distinguir entre una hemorragia y una isquemia en un paciente que presenta síntomas focales nuevos y de inicio agudo? Fácil: hay que hacer una TC. Todos los pacientes que presentan un ictus necesitan una TC, porque es la única forma de saberlo con seguridad.

Antes de la obtención de imágenes, usted debe sospechar de la existencia de un ictus isquémico con base únicamente en las cifras (más de 85% de los ictus son isquémicos), con solo dos excepciones. No se trata de reglas infalibles, sino de pistas que le harán pensar en una hemorragia en lugar de en una isquemia:

- *La peor cefalea de la vida.* Los pacientes que presentan "el peor dolor de cabeza de mi vida" tienen una hemorragia subaracnoidea hasta que se demuestre lo contrario (véase p. 81).
- *Disminución del nivel de alerta.* Esto se observa casi siempre con las hemorragias grandes, debido tal vez a la elevada presión intracraneal y la posterior compresión difusa del SAR, la red de neuronas talámicas y del tronco del encéfalo que median la excitación y el estado de alerta. Las EVC isquémicas que afectan a estas neuronas del SAR también pueden causar una disminución del nivel de conciencia, pero la mayoría de ellas —incluso las realmente grandes— no lo hacen, y los pacientes suelen estar despiertos por completo. Los EVC basilares son la gran excepción; véase p. 66.

Recuadro 2-14 Ictus isquémico y alteración del nivel de conciencia

Hay tres localizaciones del ictus isquémico que pueden provocar una alteración de la conciencia: el tálamo, el tronco del encéfalo y los hemisferios cerebrales bilaterales. Los *ictus que afectan al tálamo o al tronco del encéfalo* pueden hacerlo como resultado de un daño directo al sistema activador reticular (SAR). Los *ictus hemisféricos bilaterales* —a menudo en el marco de una lluvia embólica, cuando pequeños émbolos salen disparados del corazón y se dispersan hacia la circulación cerebral— también pueden ser responsables. Por último, *cualquier ictus grande* que se expanda, provocando el desplazamiento de la línea media, la compresión ventricular y la elevación de la presión intracraneal, también causará una disminución del nivel de conciencia a través del mismo mecanismo fisiopatológico de las grandes hemorragias.

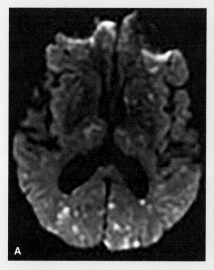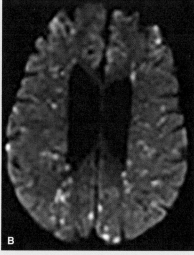

Una secuencia de IRM ponderada por difusión (IRM-PD) que muestra numerosas EVC bilaterales de aspecto embólico. (Modificada de Atlas SW. *Magnetic Resonance Imaging of the Brain and Spine.* 5th ed. Wolters Kluwer; 2016.)

Tanto el ictus isquémico como el hemorrágico pueden presentar, y a menudo lo hacen, una presión arterial elevada. En el caso de la isquemia, esta condición es resultado del intento del organismo de seguir bombeando sangre hacia el tejido cerebral muerto o moribundo y privado de oxígeno (un fenómeno conocido coloquialmente como "autorregulación"). En el contexto de una hemorragia, la hipertensión aguda suele ser la causa, no la consecuencia, del ictus.

Etiología

La mayoría de las HIC son el resultado de una hipertensión no controlada que, con el tiempo, puede conducir a la formación de pequeños aneurismas de Charcot-Bouchard que son propensos a romperse. Los vasos sanguíneos afectados suelen ser los mismos que aquellos que resultan afectados por la enfermedad oclusiva de vasos pequeños que provoca infartos lacunares. Así, con una notable excepción, las hemorragias hipertensivas tienden a producirse en las mismas localizaciones anatómicas que los infartos lacunares: los núcleos basales, la cápsula interna, el tálamo y el puente.

La principal excepción es el cerebelo, que no se ve afectado por los infartos lacunares, pero sí por las hemorragias hipertensivas. Las hemorragias cerebelosas suelen presentarse con cefalea occipital, náusea, vómito, vértigo y disfunción de la marcha debido a la ataxia. El nistagmo de cambio de dirección y la dismetría suelen estar presentes en la exploración.

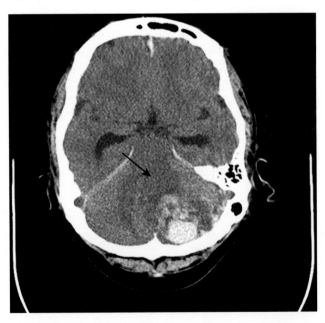

TC de un paciente con una hemorragia cerebelosa y edema circundante que provoca el borrado completo del cuarto ventrículo (*flecha*) y el desarrollo de hidrocefalia de los ventrículos lateral y tercero. (Reproducida de Biller J. *Practical Neurology.* 5th ed. Wolters Kluwer; 2017.)

Otras causas menos comunes pero importantes de la HIC son:

- *Malformaciones vasculares cerebrales*
  - Las *malformaciones arteriovenosas (MAV)* representan casi la mitad de las HIC en pacientes menores de 40 años. Las MAV son marañas de arterias y venas intraparen-quimatosas que carecen del lecho capilar intermedio normal. El resultado es que las presiones arteriales se transmiten directamente a las estructuras venosas, provocando

un aumento del flujo sanguíneo, la dilatación venosa y, en última instancia, la HIC. Pueden visualizarse en la resonancia magnética, pero se diagnostican mejor mediante una angiografía cerebral. El tratamiento, cuando está indicado, es con resección quirúrgica o radiocirugía estereotáctica.

- Las *cavernomas* se componen de grupos de vasos sanguíneos anormales con uniones herméticas defectuosas y con fugas. A diferencia de las MAV, se diagnostican mejor con una resonancia magnética (a menudo se describen como "palomitas de maíz", con intensidades variables que reflejan la trombosis, la sangre y la calcificación); debido al mínimo flujo sanguíneo, a menudo no se detectan en la angiografía. Si son sintomáticos, pueden tratarse quirúrgicamente.

- *Angiopatía amiloide cerebral (AAC)*. La AAC se debe al depósito de amiloide en las paredes de los vasos cerebrales, lo que provoca su debilitamiento, degeneración y predisposición a la rotura. El material amiloide es bioquímicamente similar al que compone las placas asociadas con la enfermedad de Alzheimer, pero ambas enfermedades no están unidas de manera indisoluble; aunque coexisten con frecuencia, es posible tener AAC sin enfermedad de Alzheimer y viceversa. Las hemorragias asociadas con la AAC suelen ser corticales (a diferencia de las hemorragias subcorticales y de la materia gris profunda asociadas con la hipertensión). La edad es el factor de riesgo más importante; la AAC es infrecuente en pacientes menores de 50 años, y la incidencia aumenta con cada década posterior. Debido a la elevada tasa de hemorragias recurrentes, es preferible mantener a estos pacientes sin anticoagulación ni antiagregantes plaquetarios si es posible.

- *Enfermedades inflamatorias e infecciosas*. La *vasculitis* (véase p. 88) y la *encefalitis* (asociada con mayor frecuencia al virus del herpes simple) pueden causar HIC. La HIC también es una complicación relativamente frecuente de la *endocarditis*, debida a émbolos sépticos o a la rotura de aneurismas micóticos.

- *Tumores cerebrales*. Cualquier tumor cerebral puede sangrar. Los tumores cerebrales más comunes en los adultos son las metástasis: aquellas asociadas con el mayor riesgo de hemorragia son las metástasis del carcinoma de células renales, el carcinoma de pulmón, el melanoma, el carcinoma de tiroides y el coriocarcinoma (véase capítulo 16).

- *Diátesis hemorrágica*. Las causas más comunes son la *trombocitopenia* grave asociada con neoplasias hematológicas e insuficiencia hepática, la *coagulopatía iatrogénica* debida a la anticoagulación y la *coagulación intravascular diseminada* (CID). Estos pacientes pueden sangrar espontáneamente, sin ninguna patología cerebral subyacente.

- *Drogas ilícitas*. La *cocaína* y las *metanfetaminas* son las culpables más comunes.

- *Traumatismo craneal*.

Manejo

El tratamiento de urgencia de la HIC aguda es relativamente sencillo: controlar la presión arterial del paciente para evitar que siga sangrando; considerar la posibilidad de revertir los anticoagulantes si el paciente está tomando alguna medicación de este tipo; repetir la toma de imágenes de la cabeza (normalmente a intervalos de 6 h) hasta confirmar que la hemorragia ya no se expande, y considerar la posibilidad de una intervención quirúrgica si es necesario. La angiografía y la IMR pueden estar indicadas (por lo general de forma no urgente) para ayudar a determinar la causa de la hemorragia.

Anticoagulante/antitrombótico	Agentes de reversión
Heparina	Sulfato de protamina
Enoxaparina	Sulfato de protamina
Warfarina	Concentrado de complejo de protrombina de 4 factores (CCP), vitamina K
Inhibidores directos de la trombina (dabigatrán)	Idarucizumab
Anticoagulantes orales directos (apixabán, rivaroxabán)	CCP de 4 factores, andexanet alfa
Aspirina	Desmopresina (DDAVP)

Anticoagulantes/antitrombóticos comunes y sus agentes de reversión. Hay que tener en cuenta algunas cosas. (1) Andexanet alfa es un señuelo biológico Xa que se une e inhibe los anticoagulantes orales directos. Fue aprobado por la FDA en 2018 para la reversión de apixabán y rivaroxabán en pacientes con hemorragias no controladas o potencialmente mortales, pero su uso sigue siendo limitado debido a la falta de datos de ensayos clínicos aleatorios, así como a su elevado costo. Se están realizando ensayos aleatorios a gran escala. (2) Dado que la aspirina actúa como agente antiplaquetario, cabría pensar que la reversión con transfusión de plaquetas tendría sentido. Sin embargo, no se ha demostrado que las transfusiones de plaquetas mejoren los resultados (y de hecho pueden empeorarlos). En consecuencia, las transfusiones de plaquetas suelen reservarse solo para los pacientes que toman aspirina y se prevé realizarles una intervención neuroquirúrgica.

Los pacientes con grandes hemorragias hemisféricas, hemorragias que entran en los espacios del LCR (es decir, la hemorragia intraventricular en la que la sangre puede obstruir las granulaciones aracnoideas e impedir la reabsorción del LCR) y hemorragias de la fosa posterior (la fosa posterior es el lugar más confinado del cráneo y tiene una capacidad muy limitada para acomodar un volumen adicional) corren un alto riesgo de desarrollar una presión intracraneal elevada y herniación. Estos pacientes deben ser ingresados en una UCI y se debe considerar la posibilidad de una intervención quirúrgica, normalmente con un drenaje ventricular externo o una craniectomía.

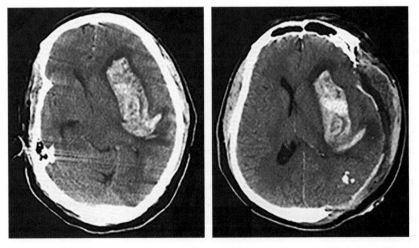

Tomografía computarizada (TC) de una hemorragia intracerebral (HIC) antes y después de la hemicraniectomía descompresiva. (Modificada de Louis ED, Mayer SA, Noble JM. *Merritt's Neurology*. 14th ed. Wolters Kluwer; 2021.)

Hemorragia subaracnoidea (HSA)

La HSA —sangrado en el espacio entre las membranas pia y aracnoidea— representa aproximadamente 3% de todas las EVC. Es un acontecimiento que pone en peligro la vida. La mayoría de las HSA no traumáticas se deben a la rotura de aneurismas saculares (o de "baya"), que suelen afectar a las arterias del polígono de Willis en la base del cerebro (la arteria comunicante anterior es la localización más frecuente). Las disecciones arteriales, las MAV, el consumo de cocaína y prácticamente cualquiera de las otras causas de HIC enumeradas antes, también pueden provocar una HSA.

Los factores de riesgo modificables más comunes son la hipertensión, el tabaquismo y el consumo excesivo de alcohol. Las mujeres tienen un riesgo ligeramente mayor que los hombres.

Las tasas de mortalidad son elevadas. Se calcula que 15% de los pacientes morirá antes de llegar al hospital, y cerca de 25% morirá en las 24 h siguientes a la rotura del aneurisma.

Presentación

La presentación del manual de la HSA es una cefalea en forma de trueno, definida como un dolor de cabeza que alcanza su máxima intensidad en menos de un minuto (véase p. 94). En realidad, solo cerca de 20% de los pacientes con HSA presenta una cefalea en forma de trueno, pero casi 100% dice tener el *"peor dolor de cabeza de mi vida"*. Por lo tanto, la clave es la gravedad, y no la agudeza de la aparición. Algunos pacientes informan de un historial de cefalea grave previa, que suele producirse en los días anteriores. Estas cefaleas se denominan cefaleas centinelas y se cree que representan fugas aneurismáticas menores y de bajo volumen. Reconocerlas puede salvar la vida. Otros síntomas pueden ser:

- Náusea, vómito y dolor o rigidez de cuello (debido a la irritación meníngea causada por la descomposición de los productos sanguíneos dentro del LCR).
- Síntomas neurológicos focales (dependerán de la localización del aneurisma, pero el hallazgo clásico es una parálisis del NC3 que afecta a la pupila debido a la compresión del nervio por un aneurisma de la arteria comunicante posterior).
- Hemorragias prerretinianas (conocidas como síndrome de Terson, auguran un peor pronóstico).

Diagnóstico

Una TC de la cabeza es extremadamente sensible si se realiza en las primeras 6 h de la hemorragia subaracnoidea. La sensibilidad disminuye con el paso de las horas y solo llega a ~50% al cabo de una semana. Si la TC de la cabeza es negativa —más allá de las 6 h o incluso dentro de las 6 horas, si la sospecha clínica es alta— debe realizarse una punción lumbar. Se buscan eritrocitos que no se diluyan del tubo 1 del LCR recolectado al tubo 4 (la dilución es más sugestiva de una punción traumática), pleocitosis (leucocitos elevados dentro del LCR; la sangre es irritante y puede causar una meningitis química, de ahí el recuento elevado de leucocitos) y xantocromía (un color amarillento debido a la bilirrubina liberada por la descomposición de los eritrocitos; esto puede confirmarse visualmente pero se identifica con mayor precisión mediante técnicas de espectrofotometría en el laboratorio).

Si la TC o el análisis del LCR, o ambos son positivos, está indicada la obtención de imágenes de los vasos (con angiografía por TC o, si es necesario, angiografía por sustracción digital) para determinar la presencia de un aneurisma.

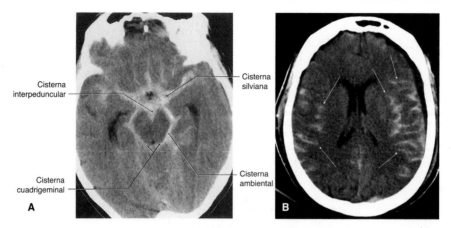

El aspecto clásico de la hemorragia subaracnoidea en la TC es la acumulación de sangre dentro de las cisternas basilares (incluidas las cisternas silviana, ambiental, cuadrigeminal e interpeduncular —no se preocupe por estos nombres; los hemos incluido como referencia, y así usted los reconocerá en caso de oirlos mencionar) en la base del cerebro (*A*). La sangre puede entonces extenderse a los espacios subaracnoideos de los surcos corticales (*B*; las flechas blancas señalan la sangre dentro de los surcos). (*A*, modificada de Haines DE. *Neuroanatomy Atlas in Clinical Context*. 10th ed. Wolters Kluwer; 2018. *B*, reimpresa de Mansoor A. *Frameworks for Internal Medicine*. Wolters Kluwer; 2018.)

Tratamiento y complicaciones

Los pacientes deben ser ingresados en una UCI, ya que las complicaciones médicas y neurológicas son frecuentes. Si se encuentra un aneurisma, la reparación temprana con espiral endovascular o clipaje es el estándar de atención.

El riesgo de *una nueva hemorragia aneurismática* es mayor en las primeras 24 h tras el inicio de los síntomas. El vasoespasmo, que se cree que se debe a las sustancias espasmogénicas generadas durante la descomposición de la sangre, es otra complicación temprana, aunque el periodo de mayor riesgo es un poco más tarde, y suele citarse entre los días 4 y 14. Para reducir el riesgo de vasoespasmo, todos los pacientes deben recibir nimodipino (un bloqueador de los canales de calcio) durante 21 días, y debe mantenerse la euvolemia. Los estudios Doppler transcraneales (que se realizan a pie de cama, y pueden detectar un aumento de la velocidad del flujo dentro de la ACA y la ACM, que es sugestivo de espasmo) y las imágenes angiográficas son diagnósticos de vasoespasmo. El tratamiento es agresivo, con aumento de la presión arterial (mediante fluidos o vasopresores) y, si es necesario, intervención endovascular con administración intraarterial de vasodilatadores o angioplastia con balón.

La *hidrocefalia* debida a la obstrucción de la reabsorción del LCR por la sangre es otra complicación, y a menudo requiere la colocación de un drenaje ventricular externo.

Las *crisis* se producen entre 5 y 15% de los pacientes. Aunque la duración ideal del tratamiento sigue siendo objeto de debate, la mayoría de los pacientes recibe profilaxis antiepiléptica durante varios días después de la hemorragia.

Las *complicaciones médicas* incluyen hiponatremia (que se cree que está mediada por una lesión hipotalámica que causa el síndrome de secreción inapropiada de hormona antidiurética [SSIHAD] o desgaste cerebral de sal), fiebres y anormalidades cardiacas que incluyen cambios en el electrocardiograma (ECG) (con más frecuencia depresión del segmento ST, inversiones profundas de la onda T y ondas U prominentes, pero también pueden incluir fibrilación ventricular con paro cardiaco), elevación de troponina y disfunción del ventrículo izquierdo (a menudo caracterizada por un abombamiento apical que imita un infarto del miocardio con elevación del segmento ST (IMESST) en el ECG que tiene el mismo aspecto que un infarto del miocardio típico; sin embargo, el cateterismo revelará que las arterias coronarias están limpias, lo que se conoce como *miocardiopatía de takotsubo o de estrés*).

Recuadro 2-15 Hematomas subdurales y epidurales

Los hematomas subdurales y epidurales no suelen clasificarse como "EVC" porque causan síntomas neurológicos focales solo por compresión; es decir, la sangre en sí no entra en contacto con el tejido cerebral. No obstante, son importantes y merecen una rápida revisión aquí.

Los *hematomas subdurales* se forman entre la duramadre y la aracnoides. Son el resultado de la rotura de las venas puente que drenan desde la superficie del cerebro hacia los senos venosos durales. Los subdurales se observan por lo regular en dos contextos: en pacientes jóvenes, tras un traumatismo por cizallamiento agudo o una lesión por latigazo cervical, y en pacientes de edad avanzada (o cualquier persona con una atrofia cerebral importante, incluidos los alcohólicos). Incluso un traumatismo craneal aparentemente trivial —sin impacto en la cabeza— puede causar hemorragias subdurales en los adultos mayores. Los síntomas dependen de la localización y la extensión de la hemorragia y pueden incluir cefalea, encefalopatía y déficits focales debidos al efecto de masa o a la elevación de la presión intracraneal. El tratamiento es de apoyo a menos que haya un efecto de masa significativo con desplazamiento de la línea media, en cuyo caso puede estar indicada la intervención quirúrgica.

Los *hematomas epidurales* se forman en el espacio potencial entre el cráneo y la duramadre y se deben con mayor frecuencia a la rotura de la arteria meníngea media. La presentación clásica es la de un "intervalo lúcido" seguido de un deterioro neurológico progresivo hasta el coma; pero, de nuevo, los pacientes pueden presentar casi cualquier cosa (incluyendo cefalea, deterioro del estado mental y déficits focales) según la localización y la extensión de la hemorragia. El tratamiento quirúrgico es más frecuente que en las hemorragias subdurales, dada la propensión de las hemorragias epidurales a una rápida expansión (recuérdese que las hemorragias epidurales son hemorragias *arteriales*). Los tratamientos endovasculares, incluida la embolización de la arteria meníngea media, están cada vez más extendidos.

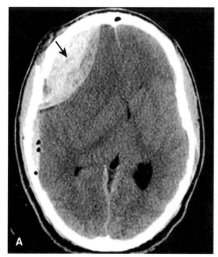 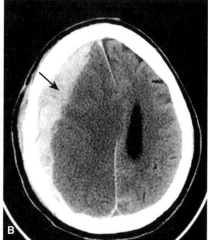

Las hemorragias epidurales (*A*) suelen aparecer convexas porque están limitadas por las líneas de sutura del cráneo (donde la duramadre se une firmemente al cráneo). Las hemorragias subdurales (*B*) pueden cruzar las líneas de sutura y aparecer cóncavas en las imágenes. (Modificada de Haines DE. *Neuroanatomy Atlas in Clinical Context*. 10th ed. Wolters Kluwer; 2018.)

Otros trastornos vasculares cerebrales que hay que conocer

Se podrían dedicar capítulos enteros a cada uno de los siguientes temas, pero resumiremos las características más destacadas de estos trastornos de la forma más concisa posible.

Disección arterial cervicocefálica

El término disección se refiere a un desgarro en el revestimiento de la íntima de la arteria. Lo más importante que hay que tener en cuenta en la disección cervicocefálica (disección que afecta a los vasos del cuello y la cabeza) es que, en cierto modo, la mayor preocupación no es la hemorragia, sino la trombosis y la embolia. La sangre se acumula entre las capas de la pared del vaso, y la consiguiente alteración del patrón de flujo sanguíneo y la exposición del material subendotelial trombogénico a la sangre circulante predispone a la formación de coágulos intramurales. El coágulo puede entonces obstruir el flujo sanguíneo *in situ* o embolizar para bloquear vasos más distales.

Las arterias carótidas internas y vertebrales son las más comúnmente afectadas. Los traumatismos menores (como las lesiones deportivas y la manipulación quiropráctica inexperta) y las condiciones genéticas predisponentes (displasia fibromuscular, síndrome de Ehlers-Danlos, síndrome de Marfan y poliquistosis renal autosómica dominante) son las causas más comunes.

La *disección carotídea* suele ser extracraneal, y se produce cerca de la base del cerebro, pero también puede ser intracraneal. La cefalea es el síntoma de presentación más común, clásicamente retroorbital e ipsilateral a la arteria disecada. También pueden producirse el síndrome de Horner (debido a la afectación de los nervios simpáticos que discurren por la superficie de la arteria, véase p. 310), la oclusión de la arteria retiniana o la amaurosis fugaz (pérdida temporal de la visión) y las EVC de la circulación anterior (debido a la formación de trombos y a la embolización).

La *disección vertebral* también es más a menudo extracraneal, normalmente alrededor de las vértebras C1-C2, donde las arterias vertebrales son más móviles y están menos protegidas. La cefalea occipital o el dolor de cuello posterior son frecuentes, así como los déficits focales debidos a la isquemia del tronco del encéfalo y del cerebelo.

La angiografía es diagnóstica y puede demostrar la existencia de un colgajo de la íntima, una doble luz y una estenosis u oclusión arterial larga de aspecto cónico (denominada signo de la "llama" o signo de la cola de ratón). El tratamiento consiste en una terapia antiplaquetaria o anticoagulante (la mejor opción sigue siendo discutible y la decisión dependerá de las circunstancias específicas del paciente). El tratamiento suele continuarse durante varios meses, como mínimo, hasta que las imágenes de seguimiento demuestran la curación o la resolución del desgarro.

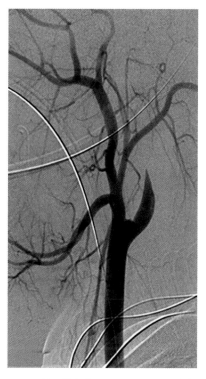

Angiografía por catéter de sustracción digital que muestra una típica oclusión en forma de llama de la arteria carótida interna. (Reimpresa de Castillo M. *Neuroradiology Companion*. 4th ed. Wolters Kluwer; 2011.)

Trombosis del seno venoso cerebral

La trombosis de las venas cerebrales o de los senos venosos durales es relativamente rara, pero es un diagnóstico importante. Los senos venosos durales (también denominados senos venosos cerebrales) son canales venosos situados dentro de la duramadre que drenan tanto la sangre como el LCR del cerebro hacia la vena yugular interna. En consecuencia, la trombosis puede obstruir el drenaje tanto de la sangre (lo que predispone a un ictus isquémico y hemorrágico) como del LCR (lo que puede provocar una presión intracraneal elevada).

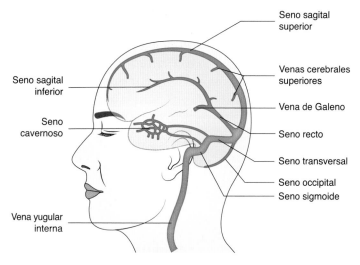

Las principales venas y senos cerebrales.

Las mujeres se ven afectadas con más frecuencia que los hombres. Entre los factores de riesgo se encuentran la trombofilia genética y la adquirida (sobre todo la asociada con el embarazo; el riesgo de trombosis del seno venoso cerebral [TSVC] es más de 10 veces mayor durante el final del embarazo y el primer periodo del posparto), los traumatismos craneales y las infecciones de oídos, senos paranasales, boca y garganta.

Los síntomas varían mucho e incluyen cefalea (a menudo con características de hipertensión intracraneal idiopática; véase p. 115), crisis, encefalopatía y síntomas focales que dependen de la localización de la vena trombosada.

Trombosis venosa cerebral con trombocitopenia trombótica inmune inducida por la vacuna

El uso de las vacunas contra el coronavirus basadas en el adenovirus se suspendió brevemente en la primavera de 2021 debido a los informes de trombosis venosa cerebral y esplácnica asociadas con la trombocitopenia y a los anticuerpos dirigidos contra el factor 4 de las plaquetas (PF4, por sus siglas en inglés). En la actualidad, solo se han notificado unos pocos casos entre las decenas de millones de pacientes vacunados, y se ha determinado que los beneficios de las vacunas superan ampliamente los riesgos. Sin embargo, el reconocimiento temprano de los signos y síntomas de trombosis venosa en pacientes recientemente vacunados con las vacunas basadas en el adenovirus sigue siendo fundamental, y debe impulsar la realización de pruebas para detectar los anticuerpos anti-PF4 y el tratamiento con anticoagulación sin heparina (argatrobán, fondaparinux).

Las venografías por IRM o TC son las técnicas más sensibles para diagnosticar la trombosis del seno venoso. Ocasionalmente, la TC demostrará la visualización directa del coágulo. Los infartos debidos a la trombosis del seno venoso suelen afectar a múltiples territorios arteriales, ya que no respetan las distribuciones vasculares arteriales. El tratamiento es con anticoagulación, que se mantiene desde varios meses (en el caso de una trombosis provocada) hasta toda la vida (en pacientes con trombofilia genética grave). Es importante destacar que la presencia de una hemorragia venosa no es una contraindicación para la anticoagulación.

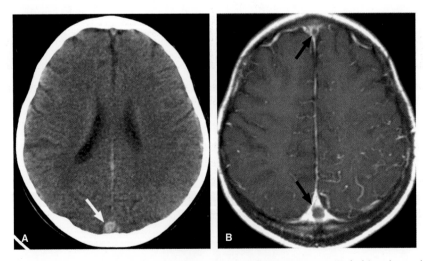

(*A*) El signo del "triángulo denso" en la TC sin contraste demuestra un coágulo hiperdenso dentro del seno sagital superior. (*B*) El signo del "delta vacío" en la resonancia magnética posterior al contraste en el mismo paciente demuestra un defecto de llenado en la misma localización. También hay un realce leptomeníngeo asociado, probablemente debido a la congestión venosa. (Reimpresa de Pope TLJr, Harris JHJr. *Harris & Harris' The Radiology of Emergency Medicine.* 5th ed. Wolters Kluwer; 2012.)

Síndrome de vasoconstricción cerebral reversible (SVCR)

El SVCR es un síndrome que se caracteriza por la constricción reversible y multifocal de las arterias cerebrales intracraneales. Es más frecuente en las mujeres que en los hombres, y los factores de riesgo son el embarazo, la migraña y el uso de medicamentos vasoconstrictores y de otro tipo (incluidos los triptanes, los inhibidores selectivos de la recaptación de serotonina y diversos inmunosupresores) y de drogas ilícitas (cocaína y metanfetamina).

Las cefaleas recurrentes e insoportables que duran de días a semanas, con o sin déficits focales asociados (debidos a edema o a EVC isquémicas o hemorrágicas causados por vasoespasmo), son la presentación más típica.

Las imágenes cerebrales suelen ser normales, en especial al principio, pero pueden mostrar pequeños infartos isquémicos (normalmente en distribuciones de cuencas), así como hemorragias intracerebrales y subaracnoideas. La presencia de una vasoconstricción difusa y segmentaria que provoca un aspecto de "cuentas" en la angiografía por TC o IRM es clásica y, en el contexto clínico adecuado, diagnóstica, pero estas exploraciones también pueden ser normales al principio. Si la gammagrafía inicial es negativa y la sospecha clínica es alta, es conveniente repetir la gammagrafía unos días después.

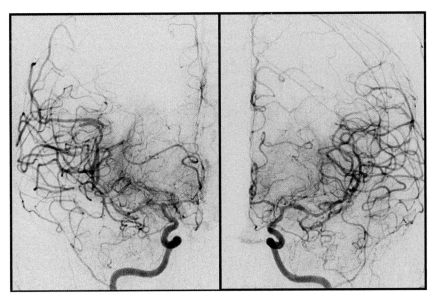

Un angiograma que muestra un estrechamiento arterial multifocal consistente con el síndrome de vasoconstricción cerebral reversible (SVCR). (Cortesía de Jonathan Howard.)

No existe un tratamiento probado para el SVCR, aunque las pruebas anecdóticas sugieren que los bloqueadores de los canales de calcio pueden ser útiles. Se ha demostrado que los esteroides empeoran los resultados y deben evitarse. Si hay un agente causante (como un triptán, un inhibidor selectivo de la recaptura de serotonina [ISRS] o la cocaína), debe suspenderse. La mayoría de los pacientes se recupera espontáneamente en semanas o meses.

Vasculitis

La vasculitis del SNC se refiere a la inflamación difusa y la rotura de los vasos sanguíneos del cerebro y la médula espinal. La inmensa mayoría de los casos son secundarios a otro proceso, como una enfermedad sistémica autoinmune o inflamatoria, una infección o una neoplasia. Cuando no se encuentra una causa secundaria, la enfermedad se denomina vasculitis o angiitis primaria del SNC (APSNC). La APSNC es poco frecuente, se observa con mayor frecuencia en hombres de edad avanzada y suele carecer de los síntomas sistémicos asociados con la mayoría de las demás vasculitis (como fiebre y pérdida de peso).

Ejemplos de causas secundarias de vasculitis del SNC

Vasculitis sistémicas	Vasculitis de grandes vasos (arteritis de células gigantes, arteritis de Takayasu)
	Vasculitis de vasos pequeños asociada con anticuerpos antineutrófilos (ANCA, por sus siglas en inglés) (granulomatosis con poliangitis)
	Vasculitis de vasos pequeños asociada con el complejo inmunológico (vasculitis crioglobulinémica)
Enfermedad autoinmune	Síndrome de Sjögren
Infección	Viral (VIH, virus de la varicela-zóster [VVZ], citomegalovirus [CMV])
	Bacterial (tuberculosis, lyme, sífilis)
	Hongos (*aspergillus*, *cryptococcus*)
	Parasitaria (cisticercosis, malaria)
Inducida por drogas	Cocaína
	Metanfetaminas
Neoplásica	Linfoma
	Paraneoplásica

En general, la presentación de la vasculitis del SNC es inespecífica e insidiosa. Son frecuentes los dolores de cabeza, la encefalopatía y las crisis. Pueden producirse EVC tanto isquémicos como hemorrágicos debido a la rotura vascular. Los indicios de una causa vasculítica subyacente en la IRM incluyen una combinación de lesiones isquémicas y hemorrágicas, pequeños EVC isquémicos de apariencia embólica que afectan tanto a las estructuras corticales como a la materia gris profunda (debido a la afectación de los vasos pequeños y medianos) y EVC en localizaciones extrañas (p. ej., el cuerpo calloso).

Para establecer el diagnóstico hay que confirmar los cambios vasculíticos en la angiografía, que mostrará un estrechamiento segmentario con aspecto de cuentas. ¿Le resulta familiar? Distinguir la vasculitis del SVCR puede ser difícil, pero es fundamental dado que los protocolos de tratamiento son muy diferentes. El análisis del LCR es a menudo crucial: se debe esperar un perfil inflamatorio con proteínas y leucocitos elevados en los pacientes con vasculitis, mientras que en el SVCR el LCR es normal. Debe enviarse una batería de estudios de suero y LCR para ayudar a determinar la presencia de una etiología secundaria, incluyendo varios marcadores inflamatorios, autoinmunes y neoplásicos.

El tratamiento es con esteroides y debe iniciarse de forma temprana, independientemente de la etiología vasculítica secundaria conocida o desconocida. Las pruebas sobre la duración óptima del tratamiento son limitadas, y las decisiones suelen tomarse caso por caso.

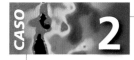

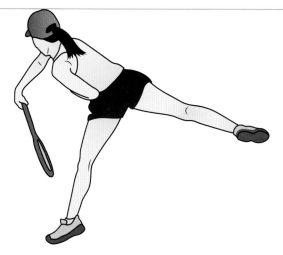

Evolución de su paciente: los déficits de Laura son sutiles, pero finalmente se consideran incapacitantes y, en ausencia de contraindicaciones, se le administra tPA. Su angiograma por TC es normal, sin evidencia de una OVG intervenible ni de ninguna estenosis significativa. Su exploración mejora tras el tPA y, varias horas después, solo persiste una leve debilidad en la muñeca. La resonancia magnética muestra un infarto frontoparietal derecho de aspecto embólico. Dada la edad y la ausencia de factores de riesgo cardiovascular de Laura, usted solicita una ecografía transesofágica, que revela un gran foramen oval permeable (FOP).[5] Los Dopplers de las extremidades inferiores (para buscar trombosis venosa profunda) son negativos, pero su panel de hipercoagulabilidad es positivo para el factor V Leiden. Se le administran anticoagulantes y se le da el alta, y luego de solo 1 o 2 semanas de fisioterapia, ella vuelve a la cancha.

---

[5]Esto va más allá del alcance de este libro, pero en caso de que esté interesado, la literatura ha ido de un lado a otro sobre los beneficios y los riesgos del cierre del FOP en pacientes con ictus. Diferentes médicos e instituciones tienen distintas preferencias, pero en el caso de nuestra paciente, la mayoría probablemente aplazaría el cierre; dado que es positiva para el factor V Leiden y ahora tiene un historial de tromboembolismo, estará anticoagulada de por vida a pesar de todo, obviando así la necesidad del cierre.

Ahora usted ya sabe:

- | Los fundamentos de la anatomía cerebrovascular y puede localizar muchos de los síndromes de ictus más comunes.
- | Cómo clasificar los subtipos de ictus isquémico mediante la clasificación TOAST.
- | Cuándo administrar y, lo que es igual de importante, cuándo no administrar tPA para el ictus isquémico agudo.
- | Cuándo considerar la trombectomía endovascular para el ictus isquémico agudo.

- | Cómo manejar la hemorragia intracerebral y subaracnoidea aguda.
- | Cómo reconocer y tratar otros trastornos vasculares cerebrales importantes, como la disección arterial cervicocefálica, el SVCR, la trombosis del seno venoso cerebral y la vasculitis del sistema nervioso central.

Las estadísticas citadas aquí proceden de:

Virani SS, Alonso A, Benjamin EJ. Heart disease and stroke statistics – 2020 update: a report from the American Heart Association. *Circulation*. 2020;141:e139-e596. https://www.ahajournals.org/doi/10.1161/CIR.0000000000000757
El National Institute of Neurological Disorders and Stroke rt- PA Stroke Study Group. Tissue plasminogen activator for acute ischemic stroke. *N Engl J Med*. 1995;333:1581-1588.

Cefalea

3

En este capítulo, usted aprenderá:

1 | Cómo reconocer y tratar los trastornos comunes del dolor de cabeza

2 | Cuándo preocuparse (y qué hacer) respecto a las causas potencialmente alarmantes de las cefaleas

3 | El diagnóstico diferencial de las cefaleas en trueno

4 | Cómo manejar la migraña aguda en un entorno de atención de urgencias

5 | Cómo controlar el dolor de cabeza durante el embarazo

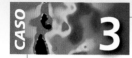

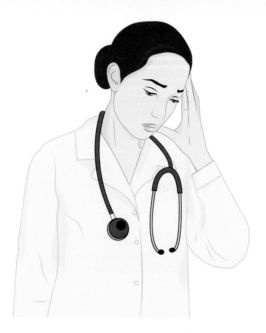

Su paciente: Anna, una residente de primer año de cirugía de 28 años de edad, por lo demás sana, acude a su consulta debido a la agudización de sus dolores de cabeza. Describe un largo historial de cefaleas pulsátiles que predominan en el lado derecho que solían producirse en promedio una vez al mes y que se resolvían con medicamentos antiinflamatorios no esteroides (AINE). Sin embargo, en los últimos meses, estos dolores de cabeza son mucho más frecuentes, y solo esta semana ha presentado tres. Los AINE le alivian el dolor, pero ya no lo hacen del todo. Le resulta difícil trabajar cuando le duele la cabeza; el solo hecho de mirar la pantalla del ordenador le lastima los ojos, e intentar pensar se siente como "estar nadando en una alberca", lento y con mucho esfuerzo. ¿Cuál es el siguiente paso en su manejo de la paciente?

El dolor de cabeza es una de las razones más comunes que llevan a la gente a buscar atención médica. Los *trastornos de cefalea primaria*, como la migraña, la cefalea tensional y la cefalea en racimos, son con mucho los más frecuentes. Cada año, más de un millón de pacientes acuden a los servicios de urgencias en Estados Unidos solo por migrañas. Sin embargo, los *trastornos de cefalea secundaria* —dolores de cabeza causados por otras patologías subyacentes, a veces preocupantes y en ocasiones potencialmente mortales, como infecciones, hemorragias y tumores— constituyen una minoría significativa. Distinguir entre las cefaleas primarias y las secundarias es el paso más importante y a menudo el más difícil en el tratamiento de los pacientes con cefalea, así que empecemos por ahí.

Señales de alarma de dolor de cabeza

Los trastornos de cefalea primaria pueden ser graves e incluso incapacitantes, pero no son mortales, a diferencia de algunos trastornos de cefalea secundaria. Entonces, ¿cuándo debemos preocuparnos? ¿Qué es lo que hace encender la alarma de una posible causa secundaria? La mnemotecnia SNOOP (por sus siglas en inglés) es útil en este caso. A medida que nuestra base de conocimientos ha ido aumentando, esta mnemotecnia ha pasado por múltiples iteraciones (la más reciente SNNOOPPPPPPPPPP —no bromeamos—), pero en aras de la cordura (la suya y la nuestra) y la simplicidad, utilizaremos SNOOP2.

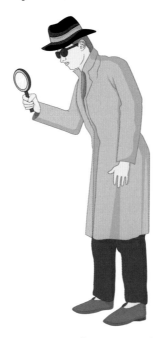

Si conoce la mnemotecnia SNOOP2, no tendrá que investigar para identificar rápidamente a los pacientes cuyo dolor de cabeza requiere atención urgente.

- **Síntomas sistémicos (S).** Cuando la cefalea se asocia con fatiga, pérdida de peso o fiebre, hay que considerar causas sistémicas o infecciosas subyacentes. La inflamación de las meninges (meningitis), del parénquima cerebral (encefalitis) o de los vasos intracraneales (vasculitis) son diagnósticos importantes.
- **Signos y síntomas neurológicos (N).** La cefalea asociada con déficits neurológicos focales es *siempre* una señal de alarma. Hay que tener en cuenta el ictus isquémico, la hemorragia intracerebral y la neoplasia (junto con muchas otras causas vasculares, neoplásicas, infecciosas e inflamatorias). Pero es importante —y quizá sorprendente— observar que la migraña es en realidad la causa más común cuando la cefalea se presenta con nuevos hallazgos focales. Más adelante se hablará de ello.
- **Inicio (O, de *onset*).** Las cefaleas en forma de trueno —dolores de cabeza que alcanzan su máxima intensidad en los 60 segundos (s) siguientes al inicio— no siempre reflejan una catástrofe subyacente. A veces son simplemente dolores de cabeza muy fuertes. Dicho esto, siempre deben tomarse en serio y evaluarse de forma urgente

para descartar una hemorragia subaracnoidea (HSA). Una vez excluida la HSA, el diferencial sigue siendo amplio e incluye otros trastornos potencialmente letales, como el síndrome de vasoconstricción cerebral reversible (SVCR, véase p. 87) y la trombosis del seno venoso cerebral (TSVC, véase p. 85).

Recuadro 3-1 Cefalea en trueno: diagnóstico diferencial

Causas vasculares	Causas no vasculares
Hemorragia subaracnoidea	Hipotensión intracraneal espontánea
Hemorragia intracerebral	Quiste coloide del tercer ventrículo
Disección de la arteria vertebral o cervical	Meningitis
Trombosis del seno venoso cerebral	Dolor de cabeza primario por ejercicio
Síndrome de vasoconstricción cerebral reversible	Cefalea coital primaria
Emergencia hipertensiva	Dolor de cabeza primario por tos
Apoplejía hipofisaria	Dolor de cabeza primario en trueno
Cefalalgia cardiaca	

No se preocupe, pronto aprenderá todo lo que necesita saber sobre los diagnósticos anteriores.

- **Edad avanzada (O, por *older age*).** Dado que la mayoría de los trastornos de cefalea primaria se presentan en pacientes más jóvenes, una cefalea de nueva aparición en un paciente de más de 50 años es una señal de alarma de una patología subyacente, incluyendo neoplasias, infecciones y trastornos inflamatorios como la arteritis de células gigantes (ACG, véase p. 112).
- **Postural (P).** Las cefaleas que empeoran cuando el paciente se acuesta o se pone de pie suscitan la preocupación de anomalías en la presión intracraneal (PIC).
- **Cambio de patrón (P).** Si no recuerda nada más de este capítulo, recuerde esto: *las personas que tienen cefaleas tendrán cefaleas*. Casi cualquier enfermedad, ya sea neurológica o sistémica, incluidos los tumores, las infecciones, la anemia, la enfermedad tiroidea y tantas otras, puede presentarse como un empeoramiento de un síndrome de cefalea preexistente en pacientes ya diagnosticados de un trastorno de cefalea primaria. Por lo tanto, cualquier cambio en el patrón de la cefalea "habitual" del paciente (frecuencia, gravedad o carácter) debe tomarse siempre en serio y motivar un seguimiento estrecho y una evaluación adicional de posibles causas secundarias.

 ## *Trastornos de cefalea primaria*

Las migrañas y las cefaleas tensionales son, por mucho, las causas más comunes de dolor de cabeza. Si usted domina la presentación y el manejo de estas dos afecciones, estará ayudando a innumerables pacientes a evitar la toma de imágenes innecesarias y que se les brinden terapias erróneas.

Migraña

Lo más probable es que, si usted no presenta migrañas, conozca a muchas personas que sí las tienen. La migraña clásica —como en el caso de Anna— es un dolor de cabeza unilateral, punzante y con frecuencia incapacitante que se asocia con náusea, a menudo vómito, y sensibilidad a la luz y al sonido (foto- y fonofobia, respectivamente).

Sin embargo, la forma más actual de pensar en la migraña es como un fenotipo propio, es decir, una constelación de síntomas (que por lo regular, pero no siempre, incluye un dolor de cabeza real) que también tiene:

- una predilección por un grupo demográfico específico (mujeres de entre 20 y 30 años),
- un fuerte componente genético (se estima que la heredabilidad está entre 30 y 60%), y
- una predisposición a otras afecciones médicas (como la hipercoagulabilidad y el ictus; estas conexiones aún se están clasificando y estudiando activamente).

Etiología. ¿Qué causa la migraña? Durante mucho tiempo se creyó que el responsable de la migraña era un problema vascular primario, pero esa ya no es una teoría aceptada. En su lugar, se cree que la base fisiopatológica es un fenómeno eléctrico denominado *depresión de propagación cortical*, en el que una onda de despolarización neuronal provoca una breve activación neuronal y vasodilatación, seguida de una *hipo*actividad neuronal más sostenida y vasoconstricción. Esta onda autopropagada activa las fibras nerviosas sensoriales aferentes del trigémino que, a su vez, provocan la liberación de mediadores vasoactivos y proinflamatorios (incluido el péptido relacionado con el gen de la calcitonina [CGRP, por sus siglas en inglés], un objetivo de las nuevas terapias contra la migraña) en las meninges sensibles al dolor. ¿Por qué ocurre esto en algunas personas y no en otras? Todavía no lo sabemos.

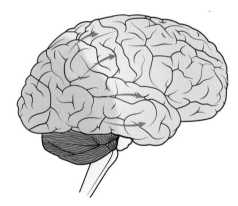

En las cefaleas migrañosas, una onda de despolarización cortical se propaga a unos 3 mm por minuto y se cree que es la base fisiopatológica de la migraña.

Características clínicas. Las migrañas suelen durar entre 4 y 72 h, y pueden dividirse en cuatro fases:

1. *Pródomo.* Puede comenzar horas o días antes de la aparición de la cefalea y consiste en síntomas no dolorosos como la fatiga, los bostezos, la irritabilidad, ansiedad de comer y la micción frecuente. Las personas con migraña suelen conocer bien sus síntomas prodrómicos.

2. *Aura.* El aura de la migraña es un síntoma neurológico focal y por completo reversible que aparece gradualmente, progresa durante varios minutos y suele resolverse en 1 hora. No todas las personas con migraña experimentan un aura; la migraña con aura es mucho menos común que aquella sin aura. Los síntomas de un aura por lo regular son "positivos" (p. ej., fenómenos visuales coloridos u hormigueos en un brazo o una pierna) seguidos de síntomas que son "negativos" (p. ej., un corte del campo visual o entumecimiento de un brazo o una pierna); fisiopatológicamente esto tiene sentido porque la onda de depresión de propagación cortical induce una activación neuronal transitoria seguida de un periodo más sostenido de *hipo*actividad. Sin embargo, casi cualquier síntoma neurológico focal que se pueda imaginar, incluyendo la dificultad para encontrar palabras, el vértigo y la parálisis motora, puede presentarse como un aura. Esta suele ir seguida, aunque no siempre, de un dolor de cabeza. Cuando no hay dolor de cabeza —en otras palabras, cuando nos saltamos la fase 3 (véase la página siguiente)— el paciente puede ser diagnosticado (en la iteración más reciente de la Clasificación Internacional de Trastornos de Cefalea) con "aura sin dolor de cabeza". Es importante destacar que esto se sigue considerando una migraña. Como puede sospechar, estas migrañas atípicas pueden ser difíciles de reconocer, y solo pueden diagnosticarse tras una cuidadosa exclusión de otras posibles causas.

Recuadro 3-2 Migraña con aura *versus* migraña sin aura: importantes implicaciones clínicas

Esta distinción es importante porque la migraña con aura parece predisponer a una serie de afecciones —como la enfermedad vascular cerebral isquémica y el tromboembolismo venoso— que la migraña sin aura no presenta. No se conocen las razones que subyacen a estas asociaciones. El tabaquismo y la terapia que contiene estrógenos (en píldoras anticonceptivas o tratamientos de sustitución hormonal, por ejemplo) parecen aumentar estos riesgos en pacientes con migraña con aura. Aunque no está absolutamente contraindicada en las mujeres con migraña con aura, la terapia hormonal con estrógenos debe prescribirse con precaución y en la menor dosis posible. El riesgo absoluto de ictus y enfermedad tromboembólica es pequeño en pacientes con migraña con aura, sobre todo en mujeres que no fuman y que toman fórmulas de estrógenos en dosis bajas, pero antes de iniciar estos medicamentos es importante discutir los beneficios y los riesgos de los mismos (y, como siempre, ¡se debe alentar encarecidamente a dejar de fumar!).

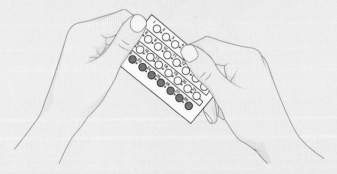

Las píldoras anticonceptivas de baja dosis, aunque no están absolutamente contraindicadas, deben prescribirse con precaución en pacientes con antecedentes de migraña con aura.

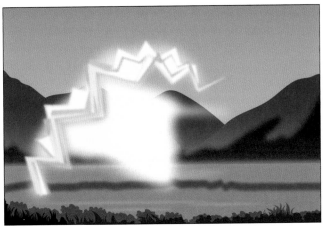

Espectro fortificado. También conocida como teicopsia, es una forma común de aura visual. Aparece como un conjunto de líneas irregulares brillantes y a menudo de colores vivos que se extienden gradualmente por el campo visual. El nombre proviene de su parecido con las almenas o muros de las antiguas fortalezas.

3. *Fase de dolor de cabeza.* La mnemotecnia POUND (por sus siglas en inglés) es útil para recordar las características típicas de la cefalea migrañosa. La presencia de 4 de estas 5 características puede predecir con exactitud el diagnóstico de migraña y a menudo elimina la necesidad de realizar más pruebas diagnósticas o de imagen:

- **P**ulsátil (es decir, palpitante)
- **U**n día de duración (de *one day*)
- **U**bicación unilateral
- **N**áusea o vómito
- **D**esactivación de la intensidad

También es frecuente que se presenten otros síntomas como *fotofobia* y *fonofobia, cervicalgia* (que a menudo conduce a un diagnóstico incorrecto de cefalea tensional o neuralgia occipital, véanse pp. 104 y 108) y otras características que a menudo conducen a un diagnóstico erróneo de sinusistis infecciosa, como *congestión nasal, secreción nasal, dolor facial y lagrimeo.*

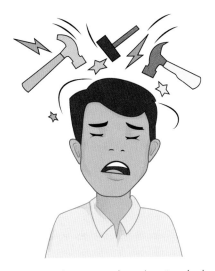

Mnemotecnia aparte, ¡las migrañas duelen!

4. *Posdromo.* Este término describe el periodo que transcurre entre la resolución del dolor de cabeza y el momento en que el paciente se siente 100% normal. Estos síntomas suelen ser los mismos que los prodrómicos y también pueden durar de horas a días.

Recuadro 3-3 Alteraciones de la IRM asociadas con la migraña

Entre 10 y 40% de las personas con migraña tiene lo que se conoce coloquialmente como "puntos de migraña" en su resonancia magnética: pequeñas lesiones inespecíficas de la sustancia blanca que, por lo que sabemos, no significan nada en cuanto al pronóstico de la migraña o al riesgo de futuros problemas neurológicos. Los mencionamos por dos razones importantes:

1. Pueden tener un aspecto similar a las lesiones de la sustancia blanca causadas por la enfermedad vascular isquémica o la esclerosis múltiple (EM). La diferenciación de estas causas depende en gran medida del contexto clínico (y del conocimiento de las localizaciones de las lesiones típicas de la EM; véase p. 242).
2. Son una de las muchas razones por las que hay que *pensar* antes de explorar a todo paciente con dolor de cabeza. Aunque, en última instancia, estas lesiones casi siempre se pueden distinguir de las enfermedades desmielinizantes como la EM, los médicos menos experimentados pueden confundirlas fácilmente, lo que puede llevar a una evaluación diagnóstica innecesaria y costosa. Y lo que es aún más importante, muchos pacientes con cefalea están comprensiblemente ansiosos por sus síntomas, y decirles que su cerebro muestra, aunque sea mínima, una "anormalidad" no contribuye a aliviar su preocupación.

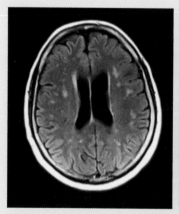 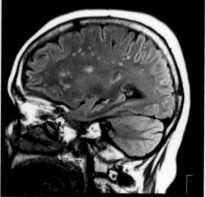

Lesiones de la sustancia blanca —manchas de migraña— observadas en la resonancia magnética de un paciente con migrañas. (Cortesía de Jonathan Howard.)

Tratamiento

Manejo del estilo de vida. El tratamiento de la migraña comienza con las modificaciones del estilo de vida, a menudo denominadas "higiene del dolor de cabeza". La mnemotecnia SEEDS (por las siglas en inglés de sueño, ejercicio, alimentación [*eat*], registro diario de dolores y estrés) puede ayudarle a recordar los aspectos básicos. La estabilidad es la clave: los pacientes deben esforzarse por conseguir una cantidad regular de sueño cada noche, hacer ejercicio con frecuencia, no saltarse las comidas, mantener una hidratación adecuada y evitar sus desencadenantes de migraña (el vino tinto, los quesos añejos y la sucralosa son ejemplos comunes). La ingesta de cafeína debe limitarse o al menos mantenerse en un nivel de consumo estable. Llevar un registro de los "días de dolor de cabeza" en un diario puede ser útil para supervisar la respuesta del paciente al estilo de vida y a las intervenciones farmacológicas.

Recuadro 3-4 "Días de dolor de cabeza"

La mejor manera de hacer un seguimiento del impacto de los cambios en el estilo de vida sobre los dolores de cabeza es preguntar acerca de los "días de dolor de cabeza" (es decir, los días en los que el paciente ha experimentado dolor de cabeza) y registrarlos, en lugar de solo considerar los dolores por sí mismos. Muchos pacientes tienen dolores de cabeza que duran varios días y, por lo tanto, cuando se les pregunta cuántos han tenido en el transcurso de 1 mes, pueden decir que solo 2 o 3 —lo que no parece tan malo— cuando en realidad han sido sintomáticos durante mucho más tiempo.

Desafortunadamente, como en el caso de nuestra residente de cirugía de primer año, Anna, que se ha estado despertando a las 4 de la mañana para hacer un prerrecorrido a sus pacientes y ha hecho guardias nocturnas regulares de 24 h en el hospital, la estabilidad del estilo de vida no siempre es posible. Cuando las modificaciones del estilo de vida no son suficientes, recurrimos a los medicamentos.

Los medicamentos para la migraña se dividen en dos tipos: los medicamentos agudos (también llamados de rescate o abortivos), que se toman según sea necesario para tratar de forma aguda un dolor de cabeza, y los medicamentos preventivos (también llamados profilácticos), que se toman a diario para aumentar el umbral de desarrollo de un dolor de cabeza y disminuir el número de dolores de cabeza con el paso del tiempo.

Tratamiento agudo. El paracetamol y los AINE son los tratamientos iniciales más utilizados para la migraña. Los triptanes se consideran de segunda línea y se prescriben con frecuencia a los pacientes que no responden a los antiinflamatorios, que no los toleran o que requieren dosis cada vez más elevadas (que pueden ser perjudiciales para el hígado, los riñones y el tracto gastrointestinal [GI] y pueden desencadenar potencialmente una cefalea por sobreuso de medicamentos; véase p. 111).

Los triptanes fueron los primeros medicamentos específicos para la migraña y siguen siendo uno de los tratamientos abortivos más utilizados. Actúan como agonistas de los receptores de la serotonina (concretamente en los receptores de la 5-hidroxitriptamina, HT1B y 5HT1D: el receptor "B" vasoconstruye —usted puede recordar la "B" en relación con los vasos sanguíneos [por el término en inglés "*blood* vessels"]— y el receptor "D" inhibe las ramas del nervio trigémino responsables de la transmisión del dolor— "D" de nervio maldito [del inglés, *damn nerve*]). Curiosamente, la estimulación de estos receptores también parece inhibir la liberación de CGRP (véase p. 102) y otras citocinas proinflamatorias.

Los triptanes, que se presentan en formulaciones orales, en aerosol nasal e inyectables, son más eficaces cuando se toman al inicio del dolor de cabeza y suelen funcionar mejor cuando se combinan con un AINE. Debido a sus propiedades vasoconstrictoras, están contraindicados en pacientes con enfermedades vasculares significativas, como la enfermedad arterial coronaria y la enfermedad vascular periférica, y deben evitarse especialmente en pacientes con antecedentes de ictus o infarto del miocardio.

También se han aprobado dos antagonistas del CGRP de molécula pequeña (ubrogepant y rimegepant) para el tratamiento de la migraña aguda. En la actualidad, se utilizan con mayor frecuencia en pacientes con una respuesta insuficiente o una contraindicación a los triptanes. A diferencia de los triptanes, que deben limitarse a 2-3 por semana para evitar posibles cefaleas de rebote, estos medicamentos pueden tomarse todos los días si es necesario.

Los antieméticos, como la metoclopramida y la clorpromazina (muchos de ellos también tienen propiedades antimigrañosas), y los relajantes musculares, como la tizanidina, también se utilizan para tratar la migraña.

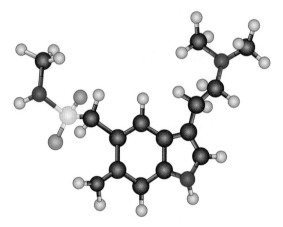

Modelo molecular del sumatriptán, el primer triptán disponible para uso clínico.

Tratamiento preventivo. Hay una larga lista de medicamentos que pueden funcionar como profilaxis de la migraña, ninguno de los cuales —hasta la llegada de los inhibidores del CGRP (véase recuadro 3-5)— se desarrolló específicamente para la migraña. La eficacia de los fármacos preventivos no es de 100%: en general, cerca de 50% de los pacientes experimentará una reducción de 50% en la frecuencia de las cefaleas con cualquiera de estos fármacos, por lo que las expectativas deben gestionarse de acuerdo con ello. La elección del medicamento se suele hacer en función del perfil de efectos secundarios.

No hay un número específico de dolores de cabeza que "califique" a un paciente para una medicación profiláctica, aunque la *American Headache Society* sugiere considerar el tratamiento profiláctico para pacientes con 4 o más días de dolor de cabeza incapacitante al mes (o 6 o más si no es incapacitante). Pero lo mejor es escuchar a los pacientes y decidir si la discapacidad causada por su trastorno de cefalea merece los riesgos de iniciar una medicación diaria. En la siguiente página se enumeran los medicamentos más utilizados, agrupados por la intención original de uso.

En el caso de nuestra paciente Anna, debe ofrecerse profilaxis debido a su creciente frecuencia de cefaleas (probablemente debido al estrés y a la falta de sueño, variables que no puede controlar por ahora) y al impacto negativo que sus cefaleas están teniendo en su vida diaria. La elección de la medicación específica debe ser una decisión conjunta tomada teniendo en cuenta su historia particular y sus preferencias.

La siguiente tabla resume algunos de los medicamentos más utilizados; no es una lista exhaustiva. Tenga en cuenta que no se ha demostrado que ninguno de estos medicamentos sea completamente seguro para las mujeres embarazadas y, por lo tanto, casi siempre se reducen antes de la planificación del embarazo.

Medicamentos comunes para prevenir la migraña

Medicamentos	Notas
Antihipertensivos	
Betabloqueadores (propranolol, metoprolol, timolol, nadolol)	Evitar en pacientes con presión arterial o frecuencias cardiacas bajas de base, así como con asma, insuficiencia cardiaca descompensada y depresión refractaria. Los efectos secundarios comunes incluyen hipotensión e intolerancia al ejercicio.
Inhibidores de la enzima convertidora de la angiotensina, también conocidos como inhibidores de la ECA (lisinopril)	Evitar en pacientes con presión arterial baja de base, insuficiencia renal, hipererpotasemia o antecedentes de angioedema. Los efectos secundarios incluyen hipotensión, aturdimiento y tos.
Bloqueadores de los receptores de la angiotensina II, también conocidos como ARA (candesartán)	Evitar en pacientes con presión arterial baja de base y antecedentes de hiperpotasemia. Los efectos secundarios incluyen hipotensión y aturdimiento.
Bloqueadores del canal de calcio (verapamilo)	Evitar en pacientes con presión arterial baja de base, antecedentes de arritmias cardiacas, insuficiencia renal o hepática, o insuficiencia cardiaca. Los efectos secundarios incluyen hipotensión, mareo y estreñimiento.
Antidepresivos	
Tricíclicos (amitriptilina, nortriptilina)	Evitar en pacientes con antecedentes de arritmias cardiacas o pensamiento/comportamiento suicida. Los efectos secundarios incluyen sedación, aumento de peso, sequedad de boca y estreñimiento.
Inhibidores de la recaptación de serotonina y noradrenalina (venlafaxina, duloxetina)	Evitar en pacientes con antecedentes de insuficiencia renal o hepática, o con pensamiento/comportamiento suicida. Los efectos secundarios incluyen náusea, mareo, insomnio y disfunción sexual.
Fármacos antiepilépticos (FAE)	
Divalproex sódico/valproato sódico	Evitar en pacientes con insuficiencia hepática, trombocitopenia y en mujeres en edad fértil (altamente teratogénico; puede causar defectos del tubo neural y malformaciones congénitas importantes). Los efectos secundarios incluyen aumento de peso, náusea, temblores y fatiga.
Topiramato	Evitar en pacientes con antecedentes de insuficiencia renal, nefrolitiasis o glaucoma. Los efectos secundarios incluyen parestesias, pérdida de peso y dificultad para encontrar palabras (normalmente solo se observan a dosis altas).
Anticuerpos monoclonales contra el CGRP	
Fremanezumab Galcanezumab Erenumab Eptinezumab	Se administra mensualmente (o cada 3 meses). Inyectables (fremanezumab, galcanezumab, erenumab) o intravenosos (eptinezumab). Se toleran muy bien; los efectos secundarios más frecuentes son el estreñimiento (sobre todo en el caso del erenumab) y las reacciones en el lugar de la inyección. Hay pocas pruebas sobre el uso en niños y en mujeres durante el embarazo y la lactancia.
Molécula pequeña antagonista del CGRP	
Atogepant	Se trata de una medicación oral diaria que fue aprobada por la FDA aproximadamente ¡1 semana antes de que este libro se enviara a la imprenta! Los efectos adversos más comunes son náusea y estreñimiento. Se desconoce la seguridad en niños y en mujeres durante el embarazo.

Recuadro 3-5 CGRP

El péptido relacionado con el gen de la calcitonina (CGRP) es el objetivo terapéutico más reciente en el tratamiento de la migraña. Se trata de una pequeña proteína que estimula la liberación de mediadores inflamatorios, transmite información nociceptiva (dolor) desde los vasos sanguíneos intracraneales al SNC y actúa como un potente vasodilatador. Los niveles de CGRP aumentan en las personas con migraña durante una crisis de migraña y disminuyen cuando esta se resuelve.

Los anticuerpos monoclonales CGRP son los primeros medicamentos preventivos específicos para la migraña. Sus objetivos son la propia molécula CGRP y el receptor CGRP. Aunque los datos disponibles son todavía relativamente nuevos, estos medicamentos parecen ser muy seguros y bien tolerados. Los efectos adversos más frecuentes son el estreñimiento y las reacciones en el lugar de la inyección. Los anticuerpos monoclonales contra el CGRP parecen ser tan eficaces como las demás opciones profilácticas.

Aproximadamente 1 semana antes de que este libro se enviara a la imprenta, también se aprobó un antagonista de los receptores de moléculas pequeñas del CGRP (atogepant) para la prevención de la migraña. Los otros dos antagonistas de los receptores de moléculas pequeñas del CGRP (ubrogepant, rimegepant) están aprobados para el tratamiento agudo de la migraña (véase p. 100).

El galcanezumab, uno de los anticuerpos monoclonales contra el CGRP, también está aprobado para la prevención de la cefalea en racimos, y otro (eptinezumab) está en fase de ensayo para la cefalea en racimos.

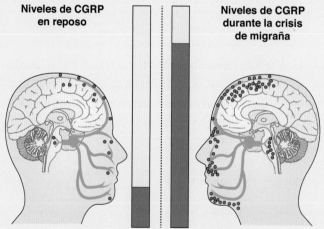

Niveles de CGRP en reposo

Niveles de CGRP durante la crisis de migraña

Niveles de CGRP en sangre y saliva

Niveles del péptido relacionado con el gen de la calcitonina (CGRP) antes y durante una crisis de migraña aguda.

Tratamiento de la migraña aguda en el servicio de urgencias. Puede imaginarse que el servicio de urgencias, con sus luces fluorescentes y sus monitores que emiten pitidos, es el último lugar del mundo en el que cualquier paciente con migraña quiere estar. Pero a menudo ese es el lugar donde acaban cuando un ataque agudo no responde al tratamiento y el dolor es intenso.

Todo el mundo tiene su "cóctel" de medicamentos preferido para estos pacientes. Pero —en general— las dos cosas más importantes que hay que hacer en estas situaciones son:

Recuadro 3-6 Nuestro cóctel para la migraña en urgencias

Primera línea (dada en combinación):

Metoclopramida IV

Difenhidramina IV (para prevenir una reacción distónica aguda de la metoclopramida)

Ketorolaco intravenoso

↓

Segunda línea (cuando la primera línea falla; pero dé a sus medicamentos de primera línea al menos 1 o 2 horas para que funcionen):

Sulfato de magnesio intravenoso o

Repetir el tratamiento de primera línea

↓

Tercera línea (cuando la segunda línea falla):

Opción 1: ácido valproico IV + ácido valproico VO (luego dar el alta con una rápida reducción oral)

Opción 2: levetiracetam intravenoso

↓

Cuarta línea (cuando falla la tercera línea):

Esteroides intravenosos (luego se da el alta con una rápida disminución; los esteroides pueden no disminuir el dolor de forma aguda, pero se ha demostrado que disminuyen el riesgo de recurrencia de la cefalea)

1. Manejar las expectativas. Podemos aliviar el dolor de cabeza, pero es poco probable que lo resolvamos por completo mientras el paciente esté en el servicio de urgencias.
2. Organizar un seguimiento ambulatorio cercano. El objetivo es establecer un plan de tratamiento sólido que, con suerte, mantendrá al paciente lejos de las luces y los ruidos del servicio de urgencias en el futuro.

Notas sobre otras opciones de tratamiento

Opiáceos. Los opiáceos conllevan el mayor riesgo de uso excesivo de la medicación en el tratamiento de las cefaleas. Los pacientes pueden volverse rápidamente dependientes, y cuanto más los usen, más probable será que sus dolores de cabeza empeoren. A pesar de ello, los opiáceos se siguen recetando a un ritmo elevado. Hay indicaciones ocasionales, sobre todo en pacientes con múltiples comorbilidades que les impiden tomar otros medicamentos, como triptanes y AINE, y en pacientes con cáncer, pero, en general, los opiáceos deben ser un tratamiento de último recurso (o incluso de nunca) para el dolor de cabeza.

Terapias alternativas. Se calcula que entre 25 y 40% de los pacientes con migraña necesita una terapia preventiva, pero menos de la mitad de ellos es capaz de seguir estos medicamentos durante más de unos meses. Esto se debe probablemente a una combinación de la carga de efectos secundarios y la decepcionante respuesta a muchas de estas terapias. Por lo tanto, ha habido un gran interés en identificar terapias no farmacológicas eficaces, dispositivos e intervenciones de bajo riesgo que puedan ofrecerse como monoterapia o como complemento de otros tratamientos.

La acupuntura, la meditación y la biorretroalimentación son terapias alternativas muy populares. Las pruebas son limitadas (aunque cada día son más sólidas, sobre todo en lo que respecta a la biorretroalimentación y la meditación), pero en general parecen sugerir un beneficio potencial con muy poco riesgo. Si un paciente está interesado, ¿por qué no intentarlo? Los bloqueos nerviosos y los dispositivos de neuromodulación (como la estimulación magnética transcraneal, la estimulación supraorbital transcraneal y la estimulación no invasiva del nervio vago) son otras opciones para los pacientes que no toleran el tratamiento farmacológico o que no responden a él.

Dolor de cabeza de tipo tensional

Las cefaleas tensionales son la "vainilla" de la medicina del dolor de cabeza. No se trata de restarles importancia (para aquellos con cefaleas tensionales, estas pueden causar estragos en la productividad y destruir días que de otro modo serían buenos), sino de ayudarle a recordar que son efectivamente "sin rasgos", ya que no presentan ninguno de los síntomas asociados con la migraña, como náusea, vómito, fotofobia o fonofobia. Suelen ser bilaterales, se describen clásicamente como una sensación de opresión "en forma de banda" alrededor de la cabeza y son de intensidad leve a moderada.

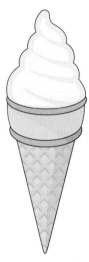

Las cefaleas tensionales pueden carecer de rasgos definitorios específicos, pero aun así pueden ser desagradables y angustiosas, aunque rara vez sean incapacitantes.

La patogénesis no se entiende realmente. A pesar de su nombre, ni la tensión nerviosa ni la muscular han sido identificadas de forma convincente como factor etiológico.

El paracetamol y los AINE son los tratamientos de elección, pero conviene minimizar su uso en la medida de lo posible para evitar posibles efectos secundarios. Aunque no se conoce la relación causal entre el estrés y las cefaleas tensionales, las técnicas de relajación pueden ser útiles (¿y qué hay de malo?). Los antidepresivos tricíclicos (más comúnmente la amitriptilina) pueden ser agentes preventivos eficaces.

Aunque la migraña y la cefalea tensional son, con mucho, las causas más comunes de la cefalea primaria, hay otros trastornos de esta con los que debe estar familiarizado. Entre ellos se encuentran las cefalalgias autonómicas del trigémino (CAT), las neuralgias y varios otros trastornos a los que nos referiremos brevemente.

Cefalalgias autonómicas del trigémino (CAT)

Son un grupo de trastornos de la cefalea que se caracterizan por:

1. *Dolor unilateral en una distribución del trigémino* (es decir, que afecta a las ramas V1, V2 o V3 del nervio trigémino), y

2. *Características autonómicas ipsilaterales*, que pueden incluir lagrimeo, inyección conjuntival, congestión nasal, rinorrea, edema palpebral, ptosis, miosis y sudoración facial.

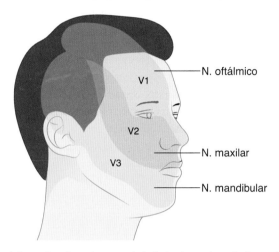

Distribuciones del nervio trigémino: V1 (oftálmico), V2 (maxilar), V3 (mandibular).

Existen cuatro tipos de CAT. La forma más fácil de tenerlos claros es clasificarlos por 1) la duración de la cefalea —siendo la SUNCT/SUNA (por sus siglas en inglés) la de menor duración y la hemicránea continua la de mayor duración— y 2) su respuesta a la indometacina (véase la tabla de la página siguiente).

1. *SUNCT (cefalea neuralgiforme unilateral de corta duración con inyección conjuntival y lagrimeo) y SUNA (cefalea neuralgiforme unilateral de corta duración con síntomas autonómicos)*. Se les conoce como "cefaleas", ¿no es así? Estas cefaleas se caracterizan por ataques repentinos de dolor unilateral y punzante que solo duran unos segundos, pero que pueden producirse cientos de veces al día. Los ataques suelen desencadenarse por estímulos táctiles o cutáneos, como bañarse, cepillarse el pelo o afeitarse. La SUNCT se presenta con inyección conjuntival y lagrimeo; la SUNA lo hace con otras características autonómicas, y puede incluir inyección conjuntival O lagrimeo, pero no ambas. Estas cefaleas son demasiado breves para tratarlas de forma aguda (aunque puede utilizarse lidocaína intravenosa en casos especialmente graves). La lamotrigina es la primera línea para la profilaxis.

2. *Hemicránea paroxística*. Estos ataques son clínicamente similares a la SUNCT y la SUNA, pero duran más (de 2 a 30 minutos por ataque) y ocurren con menos frecuencia (de 1 a 40 ataques/día). Las cefaleas también son demasiado breves para tratarlas de forma aguda, pero responden a la profilaxis con indometacina.

3. *Cefalea en racimos*. Es el tipo más común de CAT, pero también es mucho menos frecuente que la migraña o la cefalea tensional. En comparación con la hemicránea paroxística, las cefaleas en racimos pueden durar más tiempo (de 15 minutos a 3 horas) pero suelen producirse con menos frecuencia (de 1 a 8 ataques al día). Suelen presentarse en ciclos que duran de 6 a 12 semanas, y a menudo se presentan de forma circadiana, con ataques que ocurren a la misma hora cada

día. El dolor es intenso y suele ir asociado con una sensación de inquietud (a diferencia de la migraña, en la que los pacientes quieren quedarse muy quietos). De forma aguda, las cefaleas en racimo pueden tratarse con oxígeno (100% a través de un respirador) y con triptanes administrados por vía subcutánea o por aerosol nasal. El verapamilo es el medicamento más utilizado para la prevención. El topiramato, el ácido valproico, el litio y la indometacina son opciones de segunda línea. El galcanezumab, uno de los anticuerpos monoclonales contra el CGRP, también ha sido aprobado para el tratamiento profiláctico de la cefalea en racimos. Dado que estos medicamentos tardan unas semanas en hacer efecto, a menudo se utiliza un breve tratamiento con esteroides en el ínterin. También se ha demostrado que los bloqueos del nervio occipital ayudan a reducir la duración de los periodos de cefalea en racimos en los pacientes.

4. *Hemicránea continua.* Estas cefaleas persisten durante días o meses. Se caracterizan por un dolor de base constante, de leve a moderado, interrumpido intermitentemente por un dolor más intenso, agudo y punzante. Pueden ir acompañados de una sensación de cuerpo extraño o de picor en el ojo, así como de otras características más típicas de las migrañas, como náusea, vómito y foto y fonofobia. Los síntomas autonómicos asociados están presentes, pero suelen ser menos prominentes que en los otros CAT. La hemicránea continua siempre responde a la indometacina: si la cefalea no mejora con indometacina, no es hemicránea continua.

	SUNCT/SUNA	Hemicránea paroxística	*Cluster*	Hemicránea continua
Duración del dolor de cabeza	1-600 segundos	2-30 minutos	15 minutos-3 horas	Días-meses
Frecuencia del dolor de cabeza	1-200/día	1-40/día	1-8/día	Continuo
Datos demográficos	M > F, edad de inicio 40-70 años	F > M, edad de inicio 20-40 años	M > F, edad de inicio 20-40 años	F > M, edad de inicio 20-40 años
Tratamiento agudo	Lidocaína intravenosa	Ninguno	O2 SQ/triptanos nasales	Ninguno
Tratamiento preventivo	Lamotrigina	Indometacina	Verapamilo, galcanezumab	Indometacina

La indometacina es un AINE que puede ser difícil de tolerar durante largos lapsos de tiempo. Las opciones son la melatonina (que tiene una estructura química muy similar) y el topiramato.

Aunque todos estos son diagnósticos exclusivamente clínicos, se justifica la realización de una resonancia magnética antes de hacer el diagnóstico para excluir lesiones craneales subyacentes. Las lesiones hipofisarias, en particular, pueden causar un dolor similar en la distribución del trigémino.

Recuadro 3-7 Cefalea en racimos *versus* migraña

Las cefaleas en racimo se confunden a menudo con las migrañas. No debería ser así. Ambas son intermitentes y graves, pero en casi todos los demás aspectos son distintas. Las cefaleas en racimo se producen con un patrón predecible durante un periodo de varias semanas, mientras que las migrañas aparecen y desaparecen con mucha menos regularidad. Y una de las características distintivas más útiles es la que ya hemos mencionado: las migrañas hacen que uno quiera tumbarse y escapar del mundo de las sensaciones, mientras que las cefaleas en racimo suelen hacer que uno desee moverse.

Dolor de cabeza sinusal

Siempre es un diagnóstico dudoso. Aunque muchos pacientes piensan que sus dolores de cabeza son "cefaleas sinusales", y muchos médicos siguen haciendo este diagnóstico, en realidad muy pocos dolores de cabeza están directamente asociados con la sinusitis aguda o crónica. La congestión nasal, la plenitud de la cabeza y la presión craneal son en realidad características comunes de la migraña, que la mayoría de las veces es el diagnóstico correcto en estos pacientes.

¿Significa esto que los pacientes con verdaderas infecciones de las vías respiratorias superiores no tienen dolores de cabeza? Por supuesto que no. La cuestión es que muchos pacientes con dolores de cabeza de tipo "sinusal" no tienen infecciones de las vías respiratorias superiores ni sinusitis aguda, y en su lugar tienen migrañas.

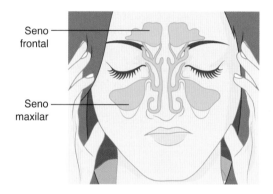

Seno frontal

Seno maxilar

El dolor alrededor de los senos paranasales, sin evidencia de una infección de las vías respiratorias superiores, rara vez es una cefalea sinusal; con mucha más frecuencia es una manifestación de migraña.

Neuralgias

Las neuralgias se caracterizan por un dolor agudo, parecido a una descarga, que sigue el curso de un nervio. Su presentación es muy distinta y el diagnóstico suele estar claro a partir del historial del paciente. Las dos neuralgias más comunes son la neuralgia del trigémino (NT) y la neuralgia occipital.

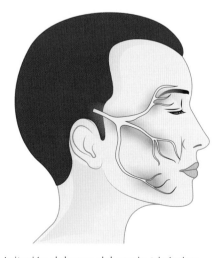

Irritación dolorosa del nervio trigémino.

Neuralgia del trigémino (NT). La NT se presenta con episodios unilaterales y breves de dolor similar a una descarga que se produce en la distribución de una o más divisiones del nervio trigémino; las ramas maxilar y mandibular (V2 y V3) se ven afectadas con más frecuencia que la división oftálmica (V1). Al igual que la SUNCT y la SUNA, la NT puede desencadenarse por estímulos cutáneos inocuos, como cepillarse el pelo o una ligera ráfaga de viento. Los ataques son breves, con una duración aproximada de entre 10 segundos y 2 minutos; sin embargo, a diferencia de la SUNCT y la SUNA, van seguidos de un periodo refractario durante el cual no pueden producirse los ataques. La NT se clasifica en tres grandes categorías:

1. *La NT clásica.* La NT clásica se debe a una compresión neurovascular que provoca cambios morfológicos en la raíz del nervio trigémino. Un bucle vascular anormal comprime el nervio trigémino alrededor de su zona de entrada de la raíz dorsal en el puente de Varolio, lo que provoca una desmielinización destructiva y dolor.

2. *NT secundaria.* Se refiere a la NT causada por una enfermedad subyacente, como la infección por herpes zóster y las lesiones de esclerosis múltiple (EM) que afectan a la zona de entrada de la raíz del nervio trigémino en el puente de Varolio. Menos frecuentes son los tumores localizados en el ángulo pontocerebeloso, las malformaciones arteriovenosas y los aneurismas.

3. *NT idiopática.* Cuando la evaluación de la NT es totalmente normal, se denomina idiopática. Obsérvese que el contacto entre un vaso sanguíneo y la raíz del nervio trigémino es un hallazgo común en personas sanas; si se observa esto en la IRM, pero *no hay cambios morfológicos en el nervio trigémino*, la NT se considera idiopática.

La IRM y la angio resonancia (AR) se recomiendan para todos los pacientes en los que se necesita descartar una causa secundaria, pero incluso en pacientes de alto riesgo el rendimiento es relativamente bajo (se encontrará una causa secundaria en no más de 15 a 20% de los casos).

La carbamazepina y la oxcarbazepina son tratamientos que suelen utilizarse para la NT clásica e idiopática. La oxcarbazepina tiene menos efectos secundarios, pero hay menos pruebas que apoyen su eficacia. También se utilizan la lamotrigina, el topiramato, el ácido valproico y la gabapentina. Desafortunadamente, la respuesta a la medicación suele disminuir con el tiempo. La intervención quirúrgica (descompresión microvascular o terapia con bisturí de rayos gamma) para la NT clásica es la terapia de segunda línea, cuando es factible. El tratamiento de la NT secundaria se basa en atender la causa subyacente.

Recuadro 3-8 Neuralgia del trigémino *versus* SUNCT/SUNA

	SUNCT/SUNA	*NT*
La división del nervio craneal 5 (NC5) es la más afectada	V1	V2 y V3
Presencia de características autonómicas	Sí	No
Presencia de periodo refractario	No	Sí

Neuralgia occipital. La neuralgia occipital se caracteriza por ataques agudos y paroxísticos de dolor localizado en el nervio occipital mayor (GON, por sus siglas en inglés), el nervio occipital menor (LON, por sus siglas en inglés) o el tercer nervio occipital. El dolor suele ser unilateral, pero puede ser bilateral, y se percibe en el cuello subiendo hasta la parte posterior del cuero cabelludo.

La mayoría de los pacientes con dolor de cuello no tiene una neuralgia occipital, pero se debe considerar esta posibilidad cuando los ataques son cortos, agudos e intensos (a diferencia de la distensión y el esguince cervical, mucho más comunes, que son más persistentes y normalmente posicionales). El diagnóstico requiere sensibilidad o alodinia sobre el nervio sintomático, así como la eliminación del dolor con un bloqueo nervioso sobre la zona afectada (que también es el tratamiento de elección). La mayoría de las veces, la neuralgia occipital se debe a un atrapamiento del GON en su recorrido desde las vértebras C2 hasta la aponeurosis del trapecio. Las causas secundarias son las infecciones (como el herpes zóster) y las neoplasias.

Distribución de los nervios occipitales derechos

Irritación de los nervios occipitales mayor, tercero y menor.

Recuadro 3-9 Trastornos primarios de la cefalea menos comunes (¡pero importantes!)

Se trata de diagnósticos que hay que guardar en el bolsillo trasero, listos para sacarlos únicamente cuando sea necesario. Por lo general, el historial clínico nos dará el diagnóstico, pero por muy buena que esta sea, se trata de diagnósticos de exclusión: siempre hay que tener en cuenta y evaluar a menudo al paciente en busca de otras causas secundarias.

Cefalea punzante primaria: pinchazos cortos e irregulares de dolor que suelen durar de 1 a 2 segundos, sin características migrañosas o autonómicas asociadas. La localización del dolor puede ser fija o puede cambiar. Este tipo de cefalea es más frecuente en los niños. El tratamiento suele ser innecesario, pero la indometacina es la opción de primera línea en los adultos.

Cefalea numular: se presenta con un dolor episódico o continuo confinado en una zona de la cabeza en forma de moneda (*numular* significa en realidad en forma de moneda). Este diagnóstico siempre justifica la realización de una TC o una IRM para descartar lesiones óseas craneales subyacentes. El paracetamol o los AINE son el tratamiento de primera línea.

(continúa)

Recuadro 3-9 Trastornos primarios de la cefalea menos comunes (¡pero importantes!) (*continuación*)

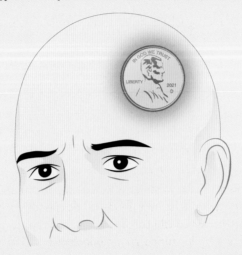

Distribución del dolor en un paciente con cefalea numular.

Cefalea por actividad sexual primaria (antes conocida como cefalea orgásmica): exactamente como suena, este tipo de cefalea se hipotetiza que se debe a un breve vasoespasmo durante el orgasmo. Las características de la cefalea son variables: aparición súbita o gradual, unilateral o bilateral, con una duración de minutos a horas. Hay que excluir la hemorragia subaracnoidea, el síndrome de vasoconstricción cerebral reversible, la disección arterial y otros trastornos vasculares; casi siempre es necesario realizar pruebas de imagen. El tratamiento preferido es la indometacina 30 a 60 minutos antes de la actividad sexual.

Cefalea primaria por ejercicio: una cefalea pulsátil que se precipita constantemente por el ejercicio sostenido. La evaluación es similar a la anterior. La evolución suele ser autolimitada (se resuelve en pocos meses). El tratamiento consiste en abstenerse temporalmente de hacer ejercicio o, si esto no es posible, tomar indometacina justo antes de hacer ejercicio.

Cefalea primaria por tos: cefalea de aparición súbita provocada sistemáticamente por la tos. Es en particular importante descartar lesiones estructurales como tumores de la fosa posterior o malformaciones de Chiari 1 (véase recuadro 3-11). Una vez excluidas las posibles etiologías secundarias subyacentes, el tratamiento es con indometacina y tratamiento de la tos.

Dolor de cabeza episódico versus crónico

Algunos pacientes desarrollan un patrón de dolor de cabeza persistente del que simplemente no pueden librarse. La *migraña crónica* puede diagnosticarse cuando un paciente declara un dolor de cabeza que está presente 15 o más días al mes durante más de 3 meses consecutivos. Además, el dolor de cabeza debe cumplir los criterios de la migraña aguda al menos ocho de esos días. La migraña episódica es aquella que ocurre con una frecuencia menor a esta. Los pacientes con migraña crónica por lo regular han pasado —por razones desconocidas— de la migraña episódica a la crónica.

Otras formas de cefalea crónica son:

- *Cefalea tensional crónica*: al igual que la migraña crónica, debe estar presente 15 o más días al mes durante más de 3 meses.
- *Nueva cefalea diaria persistente (NCDP)*: la cefalea diaria persistente es un dolor de cabeza que comienza un día de la nada y que no desaparece. A menudo, los pacientes podrán decirle con exactitud qué estaban haciendo cuando comenzó el dolor de cabeza (normalmente algo benigno, como trabajar en el jardín o ver la televisión). Desafortunadamente, el dolor de cabeza no disruptivo es muy difícil de tratar.
- *Cefalea por uso excesivo de medicamentos (CUEM, véase más abajo).*
- *Hemicránea continua (comentada en la p. 106).*

La distinción entre cefalea episódica y crónica es la más importante en términos de tratamiento. Una vez que un trastorno de cefalea se ha "transformado" de episódico a crónico, se vuelve mucho más difícil de tratar; se puede pensar en ello como si se tratara de apagar un incendio forestal en lugar de soplar una vela. El bótox y los anticuerpos monoclonales CGRP son actualmente los únicos tratamientos aprobados por la Food and Drug Administration (FDA) para la migraña crónica. El tratamiento preventivo (véase p. 101) puede ser beneficioso para estos pacientes.

 ## Trastornos de cefalea secundaria

Hemos llegado a la categoría de dolores de cabeza para la que se idearon las banderas rojas de SNOOP2. No todas ellas son emergencias, pero algunas sí. Varias de las causas secundarias más graves y peligrosas de la cefalea —hemorragia subaracnoidea (véase p. 81), encefalitis, meningitis y neoplasias cerebrales— se analizan en otras partes de este texto. Aquí nos centraremos en algunas otras causas secundarias de la cefalea que debe conocer.

Cefalea por uso excesivo de medicamentos (CUEM)

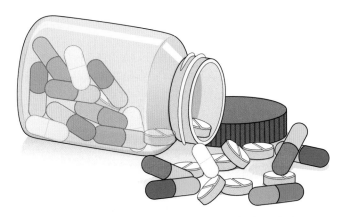

Los medicamentos para el dolor de cabeza vienen en todo tipo de formas y colores y muchos pueden —si se usan en exceso— causar dolores de cabeza de rebote conocidos como cefaleas por uso excesivo de medicamentos.

La CUEM no es una urgencia. Se define como una cefalea que se produce 15 o más días al mes debido al uso excesivo de medicamentos sintomáticos para el dolor de cabeza durante más de 3 meses. Casi siempre se superpone a otro trastorno de cefalea y, a menudo, pero no siempre, se resuelve con la retirada gradual de la medicación agresora. Los medicamentos de mayor riesgo son los opiáceos, los analgésicos que contienen butalbital y las píldoras combinadas de aspirina, paracetamol y cafeína, pero también se han implicado los AINE, el paracetamol y los triptanes.

La validez de la CUEM como entidad clínica propia se debate activamente. Muchos argumentan que este diagnóstico culpa solo al paciente cuando, en realidad, los síntomas pueden ser más bien una consecuencia de la incapacidad del proveedor para tratar de manera adecuada el dolor del paciente.

Recuadro 3-10

Aparte de los analgésicos que pueden causar CUEM, hay muchos otros fármacos que pueden provocar cefalea como efecto secundario de su uso para otra afección. Los más importantes son los anticonceptivos hormonales, los agonistas betaadrenérgicos, los estimulantes (p. ej., las anfetaminas), los nitratos (casi siempre) y los inhibidores de la fosfodiesterasa (utilizados para tratar la disfunción eréctil). Otros fármacos y sustancias pueden provocar dolores de cabeza durante la abstinencia, como la cafeína y muchos antidepresivos.

Arteritis de células gigantes (ACG)

También conocida como arteritis temporal, la ACG es una vasculitis de vasos medianos a grandes que afecta a la aorta y a la mayoría de sus ramas principales. La inflamación vascular difusa puede conducir a la cicatrización, estenosis y eventual oclusión. La ACG se observa casi exclusivamente en pacientes mayores de 50 años, con una incidencia máxima entre los 70 y los 80 años. Las mujeres se ven afectadas entre 2 y 3 veces más que los hombres. Este diagnóstico debe considerarse siempre en los pacientes mayores de 50 años que presentan cefaleas de nueva aparición.

La cefalea en sí puede ser unilateral o bilateral y a menudo, aunque no exclusivamente, es temporal. Las características asociadas pueden incluir:

- Síntomas sistémicos como fiebre, fatiga, pérdida de peso y mialgia.
- Sensibilidad a la palpación sobre la arteria temporal.
- Claudicación mandibular (dolor y fatiga al masticar debido a la afectación de la arteria maxilar).
- Polimialgia reumática (que se presenta con dolor muscular, debilidad y rigidez que afecta predominantemente los hombros).
- El síntoma más preocupante es la pérdida visual, por lo regular debida a la isquemia de la retina o del nervio óptico.

Arteria temporal superficial

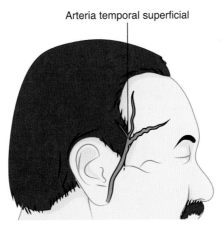

Arteria temporal inflamada en un paciente con arteritis de células gigantes (ACG).

Los marcadores inflamatorios, como la velocidad de sedimentación globular (VSG) y la proteína C reactiva (PCR), suelen estar elevados (la PCR tiene una sensibilidad superior a 95%), pero los valores normales —aunque poco frecuentes— no excluyen el diagnóstico. No obstante, si se sospecha de la enfermedad en cualquier adulto mayor de 50 años, hay que comprobar la VSG o la PCR.

La biopsia de la arteria temporal sigue siendo el patrón de oro para el diagnóstico, pero puede ser falsamente negativa porque la inflamación no es uniforme, sino que "salta", dejando algunas zonas de la arteria temporal sin afectar. La biopsia bilateral mejora el rendimiento diagnóstico. Aunque el diagnóstico puede ser difícil de realizar, es esencial mantener un umbral bajo para detectar y tratar empíricamente la ACG, ya que entre 15 y 20% de los pacientes acabará teniendo una pérdida de visión rápida y a menudo irreversible si no se tratan con prontitud. Es importante destacar este último punto: si sospecha que su paciente tiene ACG basándose en su evaluación clínica, inicie el tratamiento de inmediato; no espere a los resultados de la biopsia. Los esteroides en dosis altas son el tratamiento de primera línea.

Hipotensión intracraneal espontánea (HIE)

También conocidas como cefaleas de "baja presión", están causadas por la fuga de líquido cefalorraquídeo (LCR) a través de un desgarro en la duramadre. A menudo hay un acontecimiento precipitante evidente (p. ej., una punción lumbar que abre un agujero en la duramadre, una anestesia epidural que no alcanza su objetivo, un accidente de tráfico o una lesión deportiva) o una enfermedad subyacente del tejido conectivo (como el síndrome de Ehlers-Danlos o de Marfan) que predispone a una duramadre frágil con alto riesgo de desgarro.

La cefalea es clásicamente "ortostática" en el sentido de que empeora al ponerse de pie y se resuelve al acostarse, pero esta característica puede resolverse con el tiempo. Es frecuente el agravamiento con cualquier maniobra de Valsalva, resultado de una presión venosa elevada que obliga a aumentar la fuga de LCR a través del desgarro. Otras características pueden incluir acúfenos (típicamente no pulsátiles), despertares nocturnos, dolor de cuello y características migrañosas como fotofobia, fonofobia y náusea.

El diagnóstico de la HIE se basa en estas características clínicas junto con hallazgos de imagen específicos o pruebas directas de baja presión del LCR obtenidas mediante punción lumbar. Sin embargo, las evidencias recientes sugieren que la presión baja del LCR es en realidad relativamente poco frecuente en estos pacientes, y que el *volumen* bajo del LCR es más importante; a pesar de ello, la utilidad de una punción lumbar es ahora discutible. Por lo general, la resonancia magnética del cerebro (sí, del cerebro, aunque el lugar de la fuga suele estar a nivel de la médula espinal) es la primera prueba de imagen que se obtiene y resulta anormal en aproximadamente 75% de los casos.

Las posibles anomalías en una resonancia magnética cerebral son numerosas y se resumen en la mnemotecnia SEEPS:

- Colecciones de líquido **s**ubdural.
- Realce (***e**nhancement*) de la duramadre, a veces denominado paquimeninges.
- Congestión (***e**ngorgement*) de los senos venosos.
- Hiperemia hipofisaria (***p**ituitary hiperemia*).
- Descenso (***s**agging*) del cerebro y desplazamiento de de las amígdalas cerebelosas.

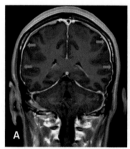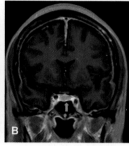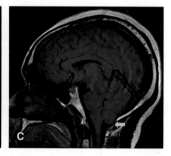

La resonancia magnética de un paciente con hipotensión intracraneal espontánea (HIE) muestra (*A*) realce de la duramadre (*flechas rojas*), (*B*) hiperemia hipofisaria (*flecha azul*) y (*C*) leve hundimiento del cerebro (*flecha amarilla*). (Modificada de Louis ED, Mayer SA, Noble JM. *Merritt's Neurology*, 14th ed. Wolters Kluwer, 2021.)

A menudo se obtienen imágenes de la columna vertebral (ya sea con una IRM tradicional o con una mielografía por TC, una técnica de imagen invasiva en la que se inyecta contraste en el espacio del LCR) para ayudar a visualizar el desgarro.

De acuerdo con la gravedad de los síntomas, el tratamiento puede comenzar de forma conservadora con reposo en cama, cafeína (p. ej., 2 o 3 tazas de café 2 o 3 veces al día; esto puede actuar como vasoconstrictor arterial), hidratación y tiempo. Si esto no funciona, habrá que organizar un parche sanguíneo epidural, un procedimiento que consiste en la inyección epidural de sangre autóloga para taponar la fuga y, con suerte, reparar el desgarro.

Recuadro 3-11 Malformaciones de Chiari

Las malformaciones de Chiari son anomalías anatómicas que se caracterizan por el desplazamiento hacia abajo del cerebelo, ya sea solo (Chiari 1) o junto con la parte inferior del tronco encefálico (Chiari 2), por debajo del foramen magno y dentro del canal espinal.

Las malformaciones de Chiari 1 (que son las más relevantes en este capítulo) suelen ser asintomáticas, pero en ciertos casos pueden causar dolores de cabeza, caracterizados la mayoría de las veces por un dolor occipital prominente y dolor de cuello. También pueden producirse parálisis de los nervios craneales inferiores que causan disartria, nistagmo, ronquera o apnea del sueño, así como pérdida sensorial e incluso escoliosis debido a la siringomielia (es decir, la formación de un quiste lleno de líquido en la médula espinal, que suele encontrarse en asociación con las malformaciones de Chiari 1). En general, los síntomas no se presentan hasta la edad adulta.

> ## Recuadro 3-11 Malformaciones de Chiari (*continuación*)
>
> La hipotensión intracraneal espontánea puede causar un Chiari 1 secundario (es decir, hundimiento del cerebro debido a un bajo volumen de LCR) (véase la imagen C en p. 114).
>
> Las malformaciones de Chiari 2 suelen diagnosticarse antes del nacimiento, ya que casi siempre se asocian con un mielomeningocele (un defecto del tubo neural caracterizado por la protrusión de una sección de la médula espinal y su cubierta meníngea a través de la espalda del niño). Los síntomas pueden incluir debilidad, disfagia y apnea debido a la compresión medular. La hidrocefalia progresiva (debida a la obstrucción del flujo de salida del LCR) es una complicación frecuente.
>
> La necesidad de una intervención quirúrgica (normalmente con descompresión de la fosa posterior o una derivación para tratar la hidrocefalia) depende de la extensión del desplazamiento del cerebelo y del tronco del encéfalo y del grado de deterioro neurológico.

Seudotumor cerebral

El seudotumor cerebral se caracteriza por una constelación de signos y síntomas que son el resultado de una PIC *elevada*, que se desarrolla debido a la acumulación de LCR y la posterior expansión ventricular (también conocida como hidrocefalia) que ejerce presión sobre el tejido cerebral circundante. Por lo tanto, puede imitar algunas de las características de un tumor cerebral; de ahí su nombre.

La mejor manera de pensar en la hipertensión intracraneal es dividirla en dos categorías, la idiopática (coloquialmente la categoría denominada seudotumor cerebral) y la secundaria.

Hipertensión intracraneal idiopática. La hipertensión intracraneal idiopática (HII), como su nombre indica, no tiene una causa conocida. Las mujeres con sobrepeso en edad fértil son las más afectadas. Los factores de riesgo son el aumento de peso reciente, diversas afecciones sistémicas (como la anemia, el síndrome de ovario poliquístico y el lupus eritematoso sistémico) y los medicamentos (especialmente las tetraciclinas, la hormona del crecimiento, los glucocorticoides, las fluoroquinolonas y la vitamina A y sus derivados, como la isotretinoína).

Hipertensión intracraneal secundaria. La hipertensión intracraneal secundaria se debe a cualquier proceso que provoque una acumulación excesiva de LCR que dé lugar a una PIC elevada. Los responsables son:

1. Cualquier cosa que provoque la *obstrucción del flujo del LCR* con la consiguiente acumulación del LCR en los ventrículos. La trombosis del seno venoso y la obstrucción de la vena yugular bloquean la salida venosa del cerebro, que es la misma vía de salida utilizada por el LCR. Los tumores u otras lesiones masivas que causan la obstrucción del flujo de salida ventricular (es decir, la hidrocefalia obstructiva) también pueden hacer esto.

2. Cualquier cosa que provoque una *disminución de la absorción del LCR*. La meningitis previa o la hemorragia subaracnoidea pueden provocar cicatrices y adherencias de las granulaciones aracnoideas que son responsables de la reabsorción del LCR.

3. Cualquier cosa que provoque un *aumento de la producción de LCR*. Los papilomas del plexo coroideo, poco frecuentes pero no inéditos, son tumores que se sitúan dentro de los ventrículos y producen un exceso de LCR.

Independientemente de la causa, la cefalea asociada con la hipertensión intracraneal es posicional, pero a diferencia de la HIE, *empeora al acostarse y mejora al ponerse de pie.* Los rasgos migrañosos son comunes. Otras características clínicas más específicas que deben sugerir el diagnóstico son:

1. Acúfenos pulsátiles.

2. Amaurosis transitorias, que son episodios breves de pérdida de visión en uno o ambos ojos, característicamente precipitados al ponerse de pie.

3. Parálisis del nervio craneal (NC6), es decir, deterioro de la abducción del ojo afectado, un "signo de falsa localización" (en el sentido de que puede reflejar una disfunción muy alejada de la localización sugerida por el hallazgo del examen); el sexto nervio tiene el recorrido intracraneal más largo de todos los nervios craneales y, por lo tanto, es más susceptible a los efectos de las elevaciones de la PIC. Véase capítulo 18 para más detalles sobre los nervios craneales.

El diagnóstico requiere un papiledema en la exploración (hinchazón del nervio óptico debido a una PIC elevada) y una presión de apertura elevada obtenida mediante punción lumbar (más de 25 mm Hg en adultos, 28 mm Hg en niños). Por lo demás, el análisis del LCR es normal. Debe obtenerse una IRM del cerebro con y sin contraste y una venoresonancia magnética (VRM) para descartar causas secundarias. Las características clásicas de la hipertensión intracraneal en la IRM incluyen una silla de montar (una depresión en la base del cráneo donde se asienta la hipófisis), un aplanamiento de los globos posteriores y unos nervios ópticos que parecen tortuosos y se realzan. Los ventrículos y el parénquima cerebral deben tener un aspecto normal.

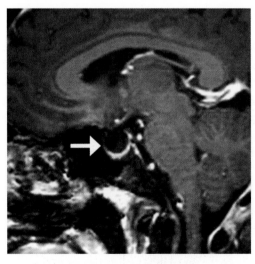

Resonancia magnética de un paciente con hipertensión intracraneal idiopática; nótese la silla turca vacía (*flecha*). (Fuente: Dr. Daniel T. Ginat, MD.)

Sin ninguna intervención, la historia natural del seudotumor cerebral es de lenta progresión sintomática. Por lo tanto, se recomienda el tratamiento. El tratamiento conservador con observación estrecha, pérdida de peso y otras modificaciones de los factores de riesgo son los tratamientos de primera línea en pacientes sin evidencia de pérdida de visión. Si el dolor de cabeza no mejora o si hay evidencia de pérdida de visión temprana, se utilizan inhibidores de la anhidrasa carbónica como la acetazolamida o el topiramato (estos fármacos disminuyen la producción de LCR). Si hay una pérdida de visión progresiva, las opciones de procedimiento incluyen la fenestración de la vaina del nervio óptico (para aliviar la presión sobre el nervio) y la colocación de una derivación ventriculoperitoneal (para desviar el LCR del cerebro al abdomen para una mejor absorción). No está indicada la realización de punciones lumbares seriadas, que pueden causar importantes molestias y ofrecer solo un alivio temporal; sin embargo, pueden ser apropiadas como medida temporal antes de la cirugía o en mujeres embarazadas que desean evitar los medicamentos durante el embarazo.

Síndrome de encefalopatía posterior reversible (PRES)

Aunque se desconoce la incidencia exacta del síndrome de encefalopatía posterior reversible (PRES, por sus siglas en inglés), cada vez aparece más en la literatura médica. Este es un síndrome que usted necesita conocer.

La forma más fácil de pensar en el PRES es como una constelación de características clínicas y radiográficas resultantes del edema vasogénico agudo (es decir, de la acumulación extracelular de líquido intravascular debido a la interrupción de la barrera hematoencefálica). El nombre no es el mejor, porque el PRES no es exclusivamente posterior (es decir, afecta a la región parietooccipital), puede no ser reversible y no siempre causa encefalopatía. Así que vamos a repasarlo con detalle.

El PRES puede ser causado por dos cuestiones:

- La primera es *un rápido aumento de la presión arterial*. Normalmente, el cerebro es capaz de autorregularse de forma que el flujo sanguíneo cerebral se mantiene estable en un amplio rango de presiones arteriales medias. Sin embargo, este proceso tiene un límite superior y, cuando se supera, el flujo sanguíneo cerebral aumenta. Las presiones elevadas resultantes pueden provocar la extravasación de líquido de los vasos sanguíneos cerebrales al parénquima cerebral, lo que da lugar a un edema vasogénico.

- La segunda es la *medicación inmunosupresora*, como la ciclosporina y el tacrolimus. El mecanismo que se postula en este caso es la toxicidad endotelial directa causada por la propia medicación, que da lugar a una fuga capilar y a una alteración de la barrera hematoencefálica, que puede producirse incluso después de meses de exposición a la medicación infractora. No se requieren niveles tóxicos de estos medicamentos para provocar PRES.

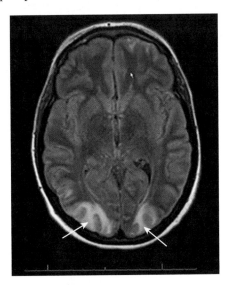

IRM con características clásicas del PRES (edema de sustancia blanca simétrico y confluente; *flechas blancas*). (Modificada de Pula JH, Eggenberger E. Posterior reversible encephalopathy syndrome. *Curr Opin Ophthalmol.* 2008;19:479-484.)

Los síntomas incluyen cefalea (a menudo constante y que no responde a los analgésicos), alteraciones visuales (debido a la afectación cerebral posterior preferente que provoca cortes del campo visual, alucinaciones, ceguera cortical, etc.), crisis y encefalopatía (con mayor frecuencia letargo y confusión).

Las imágenes muestran un edema de sustancia blanca simétrico y confluente que a menudo (pero no exclusivamente) afecta a las regiones parietooccipitales posteriores. Esto se ve mejor en la IRM, pero puede detectarse en la TC en los casos graves. El diagnóstico por imagen es esencial, ya que no existen directrices clínicas fiables para el diagnóstico y, como puede imaginarse, el diagnóstico diferencial de este complejo sintomático es amplio (incluye síndromes de ictus, neoplasias y encefalopatías). Una resonancia magnética consistente con el PRES en el contexto clínico adecuado (presión arterial elevada o el uso de inmunosupresores) debería hacer que usted se sienta seguro en el diagnóstico.

El tratamiento es sintomático, con control de la presión arterial, control de las crisis y, si está indicado y es factible, la retirada o la reducción de la dosis de la medicación agresora. La mayoría de los pacientes se recupera bien, pero pueden producirse secuelas neurológicas (como déficits motores y epilepsia) y la muerte.

Cefalea cardiaca

La cefalea cardiaca se refiere al dolor de cabeza debido a la isquemia miocárdica. La cefalea en sí puede parecerse mucho a una migraña, pero es variable en cuanto a su localización, intensidad y duración. Puede estar asociada con dolor torácico, aunque no tiene por qué estarlo, pero siempre se agrava con el esfuerzo y se alivia con nitroglicerina o con la colocación de un *stent* cardiaco y un injerto de derivación de la arteria coronaria (IDAC) cuando estas intervenciones son adecuadas.

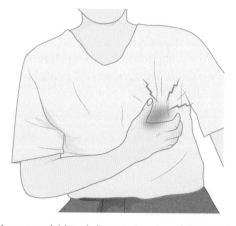

No hay que olvidar el diagnóstico de cefalea cardiaca.

Se trata de un diagnóstico poco frecuente, pero que NO DEBE PASARSE POR ALTO, y debe considerarse en pacientes de edad avanzada con cefalea de nueva aparición y factores de riesgo cardiovascular significativos. Es conveniente obtener un electrocardiograma (ECG) en reposo y una prueba de esfuerzo en estos pacientes, especialmente antes de prescribir cualquier triptán.

Cefalea postraumática

Si la cefalea aparece en los 7 días siguientes a un traumatismo craneoencefálico, o en los 7 días siguientes a la recuperación de la conciencia tras un traumatismo craneoencefálico, se considera que la cefalea es postraumática. Los factores de riesgo son la edad temprana, los antecedentes de cefalea y, paradójicamente, los grados *más leves* de traumatismo craneoencefálico (es decir, el traumatismo asociado con amnesia transitoria y a una breve pérdida de conciencia, si es que la hay). Las características de la cefalea son variables y pueden parecerse tanto a la migraña como al tipo tensional. Por lo tanto, la clave del diagnóstico es obtener un historial de traumatismo previo. Son frecuentes el mareo, el enlentecimiento cognitivo leve y el insomnio. Se debe considerar la posibilidad de obtener imágenes de estos pacientes para descartar una hemorragia subdural subyacente o una contusión hemorrágica.

El tratamiento es sintomático. Si la cefalea parece una migraña, se trata la migraña; si parece una cefalea de tipo tensional, se trata la cefalea de tipo tensional. La profilaxis con amitriptilina funciona bien en ambos casos y es el fármaco mejor estudiado en esta población de pacientes. La mayoría de los pacientes se recupera por completo en unos pocos meses, aunque hay casos raros en los que los síntomas nunca se resuelven.

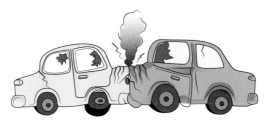

El historial de traumatismo es la clave para diagnosticar la cefalea postraumática.

Recuadro 3-12 Dolor de cabeza en el embarazo

El dolor de cabeza en el embarazo es un tema por completo diferente. El embarazo pone a las mujeres en riesgo de presentar una plétora de enfermedades que pueden cursar con dolor de cabeza, algunas de ellas potencialmente mortales, por lo que cualquier dolor de cabeza nuevo o que empeore durante el embarazo debe tomarse en serio. Puede parecer que las posibilidades de diagnóstico son infinitas, pero vamos a dividirlas en cinco categorías. Estas son las posibles causas de dolor de cabeza en las mujeres embarazadas que NO SE PUEDEN PASAR POR ALTO.

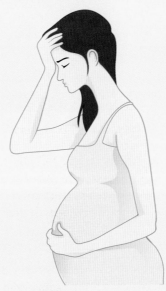

Hay muchas causas de dolor de cabeza en el embarazo y hay que conocerlas todas.

(continúa)

Recuadro 3-12 Dolor de cabeza en el embarazo (*continuación*)

1. *Trastornos cerebrovasculares*: el embarazo es un estado hipercoagulable y, por lo tanto, aumenta el riesgo de trastornos vasculares como la trombosis del seno venoso y el ictus isquémico o hemorrágico agudo. El riesgo de hemorragia subaracnoidea, PRES y síndrome de vasoconstricción cerebral reversible (véase capítulo 2) también aumentan durante el embarazo, especialmente en el tercer trimestre y en el periodo posparto.
2. *Lesiones que ocupan espacio*: las malformaciones de Chiari no reconocidas previamente (véase recuadro 3-11), los quistes coloides (véase p. 400) y otros tumores pueden darse a conocer durante el parto debido al aumento de la presión causado por las maniobras de Valsalva sostenidas. Los meningiomas también tienen tendencia a crecer con rapidez durante el embarazo. El mecanismo que subyace a esto no está claro, pero se ha planteado la hipótesis de cambios en la dinámica del flujo sanguíneo, así como la proliferación celular mediada por hormonas.
3. *Trastornos relacionados con la hipertensión arterial*: la hipertensión gestacional puede causar tanto preeclampsia/eclampsia como PRES.
4. *Trastornos relacionados con cambios en la presión intracraneal*: la hipertensión intracraneal idiopática suele empeorar en el embarazo debido al aumento de peso relativamente rápido. La anestesia epidural también crea un riesgo de cefalea pospunción dural (presión baja), así como de neumocefalia (entrada de aire en el cerebro).
5. *Apoplejía hipofisaria*: puede presentarse como una cefalea súbita e intensa debida a una hemorragia en una lesión hipofisaria preexistente o a un agrandamiento de la glándula hipofisaria.

La buena noticia es que podemos detectar casi todos ellos con tres estudios de imagen (ninguno de los cuales requiere gadolinio, y todos ellos pueden realizarse en un solo viaje al escáner):

- IRM (para observar el parénquima cerebral, para descartar PRES, ictus isquémico, hemorragias y lesiones estructurales subyacentes).
- ARM (para ver las arterias intracraneales, descartar la disección y el síndrome de vasoconstricción cerebral reversible).
- VRM (para ver los senos venosos, para descartar la trombosis de los senos venosos).

Dicho esto, *no todas las pacientes embarazadas con cefalea necesitan hacerse una prueba de imagen*. Por ejemplo, si una paciente embarazada con antecedentes de migraña presenta un dolor de cabeza un poco más intenso de lo normal para ella, pero que por lo demás es idéntico a sus migrañas normales, tal vez esté bien no pedir ningún estudio de imagen. Pero los parámetros para escanear a las pacientes embarazadas son, por razones evidentes, significativamente más bajos que los de las no embarazadas, y si usted no está seguro, escanee.

Suponiendo que las exploraciones sean negativas y que usted haya descartado cualquier posible causa secundaria o peligrosa, las opciones de tratamiento de primera línea para el dolor de cabeza en el embarazo incluyen el paracetamol y la metoclopramida.

Curiosamente, las pacientes con migraña tienden a tener menos dolores de cabeza durante el embarazo, sobre todo durante el segundo y el tercer trimestre, en comparación con su situación antes del embarazo. Tampoco es extraño que se desarrollen nuevas migrañas o incluso nuevos síntomas de aura durante el embarazo.

El enfoque general del paciente con cefalea

Acabamos de repasar abanico de posibilidades de tipos de dolor de cabeza y todo ello puede parecer más que abrumador. Pero en muchos casos, el diagnóstico será evidente a los pocos minutos de escuchar a su paciente describir sus síntomas.

Sin embargo, no se apresure a dar un diagnóstico. En particular, conozca sus banderas rojas — SNOOP2— frío. Estos son los diagnósticos que nunca querrá pasar por alto. Además del historial clínico y el examen, solo hay unas pocas herramientas que necesitará: imágenes, análisis del LCR y algunos estudios de laboratorio. No los pida indiscriminadamente. Son caros, consumen tiempo y provocan ansiedad, y con su nueva perspicacia clínica, a menudo son innecesarios.

He aquí algunos ejemplos rápidos que ilustrarán el enfoque general del paciente con dolor de cabeza:

La *paciente A* acude a su consulta por primera vez para establecer una atención. En su revisión de sistemas, ella reporta que tiene "dolores de cabeza normales" ocasionalmente cuando está cansada, deshidratada o estresada. Por lo regular no tiene que tomar ninguna medicación, pero de vez en cuando se toma un ibuprofeno y el dolor desaparece. Su examen es normal y usted le dice que tiene *cefaleas tensionales*. El ibuprofeno es un tratamiento adecuado, siempre y cuando ella restrinja su uso a menos de dos veces por semana.

Una perla clínica rápida: si un dolor de cabeza lleva a un paciente a su consulta o, sobre todo, a urgencias, lo más probable es que *no* sea una cefalea tensional. La mayoría de los pacientes que las presenta las consideran "normales" y, por definición, no son incapacitantes. Es probable que la paciente A no haya venido a verle por su dolor de cabeza; simplemente lo mencionó (ya que usted preguntó).

La *paciente B* presenta dolores de cabeza poco frecuentes pero intensos por los que ha tenido que faltar al trabajo 1 o 2 días. Sus dolores de cabeza suelen ser, aunque no siempre, del lado izquierdo y están asociados con náusea y sensibilidad a la luz. Su madre tiene dolores de cabeza similares. Se siente mejor cuando se tumba en una habitación oscura, y el ibuprofeno o el paracetamol ayudan, pero a menudo no resuelven totalmente el dolor. Su examen es normal y usted le diagnostica *migraña episódica sin aura*. Dada la normalidad de la exploración, los antecedentes familiares y el historial clásico de la migraña, no es necesario realizar pruebas de imagen. Usted le prescribe sumatriptán para que lo tome al inicio de la cefalea y le dice que puede tomarlo en combinación con un AINE para conseguir un efecto máximo. Usted le pide que lleve un diario de las cefaleas para evaluarlo en su próxima visita y le habla de la importancia de hacer ejercicio con regularidad y de mantener un horario de sueño regular.

El *paciente C* acude al servicio de urgencias tras 5 días de insoportables dolores de cabeza. Le dice que ha tenido dolores de cabeza "normales" en el pasado, pero nada como esto. Estos dolores de cabeza son del lado derecho, agudos y tan intensos que le dice que preferiría morir antes que seguir experimentándolos. Al parecer, se manifiestan siempre justo después de cenar, duran aproximadamente una hora y se asocian a lagrimeo del ojo derecho y a un párpado caído (ptosis). En este momento se siente bien y su examen es normal. Aunque su historial es consistente con una *cefalea en racimos*, la obtención de una resonancia magnética sin contraste mientras está en urgencias es razonable, dado el cambio repentino en las características de la cefalea y el déficit focal reportado. Su exploración es normal, y usted le da el alta con una reducción de esteroides, con una prescripción de sumatriptán subcutáneo y un seguimiento estrecho en su consulta.

El *paciente D* acude a su consulta con un dolor de cabeza punzante en el lado derecho con duración de 5 días. El dolor es notablemente peor por la noche, pero nunca desaparece del todo. No tiene mucho apetito, pero dice que desde hace 2 semanas siente un profundo dolor en la mandíbula cuando mastica. Tiene mal aspecto, pero su exploración, incluida la visión, es normal, con la excepción de una sensibilidad moderada a la palpación sobre la arteria temporal derecha. Le manda usted una VSG y una PCR, y ambas son elevadas. Le dice que sospecha que tiene ACG, le da esteroides empíricos y lo remite a una biopsia urgente de la arteria temporal.

La **paciente E** acude al servicio de urgencias con una cefalea repentina que comenzó alrededor de 12 horas antes. Tiene dolores de cabeza con frecuencia, pero dice que este es el peor dolor de cabeza que ha tenido y que ahora ve doble cada vez que mira a la izquierda. En la exploración, usted nota de inmediato la ptosis de su ojo derecho, y luego descubre que su pupila derecha está dilatada y que no puede aducir su ojo derecho a través de la línea media. Su TC craneal, realizada al llegar a urgencias, no muestra sangre, pero esto no le tranquiliza: como ya sabe (véase capítulo 2), la sensibilidad de la TC para una hemorragia subaracnoidea disminuye de manera drástica más de 6 horas después del inicio de los síntomas. Le dice usted al servicio de urgencias que necesita una punción lumbar urgente, que muestra unos eritrocitos significativamente elevados que no se diluyen. Su angiotomografía (ATC) muestra un *aneurisma de la arteria comunicante posterior roto* (que tal vez comprime su tercer nervio craneal, causando los déficits focales que usted encontró en el examen), y se le lleva a la sala de operaciones para el espiralado (*coil*) endovascular de su aneurisma.

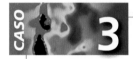

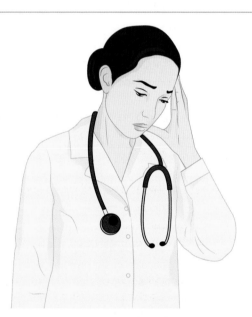

Evolución de su paciente: Anna presenta una migraña que ha pasado de ser episódica a crónica, probablemente debido a su ajetreado horario de residente y al comprensible estrés. Usted adapta sus consejos de "higiene del dolor de cabeza" a su horario imprevisible sugiriéndole que guarde barritas de cereales o almendras en los bolsillos de su bata blanca para evitar largos periodos sin comer, y que dedique regularmente de 5 a 10 minutos antes de acostarse a relajarse con una de las muchas aplicaciones de meditación para teléfonos inteligentes. También le prescribe sumatriptán para que lo tome al inicio de sus cefaleas (aunque no debería hacerlo más de 2 o 3 veces por semana), así como profilaxis diaria con candesartán. En su visita de seguimiento, varios meses después, la frecuencia de sus cefaleas ha mejorado a una, como mucho dos, por semana. No es perfecta, pero ha mejorado. Seguirá viéndola con regularidad para ayudarla en la medida de lo posible con sus hábitos de vida y titular sus medicamentos según sea necesario.

Ahora usted ya sabe:

- | Las migrañas son uno de los motivos más comunes de visita a urgencias en todo el mundo. Se definen no solo por su dolor característico, sino por los síntomas específicos asociados, el riesgo genético y la predisposición a otros trastornos.

- | Cuando los pacientes presentan una cefalea, el diagnóstico precoz y preciso es crucial, tanto para distinguir las cefaleas primarias de las secundarias, como para iniciar el tratamiento adecuado. Cuanto más se prolongue un trastorno de cefalea, más difícil será su tratamiento.

- | Los triptanes son medicamentos comúnmente prescritos para la migraña aguda. Aunque la evidencia es limitada, evitamos los triptanes en pacientes con enfermedades cardiacas y vasculares periféricas significativas. Los nuevos antagonistas del CGRP de molécula pequeña son otra buena opción para la migraña aguda, en particular en pacientes que no pueden tomar triptanes.

- | La migraña crónica es difícil de tratar. Disponemos de una gran cantidad de opciones preventivas, todas ellas eficaces solo en algunas ocasiones. El mejor enfoque terapéutico suele ser multifactorial: la medicación junto con la modificación del estilo de vida, la higiene del dolor de cabeza y otras intervenciones como el botox.

- | Los anticuerpos monoclonales CGRP son los primeros medicamentos preventivos específicos para la migraña. Aunque son relativamente nuevos, hasta ahora parecen ser al menos igual de eficaces —y con muchos menos efectos secundarios— que las terapias conocidas.

- | Las cefalalgias autonómicas del trigémino se definen por un dolor de distribución trigeminal unilateral asociado con características autonómicas ipsilaterales. Los diferentes subtipos se distinguen mejor por la duración del dolor y su respuesta a la indometacina.

- | Hay muchos tipos de cefaleas secundarias, algunas de las cuales pueden tener consecuencias graves si no se reconocen. Cada una de ellas tiene su propia presentación, y —cuando es apropiado— el diagnóstico por imagen y el análisis del LCR suelen darle la respuesta que necesita. Conozca la mnemotecnia SNOOP2.

- | Cualquier cefalea —y en especial cualquier cefalea *nueva*— durante el embarazo debe tomarse en serio. El diferencial potencial de las causas subyacentes es amplio pero, cuando está indicado, la combinación de IRM, ARM y VRM puede descartar (o sospechar) casi todo.

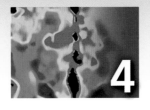

Conmoción cerebral (o lesión cerebral traumática leve)

4

En este capítulo, usted aprenderá:

1 | Cómo distinguir un traumatismo craneoencefálico leve de un traumatismo más grave que requiere imágenes y que puede precisar atención hospitalaria

2 | Qué es una conmoción cerebral y qué esperar en cuanto al pronóstico

3 | Cómo guiar a sus pacientes para que vuelvan a su actividad normal, con especial énfasis en los deportistas

4 | Cuándo sospechar del síndrome posconmocional y qué hacer al respecto

5 | Sobre la encefalopatía traumática crónica, una complicación devastadora de los traumatismos craneoencefálicos repetidos que se observa con mayor frecuencia en los atletas que practican deportes de contacto y en el personal militar

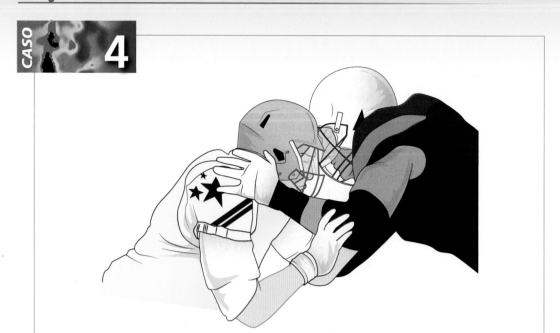

Su paciente: Paul, un estudiante universitario de 22 años de edad, recibe una entrada (ilegal) con el casco durante la sesión de entrenamiento de su equipo de fútbol americano. No pierde el conocimiento, pero luce aturdido cuando le ayudan a llegar a la línea de banda. Afirma que "vio estrellas" en el impacto y se queja de un fuerte dolor de cabeza. Al cabo de unos minutos, afirma sentirse de nuevo normal, excepto por una leve sensación de náusea y un ligero dolor de cabeza, y pide volver al partido. Su evaluación neurológica, utilizando un protocolo estándar de conmoción cerebral, es normal. ¿Cuál es su recomendación?

Lo que no sabemos sobre la conmoción cerebral supera con creces lo que sabemos. No estamos seguros de cuál es la mejor manera de prevenir una conmoción cerebral ni de cómo tratarla, y ni siquiera nos ponemos de acuerdo en la forma precisa de definirla y diagnosticarla. ¡Parece que este será un capítulo corto! Lo será, pero no le dejaremos en la estacada. Nuestros conocimientos en este campo están creciendo rápidamente, en gran parte debido a nuestro tardío reconocimiento de los problemas neurológicos que están preocupando a muchos atletas que practican deportes de contacto y al personal militar expuesto a graves lesiones por explosiones. Y estamos empezando a saber lo suficiente como para sentir cierta confianza en nuestra capacidad para evaluar y tratar a los pacientes con lesiones cerebrales traumáticas leves.

¿Es leve o grave?

Esta es la primera pregunta que debe hacerse cuando se enfrenta a un paciente con un traumatismo craneal. Los traumatismos graves pueden causar un hematoma epidural, un hematoma subdural, una hemorragia parenquimatosa o un aumento agudo de la presión intracraneal, y estos diagnósticos, que pueden poner en peligro la vida del paciente, son los que no debe pasar por alto.

La prueba de elección en pacientes con traumatismos craneoencefálicos graves es la TC. La resonancia magnética es menos sensible a las hemorragias agudas, además de que es más cara y por lo común no está disponible de inmediato. Pero no todas las personas con traumatismo craneoencefálico necesitan una TC. Por fortuna, existen directrices fiables para diferenciar a los que la necesitan de los que pueden ser tratados de forma más conservadora. Existen muchas guías en este sentido, pero tienden a converger en unos pocos puntos que, en caso de responder "sí" a cualquiera de ellos, hacen necesaria una TC craneal urgente:

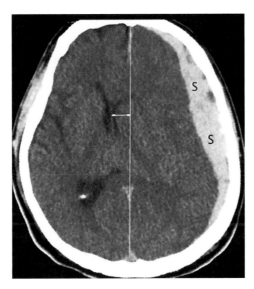

Un hematoma subdural (etiquetado como "S") con efecto de masa (nótese el desplazamiento de la línea media, indicado con la *flecha blanca*) en un paciente que presentó un traumatismo craneal agudo. (Modificada de Poper TJJr, Harris JHJr. *Harris & Harris' the Radiology of Emergency Medicine.* 5th ed. Wolters Kluwer; 2012.)

- Puntuación de la Escala de Coma de Glasgow (ECG) < 15 (véase tabla 4.1).
- Un nuevo déficit neurológico (cualquier déficit motor, sensorial o de los nervios craneales, o cualquier alteración de la cognición, la marcha o la coordinación).
- Dos o más episodios de vómito (puede ser un signo de aumento de la presión intracraneal).
- El paciente está anticoagulado o tiene un trastorno hemorrágico subyacente.
- El paciente tiene 60 años o más (es importante tener en cuenta que basarse únicamente en la ECG puede subestimar la gravedad del traumatismo craneal en los adultos mayores).
- Cualquier evidencia de fractura de la base del cráneo (hemorragia periorbitaria, hemorragia retroauricular, hemotímpano [sangre en la cavidad del oído medio], otorrea o rinorrea).
- Evidencia que sugiera una posible fractura de cráneo abierta o deprimida (p. ej., una laceración del cuero cabelludo o un hematoma).
- Una crisis que acompaña o sigue al traumatismo.

Tabla 4-1 La Escala de Coma de Glasgow (ECG) es el sistema de puntuación más utilizado para ayudar a medir la gravedad de una lesión cerebral traumática

Dominio	Respuesta	Puntuación
Apertura de ojos	Espontánea	4
	Al estímulo verbal	3
	Al dolor	2
	Ninguna	1
Mejor respuesta verbal	Orientada	5
	Confundida	4
	Inapropiada	3
	Incomprensible	2
	Ninguna	1
Mejor respuesta motora	Obedeciendo	6
	Localizando	5
	Retirando	4
	Flexionando	5
	Extendiendo	3
	Ninguna	1
Puntuación total	Coma profundo o muerte	3
	Totalmente alerta y orientado	15

Adaptada del Institute of Neurological Sciences. *Glasgow Coma Scale*. https://www.glasgowcomascale.org/

Otros factores no son tan absolutos, pero si alguno de ellos está presente, usted debería tener un umbral bajo para la exploración:

- Amnesia retrógrada (olvido de recuerdos formados antes del evento traumático) de al menos 30 minutos.
- Cualquier lesión de alto impacto (como un accidente de tráfico o una caída prolongada).
- Comportamiento anormal (agitación, alteraciones del afecto, comportamiento violento, etc.).

Estas guías se aplican únicamente a los adultos; existen diferentes protocolos para orientar la evaluación de los niños.

Si, siguiendo estas pautas, el resultado de la exploración es negativo pero su instinto clínico le sigue diciendo que, por la razón que sea, puede haber algo más de lo que parece, haga una TC (y no olvide hacer una radiografía de la columna cervical si ha habido un traumatismo en el cuello; no querrá pasar por alto una fractura).

La presencia de una fractura o de sangre en la TC requiere la derivación inmediata a neurocirugía. Si la TC es normal, debe considerar el ingreso en el hospital para los pacientes 1) con una puntuación baja en la ECG, 2) que presenten crisis, o 3) que estén anticoagulados o tengan un trastorno hemorrágico. A todos los demás, por lo general, puede sentirse cómodo enviándolos a casa.

El manejo de los cuidados críticos del paciente con un traumatismo craneoencefálico grave que provoca una hemorragia intracraneal y una presión intracraneal elevada se trata en el capítulo 14. Para el resto de este capítulo, vamos a centrarnos en los pacientes que pueden ser manejados como externos; esto es, en aquellos con traumatismo craneoencefálico leve.

¿Qué es una conmoción cerebral?

Definición. Se podría pensar que hay una respuesta sencilla a esta pregunta, pero existe un considerable desacuerdo. Probablemente la definición más sencilla es considerar la conmoción cerebral como *un estado mental alterado, con o sin pérdida de conciencia, causada por un traumatismo craneal.* Algunos expertos añaden el término "de corta duración" después de "estado mental alterado"; sin embargo, hay diferencias de opinión sobre lo que significa realmente "de corta duración", además de que esta definición solo es útil en retrospectiva (¿cómo saber si los efectos del traumatismo son de corta duración sino hasta que se hayan resuelto o persistan?) y, por lo tanto, no resulta de utilidad en la práctica.

Dos puntos importantes:

1. La conmoción cerebral es un diagnóstico *clínico*, que no se realiza mediante pruebas de imagen o de laboratorio (aunque las nuevas investigaciones sobre los biomarcadores liberados por las lesiones axonales y gliales parecen prometedoras).

2. Esta definición —intencionadamente— no especifica si el traumatismo va acompañado o no de pérdida de conocimiento.

Recuadro 4-1 Contusión cerebral

El término *contusión* se refiere a la rotura de los vasos sanguíneos causada por un traumatismo, y puede producirse prácticamente en cualquier parte del cuerpo. Una *contusión cerebral* es un tipo de hemorragia intracerebral y es mejor considerarla como un hematoma cerebral. Al igual que cuando uno se hace un moretón en el brazo o la pierna y acaba con una "marca negra y azul", una contusión cerebral se asocia con pequeñas microhemorragias. La presentación clínica depende de la localización y la gravedad del daño y puede incluir una conmoción cerebral.

El *golpe-contusión* es un patrón de lesión a menudo asociado con las contusiones cerebrales, en el que el daño se produce tanto en el lugar del impacto (a menudo mínimo) como en el lado opuesto de la cabeza (a menudo más grave). La lesión en el lado opuesto de la cabeza —la llamada lesión por *contusión*— se produce cuando un fuerte golpe en la cabeza hace que el cerebro golpee el lado del cráneo opuesto al punto de impacto.

(Continúa)

Recuadro 4-1 Contusión cerebral (*continuación*)

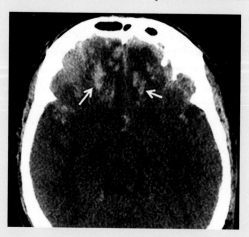

Contusiones bifrontales extensas. (Reimpresa de Sanelli P, Schaefer P, Loevner L. *Neuroimaging: The Essentials*. Wolters Kluwer; 2015.)

Mecanismo. Un traumatismo craneal —p. ej., un latigazo cervical o una lesión directa por una caída, una colisión o una explosión— provoca una rápida aceleración, desaceleración o rotación del cerebro dentro de la bóveda craneal, lo que provoca una tensión de cizallamiento en el parénquima cerebral. El daño axonal y la liberación de neurotransmisores excitatorios parecen desempeñar un papel importante en la causa de los síntomas de la conmoción cerebral.

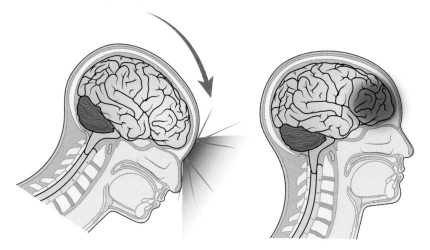

Un traumatismo violento en la cabeza es la causa de la mayoría de los casos de conmoción cerebral.

Síntomas y manejo. Los síntomas de la conmoción pueden desarrollarse inmediatamente o hasta varios días después del traumatismo; pueden persistir durante días o semanas. Cuando duran más tiempo, nos referimos a la condición como síndrome posconmoción (SPC), que discutimos a continuación.

Los síntomas más dramáticos de la conmoción cerebral son la *pérdida de conciencia*, la *desorientación* y la *amnesia*, pero *no* son los más comunes.

La *cefalea* es la número uno. La mayoría de los dolores de cabeza relacionados con las conmociones cerebrales son de tipo migrañoso y pueden tratarse como otras migrañas, empezando normalmente con un medicamento antiinflamatorio no esteroide (AINE). Las cefaleas tensionales son el segundo tipo de dolor de cabeza más común. Cuando el dolor de cabeza se acompaña de náusea, pueden ser útiles medicamentos como la proclorperazina o la metoclopramida. Para más detalles, véase la discusión sobre cefalea postraumática (p. 118).

El *mareo* es el segundo síntoma más frecuente. A veces se presenta como vértigo, pero lo más frecuente es que los pacientes se quejen de una sensación de aturdimiento y desequilibrio mal definidos. No existe una terapia específica, y estos síntomas suelen desaparecer con el tiempo.

Otros síntomas son la fatiga, la incapacidad para concentrarse, la lentitud de los tiempos de reacción, el compromiso de la función ejecutiva, la labilidad emocional, los trastornos del sueño, la depresión, la ansiedad y la irritabilidad. Estos síntomas neuropsiquiátricos pueden aparecer de inmediato, horas o incluso días después del traumatismo craneoencefálico y suelen durar varias semanas antes de resolverse de manera gradual.

Los pacientes que no requieren imágenes (o que han tenido una tomografía computarizada normal) y que no requieren observación hospitalaria pueden ser tratados de forma conservadora. Las recomendaciones anteriores de un periodo prolongado de reposo físico y mental han sido suplantadas por directrices más indulgentes, pero la duración ideal del reposo es desconocida y debe determinarse caso por caso. A menudo se recomienda el "descanso cerebral": limitar las pantallas (esto incluye enviar mensajes de texto, jugar videojuegos y usar el ordenador) y la lectura. Tras un breve periodo (normalmente de 3 a 5 días), los pacientes pueden reanudar de manera gradual la actividad cognitiva y física ligera según la toleren.

Es importante reconocer que el cerebro puede tardar semanas en recuperarse de un traumatismo leve. Durante este tiempo, las demandas metabólicas del cerebro en recuperación superan el suministro de energía disponible, y el cerebro sigue teniendo un mayor riesgo de presentar nuevas lesiones.

 ## Conmoción cerebral relacionada con el deporte

Los deportistas con un traumatismo craneal deben ser retirados de inmediato de la actividad deportiva. Ellos suelen estar comprensiblemente ansiosos por volver al campo, pero las guías subrayan la importancia de la *evaluación objetiva del compromiso neurológico* para determinar si se trata de una conmoción cerebral o de algo aún más grave.

Las pruebas más utilizadas en la línea de banda son el *Sistema de Puntuación de Errores de Equilibrio* y la *Herramienta de Evaluación de Conmociones Deportivas*. La atención debe centrarse en la identificación de las señales de alarma de una lesión grave, los signos objetivos de disfunción neurológica (especialmente los problemas de la marcha y el equilibrio), el deterioro de la memoria, la puntuación de la ECG y una cuidadosa evaluación de la columna cervical. Sin embargo, la precisión de estas herramientas para predecir una patología grave sigue siendo objeto de debate. Siempre prevalece el juicio clínico.

Los deportistas a los que se les diagnostica una conmoción cerebral no deben volver a jugar ese mismo día y deben estar totalmente libres de síntomas antes de comenzar una progresión de rehabilitación estandarizada que comienza con ejercicio aeróbico ligero y continúa durante varios días.[1] No importa lo rápido que se recuperen los deportistas, deben pasar al menos 10

---

[1] Algunas guías son un poco más indulgentes, permitiendo una actividad muy ligera antes si los síntomas del deportista son leves y están mejorando.

> Nota importante: los cascos y otros equipos de protección que existen actualmente para los deportes de contacto, como el fútbol americano y el hockey, no protegen contra la conmoción cerebral. Sí protegen contra las fracturas y otras lesiones en la cabeza y el cuello, pero no contra la conmoción cerebral.

días antes de que vuelvan a practicar un deporte de contacto; la recuperación prolongada del cerebro tras una conmoción cerebral hace que este sea muy susceptible de tener una segunda lesión, cuyas consecuencias podrían ser mucho más graves que la primera.

Síndrome posconmoción cerebral

Los pacientes con traumatismos craneoencefálicos leves deberían mejorar gradualmente en el transcurso de unos días o unas semanas. Sin embargo, algunos pacientes tendrán síntomas persistentes (es decir, que durarán más allá del periodo de recuperación habitual), una condición que se conoce como síndrome posconmoción cerebral.

Para los pacientes con SPC que ya se han sometido a una TC normal, no hay nada que ganar con la repetición de la imagen, *a menos que tengan síntomas progresivos, nuevos déficits neurológicos focales o que sus síntomas se hayan vuelto incapacitantes.* Los datos son claros en este punto: aparte de las excepciones que acabamos de mencionar, la repetición de la TC quizá no aportará nada a su tratamiento (las posibilidades de detectar una hemorragia o una fractura son prácticamente nulas). No obstante, si no se ha realizado una prueba de imagen en el momento del traumatismo, es conveniente pedirla ahora.

Las pruebas neuropsicológicas se recomiendan a menudo a los pacientes con síntomas persistentes. Sin embargo, aunque pueden ayudar a predecir el curso de la recuperación, no hay evidencias convincentes de que afecten el manejo.

El síntoma persistente más común en los pacientes con SPC es el *dolor de cabeza* y debe tratarse más o menos como cualquier otro dolor de cabeza (véase p. 118 para más detalles sobre el dolor de cabeza postraumático). Para los pacientes con mareos persistentes, la rehabilitación vestibular puede ser beneficiosa. Otros síntomas, como la depresión y la ansiedad, deben tratarse de la manera habitual. La lentitud mental persistente y la interrupción del sueño suelen resolverse poco a poco por sí solas a lo largo de semanas o meses.

Síndrome posconmoción cerebral

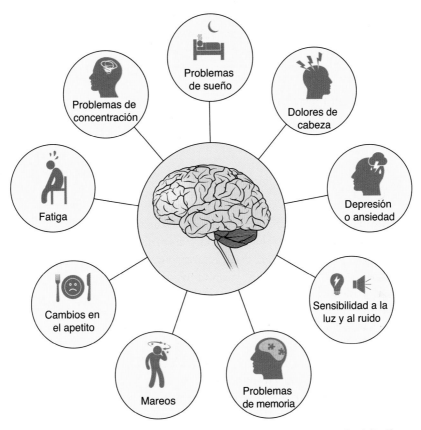

Las principales complicaciones del síndrome posconmoción cerebral (SPC).

La mayoría de los pacientes con SPC se recuperan en varios meses, pero hasta un tercio puede tener síntomas que persisten durante mucho más tiempo. No se conoce ninguna intervención que pueda acelerar su recuperación.

 ## *Encefalopatía traumática crónica*

Este síndrome devastador aparece en pacientes tras múltiples conmociones cerebrales repetitivas. Los deportistas y el personal militar son los más propensos a verse afectados. Los síntomas, que pueden incluir depresión, ansiedad, lentitud mental o alteraciones de la personalidad, pueden ser sutiles al principio, pero con el tiempo se vuelven más pronunciados. La ideación suicida, la violencia y la agresividad suelen ser las manifestaciones más evidentes de la desregulación emocional del paciente. Las alteraciones motoras incluyen ataxia, temblor, síntomas parkinsonianos y enfermedad de la neurona motora (esclerosis lateral amiotrófica). Los síntomas de demencia pueden aparecer y progresar rápidamente.

No se conoce la incidencia exacta de la encefalopatía traumática crónica (ETC). Al parecer, 1 o 2 conmociones cerebrales no aumentan el riesgo, pero es muy factible que tres o más sí lo hagan (no se puede considerar esto como una regla rígida, pero es una aproximación útil del riesgo). Así, el número total de impactos en la cabeza, y no su gravedad, puede ser el mejor pronosticador. Muchos jóvenes futbolistas tienen miles de impactos en la cabeza antes de que terminen sus días de juego. Los pacientes con más de dos conmociones cerebrales no deberían, en la medida de lo posible, reanudar su deporte de contacto (o volver a la actividad militar que les pone en riesgo) aunque su recuperación de cada evento haya sido total.

La ETC solo puede diagnosticarse definitivamente en la autopsia. El hallazgo clave es la acumulación de la proteína tau en el parénquima cerebral.

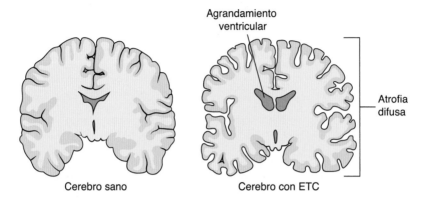

Comparación de un cerebro normal y un cerebro con ETC en la autopsia.

No se conoce ningún tratamiento para la ETC.

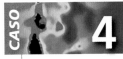

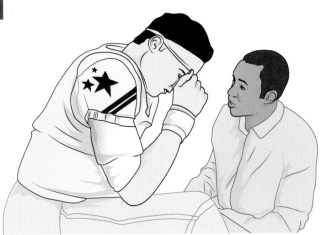

Evolución de su paciente: no hace falta ser un neurólogo licenciado para saber que Paul no debe volver a jugar hoy. Para un atleta que practica un deporte sin contacto y que está del todo recuperado, se podría considerar su regreso. Sin embargo, Paul es un jugador de fútbol y no está por completo asintomático. La mayoría de los expertos recomendaría un periodo de "reposo cerebral" y que no vuelva a practicar deportes de contacto durante al menos 10 días; luego de ello puede regresar únicamente si permanece asintomático siguiendo un protocolo de retorno gradual a la actividad plena.

Ahora usted ya sabe:

- | Las señales de alarma que requieren una evaluación urgente tras un traumatismo craneoencefálico.

- | Cómo determinar si un paciente con traumatismo craneoencefálico leve requiere una TC.

- | Cómo reconocer y manejar los síntomas más comunes de la conmoción cerebral.

- | El arco habitual de recuperación tras un traumatismo craneoencefálico leve.

- | Cómo diagnosticar y tratar el síndrome posconmoción cerebral.

- | Cómo realizar una evaluación en la línea de banda de los deportistas con un traumatismo craneoencefálico, y cómo orientar su recuperación y vuelta a la acción.

- | Los factores de riesgo y las manifestaciones a menudo devastadoras de la encefalopatía traumática crónica.

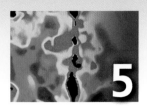

Mareos

5

En este capítulo, usted aprenderá:

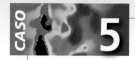

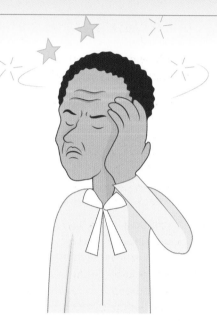

Su paciente: Kyle, un abogado de 64 años de edad con antecedentes de hipertensión y enfermedad coronaria, acude al servicio de urgencias por un vértigo repentino. Afirma que su estado de salud era el habitual hasta hace aproximadamente 2 días, cuando empezó a sentirse mareado y sin equilibrio. Al principio atribuyó estos síntomas al agotamiento —había estado trabajando mucho en un caso y no había tenido mucho tiempo para comer o dormir— pero se preocupó después de caerse esta mañana al levantarse de la cama. Cuando usted le pregunta a qué se refiere con "mareado", le dice que siente como si el mundo diera vueltas a su alrededor. La sensación ha mejorado de manera considerable en las últimas 24 h, pero sigue sintiéndose inseguro. También le dice que ha tenido "un poco de dolor de cabeza" y siente débil su mano izquierda; le ha costado abrocharse la camisa esta mañana. En la exploración, usted cree detectar algunos nistagmus vertical cuando le pide que mire hacia el techo, pero es difícil asegurarlo porque sigue cerrando los ojos mientras le dice que su examen lo está mareando de nuevo. Su mano izquierda tiene toda la fuerza pero resulta dismétrica en la prueba dedo-nariz-dedo. Por lo demás, su exploración es normal. ¿Cuál es el siguiente paso en su tratamiento?

El mareo es una de las molestias más frecuentes que encuentran no solo los neurólogos, sino también los médicos de urgencias y los profesionales de atención primaria. Asimismo, es un síntoma muy inespecífico. El mareo puede ser el resultado de una enfermedad neurológica subyacente, pero también puede ser indicativo de una enfermedad cardiaca, una alteración electrolítica, anemia, infección y ansiedad. La mayoría de las veces los mareos son benignos, algunas veces son incapacitantes y —por fortuna— con mucha menos frecuencia amenazan la vida. ¿Cómo distinguirlos? Para eso estamos aquí.

Una forma sencilla de clasificar los mareos

¿Qué quieren decir los pacientes cuando se quejan de un mareo agudo? A pesar de las muchas formas diferentes de describir la sensación, en realidad solo hay dos opciones:

1. *Aturdimiento*. Es la sensación de que uno puede desmayarse. Algunos pacientes informan de un desmayo real (el término formal para esto es *síncope*), y describen el mareo como la sensación inmediata antes de perder la conciencia; otros en realidad no se desmayan, pero reportan que sienten que podrían hacerlo (*presíncope*). La sensación de "flotar" es increíblemente común y la mayoría de las veces es benigno. Dicho esto, si la sensación es tan molesta como para llevar a un paciente a la consulta o al servicio de urgencias, o si de hecho ha experimentado un síncope o un presíncope, debe tomarse en serio.

2. *Vértigo*. La mayoría de la gente piensa que el vértigo es una sensación de giro, pero eso no siempre es cierto. La mejor definición de vértigo es la falsa sensación de movimiento o, para decirlo más sencillamente, *la sensación de movimiento cuando en realidad no se mueve nada*. Esa sensación puede ser la de estar girando, ya sea uno mismo o el mundo que le rodea, pero también puede ser una sensación de balanceo hacia adelante y hacia atrás o de lado a lado, o incluso una sensación más vaga de desequilibrio, de falta de equilibrio.

Cuando los pacientes acuden a usted quejándose de un mareo agudo, la distinción entre aturdimiento y vértigo es lo primero y más importante que debe determinar, porque esto alterará de manera drástica su diagnóstico y su tratamiento. En la medida de lo posible, no pregunte a su paciente específicamente por la sensación de vértigo o aturdimiento. Sea vago; no quiere poner palabras en la boca de sus pacientes. *"¿Qué entiende por mareo?"* es un buen punto de partida. Intente dar a sus pacientes la oportunidad de pensar en lo que realmente están experimentando. Le sorprenderá lo útiles que pueden ser sus propias palabras para guiarle en la dirección correcta.

Recuadro 5-1

Algunos pacientes, sobre todo los adultos mayores, pueden experimentar inestabilidad o desequilibrio al caminar o estar de pie, y describen la sensación como un mareo. Esta sensación se denomina *desequilibrio* y se considera una forma crónica de mareo. Son muchos los factores que pueden contribuir a esta sensación: disminución de la propiocepción, deterioro de la marcha, paresia, desacondicionamiento e incluso problemas auditivos o visuales. Es importante distinguir el desequilibrio del mareo real porque los enfoques terapéuticos son diferentes. El tratamiento del desequilibrio debe dirigirse a medidas correctivas específicas, como audífonos, gafas nuevas, bastones, andadores o fisioterapia.

 ## Vértigo: una visión general

Anatomía

El vértigo es un síntoma, no un diagnóstico. Puede ser el resultado de un trastorno del sistema nervioso central o periférico. El diagnóstico diferencial y el pronóstico son muy diferentes para estas dos categorías anatómicas. Para ayudarle a entender esta distinción, es necesario un rápido repaso del sistema vestibular.

El sistema vestibular es el sistema sensorial responsable de la detección del movimiento, la posición de la cabeza y la orientación espacial. La vía neurológica comienza en el oído interno, que contiene la cóclea (responsable de la transducción del sonido) y el laberinto vestibular, el cual contiene dos estructuras importantes:

1. *Los canales semicirculares*. Se trata de tres pequeños tubos llenos de líquido situados en ángulo recto entre sí. Perciben la *aceleración angular*. Cuando la cabeza gira, el líquido (endolinfa) del canal situado en el plano del movimiento fluye hacia una expansión del canal llamada ampolla. Esta contiene células ciliadas, que son los receptores sensoriales del sistema vestibular. El movimiento de los estereocilios unidos a estas células ciliadas provoca la liberación de neurotransmisores que transmiten esta información al cerebro.

2. *Los órganos otolíticos (utrículo y sáculo)*. Detectan la *aceleración lineal*, es decir, el movimiento hacia delante, hacia atrás y hacia arriba y abajo. El utrículo detecta el movimiento en el plano horizontal y el sáculo lo hace en el plano vertical. También contienen células ciliadas, que detectan el movimiento cuando los cristales de carbonato de calcio sensibles a la gravedad (llamados otoconias), que descansan sobre una membrana gelatinosa que recubre las células ciliadas, se desplazan en respuesta al movimiento.

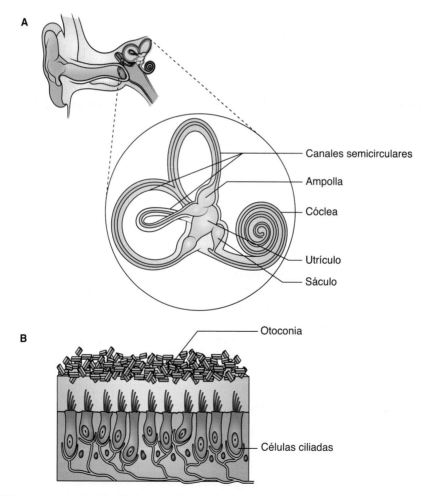

(*A*) Las estructuras del oído interno. Se puede ver que el laberinto vestibular está compuesto por los canales semicirculares y los órganos otolíticos. (*B*) Las células ciliadas y las otoconias dentro de los órganos otolíticos.

La porción vestibular del octavo nervio craneal recibe la entrada de las células ciliadas y luego entra en el tronco del encéfalo para terminar en los núcleos vestibulares. Estos núcleos envían proyecciones a los núcleos del nervio craneal oculomotor (NC3, NC4, NC6), al cerebelo y a la médula espinal, entre otros objetivos. Las *conexiones vestibulooculares* son responsables de la estabilización y la coordinación de los movimientos oculares durante el movimiento de la cabeza; las *vías vestibuloespinales* ayudan a mantener el equilibrio postural y el balance; las *conexiones cerebelosas* modulan estas actividades.

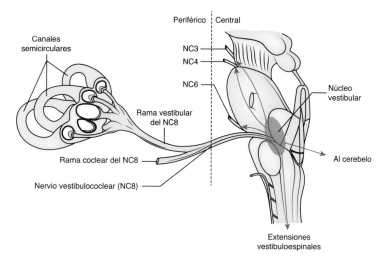

Las vías neurológicas desde el laberinto vestibular hasta el tronco del encéfalo.

Lo más importante aquí es la división entre vértigo periférico y central. Cuando hablamos de *vértigo periférico*, nos referimos al vértigo causado por una disfunción dentro del oído interno o por un proceso que afecta al NC8 antes de entrar en el tronco del encéfalo. El *vértigo central* se debe a una patología dentro del propio sistema nervioso central, que suele afectar al tronco del encéfalo o al cerebelo. El vértigo central provocado por una hemorragia o un infarto en la fosa posterior puede poner en peligro la vida del paciente.

Vértigo periférico versus vértigo central

Entonces, ¿cómo distinguimos el vértigo periférico del central? Desde el punto de vista clínico, el vértigo periférico y el central tienen características distintas pero que se superponen. La mayoría de las veces, su historial le dará la respuesta (el vértigo posicional paroxístico benigno [VPPB], por ejemplo, es una causa común de vértigo periférico y suele ser relativamente sencillo de diagnosticar con solo las descripciones de los síntomas de los pacientes; véase p. 144). Pero a veces el historial no está tan claro. Como ya hemos señalado, los mareos pueden ser difíciles de describir. Su examen neurológico también puede ayudar.

El **examen HINTS** (**H**ead **I**mpulse test, **N**ystagmus, **T**est of **S**kew) es una herramienta de cribado que puede ayudar a distinguir entre el vértigo central y el periférico. Tiene tres componentes:

1. *Prueba del impulso cefálico.* Se trata de una prueba del reflejo vestibuloocular (RVO; véase recuadro 5-2). Sujete la cabeza del paciente con las manos y pídale que fije la mirada en su nariz. Gire lentamente la cabeza del paciente de lado a lado y luego, de forma repentina pero suave, acelere la cabeza hasta la posición neutral. Si el RVO está intacto, el paciente podrá mantener la fijación de la mirada en su nariz. Si no es así, verá una sacada correctiva rápida (es decir, un veloz movimiento ocular que altera con rapidez el punto de fijación) cuando los ojos "alcanzan" la cabeza y vuelven a fijarse rápidamente en su nariz. El RVO es un reflejo

mediado periféricamente en el que intervienen los nervios craneales octavo, sexto y tercero (recuerde que los nervios craneales, aparte del NC1 y el NC2, forman parte del sistema nervioso *periférico*). Por lo tanto, en el contexto clínico apropiado, es decir, en un paciente con vértigo continuo:

• Una prueba positiva (la presencia de una sacada correctiva, que indica un RVO disfuncional) es sugestiva de una lesión periférica.

• Una prueba negativa (la ausencia de sacada) es, por defecto, indicativa de una lesión central.

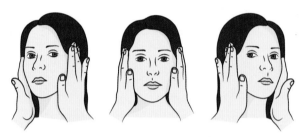

Cómo hacer una prueba de impulso en la cabeza.

2. *Nistagmo.* El nistagmo es una oscilación bifásica involuntaria de los ojos caracterizada por una fase rápida en una dirección seguida de una fase lenta en la otra. El nistagmo puede ser horizontal (batido a la derecha o a la izquierda), vertical (batido hacia abajo o hacia arriba), de torsión o mixto.

• El nistagmo debido a *lesiones periféricas* tiende a ser horizontal u horizontal/torsional, no puramente torsional o vertical. Es unidireccional (p. ej., la fase rápida siempre late hacia la izquierda o hacia la derecha sin importar la dirección de la mirada), se suprime con la fijación visual (p. ej., cuando se mira fijamente un objeto estático) y suele ser más prominente en la mirada final (p. ej., la amplitud aumenta cuando se mira hacia el extremo izquierdo o derecho).

• El nistagmo debido a *lesiones centrales* suele ser vertical, multidireccional (p. ej., latido derecho en la mirada derecha, latido izquierdo en la mirada izquierda), y no se suprime con la fijación visual.

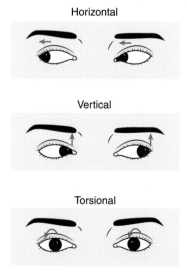

Diferentes tipos de nistagmo. Obsérvese que el nistagmo se denomina según la fase rápida: si la fase rápida es hacia la izquierda y la fase lenta hacia la derecha, nos referimos a él como nistagmo de latido izquierdo.

3. *Prueba de desviación oblicua de la mirada.* Se trata de una prueba de alineación ocular vertical. Cubra uno de los ojos del paciente con su mano y pídale que se fije en la nariz de usted, luego mueva su mano hacia adelante y hacia atrás, de ojo a ojo. Mientras lo hace, busque cualquier movimiento vertical —ya sea hacia arriba o hacia abajo— del ojo descubierto, como si el ojo estuviera tratando de reenfocar su nariz. Se cree que la desviación oblicua, o la desalineación vertical de los ojos, está causada por un daño oculomotor supranuclear (más alto en la cadena de mando que los núcleos oculomotores; estas vías se proyectan a los núcleos de los NC3, 4 y 6, y —a diferencia de los NC3, 4 y 6— forman parte del sistema nervioso central [SNC]). Por lo tanto:

- La presencia de cualquier desalineación vertical (es decir, desviación de la inclinación) sugiere una *causa central*.

- La ausencia de desalineación vertical sugiere una *causa periférica*.

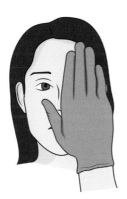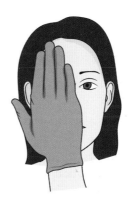

Comprobación de la inclinación.

Si alguno de estos tres signos clínicos es un indicio preocupante de vértigo central, debe realizarse una resonancia magnética del cerebro para excluir una causa central. Dicho esto, no se deje tranquilizar falsamente por un examen HINTS normal. Los hallazgos son sutiles y, como puede imaginar, las pruebas no siempre son las más fáciles de realizar de forma fiable. Por lo tanto, en ausencia de un historial clínico convincente que favorezca una causa periférica, es importante mantener un umbral bajo para la exploración, al margen del examen HINTS.

El examen HINTS para distinguir entre vértigo periférico y central

	Prueba de impulso de la cabeza	Nistagmo	Prueba de inclinación
Vértigo periférico	Positivo (sacada correctiva+)	Horizontal, unidireccional, suprimido por la fijación	Negativo (sin inclinación)
Vértigo central	Negativo (sin sacada correctiva)	Vertical, multidireccional, no suprimido por la fijación	Positivo (inclinación+)

Recuadro 5-2 El reflejo vestibuloocular (RVO)

El propósito del RVO es estabilizar la visión durante el movimiento de la cabeza. Mírese en un espejo mientras mueve la cabeza de lado a lado. ¿Ve cómo sus ojos se mueven en sentido contrario a su cabeza, permitiéndole mantenerse fijo en su imagen? Eso es el RVO. El sistema vestibular, a través del NC8 y los núcleos vestibulares, constituye la rama aferente del reflejo (detecta el movimiento de la cabeza), y el sistema oculomotor, a través del NC6 y el NC3, constituye la rama eferente (permite el movimiento de los ojos en la dirección opuesta).

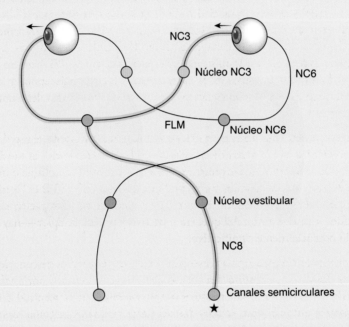

El reflejo vestibuloocular (RVO). La activación del canal semicircular horizontal derecho por un giro rápido de la cabeza hacia la derecha provoca la excitación del núcleo NC6 izquierdo y del núcleo NC3 derecho (a través del fascículo longitudinal medial [FLM]; véase p. 232), lo que conduce los ojos hacia la izquierda y, por lo tanto, estabiliza la mirada.

 Vértigo periférico

La mayoría de los pacientes con vértigo (aproximadamente 80%) tiene vértigo periférico. El vértigo posicional paroxístico benigno (VPPB), la neuritis vestibular y la enfermedad de Meniere son tres de las causas más comunes.

1. El **VPPB** está causado por el desplazamiento de la otoconia dentro del oído interno izquierdo o derecho. Por la razón que sea (el envejecimiento, los traumatismos y las enfermedades

del oído interno son factores de riesgo, pero a veces es simplemente mala suerte), los cristales se desplazan de su ubicación normal dentro de los órganos otolíticos y flotan en los canales semicirculares llenos de líquido. Esta estimulación anormal y asimétrica provoca la falsa sensación de rotación de la cabeza cada vez que esta se mueve lo más mínimo en determinadas direcciones.

La mayor parte de lo que hay que recordar sobre el VPPB está en el nombre. Es benigno: suele resolverse por sí mismo en un periodo de días a semanas; paroxístico: se presenta con episodios muy breves de vértigo; y posicional: estos episodios son provocados previsiblemente por el movimiento. Los pacientes reportan episodios repentinos de segundos de duración de vértigo grave que se producen cada vez que se sientan o giran la cabeza hacia un lado u otro. Es común la náusea y el vómito asociados. El diagnóstico se sugiere por el historial clínico y se confirma con la maniobra de Dix-Hallpike (véase recuadro 5-3). El tratamiento consiste en maniobras de reposicionamiento canalicular, como la de Epley (recuadro 5-3). El tratamiento farmacológico también suele administrarse a los pacientes con VPPB, pero no es curativo. Sin embargo, los antihistamínicos (p. ej., la meclizina), las benzodiacepinas y los antieméticos pueden utilizarse para el alivio sintomático mientras se espera el éxito del tratamiento con la maniobra de Epley.

Desafortunadamente, a pesar de la evidencia sustancial que apoya el uso de la maniobra de Epley (un estudio cita una tasa de curación de 80% a las 24 horas), es mucho más probable que a los pacientes se les prescriba medicación como la meclizina o que se sometan a pruebas de neuroimagen costosas y a menudo innecesarias. El VPPB es "benigno" en el sentido de que acabará resolviéndose de manera espontánea, pero los pacientes se sienten desafortunados mientras tanto. Así que, sea proactivo y pruebe la Epley —hay poco daño y un beneficio potencialmente significativo.

2. La **enfermedad de Meniere** es una condición heterogénea de causa desconocida[1] que se presenta con una disfunción episódica del oído interno, caracterizada por acúfenos, pérdida de audición de baja frecuencia fluctuante y vértigo asociado con la plenitud del oído. Las enfermedades autoinmunes, una predisposición genética y la migraña contribuyen potencialmente a su patogénesis. Los episodios de vértigo duran (por definición) de 20 minutos a 12 horas, pero la pérdida de audición y la náusea pueden persistir durante varios días. El diagnóstico se sugiere por el historial y se confirma mediante una evaluación auditiva formal, que mostrará una pérdida auditiva neurosensorial de baja frecuencia en la audiometría. No existe un tratamiento probado. Las medidas de apoyo incluyen evitar los desencadenantes (el alcohol, la cafeína, la nicotina y los alimentos ricos en sal son desencadenantes comunes) y la rehabilitación vestibular. No hay evidencia clínica que apoye el uso de diuréticos o esteroides.

3. Se cree que la **neuritis vestibular** es una enfermedad viral o posviral que afecta a la porción vestibular del NC8. Clásicamente, la neuritis vestibular se caracteriza por un vértigo grave

---

[1]Anteriormente se creía que la enfermedad de Meniere era el resultado de un exceso de endolinfa dentro de los canales semicirculares, pero el consenso actual es que en algunos pacientes la llamada hidropesía endolinfática es, más que la causa, un marcador de la enfermedad; no es evidente en todos los pacientes, y muchos de ellos con hidropesía no tienen evidencia clínica de la enfermedad de Meniere.

y persistente que se asocia a un nistagmo horizontal unidireccional debido a la asimetría repentina de la entrada vestibular. También es frecuente la náusea, el vómito y la inestabilidad de la marcha. Si la audición también se ve afectada, el trastorno se denomina laberintitis vestibular. Los síntomas agudos duran de horas a días, a menudo con oscilopsia residual (la sensación de que el mundo es inestable y está en movimiento) y desequilibrio que dura de días a semanas o incluso más. El diagnóstico se basa en el historial clínico y la exploración (es fundamental que la prueba del impulso cefálico sea positiva; la prueba HINTS se desarrolló en un principio para distinguir la neuritis vestibular de las causas centrales). El tratamiento es de apoyo, por lo regular con antieméticos y rehabilitación vestibular. En los casos graves, hay pruebas de que los corticoesteroides pueden acelerar la recuperación.

Recuadro 5-3 Maniobras Dix-Hallpike y Epley

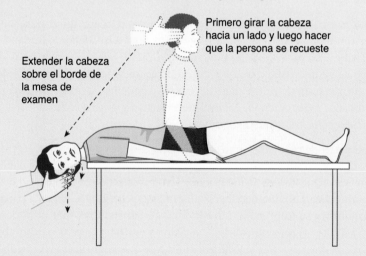

La **maniobra de Dix-Hallpike** (¡recuerde que la maniobra de Dix-Hallpike es diagnóstica; **D**ix = **D**iagnóstico!). Para realizar esta maniobra, coloque al paciente sentado en una mesa de exploración. Gire la cabeza de este 45° hacia un lado (tendrá que hacerlo dos veces, una con la cabeza girada hacia la izquierda y otra hacia la derecha; por lo regular, solo un lado será sintomático), y luego bájelo rápidamente hacia atrás, de modo que la cabeza se extienda unos 20° sobre el respaldo de la mesa. Recuerde apoyar el cuello del paciente cuando haga esto. A continuación, observe con atención los ojos del paciente; si el paciente tiene VPPB, debería ver aparecer el nistagmo en unos 30 segundos. No es una prueba perfecta (la sensibilidad es de aproximadamente 80%), pero si el historial parece ajustarse al diagnóstico, una maniobra de Dix-Hallpike positiva puede ser muy útil como confirmación. No olvide advertir al paciente de antemano: si tiene VPPB, está provocando un episodio, y es probable que la experiencia le resulte, como mínimo, desagradable.

Recuadro 5-3 Maniobras Dix-Hallpike y Epley (*continuación*)

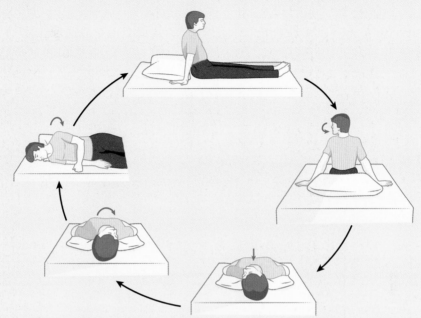

La **maniobra de Epley** es el tratamiento más establecido para el VPPB. En pocas palabras, la idea es devolver los cristales a su posición correcta. La maniobra de Epley comienza con la maniobra de Dix-Hallpike (que le ayudará a determinar la lateralidad), seguida de girar al paciente sobre el hombro contrario antes de sentarse. Usted puede y debe realizar esta maniobra en la consulta (¡los síntomas del paciente pueden resolverse por completo!), pero —especialmente en el caso de aquellos con síntomas residuales o antecedentes de recurrencia y debido a que la Epley a menudo requiere varios intentos para funcionar— además debe enviar al paciente a casa con instrucciones sobre cómo hacerlo por sí mismo. También puede remitirlo a un fisioterapeuta con experiencia en trastornos vestibulares.

Características principales del vértigo periférico

	Duración	Otras características distintivas	Diagnóstico	Tratamiento
VPPB	Episódico (segundos)	Posicional	Pruebas posicionales	Maniobra de Epley
Meniere	Episódico (minutos-horas)	Pérdida de audición unilateral, acúfeno, plenitud de oído	Audiometría	Apoyo
Neuritis vestibular	Persistente (horas-días)	Precedido por una infección viral, rara vez se repite	Prueba de impulso de la cabeza (audiograma+, si están presentes cambios en la audición)	Apoyo

Recuadro 5-4 Otras causas de vértigo periférico

- **Herpes zóster ótico (síndrome de Ramsay Hunt).** Se trata de una causa menos frecuente pero importante de vértigo periférico. Es el resultado de la reactivación de una infección latente por herpes zóster dentro del ganglio geniculado (un conjunto de neuronas sensoriales del nervio facial). La tríada clásica de síntomas incluye parálisis facial ipsilateral, dolor de oído y vesículas en el conducto auditivo o el pabellón auricular, pero el virus puede extenderse también al octavo nervio craneal, causando vértigo, acúfenos o pérdida de audición. El tratamiento es con medicamentos antivirales, aunque las pruebas de su eficacia son escasas.

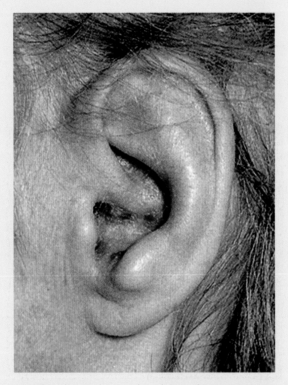

Vesículas observadas en el síndrome de Ramsay Hunt.

(Reimpresa de Campbell WW. *DeJong's the Neurologic Examination*. 7th ed. Wolters Kluwer; 2012.)

Recuadro 5-4 Otras causas de vértigo periférico (*continuación*)

- **Schwannoma vestibular** (neuroma acústico). Las células de Schwann mielinizan los nervios periféricos. Por lo tanto, tiene sentido que los schwannomas —tumores benignos relativamente comunes— crezcan a lo largo de los nervios periféricos. Cualquier nervio craneal, además de los NC1 y NC2, puede verse afectado (los nervios craneales 1 y 2 son técnicamente parte del SNC; están mielinizados por oligodendrocitos, no por células de Schwann); cuando el NC8 está afectado, el tumor se denomina schwannoma vestibular. Como estos tumores son de crecimiento lento, el SNC es capaz de compensar los sutiles desequilibrios vestibulares, y el vértigo grave es relativamente raro. Lo más frecuente es que los pacientes experimenten una pérdida de audición unilateral de aparición gradual y acúfenos, junto con una vaga sensación de desequilibrio o inestabilidad en la marcha. Cuando los schwannomas vestibulares están asociados con la neurofibromatosis tipo 2, suelen ser bilaterales (véase capítulo 17). Una resonancia magnética del conducto auditivo interno (CAI) es diagnóstica.

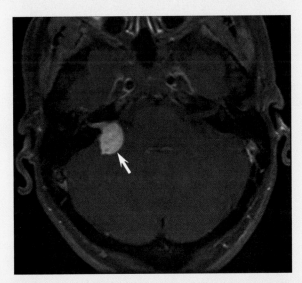

Una resonancia magnética que muestra un schwannoma vestibular (*flecha blanca*) localizado en el ángulo ponto cerebeloso, donde el NC8 entra en el tronco del encéfalo.

(Modificada de Johnson J. *Bailey's Head and Neck Surgery*. 5th ed. Wolters Kluwer; 2013.)

- **Toxicidad por aminoglucósidos.** Muchos antibióticos aminoglucósidos son a la vez vestibulotóxicos y ototóxicos, por lo que pueden causar daños vestibulares periféricos y pérdida de audición permanente.

Vértigo central

El vértigo central está causado por lesiones en el sistema nervioso central.

El *infarto (isquémico o hemorrágico)* y la *esclerosis múltiple* que afecta a las vías vestibulares del tronco del encéfalo y del cerebelo son causas comunes, pero cualquier lesión localizada en estas áreas (incluyendo tumores, abscesos, etc.) puede causar vértigo central. Como hay tantas células y axones empaquetados en estas zonas, el vértigo no suele estar aislado, sino que se asocia a otros signos y síntomas. Por lo tanto, cuando el vértigo se presenta con estos signos y síntomas denominados "de vecindad" —es decir, signos y síntomas atribuibles al daño de las vías neuronales cercanas—, deben encenderse las alarmas de una posible causa central. Los síntomas "vecinos" más comunes que se localizan en el tronco del encéfalo son la diplopía, la disartria y la disfagia (si se añade el mareo [*dizziness*], se obtienen las clásicas "4 D" de las lesiones del tronco del encéfalo). La ataxia, la inestabilidad troncal y la incoordinación de las extremidades son más indicativas de una lesión cerebelosa. La presencia de cualquiera de estos síntomas asociados, cuando un paciente se presenta con vértigo de nueva aparición, es una indicación para una resonancia magnética urgente con el fin de descartar una causa central.

La migraña se reconoce cada vez más como una causa de vértigo. La *migraña con aura del tronco del encéfalo* se considera una subclase de la migraña con aura, definida como migraña asociada con un aura que consiste en síntomas clásicos del tronco del encéfalo, como vértigo, diplopía y disartria. La *migraña vestibular* se caracteriza por frecuentes episodios vertiginosos que duran entre 5 minutos y 72 h, de los cuales al menos la mitad están asociados temporalmente a la migraña. Ambos diagnósticos permanecen sin comprenderse del todo, pero vale la pena considerarlos en los pacientes en los que el estudio de otras causas centrales no ha sido revelador.[2]

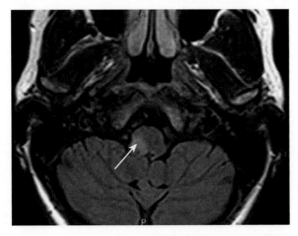

El síndrome medular lateral (o síndrome de Wallenberg), causado por la oclusión de la arteria cerebelosa posterior inferior (PICA, por sus siglas en inglés), se presenta clásicamente con vértigo, así como con una serie de otros signos y síntomas de vecindad que incluyen ronquera, disfagia, nistagmo, síndrome de Horner y pérdida hemisensorial (véase p. 68). La *flecha blanca* señala el infarto medular lateral. (Cortesía de Carlos Torres, MD.)

---

[2]Se cree que el vértigo migrañoso es predominantemente un tipo de vértigo central porque la evaluación de las causas periféricas (es decir, la disfunción del oído o del nervio) resulta negativa.

Recuadro 5-5

Cuando los neurólogos oyen a un paciente describir sus síntomas como de "inicio agudo", lo primero que les viene a la mente es una patología vascular: un ictus isquémico o hemorrágico. Esta es una respuesta del todo apropiada, pero vale la pena señalar que el vértigo de "inicio agudo" no debe inclinarse inexorablemente hacia una causa central. Tanto el vértigo periférico como el central pueden (y a menudo lo hacen) presentarse de forma aguda.

Recuadro 5-6 Síndrome de desembarco (mal de desembarco)

¿Ha tenido alguna vez una sensación transitoria de desequilibrio —como si siguiera flotando sobre las olas— cuando baja de un barco a tierra firme? Esa desagradable sensación de desequilibrio puede producirse al dar el primer paso en tierra o varios minutos u horas después de abandonar la alta mar. Esta sensación es normal si es breve (dura de minutos a horas), pero si se vuelve persistente se denomina síndrome de desembarco. Los criterios diagnósticos formales incluyen un vértigo persistente que no es giratorio (los pacientes suelen describir una sensación de vaivén o balanceo), el cual dura más de 48 horas, con un inicio de menos de 48 horas desde la exposición. La reexposición al movimiento pasivo debería aliviar transitoriamente los síntomas. El síndrome de desembarco puede durar de semanas a años. También puede producirse una fatiga incapacitante y dificultades cognitivas. La causa es desconocida y el tratamiento es difícil. La escopolamina, la meclizina, los anticonvulsivos y los diuréticos no han resultado eficaces de forma fiable. Algunos pacientes pueden experimentar algún beneficio con una benzodiacepina o un inhibidor selectivo de la recaptación de serotonina. La rehabilitación vestibular no ha mostrado un beneficio consistente.

Unas breves palabras sobre el síncope

El síncope es la pérdida transitoria de la conciencia debido a un flujo sanguíneo inadecuado en el cerebro. Los pacientes presentan una pérdida de tono muscular y un posterior colapso, seguido de una vuelta a la normalidad relativamente rápida. Es frecuente el mareo previo. También pueden producirse breves movimientos tónicos o mioclónicos; esto se conoce como *síncope convulsivo* y es una variante sincopal común y benigna (véase p. 165). El presíncope debe evaluarse igual que el síncope verdadero, ya que las causas —tanto benignas como graves— son las mismas.

Existen, para nuestros propósitos, tres tipos principales de síncope:

1. El **síncope reflejo** es muy frecuente. Está causado por una caída repentina de la presión arterial o de la frecuencia cardiaca debido a alteraciones de la activación autonómica, ya sea por aumento del tono parasimpático o por disminución del tono simpático. El *síncope vasovagal* es el tipo más común de síncope reflejo y se presenta clásicamente con

aturdimientos prodrómicos, diaforesis, palidez, palpitaciones, náusea o visión borrosa u oscura antes de la pérdida de conciencia. Si se sospecha de un síncope vasovagal pero, por cualquier motivo, no se está seguro, la prueba de la mesa basculante puede ser útil para confirmar el diagnóstico. El *síncope situacional* es otro tipo de síncope reflejo y se refiere al síncope debido a un desencadenante identificable, como la micción (denominado síncope miccional) o la tos.

2. **Síncope por enfermedad cardiopulmonar.** Como este es un libro de neurología, no nos extenderemos en este tema. Las causas incluyen las arritmias y las enfermedades cardiopulmonares estructurales, como la estenosis aórtica o la miocardiopatía hipertrófica con una obstrucción significativa del flujo de salida del ventrículo izquierdo. Desde el punto de vista neurológico, es importante tener un umbral bajo para remitir a los pacientes a cardiología cuando presentan un síncope inexplicable. Las evaluaciones neurológicas y cardiacas simultáneas suelen ser ideales.

3. **Síncope ortostático.** La hipotensión ortostática se define como una disminución de la presión arterial sistólica de al menos 20 mm Hg o una disminución de la presión arterial diastólica de al menos 10 mm Hg en los 3 minutos siguientes a la puesta en pie. Hay tres causas principales:

   • *Disminución de volumen.* La disminución significativa de volumen puede deberse a vómito, hemorragia o simplemente a la deshidratación, entre otras muchas causas posibles.

   • *Medicamentos.* Esta lista es larga e incluye medicamentos que causan vasodilatación, depleción de volumen y desregulación autonómica.

   • *Disautonomía.* La insuficiencia autonómica puede deberse a enfermedades neurodegenerativas (como la enfermedad de Parkinson o la atrofia multisistémica; véase capítulo 13) o a una neuropatía autonómica (originada con mayor frecuencia por la diabetes, pero no hay que olvidar las muchas otras causas posibles, como la amiloidosis, las enfermedades del tejido conectivo, las deficiencias vitamínicas y diversas infecciones; véase capítulo 11).

¿Se pregunta por qué los accidentes isquémicos transitorios (AIT) no están en esta lista de causas de síncope? Es un error común pensar que los AIT suelen cursar con síncope. Los AIT vertebrobasilares pueden causar pérdida de conciencia si están implicadas las estructuras talámicas, pero que esto ocurra de forma aislada, sin ningún otro déficit neurológico, es muy raro. La American Academy of Neurology desaconseja la realización de imágenes de la arteria carótida en caso de síncope sin la presencia de otros síntomas neurológicos; la enfermedad oclusiva de la arteria carótida provoca una isquemia del tejido cerebral irrigado por las arterias oftálmicas, anteriores y cerebrales medias, como ya comentamos en el capítulo 2, y provoca déficits focales como paresia, entumecimiento y cortes del campo visual, pero no causa síncope.

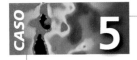

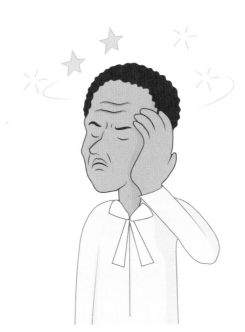

Evolución de su paciente: aunque el vértigo de Kyle está mejorando, usted pide una resonancia magnética porque ha encontrado una focalización convincente en su examen. El nistagmo es difícil de ver —¡esto no es inusual!— pero usted cree que está ahí, y está seguro de la dismetría de la extremidad superior izquierda. Ahora que conoce la prueba HINTS, también ha observado una prueba de impulso cefálico negativa y una prueba de inclinación positiva, apuntando ambas de manera preocupante a una causa central. Sus síntomas casi se han resuelto en el momento en que se realiza la resonancia magnética, pero la exploración destaca por un pequeño infarto agudo en el cerebelo izquierdo. Se le ingresa para una evaluación del ictus y, al revisar su telemetría a la mañana siguiente, se observan unos 30 minutos de fibrilación auricular. Kyle pronto egresará con anticoagulación y agradece su ayuda.

Ahora usted ya sabe:

- | Ese mareo agudo puede significar aturdimiento o vértigo. La mayoría de las veces, el aturdimiento no es un síntoma principalmente neurológico, sino que suele ser el resultado de una deshidratación o, con menos frecuencia, pero con mayor importancia, de una enfermedad cardiaca subyacente. El vértigo es un síntoma neurológico y requiere una anamnesis y una exploración minuciosas para su manejo y tratamiento adecuados. El desequilibrio es otro tipo de vértigo —crónico, a diferencia del agudo— que se observa con mayor frecuencia en los adultos mayores.

- | ¡El vértigo no siempre significa una percepción de giro! El vértigo se define como la falsa sensación de movimiento, o *la sensación de movimiento cuando en realidad no se mueve nada.*

- | El VPPB, la enfermedad de Meniere y la neuritis vestibular son causas comunes de vértigo periférico. Si el historial es sencillo y la exploración es coherente, no es necesario realizar una IRM. Pero si no está seguro, o si su exploración le da indicios de una causa central, obtenga una resonancia magnética.

- | El vértigo central suele ser provocado por una enfermedad vascular cerebral isquémica o hemorrágica en el tronco del encéfalo o el cerebelo. Las lesiones de esclerosis múltiple en las mismas regiones también pueden cursar con vértigo. Sospeche que se trata de un vértigo central cuando se presenten signos o síntomas de "vecindad".

- | El síncope puede dividirse en síncope reflejo, síncope por enfermedad cardiopulmonar y síncope ortostático. Los AIT rara vez causan síncopes. Si lo hacen, es la circulación posterior (es decir, el sistema vertebrobasilar) la responsable y no la circulación anterior. Los dopplers carotídeos no se recomiendan en pacientes que presentan un síncope simple sin otros hallazgos neurológicos asociados.

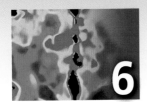

Crisis epilépticas

6

En este capítulo, usted aprenderá:

1 Cómo clasificar y distinguir entre los diferentes tipos de crisis epilépticas

2 Cómo manejar una crisis de primera vez en un entorno en urgencias

3 Cómo elegir y dar sentido a los fármacos antiepilépticos

4 Cómo definir, clasificar y tratar el estado epiléptico

5 Cómo diagnosticar y manejar las crisis psicógenas no epilépticas (CPNE)

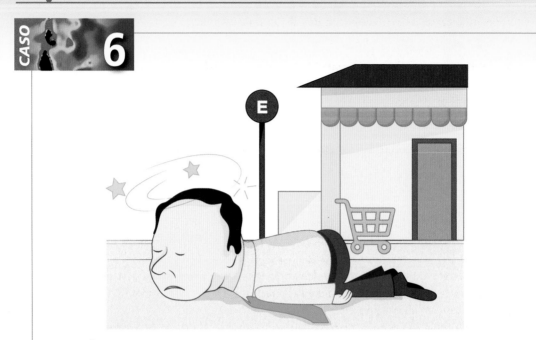

Su paciente: Carlton, un contador de 58 años de edad sin antecedentes médicos conocidos, es llevado al servicio de urgencias (SU) por los servicios de emergencias médicas (SEM) después de haber sido encontrado en el suelo en el estacionamiento de un supermercado. El SEM le dice que un testigo en el lugar de los hechos vio varios minutos de sacudidas en todo el cuerpo, pero que esto se había resuelto cuando llegaron los SEM. Las constantes vitales del paciente son estables y su glucosa en el dedo está dentro de los límites normales. Parece somnoliento, pero cuando abre los ojos, usted observa que mira preferentemente hacia la izquierda. No nota ningún movimiento anormal de sacudida. No sigue órdenes, pero parece retirar el brazo y la pierna derecha con menos brío que la izquierda ante estímulos nocivos. ¿Cuál es el primer paso en su manejo?

Las crisis epilépticas son paroxismos repentinos de actividad eléctrica anormal que se producen en la corteza cerebral. Dado que pueden producirse en cualquier zona del córtex, las crisis pueden causar casi cualquier manifestación neurológica que se pueda imaginar, desde eventos motores dramáticos con pérdida de conciencia hasta sutiles anomalías sensoriales o de comportamiento. A veces incluso se puede encontrar en un electroencefalograma (EEG) actividad eléctrica indicativa de una convulsión sin ninguna manifestación clínica asociada. Las crisis son de los trastornos más comunes y tratables de toda la neurología.

 ## Epilepsia

No todas las personas que presentan una crisis tienen epilepsia. Alrededor de 1 de cada 20 personas tendrá una sola crisis en su vida, pero solo aproximadamente 1 de cada 50 será diagnosticada con epilepsia. El diagnóstico de epilepsia requiere:

- Al menos *dos crisis no provocadas* con más de 24 h de diferencia.

O

- Una crisis no provocada, *más* la probabilidad de nuevas crisis debe ser similar al riesgo de recurrencia después de dos crisis no provocadas (al menos 60%) —no se preocupe, lo explicaremos en un momento.

O

- El diagnóstico de un síndrome epiléptico específico (véase p. 170).

Convulsiones provocadas y no provocadas

Según las directrices de la International League Against Epilepsy (ILAE), una crisis *"provocada"* es una causada directamente por una condición *aguda* y *sintomática*[1] La sepsis, la hipo o hiperglucemia y la abstinencia de alcohol son causas comunes de crisis provocadas. Otros trastornos —enfermedad vascular cerebral, lesión cerebral traumática, cirugía intracraneal y encefalopatía posanóxica— se consideran condiciones *agudas* y *sintomáticas* solo si la crisis se produce dentro de los 7 días siguientes a la lesión.

Una crisis *"no provocada"* tiene una causa desconocida o una crisis relacionada con una lesión cerebral preexistente o un trastorno preexistente (es decir, una condición *"remota, sintomática"*[2]). Dichas lesiones —una antigua enfermedad vascular cerebral, por ejemplo, o un tumor cerebral— pueden actuar como "nidos" de crisis en el sentido de que pueden crear un tejido cerebral irritable que es propenso a las crisis. Pero, ¿por qué, por ejemplo, un paciente con un ictus ocurrido hace muchos años hoy tiene una convulsión por primera vez? La respuesta suele ser imprecisa, por lo que, en ausencia de una condición *aguda* y *sintomática*, esa convulsión se considera no provocada.

¿Qué condiciones aumentan el riesgo de recurrencia después de una sola crisis?

Volvamos por un momento a esa segunda definición de epilepsia: *una crisis no provocada, más la probabilidad de nuevas crisis similar al riesgo general de recurrencia tras dos crisis no provocadas.* La probabilidad de recurrencia de las crisis es baja después de un solo evento, pero aumenta de manera significativa después de una segunda crisis. Entonces, ¿qué factores aumentan este riesgo después de una sola crisis como para que el riesgo sea lo suficientemente alto como para justificar el diagnóstico de epilepsia? Solo hay unas cuantas cosas:

- Un *EEG anormal*. Un EEG "irritable" o "epileptiforme" muestra un cerebro que no está en crisis de manera activa pero que tiene el potencial de hacerlo. Por lo tanto, no es de extrañar que las características específicas "irritables" de un EEG (los detalles de esto están fuera del alcance de este libro) se asocien con un riesgo significativamente mayor de nuevas crisis.

---

[1]El término "sintomático" aquí solo significa que la condición ha causado un ataque, por lo tanto es "sintomático".
[2]Obsérvese la distinción entre condiciones agudas y sintomáticas y condiciones remotas y sintomáticas.

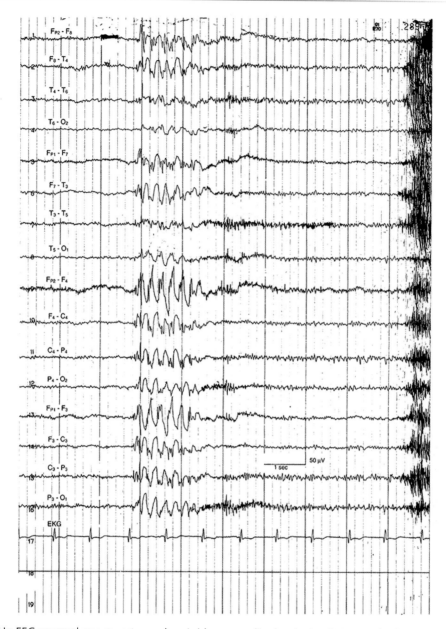

Un EEG anormal que muestra ondas rápidas generalizadas de 4 a 6 Hz y ondas lentas de gran amplitud en un adolescente con crisis mioclónicas y tonicoclónicas generalizadas al despertar, características de la epilepsia mioclónica juvenil (*véase* p. 173). (Reimpresa de Wyllie E, Cascino GD, Gidal BE, Goodkin HP. *Wyllie's Treatment of Epilepsy*. 5th ed. Wolters Kluwer; 2012.)

- *Crisis sintomáticas remotas*. Aunque una enfermedad vascular cerebral antigua o un tumor cerebral conocido no "cuentan" como un factor agudo y provocador, estas lesiones pueden representar un lugar de tejido cerebral irritable. Los pacientes con estas lesiones tienen un mayor riesgo de presentar nuevas crisis.

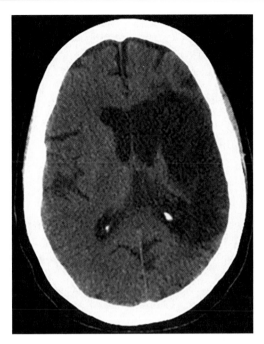

Un infarto crónico de distribución de la arteria cerebral media (ACM) en la TC que podría servir como fuente de actividad epiléptica. (Reimpresa de Weiner WJ, Goetz CG, Shin RK, Lewis SL. *Neurology for the Non-Neurologist.* 6th ed. Wolters Kluwer; 2010.)

- *Crisis nocturnas (es decir, aquellas que se producen durante el sueño).* No hay una explicación conocida y satisfactoria para ellas. Pensamos en esto como un riesgo de recurrencia porque las crisis que ocurren durante el sueño eliminan muchos de los potenciales "imitadores de las crisis" y, por lo tanto, reflejan una actividad epiléptica real y en curso. Por ejemplo, las crisis no epilépticas, el síncope vasovagal y el síncope convulsivo no son factores de riesgo de recurrencia de las crisis y no despiertan al paciente del sueño.

Por lo tanto, si un paciente presenta una única crisis no provocada y tiene cualquiera de los tres elementos mencionados —un EEG anormal, una lesión cerebral relevante identificada en las imágenes o una crisis durante el sueño— ese paciente puede ser diagnosticado con epilepsia.[3]

Crisis de primera vez

Las crisis representan alrededor de 2% de todas las visitas a urgencias; cerca de 25% de ellas será por primera vez. Estas visitas pueden ser aterradoras, tanto para el paciente como para el personal sanitario, pero existe un sencillo algoritmo que le ayudará a manejar estos pacientes.

Empiece por lo básico. *En primer lugar, haga un buen historial clínico.* Hay varias preguntas sobre los "factores de riesgo de crisis" que hay que hacer a todos los pacientes que se presentan con

[3]Esta regla tiene sus salvedades. Por ejemplo, un paciente con una enfermedad vascular cerebral previa puede tener crisis no epilépticas. Y un EEG anormal —suponiendo que no se realice durante el evento— no significa necesariamente que el evento en sí haya sido una verdadera crisis. No se preocupe si todo esto no tiene mucho sentido para usted ahora; lo tendrá al final del capítulo. La cuestión es que, al igual que con cualquier diagnóstico, ¡no olvide utilizar su juicio clínico!

una convulsión por primera vez, incluidos los antecedentes de retraso en el desarrollo, convulsiones febriles durante la infancia, antecedentes de traumatismos craneoencefálicos importantes con pérdida de conciencia, infecciones previas del sistema nervioso central (SNC), como encefalitis o meningitis, y antecedentes familiares de crisis convulsivas.

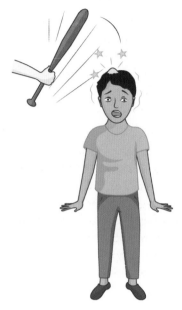

Cuando se atiende a un paciente por una primera crisis epiléptica, es esencial realizar una anamnesis minuciosa para detectar los factores de riesgo de las crisis, incluidos los traumatismos craneales.

A continuación, realice un examen neurológico completo. Los pacientes pueden estar completamente de vuelta a su estado basal o (como es a menudo el caso) muy somnolientos, porque:

1. son *posictales* (este término se refiere al estado alterado de conciencia que se presenta justo después de la convulsión) o

2. el personal de urgencias les administró benzodiacepinas para tratar la crisis.

Aunque la somnolencia no es inesperada, la focalidad es una señal de alarma que debe hacer pensar en una lesión neurológica subyacente, como una masa intracraneal o una hemorragia. Hay que tener en cuenta que, aunque el estado posictal se asocia más a menudo con el letargo y la confusión, también puede asociarse con agitación y psicosis.

Revise los análisis. Es necesario realizar estudios básicos (incluyendo una glucometría capilar y un panel metabólico, ya que tanto la hipo- como la hiperglucemia y diversas anomalías electrolíticas pueden causar crisis), así como un nivel de alcohol en suero y un análisis toxicológico en orina. En particular, si la semiología de la crisis[4] fue informada como varios minutos de sacudidas generalizadas de todo el cuerpo, no debería sorprenderle ver una leucocitosis de leve a moderada, una creatina cinasa (CK, por sus siglas en inglés) elevada y un lactato elevado;

---

[4]No, usted no está leyendo de repente un *thriller* de Dan Brown, y sí, este es realmente el término utilizado por los neurólogos para referirse a los signos o manifestaciones de una crisis.

de hecho, si *no* ve estas cosas, puede querer profundizar un poco más en el historial clínico y considerar otros diagnósticos además de una convulsión.

Por último, siempre debe realizarse una TC craneal sin contraste para descartar cualquier patología subyacente evidente.

Llegados a este punto, usted debe tomar dos grandes decisiones:

1. *¿Es necesario el ingreso del paciente?* Si el examen anterior no es revelador (como suele serlo), el examen neurológico da datos de focalización y el paciente ha vuelto a su estado clínico basal, el ingreso no suele ser necesario. Si las pruebas de laboratorio o de imagen son anormales y requieren una evaluación adicional, si el paciente permanece letárgico o agitado durante un periodo prolongado, o si hay anormalidades neurológicas focales en el examen, entonces está indicado el ingreso.

2. *¿Debe empezar a administrar al paciente un fármaco antiepiléptico?* Se ha demostrado que el tratamiento inmediato con un fármaco antiepiléptico (FAE) reduce el riesgo de recurrencia de las crisis en los dos primeros años tras el evento inicial, pero *no* se ha demostrado que mejore el pronóstico (definido como remisión sostenida de las crisis) a largo plazo. Además, como ya se ha comentado, el riesgo de recurrencia de las crisis tras un único evento no es tan elevado. Por lo tanto, hay que sopesar los beneficios de iniciar un FAE frente a los posibles efectos secundarios y riesgos. La práctica habitual es aplazar el inicio de un FAE tras un primer episodio, pero hay tres excepciones. Usted debería reconocerlas de la discusión anterior, y tienen sentido: estos son los factores que aumentan de manera significativa el riesgo de recurrencia de las crisis.

   a. Crisis convulsiva nocturna.

   b. Crisis convulsiva sintomática remota (p. ej., si hay un hallazgo relevante en las imágenes, como encefalomalacia [reblandecimiento o pérdida de tejido cerebral] de una antigua enfermedad vascular cerebral o calcificaciones de una neurocisticercosis previa; otras lesiones, como un pequeño quiste aracnoideo o una lesión hipofisaria encontrada de manera circunstancial, son quizás incidentales y no justifican la iniciación de un FAE).

   c. Un electroencefalograma anormal (la advertencia aquí es que los electroencefalogramas no se realizan de forma rutinaria en la mayoría de los servicios de urgencias; si el paciente ha vuelto a su estado basal, está bien aplazar el EEG al ámbito ambulatorio).

Aunque este algoritmo funciona casi siempre, queremos destacar que estas decisiones deben ser individualizadas y, cuando sea posible, tomadas en conjunto con el paciente. Y hay excepciones. Si un paciente trabaja en la construcción, por ejemplo, y se pasa el día subiendo escaleras, puede ser razonable poner en marcha un FAE, al menos de manera temporal, para evitar lesiones potencialmente importantes en caso de que se produzca una segunda crisis durante el trabajo.

Si el plan es el alta, es imperativo asegurar un seguimiento ambulatorio cercano. Un EEG y una IRM del cerebro (solicitados con un "protocolo de crisis", que especifique cortes finos a través de los lóbulos temporales; en breve se entenderá por qué) deberían programarse de manera ideal antes de la primera visita ambulatoria para poder revisar los resultados y tratar al paciente en forma adecuada en ese momento. Una resonancia magnética del cerebro *con gadolinio* suele estar indicada si se sospechan causas neoplásicas, infecciosas o inflamatorias.

Tipos de crisis epilépticas

¿Qué es exactamente una crisis epiléptica? Partiendo de la definición simplificada que utilizamos al principio de este capítulo, podemos decir que una crisis epiléptica es un acontecimiento *súbito* y *paroxístico* causado por la *hiperactividad sincrónica* de las neuronas de la *corteza cerebral* (en palabras más sencillas, un montón de neuronas del cerebro empiezan a disparar prácticamente a la vez). Hay dos tipos principales de crisis, las generalizadas y las focales.

1. ***Crisis generalizadas.*** La aparición de las convulsiones generalizadas implica a ambos hemisferios del cerebro de forma simultánea. Existen varios tipos.

   a. *Crisis tonicoclónicas generalizadas* (CTCG). Anteriormente conocidas como convulsiones de gran mal, son el tipo más común de convulsiones generalizadas. Pueden dividirse en cuatro fases:

      i. El *inicio*, caracterizado por la pérdida brusca de la conciencia, a menudo acompañada de un fuerte gemido (también conocido como "grito ictal" debido a las fuertes contracciones musculares que expulsan rápidamente el aire de los pulmones).

      ii. La *fase tónica (de rigidez)*, durante la cual los músculos de las cuatro extremidades, el pecho y la espalda se vuelven rígidos. Puede durar desde varios segundos hasta alrededor de 1 minuto.

      iii. La *fase clónica (espasmódica)*, durante la cual se producen sacudidas generalizadas, rítmicas y no reprimidas de todas las extremidades. Suele durar entre 1 y 2 minutos más.

      iv. El *periodo posictal*. Como se ha mencionado antes (véase p. 160), en la mayoría de los casos se caracteriza por la somnolencia y la confusión, pero también puede estar

---

Recuadro 6-1

Es muy frecuente que los familiares de los pacientes (o cualquier persona que presencie una crisis tonicoclónica generalizada) reporten que el episodio de sacudidas se prolongó durante 5, 10 o incluso 20 minutos. En la mayoría de los casos, esto no se debe a que el paciente tuviera un verdadero estado epiléptico (véase p. 177), sino a que los familiares se asustaron y su sentido del tiempo se distorsionó de forma comprensible.

Durante la crisis, los familiares u otros testigos deben:

1. Poner al paciente de lado para disminuir el riesgo de aspiración.
2. NO introducir una cuchara o cualquier otra cosa en la boca del paciente (esto no solo no es útil, sino que puede ser peligroso).
3. Registrar la duración del evento y, si es posible, grabarlo en video (esto puede ser muy útil para facilitar el diagnóstico por parte del profesional sanitario que finalmente atienda al paciente).
4. Llamar al 911 si la crisis dura más de 5 minutos, si hay crisis recurrentes sin retorno al estado basal, si el color de la piel del paciente se vuelve azul, o si hay evidencia de lesión o laceración grave en la cabeza.

asociado con la agitación y la psicosis. Puede tardar desde varios minutos hasta varias horas en resolverse por completo.

b. *Crisis tónicas.* Consisten en una rigidez muscular brusca, a menudo asociada a la pérdida de conciencia y a la caída.

c. *Crisis clónicas.* Se caracterizan por movimientos espasmódicos repetitivos que suelen involucrar la cara y los brazos.

d. *Crisis mioclónicas.* Contracciones musculares repentinas y breves que pueden afectar a cualquier grupo muscular (más a menudo a los brazos); pueden ocurrir como un evento único o como un grupo de eventos. Casi siempre se conserva la conciencia.

Recuadro 6-2 Mioclonía

Las mioclonías tienen muchas causas diferentes. En este capítulo, hablamos específicamente del mioclono epiléptico, es decir, de aquel que se origina en una actividad epiléptica anormal en la corteza cerebral. La *mioclonía fisiológica* es un fenómeno normal que se produce en las personas sanas: ejemplos comunes son la *mioclonía hípnica* (esas sacudidas repentinas que se producen cuando uno se queda dormido) y la *mioclonía diafragmática* (¡el hipo!). La *mioclonía esencial* es una mioclonía sin causa clara o que se sospecha que se debe a causas genéticas. Para más detalles, véase el capítulo 13.

---

e. *Crisis atónicas.* Conocidas por lo regular como "ataques de caída", son efectivamente lo opuesto a las crisis tónicas en el sentido de que causan una pérdida repentina del tono muscular que resulta en una caída abrupta al suelo. Los pacientes que experimentan crisis atónicas recurrentes a menudo necesitan usar cascos para protegerse.

f. *Crisis de ausencia.* Las crisis de ausencia son breves episodios de mirada fija que suelen durar de 5 a 10 segundos, acompañados de una detención del comportamiento y de una alteración de la conciencia. Pueden asociarse a automatismos estereotipados (movimientos repetitivos y sin propósito) como el aleteo de los párpados, el chasquido de labios o la manipulación de botones, y se observan casi exclusivamente en niños.

2. ***Convulsiones focales.*** A diferencia de las crisis generalizadas, que comienzan en ambos hemisferios de manera simultánea, el inicio de las crisis focales se limita a una única región focal del tejido cerebral. Aunque comienzan de esta manera, pueden "generalizarse secundariamente" de manera que la hiperexcitabilidad neuronal se extiende hasta implicar a ambos hemisferios; a nivel clínico, se observa que el paciente evoluciona hacia una crisis tonicoclónica generalizada. La mayoría de las crisis no provocadas de primera vez en adultos es de inicio focal que se han generalizado secundariamente.

a. *Crisis focales sin perdida del estado de alerta/conciencia* (FAS, por sus siglas en inglés; antes llamadas convulsiones parciales simples). El paciente está despierto y es consciente de que está ocurriendo algo anormal. Los síntomas dependen por completo de la parte del córtex que esté implicada. Los ejemplos incluyen luces intermitentes (debido a la afectación de la corteza occipital) y movimientos rítmicos y espasmódicos de un brazo o una pierna (debido a la afectación de la corteza motora). Cuando estos movimientos comienzan en una parte del cuerpo (digamos las puntas de los dedos) y se extienden gradualmente a otra (hasta la muñeca y el brazo), lo llamamos "**marcha jacksoniana**", y es típico de este tipo de crisis. Usted puede imaginarse la ola de hiperexcitabilidad que se extiende por el homúnculo de la corteza motora, causando la propagación de estos síntomas.

b. *Crisis focales con pérdida del estado de alerta/conciencia* (FIAS, por sus siglas en inglés; antes llamadas convulsiones parciales complejas). Son el tipo más común de crisis en adultos con epilepsia. Los pacientes parecen estar despiertos, pero no responden y reaccionan mínimamente con su entorno. Pueden mirar fijamente hacia delante o mostrar automatismos como movimientos de masticación, chasquido de labios, muecas o repetición de palabras. Suelen durar varios minutos y van seguidas de un periodo posictal. Los pacientes suelen mostrar amnesia en cuanto al evento, pero a menudo son conscientes del aura que les precede, si es que existe (véase recuadro 6-3).

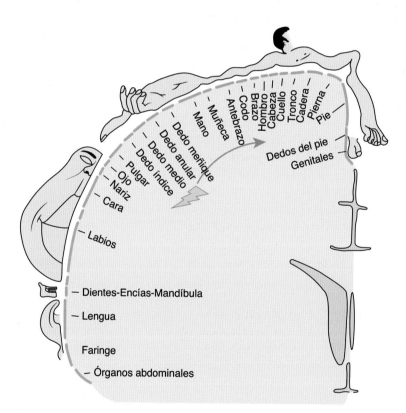

Se puede imaginar una crisis focal que afecta a la corteza motora y que comienza en la mano y luego se extiende hacia arriba en el brazo.

Recuadro 6-3 Crisis de ausencia *versus* crisis focales con alteración de la conciencia

Después de leer estas definiciones, puede parecer difícil distinguir entre las crisis de ausencia y las crisis focales con alteración de la conciencia, pero suele ser bastante sencillo. En primer lugar, las crisis de ausencia se observan casi exclusivamente en la infancia. En segundo lugar, son muy breves (duran solo unos segundos), nunca comienzan con un aura y no tienen una fase posictal, mientras que las crisis focales con alteración de la conciencia suelen persistir durante varios minutos, a menudo comienzan con un aura y suelen ir seguidas de una fase posictal.

Recuadro 6-4 Auras

Muchos pacientes le dirán que saben cuándo están a punto de tener una crisis. Lo que describen son sus auras, las cuales consisten en convulsiones focales más o menos breves que se producen al inicio de una crisis y son lo suficientemente importantes como para causar síntomas, pero no tan grandes como para interferir con la conciencia. Los ejemplos más comunes son una sensación de "subida" en el estómago, un sabor metálico en la boca y olores agradables o desagradables, pero las auras pueden ser casi cualquier cosa. Una sensación repentina de familiaridad (*déjà vu*), de desconocimiento (*jamais vu*), de euforia o de dificultad para encontrar palabras son otros ejemplos comunes. Las auras visuales también son comunes; las que se originan en el lóbulo occipital son alucinaciones elementales no formadas (piense en luces blancas o de colores parpadeantes), mientras que las que se originan en el lóbulo temporal pueden ser más complejas (imágenes de letras, animales e incluso personas).

Nota rápida sobre el diagnóstico diferencial de las crisis epilépticas

Como usted ya sabe, las crisis pueden presentarse de muchas maneras diferentes y, por lo tanto, a veces son difíciles de diagnosticar. Dos de los diagnósticos alternativos más comunes —y probablemente los más importantes— a tener en cuenta son el síncope y la enfermedad vascular cerebral.

Crisis *versus* síncope. El síncope es la pérdida de conciencia debida a una caída repentina de la presión arterial. Puede parecerse mucho a una crisis. La mayoría de las veces, el síncope es el resultado de una causa cardiaca o neurocardiogénica (vasovagal) subyacente (véase p. 151), cuyo tratamiento es claramente diferente al de una crisis. Tanto las crisis como el síncope pueden estar asociados con la pérdida de conciencia y a la incontinencia. El síncope convulsivo —una variante común del síncope que se asocia a una breve actividad tónica o mioclónica— puede parecerse mucho a una crisis. ¿Cómo podemos distinguirlos? Hay ciertas características que son útiles en este sentido:

- El periodo de confusión tras un ataque puede durar de minutos a horas, mientras que en el síncope dura como mucho 1 o 2 minutos.
- Mientras que los síntomas premonitorios pueden ocurrir con ambos, con el síncope tienden a ser cardiacos (palpitaciones, diaforesis, aturdimiento) o visuales (visión de

túnel, "desmayo"), y con las convulsiones son más a menudo un aura (luces brillantes, un olor extraño, una sensación de subida gástrica, una sensación de *déjà vu*).

- La mordedura de lengua se produce casi exclusivamente con las crisis epilépticas.

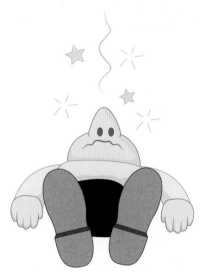

La distinción entre un síncope y una crisis convulsiva puede ser difícil.

Crisis epiléptica *versus* enfermedad vascular cerebral. Esto es un poco más difícil, pero se presenta todo el tiempo en la sala de urgencias y puede ser un reto —a veces incluso imposible— de resolver.

Volvamos a nuestro paciente del principio de este capítulo, Carlton. Se presentó en el servicio de urgencias con una preferencia de la mirada hacia la izquierda y paresia en el lado derecho después de haber sido encontrado en el suelo en un estacionamiento, con varios minutos de sacudidas de todo el cuerpo reportadas por un transeúnte. Aunque los temblores deberían hacernos pensar que ha tenido una crisis, el primer paso en su tratamiento es activar un código de ictus. ¿Por qué? Carlton se presenta con un inicio agudo de déficits neurológicos focales (preferencia de la mirada hacia la izquierda y paresia en el lado derecho), por lo que la enfermedad vascular cerebral (que ocasionalmente puede presentarse con una crisis en el momento del inicio) tiene que estar en la cima de su diferencial porque —como se discutió en el capítulo 2— las enfermedades vasculares cerebrales se tratan de una manera altamente sensible al tiempo. Por lo tanto, haga todo lo posible para descartar primero un ictus, y luego considere el resto de su diagnóstico diferencial.

Una característica común de las convulsiones que puede confundirse con un ictus es la **parálisis de Todd**, una paresia posictal transitoria que afecta a la parte del cuerpo que estaba convulsionando activamente. Supongamos que la crisis de Carlton comenzó en su hemisferio cerebral izquierdo (y luego se generalizó, lo que concuerda con la descripción de las sacudidas de todo el cuerpo). Su brazo y pierna derecha deben haber estado involucrados al inicio. Una vez que dejó de convulsionar de manera activa, podría estar desproporcionadamente débil en el lado derecho de su cuerpo debido a la parálisis de Todd, durando desde minutos hasta varias horas. ¿Por qué? Las neuronas que estaban disparando ahora están agotadas y pueden tardar en recuperarse. Puede imaginar que este tipo de paresia focal en un inicio puede ser difícil, si no imposible, de distinguir de la paresia causada por un enfermedad vascular cerebral.

Recuadro 6-5

La parálisis de Todd debe su nombre a Robert
Bentley Todd, un médico de origen irlandés que
fue el primero en describir el fenómeno. También
era conocido por recetar vino y brandy para las
fiebres, y algunos incluso le atribuyen uno de los
cocteles más conocidos, el "hot toddy". Aunque
su valor medicinal es discutible, puede ser justo
lo que usted necesita para ayudarlo a sobrellevar
el resto de este capítulo.

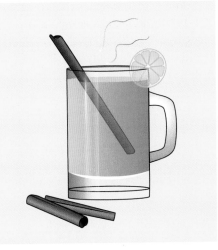

Recuadro 6-6 Preferencia de la mirada durante y después
de una crisis

También hay que tener en cuenta la preferencia de la mirada. Los pacientes suelen mirar
"hacia su ataque" y "lejos de su convulsión" (véase p. 62). Si pensamos que el ataque
de Carlton comenzó en su hemisferio izquierdo, él debería mirar hacia la derecha si está
teniendo descarga eléctrica. Pero no creemos que teniendo crisis, sino que sospechamos
que está posictal. Al igual que una parálisis de Todd causa paresia debido a las neuronas
"quemadas", la preferencia de la mirada a menudo invierte los lados posictalmente
debido a los campos oculares frontales "quemados". Los campos oculares al inicio
empujaron los ojos para mirar lejos del foco de la convulsión, pero ahora están agotados,
y por lo tanto los ojos se desvían en la dirección opuesta —en el caso de Carlton, hacia la
izquierda— que es la misma dirección que se esperaría si hubiera tenido una enfermedad
vascular cerebral en el hemisferio izquierdo.

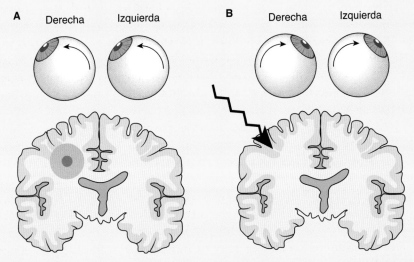

(*A*) Ablación (debido a una enfermedad vascular cerebral o al estado posictal después de una
convulsión) de los campos oculares frontales, y (*B*) estimulación (de una convulsión) de los
campos oculares frontales.

Entonces, ¿cómo podemos distinguir el estado posictal de la crisis? No hay una respuesta fácil. Debemos tener en cuenta todo el cuadro clínico: lo que encontramos en la exploración, lo que vemos en las imágenes y —a menudo lo más importante— lo que podemos obtener de un historial clínico cuidadoso. Si, por ejemplo, nos ponemos en contacto con la cónyuge de Carlton, que nos dice que tiene un trastorno epiléptico conocido y que se le acabó la medicación hace varios días, es probable que tengamos la respuesta. Los estudios de imagen de perfusión también pueden ayudar a determinar si hay una disminución del flujo sanguíneo al cerebro que sugiera una enfermedad vascular cerebral (véase capítulo 2). Pero a veces no podemos estar seguros, y en esos casos, tratamos al paciente como si hubiera tenido un ictus aunque sospechemos de una crisis. La desventaja potencial de perder la oportunidad de tratar un ictus es a menudo mucho peor que la de administrar una terapia trombolítica a un paciente posictal.

Etiología de las crisis epilépticas

Las crisis convulsivas pueden deberse a muchas cosas, pero podemos reducirlas a cuatro:

1. Una lesión epileptógena.

2. Derrames tóxicos-metabólicos.

3. Medicamentos y otras sustancias.

4. Un síndrome epiléptico.

Lesiones epileptógenas

Las lesiones epileptógenas son lesiones en el cerebro que actúan como focos de convulsiones. Pueden estar presentes desde el nacimiento o adquirirse más tarde en la vida. Algunos ejemplos comunes son:

- *Esclerosis temporal mesial* (ETM). Se trata de un diagnóstico patológico (aunque a menudo detectable en la IRM) que se define por pérdida neuronal y gliosis (la proliferación de células gliales en un lugar dañado) dentro del hipocampo. Es la causa subyacente más común de la epilepsia del lóbulo temporal. Su origen no está claro, aunque los antecedentes de crisis febriles en la infancia parecen aumentar el riesgo. También se ha sugerido una posible asociación con el herpesvirus humano 6. Dado que la ETM es común en pacientes con epilépsia, solicitamos resonancias magnéticas con "protocolo de crisis epilépticas" (que especifican cortes finos a través de los lóbulos temporales) en pacientes que presentan primera crisis.
- *Displasia cortical y trastornos de la migración neuronal.* Esta terminología bastante complicada se refiere a una situación en la que las neuronas no se desarrollan correctamente o no llegan a las partes del cerebro a las que debían llegar; estas células suelen ser muy propensas a provocar convulsiones.
- *Lesión cerebral prenatal o perinatal.*
- *Encefalomalacia posictus o postraumática.*
- *Tumores cerebrales.*
- *Abscesos cerebrales.*
- *Anomalías vasculares* (como malformaciones arteriovenosas o cavernosas).

La hemorragia intracerebral aguda y el ictus isquémico también pueden presentarse con convulsiones.

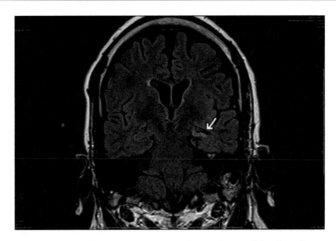

Esclerosis temporal mesial en la IRM, caracterizada por la pérdida de volumen y el aumento de señal del hipocampo (*flecha*). Puede ser bilateral, pero suele ser asimétrica. (Reimpresa de Yamada T, Meng E. *Practical Guide for Clinical Neurophysiologic Testing*. Wolters Kluwer; 2011.)

Alteraciones tóxicas-metabólicas

Esta categoría comprende las crisis causadas por procesos metabólicos y otros sistémicos. Algunos ejemplos comunes son:

- Hipoglucemia
- Hiperglucemia
- Hiponatremia
- Hipocalcemia
- Hipomagnesemia
- Uremia

Las crisis debidas a cualquiera de estas alteraciones metabólicas se consideran crisis provocadas. No existen directrices definitivas sobre el uso de medicamentos antiepilépticos en estas situaciones. En la mayoría de los casos, si la alteración tóxico-metabólica es grave, se debe iniciar la medicación y continuarla hasta el alta hospitalaria. Si la alteración tóxico-metabólica se corrige y el paciente permanece clínicamente estable durante varias semanas, se puede considerar la reducción de la medicación como paciente externo.

Medicamentos y otras sustancias

Muchos medicamentos y drogas ilícitas disminuyen el umbral de las crisis en pacientes que ya son propensos a ellas. Estos agentes no suelen causar crisis por sí mismos, pero en determinadas situaciones —por ejemplo, en caso de sobredosis, o de insuficiencia hepática o renal grave— pueden provocarlas en pacientes que no tienen ningún otro motivo para presentarlas. Algunos ejemplos comunes son los analgésicos (como el tramadol), varios antibióticos (los carbapenems, las cefalosporinas y las fluoroquinolonas son los de mayor riesgo) y los medicamentos psiquiátricos (sobre todo el bupropión en dosis altas). La abstinencia de alcohol y benzodiacepinas son otras causas comunes de crisis.

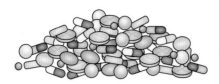

Muchos medicamentos y otras sustancias pueden provocar convulsiones.

Recuadro 6-7 Activadores de crisis

A diferencia de las categorías anteriores, que por sí solas pueden predisponer a las crisis, los desencadenantes de estas son cosas que provocan crisis en pacientes que ya están predispuestos. En otras palabras, ¿qué es lo que hace que un paciente con una lesión epileptógena conocida tenga crisis *hoy*? A menudo no lo sabemos, pero hay una serie de cuestiones que nos preguntamos cuando intentamos encontrar una explicación. Entre ellas, las más comunes son:

- Infección (sistémica o neurológica).
- Estrés grave o ansiedad.
- Falta de sueño.
- Omisión de fármacos antiepilépticos.
- Uso de medicamentos para reducir el umbral de las crisis.
- Periodos menstruales (cuando las crisis se producen sistemáticamente en momentos específicos del ciclo menstrual, se denomina *epilepsia catamenial*).

Si un paciente con un trastorno epiléptico previamente bien controlado se presenta en su consultorio con una crisis repentina, es crucial preguntar sobre cada uno de estos puntos, ya que ayudará a determinar su manejo. Si, por ejemplo, su paciente tuvo una crisis intermitente en el contexto de una noche entera mientras estudiaba para un examen parcial, es posible que no necesite cambiar la medicación de ese paciente; una conversación sobre la importancia del sueño constante podría ser suficiente. Sin embargo, si no hay ninguno de estos desencadenantes, es probable que el paciente necesite un ajuste de la medicación.

Síndromes epilépticos

Los síndromes epilépticos son trastornos definidos por características específicas que suelen ocurrir conjuntamente. Estas pueden incluir tipos de crisis y patrones de EEG particulares, la edad de inicio de las crisis y la presencia o ausencia característica de otros rasgos asociados, como el retraso en el desarrollo y la regresión motora. Hay cientos de síndromes epilépticos; aquí hay unos cuantos con los que debería estar familiarizado. Todos ellos, excepto el último, se manifiestan a una edad muy temprana.

Síndrome de West
- Etiología: aproximadamente 70% de los pacientes tiene lesiones cerebrales subyacentes (como aquellas asociadas con la esclerosis tuberosa o a la neurofibromatosis; véase capítulo 17). El restante 30% se considera criptogénico (es decir, de causa incierta).
- Edad de inicio: típicamente < 1 año de edad.

- Características clínicas:
  - Espasmos infantiles (contracciones musculares simétricas y breves que suelen afectar al tronco, el cuello o las extremidades, seguidas de varios segundos de rigidez tónica; suelen producirse en racimos, a menudo por la mañana).
  - Detención del desarrollo psicomotor.
- EEG:
  - **_Hipsarritmia_** (patrón electrográfico caracterizado por ondas lentas de alto voltaje, irregulares y difusas, y picos multifocales que se observan predominantemente de forma interictal, es decir, entre las crisis; desaparece durante el sueño REM).
- Tratamiento:
  - Terapia hormonal (corticotropina/ACTH).
  - Vigabatrina (un análogo del ácido gamma-aminobutírico [GABA] que aumenta la actividad del GABA; puede causar defectos en el campo visual periférico y, por lo tanto, requiere un control oftalmológico regular).
- Pronóstico: pobre, con un aumento significativo de la morbilidad y la mortalidad; asociado con el desarrollo del síndrome de Lennox-Gastaut (véase p. 172).

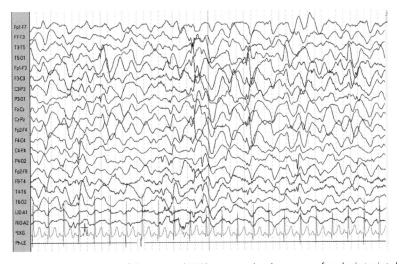

Hipsarritmia en el electroencefalograma (EEG) caracterizada por un fondo interictal caótico de gran amplitud con picos multifocales. (Reimpresa de Greenfield LJ, Carney PR, Geyer JD. *Reading EEGs: A Practical Approach*. 2ª ed. Wolters Kluwer; 2020.)

Epilepsia de ausencia infantil

- Etiología: se presume que la causa es genética (pero aún no se ha identificado un defecto genético claro).
- Edad de inicio: infancia (normalmente de los 5 a 10 años de edad).
- Características clínicas:
  - Crisis de ausencia (pueden ser cientos al día, a menudo provocadas por la hiperventilación).
  - Crisis tonicoclónicas generalizadas (pueden ocurrir, pero raramente antes de la pubertad).

- EEG: descargas de picos y ondas de 3 Hz (observadas durante las convulsiones, con un inicio y un retroceso bruscos); por lo regular normales entre las convulsiones.
- Tratamiento: etosuximida (primera línea en la mayoría de los niños), valproato, lamotrigina.
- Pronóstico: la mayoría de los niños superan esta situación. Por lo general, se pueden dejar de utilizar los FAE si el paciente no tiene convulsiones durante 1 o 2 años.

Síndrome de Dravet
- Etiología: genética (entre 70 y 80% de los casos se deben a mutaciones en el canal de sodio regulado por voltaje conocido como SCN1A; la mayoría de las mutaciones son de novo).
- Edad de inicio: alrededor de 6 meses.
- Características clínicas:
  - Epilepsia farmacorresistente con múltiples tipos de crisis (a menudo generalizadas y focales, con frecuencia provocadas por fiebre y luces brillantes).
  - Retraso cognitivo y motor (el desarrollo suele ser normal antes de la primera crisis).
- EEG: evoluciona con el tiempo; típicamente normal hasta el año de edad, con enlentecimiento progresivo, mala organización y anormalidades epileptiformes inespecíficas y variables.
- Tratamiento: la primera línea suele ser el valproato, a menudo con clobazam adjunto. Otras opciones son el levetiracetam y el topiramato. Hay que evitar los agentes bloqueadores de los canales de sodio (como la lamotrigina). Dado que las convulsiones suelen ser resistentes a los fármacos, la dieta cetogénica y varias cirugías de epilepsia deben considerarse como otras opciones terapéuticas.
- Pronóstico: pobre, con un aumento significativo de la morbilidad y la mortalidad. Estos pacientes tienen un alto riesgo de muerte súbita inesperada en la epilepsia (SUDEP, por sus siglas en inglés; véase p. 176).

Síndrome de Lennox-Gastaut
- Etiología: aproximadamente 60% tiene causas secundarias subyacentes (incluyendo esclerosis tuberosa, tumores, malformaciones corticales y síndromes genéticos). Se considera criptogénico 40% de los casos.
- Edad de inicio: infancia (normalmente de 3 a 5 años de edad).
- Características clínicas:
  - Epilepsia farmacorresistente con múltiples tipos de crisis (la más frecuente es la tónica y la ausencia atípica, pero también se observan crisis mioclónicas y de conciencia alterada focal).
  - Discapacidad intelectual (el desarrollo suele ser normal antes de la primera convulsión).
- EEG: patrón de picos y ondas lentas de 1-2 Hz (interictalmente).
- Tratamiento: agentes de amplio espectro o generalizados (a menudo necesarios en combinación; véase la discusión de los FAE a partir de la p. 173). Con frecuencia se añaden agentes de espectro estrecho, dada la alta prevalencia de tipos de convulsiones mixtas (generalizadas y focales). Al igual que en el caso del síndrome de Dravet, suelen indicarse medidas no farmacológicas.
- Pronóstico: pobre, con un aumento significativo de la morbilidad y la mortalidad.

Epilepsia mioclónica juvenil

- Etiología: se presume que es genética (se sospechan mecanismos poligénicos o multifactoriales en la mayoría de los casos).
- Edad de inicio: adolescencia (suele observarse en adolescentes por lo demás sanos).
- Características clínicas:
  - Tríada de tipos de crisis (de la más a la menos común: mioclónicas, tonicoclónicas generalizadas, y de ausencia). Las crisis suelen producirse por la mañana y pueden desencadenarse por la falta de sueño y el consumo de alcohol.
- EEG: patrón de polipicos y ondas de 4-6 Hz (interictalmente).
- Tratamiento: el valproato es el medicamento de primera línea (pero a menudo se evita en las adolescentes dada la teratogenicidad); también se suelen utilizar el levetiracetam, la lamotrigina y el topiramato.
- Pronóstico: la mayoría de los pacientes logra un excelente control de las crisis con un solo agente, pero a menudo requiere un tratamiento de por vida.

Fármacos antiepilépticos (FAE)

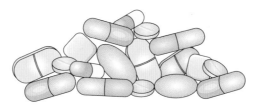

¡Hay muchos!

El aprendizaje de los FAE puede ser un poco como vadear una sopa de letras. Por suerte para nuestros pacientes, hay muchos, pero sus diferentes mecanismos de acción, propiedades farmacológicas y perfiles de efectos secundarios pueden resultar abrumadores. Sin embargo, no hay que desesperar. Solo hay cuatro principios fundamentales que hay que conocer:

1. Aunque algunos FAE pueden funcionar mejor que otros para tipos de crisis o síndromes epilépticos específicos, hay pocas pruebas que indiquen diferencias significativas en la eficacia general entre ellos. Las decisiones sobre la medicación se suelen tomar en función de la edad y el sexo del paciente, el perfil de efectos secundarios y las interacciones farmacológicas relevantes.

2. Todos estos medicamentos actúan suprimiendo la actividad neuronal. Lo hacen bloqueando los canales de sodio o de calcio, inhibiendo la neurotransmisión glutamatérgica (excitatoria) o aumentando la neurotransmisión gabaérgica (inhibitoria), o —la mayoría de las veces— alguna combinación de las anteriores.

3. Podemos dividir estos medicamentos en agentes de amplio espectro (aquellos que funcionan tanto para las crisis generalizadas como para las de inicio focal) y agentes de espectro estrecho o focal (que funcionan solo para las crisis de inicio focal). Dado que puede ser difícil distinguir entre crisis generalizadas y focales cuando se diagnostica epilepsia por primera vez a los pacientes, a menudo se comienza con agentes de amplio espectro y después (una vez que se dispone de más datos, normalmente en forma de EEG e IRM) se reduce el tratamiento a agentes focales, si está indicado.

4. Aproximadamente 50% de los pacientes conseguirá un control completo o casi completo de las crisis con un único FAE. Otro 15% lo hará con un segundo FAE. Sin embargo, el porcentaje de los que mejoran significativamente con un tercer FAE desciende a 3-4%. Por ello, la definición de epilepsia farmacorresistente es la falta de respuesta a dos o más FAE.

A continuación se enumeran algunos de los FAE más utilizados. Estas tablas no son en absoluto exhaustivas, sino que constituyen un resumen conciso de parte de la información más importante y relevante de cada fármaco.

AGENTES DE AMPLIO ESPECTRO

FAE	Mecanismo de acción	Efectos adversos
Valproato	• Agonista GABA • Antagonista del canal de sodio y calcio	**Común:** aumento de peso, temblor, pérdida de cabello, molestias gastrointestinales (GI) **Raro, pero grave:** hepatotoxicidad (puede ser fatal en niños < 2 años de edad), pancreatitis, trombocitopenia, hiperamonemia, teratogénico (provoca defectos del tubo neural)
Levetiracetam	• Se une a la proteína de vesícula sináptica 2A (disminuye el calcio afluencia al presináptico terminal)	**Común:** sedación, perturbación del estado de ánimo (irritabilidad, agresión, depresión)
Topiramato	• Antagonista del canal de sodio • Inhibidor de la anhidrasa carbónica	**Común:** parestesias, pérdida de peso, ralentización mental y dificultad para encontrar palabras **Raro, pero grave:** Nefrolitiasis, glaucoma agudo, acidosis metabólica, hipohidrosis/golpe de calor
Zonisamida	• Antagonista del canal de sodio y calcio • Inhibidor de la anhidrasa carbónica	Similar al topiramato
Lamotrigina	• Antagonista del canal de sodio • Inhibe la liberación del glutamato	**Común:** mareo, sedación, dolor de cabeza **Raro pero grave:** síndrome de Stevens-Johnson
Clobazam	• Una benzodiacepina: se une a los receptores postsinápticos en las neuronas GABAa y aumenta la frecuencia de apertura del receptor	**Común:** sedación, hiposalivación/ boca seca, estreñimiento **Raro pero grave:** depresión respiratoria, síndrome de Stevens-Johnson

AGENTES COMUNES DE ESPECTRO FOCAL

FAE	Mecanismo de acción	Efectos adversos
Fenitoína	Bloqueador del canal de sodio	**Cuando se administra por VI:** arritmias cardiacas, hipotensión, síndrome del guante púrpura (flebitis en el sitio de infusión) **A largo plazo:** pérdida de densidad ósea, atrofia cerebelosa, hiperplasia gingival, rasgos faciales toscos, linfadenopatía generalizada **Sobredosis aguda:** ataxia, diplopía, vértigo
Carbamazepina	Bloqueador del canal de sodio	**Común:** mareo, fatiga, náusea **Raro pero grave:** hiponatremia (más a menudo en pacientes > 65 años de edad), anemia aplástica, agranulocitosis, hepatitis, síndrome de Stevens-Johnson
Oxcarbazepina	Bloqueador del canal de sodio	Similar a la carbamazepina (normalmente se tolera mejor, pero tiene un mayor riesgo de hiponatremia)
Eslicarbazepina	Bloqueador del canal de sodio	Similar a la carbamazepina (pero menor riesgo de hiponatremia)
Lacosamida	Bloqueador del canal de sodio	**Común:** mareo, náusea **Raro pero grave:** prolongación del PR, bradiarritmias, hipotensión, episodios sincopales
Gabapentina	Modula la actividad del canal de calcio	**Común:** sedación, mareo **Menos común:** temblor/movimientos anormales, edema periférico, ganancia de peso
Pregabalina	Modula la actividad del canal de calcio	**Común:** sedación, ganancia de peso, edema periférico **Menos común:** temblor/movimientos anormales

Recuadro 6-8 Epilepsia farmacorresistente

Se diagnostica epilepsia farmacorresistente a los pacientes que han fracasado con dos o más fármacos antiepilépticos elegidos de manera adecuada. Aproximadamente un tercio de los pacientes con epilepsia es farmacorresistente. Aunque a menudo es razonable seguir probando diferentes combinaciones de FAE, hay otras intervenciones no farmacológicas que también deben considerarse con seriedad.

- *Cirugía para tratar la epilepsia*. Cuando es factible, la cirugía para la epilepsia puede ser la mejor oportunidad del paciente para controlar mejor las crisis y, para algunos, de hecho lograr liberarse de ellas. Hay dos opciones:
  - *Cirugía resectiva*. La idea es resecar el foco ictal. La candidatura requiere un foco epiléptico identificable en una zona del cerebro no esencial (también llamada "no elocuente") y resecable con seguridad.
  - *Dispositivos de neuromodulación*. Entre ellos se encuentra el *dispositivo de neuroestimulación reactiva (RNS, por sus siglas en inglés)*, que se implanta en el cráneo y puede responder casi al instante a la actividad eléctrica anormal (de forma similar a un marcapasos cardiaco), deteniendo idealmente las convulsiones incluso antes de que empiecen; y el *dispositivo de estimulación del nervio vago (VNS, por sus siglas en inglés)*, que se implanta debajo de la piel en el pecho con un cable enrollado alrededor del nervio vago. Se desconoce el mecanismo de acción del VNS.
- *Modificación de la dieta*. La dieta cetogénica clásica es una dieta alta en grasas y baja en carbohidratos (en una proporción aproximada de 4:1) que puede ser eficaz para algunos pacientes (por razones que siguen sin estar claras), independientemente de su edad o tipo de crisis. Sin embargo, puede ser difícil adherirse a ella, dados los importantes efectos secundarios asociados con un cambio nutricional tan drástico, como trastornos gastrointestinales, dislipidemia e hipoglucemia. La dieta Atkins modificada y el tratamiento de bajo índice glucémico son alternativas más recientes y un poco menos estrictas.

Recuadro 6-9 Muerte súbita inesperada en la epilepsia (SUDEP, por sus siglas en inglés)

Se dice que la SUDEP se produce cuando una persona con epilepsia muere repentinamente sin ninguna causa evidente. Puede ser presenciada o no (la mayoría de los casos no es presenciada), y con o sin ninguna evidencia de convulsión. Se han propuesto como posibles mecanismos los cambios respiratorios y las arritmias cardiacas inducidas por las convulsiones, pero la causa sigue siendo desconocida. Los factores de riesgo más significativos para la SUDEP son la presencia y la frecuencia de las crisis tonicoclónicas generalizadas, pero la edad más temprana (la SUDEP se registra con mayor frecuencia en niños y adultos jóvenes) y las variantes genéticas específicas también aumentan el riesgo. Desafortunadamente, la SUDEP no es infrecuente; se cree que es responsable de aproximadamente 10 a 15% de todas las muertes en pacientes con epilepsia. Optimizar el tratamiento antiepiléptico lo mejor posible, instruir a los pacientes (o a sus padres, si el paciente es un bebé) para que intenten dormir en posición prona, e informar a los pacientes y a sus familias sobre este riesgo, es por ahora lo mejor que podemos hacer. Es de esperar que los estudios en curso continúen arrojando luz sobre los mecanismos de la SUDEP y conduzcan a mejores estrategias de prevención.

Estado epiléptico

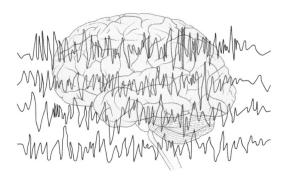

El estado epiléptico puede ser (aunque no siempre) una verdadera emergencia neurológica que requiere una evaluación y un tratamiento inmediatos. Puede asustar, pero suele ser fácil de diagnosticar y relativamente sencillo de tratar. Hay dos tipos principales de estado: convulsivo y no convulsivo.

1. El ***estado epiléptico convulsivo*** se definía históricamente como una única crisis convulsiva con duración de al menos 30 minutos, o una serie de crisis convulsivas con duración de al menos un total de 30 minutos sin retorno interictal (o "entre crisis") al estado basal. Sin embargo, debido a la urgencia ahora reconocida de tratar el estado convulsivo generalizado, estas definiciones se han actualizado y ahora incluyen:

   a. 5 o más minutos de actividad convulsiva continua O

   b. 2 o más crisis consecutivas sin retorno al estado basal en el inter.

   Aunque en general se cree que se necesitan aproximadamente 30 minutos para que la actividad convulsiva generalizada en curso suponga un riesgo significativo de daño cerebral a largo plazo, es muy poco probable que la actividad convulsiva cese de manera espontánea una vez que haya persistido durante 5 minutos y, por lo tanto, a los 5 minutos es necesario diagnosticar el estado y tratarlo.

2. ***Estado epiléptico no convulsivo*** (EENC). El estado epiléptico no convulsivo es justo lo que parece: una actividad convulsiva prolongada (en este caso, el umbral es de al menos 10 minutos) *sin* una actividad motora prominente (o ninguna) asociada. Esto se observa con mayor frecuencia en pacientes críticos —con sepsis grave, lesiones neurológicas agudas o que han tenido un paro cardiaco— y siempre debe tenerse en cuenta cuando estos pacientes muy enfermos "no se despiertan" a pesar del tratamiento médico adecuado. El diagnóstico, como puede imaginarse, se basa casi exclusivamente en el EEG, pero ni el diagnóstico ni el tratamiento del EENC son sencillos. Por lo tanto, es importante saber que el EENC existe y, teniendo esto en cuenta, tener un umbral bajo para la monitorización del EEG cuando el estado mental persistentemente pobre o fluctuante no tiene otra explicación.

> ## Recuadro 6-10 Estado epiléptico convulsivo generalizado *versus* el de tipo focal
>
> Cuando se habla de estado epiléptico convulsivo, se hace referencia al estado epiléptico convulsivo *generalizado*, es decir, al temblor de todo el cuerpo. Pero el estado convulsivo también puede ser focal; por ejemplo, sacudidas prolongadas de un brazo o una pierna. El estado motor focal sin alteración de la conciencia (también conocido como **epilepsia parcial continua**) se debe casi siempre a una lesión cerebral focal subyacente. No se trata de una emergencia como lo es el estado convulsivo generalizado: de hecho, puede durar días, meses o incluso años sin ninguna evidencia de daño cerebral. También puede ser muy difícil de tratar, y a menudo requiere un equilibrio entre el manejo de los síntomas (reducir los temblores a un nivel tolerable) y los efectos secundarios de la medicación (principalmente evitar la sobre-sedación causada por demasiados FAE).

El algoritmo de tratamiento del estado epiléptico convulsivo generalizado es sencillo y eficaz. Memorícelo. Es fácil dejarse llevar por el pánico cuando se enfrenta a un paciente en estado convulsivo, pero si conoce este algoritmo, no dudará antes de entrar en acción.

1. *Primera línea*: benzodiacepinas. Las opciones son el lorazepam, el midazolam y el diazepam por vía intravenosa. Estos actúan de manera rápida, pero pueden causar una depresión respiratoria importante, por lo que solo pueden administrarse hasta ciertas dosis para evitar la intubación.

2. *Segunda línea*: usted tiene varias opciones, todas ellas igualmente eficaces. Decida qué camino tomar en función del perfil de efectos secundarios.

   a. Levetiracetam IV. La dosis debe ajustarse a la función renal del paciente, pero por lo demás, el levetiracetam no tiene efectos adversos significativos e inmediatos de los que deba preocuparse.

   b. Valproato IV. Evitar en pacientes embarazadas, o en aquellos con trombocitopenia conocida o disfunción hepática.

   c. Fenitoína IV. Evitar en pacientes con arritmias cardiacas conocidas, o que estén inestables hemodinámicamente. Si está disponible, debe administrar fosfenitoína IV en lugar de fenitoína: es un profármaco de la fenitoína y puede infundirse hasta tres veces más rápido con menos riesgo de tromboflebitis o arritmias cardiacas.

   d. Lacosamida IV. La lacosimida es un agente más nuevo y tiene menos evidencia de apoyo que los medicamentos anteriores. Sin embargo, hasta ahora parece ser igual de eficaz y es otra opción de segunda línea. Evite este fármaco en pacientes con arritmias cardiacas conocidas.

3. *Tercera línea*: elija una segunda opción de la lista anterior. Si ha dado levetiracetam sin respuesta, por ejemplo, pruebe con valproato.

4. *Cuarta línea*: sedar e intubar. En este punto, lo que se intenta es apagar temporalmente —y, con suerte, reiniciar— el cerebro. Los goteos de midazolam y propofol son las terapias más utilizadas. El pentobarbital y la ketamina son otras opciones.

Recuadro 6-11

Se preguntará por qué la fenitoína —un medicamento antiepiléptico de espectro estrecho— se utiliza para tratar el estado generalizado. Al igual que la mayoría de las crisis no provocadas por primera vez en adultos son crisis de inicio focal que se han generalizado secundariamente, la mayoría de los casos de estado en adultos también son crisis de inicio focal con generalización secundaria.

Recuadro 6-12 Cambios de imagen asociados con el estado epiléptico

Además de identificar lesiones estructurales subyacentes, una IRM puede revelar anomalías debidas a la propia actividad epiléptica en curso. El realce leptomeníngeo, así como las áreas de hiperintensidad T2 en las secuencias de recuperación de inversión atenuada por fluidos (FLAIR, por sus siglas en inglés) y la restricción de la difusión en las secuencias de imágenes ponderadas por difusión (DWI, por sus siglas en inglés) son comunes (se observan con mayor frecuencia en las estructuras corticales, talámicas y límbicas profundas, como el hipocampo) y se cree que están relacionadas con el edema celular inducido por crisis.

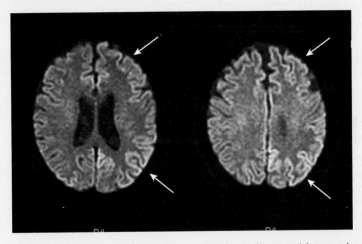

Un ejemplo de los cambios de estado posterior en la resonancia magnética ponderada por difusión, que muestra una hiperintensidad predominante en el lado izquierdo (*flechas*) a lo largo del borde cortical (denominado coloquialmente cinta cortical) que comprende la capa más externa del cerebro.

Modificada de Biller J, Espay A. *Practical Neurology Visual Review*. 2nd ed. Wolters Kluwer; 2013.

Recuadro 6-13 Estado epiléptico refractario y superrefractario

El estado epiléptico refractario se define como una actividad epiléptica continua a pesar del tratamiento de primera y segunda línea. El estado epiléptico superrefractario es un estado epiléptico que no ha respondido al tratamiento anestésico.

Crisis psicógenas no epilépticas (CPNE)

Anteriormente denominadas seudoconvulsiones, las CPNE son eventos paroxísticos que a nivel clínico se asemejan a las crisis epilépticas pero no tienen un correlato en el EEG; es decir, si una persona experimenta una crisis psicógena mientras está conectada a un EEG, este será normal sin ninguna actividad epileptiforme.

Desde el punto de vista clínico, las CPNE pueden parecerse mucho a la actividad epiléptica real (es decir, movimientos estereotipados relativamente breves, rítmicos y no reprimibles) o no (con una duración mucho más larga —a menudo de 15 a 20 minutos—, no rítmica, no estereotipada y reprimible). Las CPNE suelen caracterizarse por movimientos asíncronos y erráticos que comienzan y se detienen; son frecuentes el arqueo de la espalda y el llanto asociados. Sin embargo, por muchas crisis epilépticas y no epilépticas que se hayan visto, es importante mantener la humildad. Las verdaderas crisis epilépticas que se originan en el lóbulo frontal, por ejemplo, pueden parecer "psicógenas" con extraños movimientos en bicicleta de las piernas u otros comportamientos hipermotores, y con facilidad pueden confundirse con eventos psicógenos. Se puede sospechar de convulsiones no epilépticas, pero —con relativamente pocas excepciones— no se puede saber con seguridad a menos que se capture un episodio en el EEG.

Los pacientes con CPNE suelen tener un familiar o amigo cercano con epilepsia; muchos tienen crisis epilépticas y no epilépticas. Los antecedentes de abuso sexual son frecuentes, al igual que otros trastornos psiquiátricos comórbidos.

Explicar este diagnóstico al paciente puede ser un reto, pero es de vital importancia. Cuanto más tiempo crean los pacientes que tienen —y sean tratados por— una verdadera epilepsia, peor será su pronóstico de recuperación de la CPNE. Enfatizar la gravedad de este diagnóstico suele ser útil. Aunque estos eventos pueden no ser de naturaleza epiléptica, son tan "reales" como las crisis epilépticas, y pueden tener consecuencias graves y debilitantes (p. ej., llevar a múltiples ingresos hospitalarios, incluso a intubaciones innecesarias, así como causar una ansiedad comprensible y exacerbar otros trastornos de salud mental) si no se manejan de manera adecuada.

Los pilares del tratamiento son la derivación a psicoterapia y, si es necesario, la retirada gradual de los medicamentos antiepilépticos iniciados previamente. Si se diagnostica a tiempo, el pronóstico es bueno.

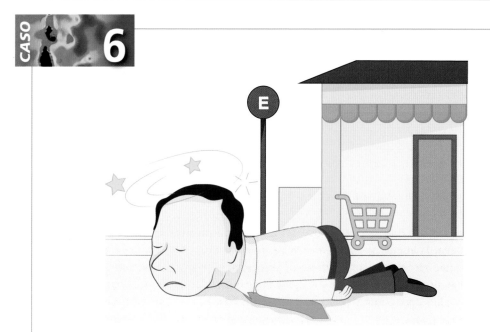

Evolución de su paciente: Carlton presentó una preferencia de mirada izquierda y paresia en el lado derecho después de ser encontrado en el suelo por los servicios de emergencia (SE), con informes de sacudidas de todo el cuerpo antes de la llegada de los SE. Poco después de su llegada al servicio de urgencias, se activa un código de ictus. La TC de la cabeza y el angiograma de la TC son ambos ordinarios. Mientras usted trata de reunir información sobre sus antecedentes y su posible candidatura a un tratamiento trombolítico con tPA —porque aún no puede descartar un ictus—, consigue contactar por teléfono con su mujer, quien le dice que ha tenido crisis desde que era niño. No sabe qué medicación antiepiléptica toma ni si la ha estado tomando, pero le dice que ha estado enfermo durante los últimos días con fiebre alta y escalofríos. Al reexaminarle, usted observa que su preferencia de mirada se ha resuelto. Todavía parece ligeramente más débil del lado derecho que del izquierdo, pero se va despertando poco a poco y, tras algunas indicaciones, es capaz de decir su nombre y su cumpleaños.

Aunque todavía no se puede saber con certeza que no ha tenido un evento isquémico, al examinarlo se observa que mejora rápidamente; además de la sutil paresia de su brazo derecho, su examinación no tiene datos de focalizacion y, por lo tanto, se decide, de manera apropiada, aplazar el tPA. Una resonancia magnética realizada varias horas después resulta normal, sin evidencia de isquemia aguda. El paciente, ahora completamente despierto, es capaz de decirle que por lo regular toma levetiracetam dos veces al día, pero que se ha saltado dos dosis en los últimos 2 días porque se sentía muy mal. Usted le aconseja sobre la importancia de la adherencia a la medicación, le administra levetiracetam para aumentar su nivel y le da el alta a su casa, con estrictas precauciones para que vuelva al hospital si tiene otra crisis.

Ahora usted ya sabe:

- | Las crisis generalizadas incluyen crisis tonicoclónicas generalizadas, tónicas, clónicas, mioclónicas, atónicas y de ausencia. Las crisis focales se dividen en aquellas con conciencia alterada y aquellas con conciencia retenida. Las crisis focales con alteración de la conciencia (antes conocidas como crisis parciales complejas) son el tipo más común de crisis en adultos con epilepsia.

- | Puede ser sorprendentemente difícil distinguir el estado posictal del ictus en el contexto agudo. Es esencial realizar un examen neurológico cuidadoso y obtener rápidamente información colateral relevante. A veces, si todavía no se está seguro y el paciente tiene déficits neurológicos persistentes y significativos, es imperativo tratar a ese paciente como si estuviera teniendo un ictus.

- | Hay muchos medicamentos antiepilépticos, ninguno de los cuales ha demostrado ser significativamente superior a otro. Alrededor de un tercio de los pacientes con epilepsia son farmacorresistentes y deben ser remitidos a centros de epilepsia integrales para que tengan opción de recibir terapias no farmacológicas, como la modificación de la dieta y la cirugía para epilepsia.

- | No todos los tipos de estado epiléptico son verdaderas emergencias. El estado convulsivo generalizado es una emergencia y debe ser reconocido y tratado rápidamente. El estado convulsivo focal, también conocido como epilepsia parcial continua, no es una emergencia y puede durar días, meses e incluso años sin que se produzcan daños cerebrales importantes.

- | El estado no convulsivo se observa y diagnostica con mayor frecuencia en pacientes críticos con un estado mental persistentemente malo o fluctuante. El diagnóstico rápido (mediante EEG) y el tratamiento suelen ayudar a pronosticar el estado del paciente.

- | Las crisis psicógenas no epilépticas son comunes, especialmente entre los pacientes con amigos cercanos o familiares con epilepsia, y aquellos con antecedentes de otras condiciones psiquiátricas comórbidas o de abuso sexual. Las crisis no epilépticas pueden ser difíciles de distinguir de las crisis epilépticas; el diagnóstico suele requerir monitorización prolongada para captar un episodio mientras el paciente está conectado a un EEG. Con un diagnóstico temprano y un tratamiento adecuado, el pronóstico es bueno.

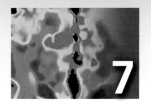

7 Trastornos neurocognitivos y demencia

En este capítulo, usted aprenderá:

1 | Cómo distinguir los cambios cognitivos del envejecimiento normal de los del deterioro cognitivo leve (MCI, por sus siglas en inglés) y la demencia

2 | Distinguir entre los tipos más comunes de demencia, incluyendo la enfermedad de Alzheimer (EA), la demencia vascular y la demencia con cuerpos de Lewy (DCL), entre otras

3 | Cómo detectar las causas reversibles de la demencia

4 | Qué tratamientos existen para ayudar a nuestros pacientes con demencia

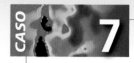

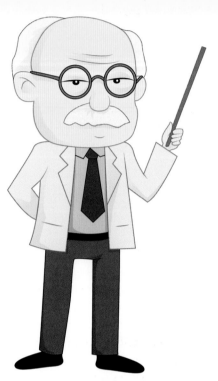

Su paciente: Aarón, un profesor de física de 65 años, acude a su consultorio porque le preocupa su memoria. El trabajo va bien, pero en un par de ocasiones no ha recordado dónde ha estacionado el coche y más de una vez, durante una clase, ha olvidado el nombre de uno de sus alumnos. En otra ocasión olvidó el nombre del ingeniero fundador de la ciencia de la termodinámica (Sadi Carnot, para los que estén interesados). No toma ninguna medicación y niega estar deprimido. A su padre le diagnosticaron demencia de Alzheimer a los 70 años, y Aarón teme que él esté mostrando los primeros signos de demencia. ¿Debería ser evaluado? Y si es así, ¿cómo?

 ## *Deterioro cognitivo*

Existe un amplio espectro de funciones cognitivas que consideramos normales. Nuestras capacidades en las distintas modalidades de inteligencia varían de una persona a otra, y menos mal; al fin y al cabo, un mundo en el que solo hubiera, por decir, abogados, contables o personal sanitario, sería un lugar muy limitado y aburrido.

También existe un espectro de deterioro cognitivo normal a medida que envejecemos: la memoria, la función ejecutiva, la velocidad de procesamiento y la capacidad de encontrar palabras suelen disminuir, variando la cantidad y la rapidez con la que cada modalidad presenta un retroceso de una persona a otra (la buena noticia es que otras funciones cognitivas, como la lectura y el razonamiento verbal, suelen mejorar con la edad). Con el envejecimiento normal, la mayoría de estos cambios son lentos y sutiles y no afectan a nuestro trabajo ni a nuestras interacciones sociales. En el otro extremo se encuentra la demencia —que *no* forma parte del envejecimiento normal—, en la que las

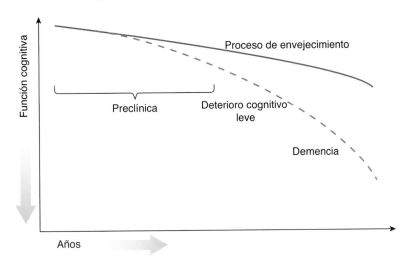

Una visión simplificada de cómo disminuye la cognición con el envejecimiento.

actividades cotidianas se ven considerablemente afectadas. Entre el envejecimiento normal y la demencia hay algo que se llama deterioro cognitivo leve (MCI).

Antes de entrar en los detalles de los múltiples tipos de demencia, he aquí algunas definiciones útiles que le ayudarán a tener las cosas claras.

Demencia. Entonces, ¿a qué nos referimos exactamente cuando utilizamos el término *demencia*? Cuando el deterioro cognitivo afecta a la capacidad de un paciente para funcionar de forma independiente, ese paciente ha cruzado la vaga y mal definida línea gris que separa al MCI (véase la página siguiente) de la demencia.[1] Es una línea que se cruza con demasiada frecuencia: aproximadamente 1 de cada 7 personas mayores de 70 años tiene el diagnóstico de demencia, y a los 90 años esa cifra es superior a 1 de cada 3. La demencia es una de las principales causas de muerte y discapacidad en todo el mundo y, debido al constante envejecimiento de nuestra población, se espera que su prevalencia se triplique para el año 2050.

Los pacientes con demencia mostrarán un declive en al menos uno de los siguientes dominios:

- Memoria y aprendizaje.
- Funciones ejecutivas (habilidades organizativas como la planificación y la resolución de problemas, el autocontrol y el razonamiento moral).
- Lenguaje (búsqueda de palabras, fluidez y comprensión).
- Cognición social (percepción y emociones socialmente apropiadas).
- Atención compleja (capacidad de mantener y manipular la información, y la de permanecer en la tarea a pesar de las distracciones).
- Función motora perceptiva (capacidad de utilizar las propias habilidades sensoriales y motoras para interactuar con el entorno).

[1] El Diagnostic and Statistical Manual of Mental Disorders (DSM) IV y V utiliza el término *trastorno neurocognitivo mayor* para referirse a lo que se conoce más coloquialmente como demencia.

Recuadro 7-1 Demencia *versus* delirio

La demencia tiende a presentarse de forma insidiosa y es progresiva e irreversible, mientras que el delirio se presenta de manera aguda, con un curso creciente y decreciente y una etiología a menudo reversible. Para un análisis exhaustivo del delirio y la encefalopatía, véase el capítulo 15.

La demencia de Alzheimer (DA), la demencia vascular, la demencia con cuerpos de Lewy (DCL), la demencia frontotemporal (DFT) y la enfermedad priónica (como la enfermedad de Creutzfeldt-Jakob) son tipos importantes de demencia que se analizarán en profundidad más adelante en este capítulo.

Deterioro cognitivo leve (MCI). Las estimaciones varían, pero el MCI afecta a 1 de cada 10 personas hasta los 69 años de edad, y a casi 2 de cada 10 hasta los 74 años. De los pacientes con MCI de más de 65 años, 15% desarrollará demencia manifiesta en un plazo de 2 años; esta estadística puede inquietar incluso a los más estoicos de sus pacientes, así que recuerde recalcarles que esto significa que 85% de las personas con MCI *no* evolucionará hacia la demencia durante ese periodo.

La definición más sencilla de MCI es la siguiente: *deterioro cognitivo que no cumple plenamente los criterios diagnósticos de la demencia*; en otras palabras, un deterioro cognitivo que no impide de forma significativa las actividades de la vida cotidiana. La base de referencia de cada persona es diferente, por lo que es importante no hacer el diagnóstico de MCI a menos que haya una disminución de la base de referencia particular del paciente.

Distinguir el MCI de los cambios cognitivos que acompañan al envejecimiento normal se basa en gran medida en el juicio clínico, que depende en gran parte de la evaluación del propio paciente (y de su familia, amigos y colegas). Entre los síntomas que sugieren que está ocurriendo algo más que el envejecimiento normal, se incluyen:

- Perderse en lugares conocidos.
- Olvidar los acontecimientos recientes.
- Demostrar una disminución de la capacidad de comprensión de cosas que antes estaban al alcance del paciente.
- Mostrar una disminución de las funciones ejecutivas, como la planificación y la organización.
- Experimentar cambios de comportamiento, que van desde la apatía hasta la agresividad.

¿Debería usted hacer una examinación para detectar el deterioro cognitivo? La mayoría de las guías actuales (aunque no todas) no recomiendan el cribado rutinario de la población mayor, principalmente porque no hay pruebas de que mejore los resultados clínicos significativos. En la actualidad no disponemos de muchos métodos basados en la evidencia para frenar el deterioro cognitivo más allá de las mismas recomendaciones sobre el estilo de vida —dieta saludable, ejercicio, etc. — que haríamos a cualquier paciente. Sin embargo, los datos sobre el ejercicio físico están empezando a ser interesantes, con pruebas preliminares que muestran que puede retrasar la progresión del MCI a la demencia.

Cómo evaluar el deterioro cognitivo. Las pruebas son apropiadas cuando se sospecha que el paciente puede tener un deterioro cognitivo, y hay varias herramientas disponibles para la evaluación cognitiva. Algunas, que pueden realizarse en su consulta, son rápidas y sencillas, mientras que otras requieren la remisión a un centro especializado y son más complicadas (a menudo requieren una sesión de un día entero de pruebas cognitivas realizadas por un neuropsicólogo). La utilidad de las pruebas radica más en proporcionar pruebas "objetivas" del diagnóstico y la trayectoria de la enfermedad a los pacientes y familiares preocupados que en orientar la terapia y mejorar los resultados clínicos. Las pruebas validadas en el consultorio tardan solo unos minutos en realizarse e incluyen el Mini-Estudio del Estado Mental, el Mini-Cog, la Evaluación Cognitiva de Montreal y el Ascertain Dementia de 8 ítems.

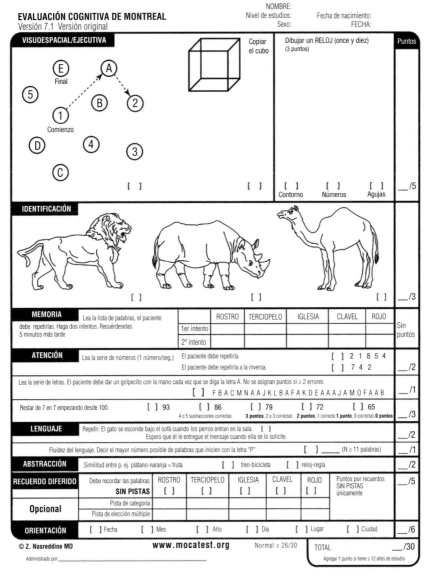

La Evaluación Cognitiva de Montreal (MOCA, por sus siglas en inglés) pone a prueba múltiples dominios cognitivos, incluyendo la función visoespacial (decir, p. ej., el paciente debe copiar el cubo), la denominación (nombrar los animales) y la memoria (recordar una lista de 5 palabras). (Copyright Z. Nasreddine, MD. Reproducida con permiso. http://www.mocatest.org)

Cuando las pruebas son anormales. Cuando su evaluación clínica le hace sospechar el diagnóstico de MCI o demencia, debe descartar otros trastornos de confusión, así como cualquier factor reversible que pueda estar contribuyendo al deterioro del paciente. En particular, debe considerar:

- Depresión.
- Trastornos del sueño.
- Alcohol y abuso de sustancias.
- La contribución de medicamentos de prescripción.
- Trastornos reversibles, como la deficiencia de vitamina B12 y el hipotiroidismo.
- Hidrocefalia de presión normal (HPN).

Las pruebas de laboratorio recomendadas para un análisis básico de la demencia incluyen un recuento sanguíneo completo, un panel metabólico básico, vitamina B12 y la hormona estimulante de la tiroides (TSH, por sus siglas en inglés). Una reagina plasmática rápida (RPR) y una prueba de VIH también pueden ser consideradas en poblaciones específicas de alto riesgo. Todos los pacientes deberían someterse a un cribado de la depresión. Una resonancia magnética cerebral también suele ser apropiada para descartar cualquier patología estructural subyacente y evaluar la carga de la enfermedad vascular. Pruebas adicionales como el análisis del líquido cefalorraquídeo (LCR) y la tomografía por emisión de positrones (TEP) pueden ser valiosas dependiendo de la presentación clínica, pero no están indicadas en el estudio rutinario de la demencia.

 ## Demencia (también conocida como trastorno neurocognitivo mayor)

Como ya se mencionó, los pacientes con demencia mostrarán un declive en al menos uno de los siguientes dominios: memoria y aprendizaje, funcionamiento ejecutivo, lenguaje, cognición social, atención compleja y función motora perceptiva. Cuando este deterioro afecta la capacidad del paciente para funcionar de forma independiente, se le diagnostica demencia.

Algunos tipos importantes de demencia son:

- Enfermedad de Alzheimer.
- Demencia vascular.
- Demencia con cuerpos de Lewy.
- Demencia frontotemporal.
- Enfermedades priónicas (incluida la enfermedad de Creutzfeldt-Jakob).

Enfermedad de Alzheimer (EA)

La prevalencia de la EA a lo largo de la vida es superior a 11% entre los hombres y a 21% entre las mujeres. La mayoría de estos pacientes tendrán una EA de inicio tardío (65 años o más). La EA de inicio temprano es mucho menos frecuente. La EA es la causa más común de demencia en todo el mundo.

Genética. La EA de aparición tardía (es decir, esporádica) se ha relacionado genéticamente con los genes que codifican la apolipoproteína E, en particular el alelo de la apolipoproteína E

Recuadro 7-2 Enfermedad de Alzheimer de inicio temprano

La EA de aparición temprana, que se presenta en pacientes menores de 65 años, puede ocurrir de forma esporádica, pero lo más frecuente es que haya un componente genético identificable con un fuerte patrón de herencia autosómico asociado con mutaciones en varios genes. La más común es una mutación en la presenilina 1 del cromosoma 14, una proteína que interviene en la conversión de la proteína precursora amiloide (APP, por sus siglas en inglés) en beta-amiloide, y con menos frecuencia mutaciones en la presenilina 2 (en el cromosoma 1) y en la propia APP (en el cromosoma 21). La EA de inicio temprano es mucho menos frecuente que la de inicio tardío. Tiende a seguir un curso más agresivo, y el deterioro de la memoria puede verse eclipsado por otros déficits cognitivos.

épsilon 4 (APOE4), que está presente en 14% de la población general. Los heterocigotos tienen un riesgo 3 veces mayor de tener EA, mientras que los homocigotos tienen un riesgo entre 8 y 12 veces mayor. Sin embargo, entre 30 y 60% de los pacientes con EA *no* son portadores de este alelo. No se recomienda el uso de APOE4 como herramienta de cribado, tanto porque no es específico como porque no hay intervenciones preventivas o terapéuticas que podamos ofrecer basándonos en los resultados de la prueba. En el caso de los pacientes que quieran llevar a cabo la prueba, debe considerarse la posibilidad de remitirlos a un asesor genético.

Como nota al margen, el impacto del alelo APOE4 no se limita a aumentar el riesgo de EA, sino que también aumenta el riesgo de demencia con cuerpos de Lewy. Además, los portadores de APOE4 son menos capaces de mantener la salud neuronal tras un enfermedad vascular cerebral o un traumatismo craneal. Los datos sugieren que el APOE2, por otro lado, puede ser protector contra la EA, y se asocia con un aumento de la vida útil tanto en pacientes con EA como sin ella.

Factores de riesgo. El envejecimiento, el sexo femenino y el alelo APOE4 son factores de riesgo no modificables bien establecidos. Los factores de riesgo potencialmente prevenibles o reversibles son:

- Los mismos factores que aumentan el riesgo de enfermedad cardiovascular (p. ej., la hipertensión, síndrome metabólico e hiperglucemia).
- Un historial de lesión cerebral traumática.
- Trastornos del sueño.
- Algunos fármacos con actividad anticolinérgica (p. ej., antidepresivos, antipsicóticos y medicamentos contra el Parkinson).
- Un bajo nivel de actividad tanto física como cognitiva a lo largo de la vida.

Histología. Las características patológicas de la EA son los ovillos neurofibrilares (compuestos por agregados *intracelulares* en forma de llama de la proteína tau hiperfosforilada, una proteína asociada con los microtúbulos) y las placas neuríticas seniles (agregados *extracelulares* de beta-amiloide). La acumulación de estas sustancias en el tejido cerebral se asocia con degeneración neuronal, muerte celular y angiopatía cerebral. ¿Son la tau y el beta-amiloide las causas de la EA? Todavía no lo sabemos con certeza, pero las apuestas inteligentes dicen que sí: permanezca atento.

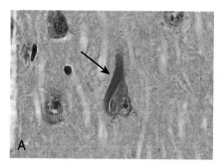 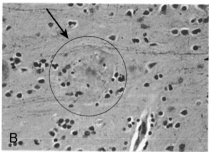

(*A*) Ovillos neurofibrilares y (*B*) placas neuríticas en secciones cerebrales teñidas con hematoxilina y eosina (H&E). (Modificada de Mills SE. *Histology for Pathologists*. 4th ed. Wolters Kluwer; 2012).

Presentación clínica y diagnóstico. La EA suele presentarse con una progresión insidiosa de los déficits de memoria. Los problemas de memoria a corto plazo —dificultad para recordar acontecimientos recientes en contraposición a los remotos— suelen ser los primeros en aparecer. Con el tiempo surgirán otros déficits cognitivos, que a menudo fluctúan de un día para otro, y que pueden incluir un deterioro del funcionamiento intelectual, ejecutivo y visoespacial junto con déficits del lenguaje y cambios en la personalidad y el comportamiento. Los pacientes pueden presentar alteraciones del juicio, confusión, desorientación, depresión, ansiedad y, finalmente, ilusiones y alucinaciones. Algunos pacientes pueden desarrollar una profunda apatía, otros agitación y otros alternan periodos de una y otra. Excepto cuando la EA se encuentra en sus primeras fases —cuando la función intelectual está todavía preservada en cierta medida— los pacientes no son conscientes de lo que les ocurre. Con el tiempo, se ven obligados a guardar cama, son incapaces de caminar de forma independiente y desarrollan incontinencia vesical e intestinal.

A excepción del examen del estado mental, la exploración neurológica suele ser normal hasta las fases más avanzadas de la enfermedad. La presencia de signos neurológicos focales o rasgos parkinsonianos debe hacer que se evalúen otras causas.

El diagnóstico diferencial de la EA es amplio, y es importante descartar otras causas de demencia, en especial las reversibles (véase p. 199). Deben solicitarse pruebas de laboratorio, como las ya descritas. La detección de proteínas tau en la sangre es una nueva prueba, aún no disponible en el mercado, que puede ofrecer eventualmente un medio expedito para hacer el diagnóstico de EA.

Se recomienda una resonancia magnética para descartar causas estructurales de demencia. Las características clásicas que sugieren EA en una IRM cerebral incluyen atrofia cortical con agrandamiento ventricular junto con atrofia del hipocampo y de los lóbulos temporales mediales. Estos cambios no son específicos de la EA, pero son altamente sugestivos del diagnóstico en el contexto clínico adecuado. La TEP, aunque no se realiza de forma rutinaria, puede demostrar un hipometabolismo en los lóbulos temporoparietales posteriores.

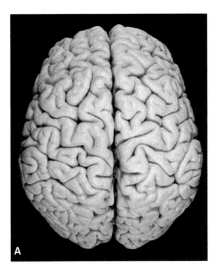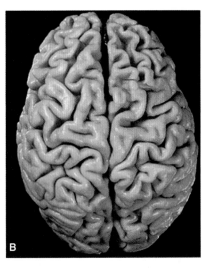

Un cerebro sano (*A*) comparado con el cerebro de un paciente con enfermedad de Alzheimer (*B*). Obsérvese la importante atrofia cortical, caracterizada por surcos ensanchados y giroscopios adelgazados. (Cortesía del Dr. F. Stephen Vogel, Universidad de Duke).

Los biomarcadores del LCR siguen utilizándose sobre todo en los protocolos de investigación, pero el hallazgo de proteína tau elevada y niveles bajos de beta-amiloide son razonablemente sensibles y específicos para EA.

Tratamiento. Desafortunadamente, no existe una cura para la EA. Los medicamentos disponibles no revierten los síntomas existentes y, en el mejor de los casos, solo logran ralentizar un poco el deterioro del paciente.

Terapias dirigidas a la enfermedad. Tanto las vías colinérgicas como las glutaminérgicas parecen ser importantes en la función cortical, y son el objetivo de las terapias actuales. Los inhibidores de la acetilcolinesterasa (p. ej., el donepezilo) pueden mostrar algún beneficio modesto en la ralentización de la progresión de la enfermedad en pacientes con EA de leve a grave, y la memantina, un antagonista de los receptores NMDA (*N*-metil-D-aspartato), puede beneficiar a algunos pacientes con enfermedad de moderada a grave. Una combinación de memantina y un inhibidor de la acetilcolinesterasa puede ser un poco más eficaz que cualquiera de los dos por separado.

El aducanumab, un anticuerpo monoclonal recombinante, es el primer fármaco que se dirige específicamente a la proteína beta-amiloide. Se ha demostrado que reduce la acumulación de amiloide en el cerebro, pero las pruebas del beneficio clínico han sido, en el mejor de los casos, muy modestas. Su aprobación por parte de la FDA ha sido controvertida, pero a partir de este escrito se puede considerar para pacientes con problemas leves de memoria o cognitivos.

Terapias de apoyo. Los sistemas de apoyo social (tanto para el paciente como para sus cuidadores) son primordiales. Los antipsicóticos (a menudo quetiapina) y los antidepresivos (inhibidores selectivos de la recaptación de serotonina [ISRS] e inhibidores de la recaptación de serotonina y norepinefrina [IRSN]) pueden utilizarse para ayudar a controlar los síntomas conductuales. En particular, no se ha descubierto que el ginkgo biloba, un popular "potenciador de la memoria" de venta libre, ralentice el deterioro cognitivo en los adultos mayores.

No hay que olvidar nunca que la carga que la EA supone para los cuidadores del paciente puede ser abrumadora, y que pueden beneficiarse del asesoramiento y el apoyo.

Tabla 7-1 Fármacos para la enfermedad de Alzheimer

Medicación	Mecanismo de acción	Indicaciones
Memantina	Antagonista del receptor NMDA	Para la demencia de moderada a grave; por lo regular bien tolerado, aunque se ha sido reportado empeoramiento de la confusión, alucinaciones y mareos
Donepezilo, rivastigmina, galantamina	Inhibidores de la acetilcolinesterasa	Para la demencia de leve a grave; los efectos secundarios GI son comunes (incluyendo náusea y diarrea), especialmente al iniciar la terapia
Aducanumab	Anticuerpo monoclonal dirigido al beta-amiloide	Para la demencia leve; al parecer se tolera bien

GI, gastrointestinal; NMDA, *N*-metil-D-aspartato.

Prevención. Ninguna intervención por sí sola parece marcar una diferencia significativa a la hora de reducir el riesgo de EA, pero hay pruebas de que un enfoque multimodal puede ser útil: hay que controlar la presión arterial, fomentar la actividad física y mental y consumir una dieta saludable (como la mediterránea). No se ha demostrado que ningún suplemento o medicamento reduzca el riesgo de desarrollar EA.

Demencia vascular

Esta es la otra demencia que se ve con más frecuencia. A veces denominada "demencia multiinfarto", la demencia vascular es responsable de aproximadamente 8 a 15% de los casos de deterioro cognitivo. Muchos pacientes tienen elementos tanto de la EA como de la demencia vascular, lo que no es sorprendente porque 1) ambas son comunes y 2) comparten muchos de los mismos factores de riesgo.

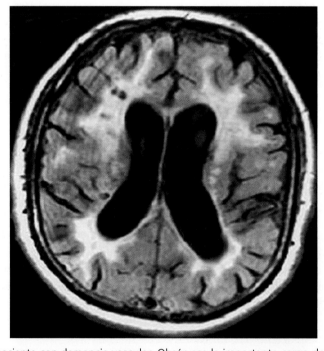

IRM de un paciente con demencia vascular. Obsérvese la importante carga de enfermedad isquémica microvascular, caracterizada por extensas lesiones hiperintensas en la sustancia blanca y en la recuperación de la inversión atenuada por líquido (FLAIR, por sus siglas en inglés) periventricular. (Reproducida de Guermazi A, Miaux Y, Rovira-Cañellas A, et al. Neuroradiological findings in vascular dementia. *Neuroradiology*. 2007; 49(1):1-22.)

La demencia vascular es el resultado de la enfermedad vascular cerebral, resultado de la carga acumulada de años de hipertensión no controlada, hiperlipidemia, diabetes y obesidad en el cerebro. El tabaquismo también aumenta significativamente el riesgo.

Características clínicas y diagnóstico. La demencia vascular debe sospecharse en cualquier paciente con disfunción cognitiva que también presente factores de riesgo de enfermedad vascular cerebral y cardiovascular. A diferencia de la EA, que progresa de forma lenta y constante, la demencia vascular puede evolucionar de forma escalonada; los nuevos déficits cognitivos pueden aparecer de forma repentina, presumiblemente como resultado de nuevos infartos cerebrales. En comparación con la EA, la exploración física es más a menudo anormal, destacando los déficits focales resultantes de la acumulación de la carga de ictus. La resonancia magnética mostrará evidencias de enfermedad microvascular (véase la figura anterior) y, a menudo, áreas de infarto más discretas y de mayor tamaño.

Tratamiento. Deben controlarse los factores de riesgo cardiovascular. Se recomiendan los antihipertensivos, los agentes reductores del colesterol (normalmente estatinas) y los medicamentos para asegurar un control glucémico estricto, según lo indicado, para prevenir la progresión —lo cual, dando un paso atrás y recordando la carga global de la demencia en todo el mundo— es fundamental. Los inhibidores de la colinesterasa que se utilizan para la EA también pueden suponer un pequeño beneficio para algunos de estos pacientes.

Recuadro 7-3 El papel del ictus en la demencia vascular

Recordemos que la definición de ictus —*la aparición aguda de déficits neurológicos focales*— es una definición clínica. Los pacientes con demencia vascular suelen tener antecedentes de ictus, pero esta condición no es necesaria para el diagnóstico de demencia vascular. Aunque la resonancia magnética mostrará una enfermedad isquémica microvascular significativa suficiente para causar un deterioro cognitivo progresivo, no los diagnosticaríamos como si tuvieran un historial de ictus en ausencia de una historia de déficits neurológicos focales repentinos.

Demencia con cuerpos de Lewy (DCL)

Cuando vea a un paciente con deterioro cognitivo y al menos una característica parkinsoniana,[2] como bradicinesia (es decir, lentitud de movimientos), rigidez o inestabilidad postural, considere el diagnóstico de DCL.

¿Cuál es la diferencia entre esta entidad y la enfermedad de Parkinson con demencia superpuesta? La distinción no es fácil de hacer, y los dos trastornos pueden representar dos extremos de un mismo espectro; hay un considerable solapamiento clínico y patológico entre ambos. El diagnóstico de DCL únicamente debe hacerse si la demencia y el parkinsonismo aparecen con un año de diferencia. El temblor también tiende a ser menos prominente en la DCL.

Los cuerpos de Lewy, el sello patológico de la DCL, son inclusiones de alfa-sinucleína dentro de las neuronas y solo pueden reconocerse en la autopsia.

---

[2] Véase el capítulo 13 para una revisión exhaustiva de la enfermedad de Parkinson.

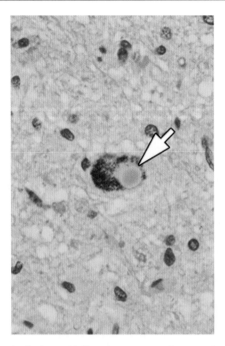

Los cuerpos de Lewy son inclusiones hialinas intraneuronales concéntricas. (Reimpresa de Jankovic J, Tolosa E. *Parkinson's Disease and Movement Disorders*. 6th ed. Wolters Kluwer; 2015.)

Hay varias características distintivas de la DCL que pueden facilitar su reconocimiento y que la distinguen de otras formas de demencia:

- Características del parkinsonismo, como se acaba de comentar.
- Nivel de cognición fluctuante. Los pacientes suelen mostrar distintos niveles de atención y alerta a lo largo del día. Pero, desafortunadamente, al igual que ocurre con las demás demencias, la historia natural de la DCL es, en última instancia, una progresión implacable.
- Alucinaciones visuales tempranas y prominentes. Las *alucinaciones liliputienses* — en las que los pacientes ven personas y animales diminutos no amenazantes— son clásicas en la DCL, pero también pueden producirse alucinaciones más abstractas. Las alucinaciones visuales en la EA son raras.

La ansiedad también es común, y la nueva aparición de ansiedad (a menudo fluctuante también) más tarde en la vida debe hacer que se considere la DCL.

Tratamiento. El tratamiento es sintomático; al igual que con las otras demencias, no se ha demostrado que ningún tratamiento modifique el curso de la enfermedad. Los pacientes con DCL presentan un déficit de actividad colinérgica y dopaminérgica. Por lo tanto, los inhibidores de la anticolinesterasa suelen utilizarse con cierto éxito, y la levodopa puede ser útil para los rasgos parkinsonianos (aunque suele ser menos eficaz que en la enfermedad de Parkinson idiopática). Los medicamentos antipsicóticos pueden considerarse en pacientes con psicosis grave, pero hay que tener en cuenta que estos medicamentos actúan como antagonistas de la dopamina y, por lo tanto, pueden empeorar los síntomas parkinsonianos. Curiosamente, la levodopa —cuando se titula con cuidado— suele ser bien tolerada y no parece exacerbar de manera significativa los rasgos psicóticos.

La esperanza de vida es menos de la mitad que la de los pacientes con EA.

Demencia frontotemporal (DFT)

Se trata en realidad de un grupo de demencias, siendo la forma más grave y común *la demencia frontotemporal variante conductual (DFTvc)*. La DFTvc es una de las causas más comunes de demencia de aparición temprana, con una prevalencia similar a la de la EA en pacientes menores de 65 años. La mayoría de las veces es esporádica, aunque existen formas familiares.

Presentación clínica. La DFTvc afecta a una población más joven que la EA, con una edad media de inicio en los 50 años. Dado que el cuadro clínico está dominado por los cambios de comportamiento y personalidad, puede confundirse con una enfermedad psiquiátrica primaria. Los primeros signos, como el bajo rendimiento en el trabajo, los problemas matrimoniales, la desinhibición social, la apatía y la falta de empatía, pueden desestimarse y atribuirse falsamente a los factores de estrés normales de la vida. Los comportamientos repetitivos y compulsivos son comunes, al igual que los cambios en la conducta alimentaria (comer en exceso y una fuerte predilección por los dulces son comunes, pero estos comportamientos dietéticos apenas distinguen a estos pacientes de la población general). Las variantes menos comunes de la DFT incluyen la afasia progresiva no fluente y la afasia progresiva fluente, que se caracterizan por una gran dificultad para encontrar palabras y por un deterioro de la comprensión del lenguaje, respectivamente. El deterioro de la memoria se produce en todas las variantes, pero a menudo no es la característica más destacada.

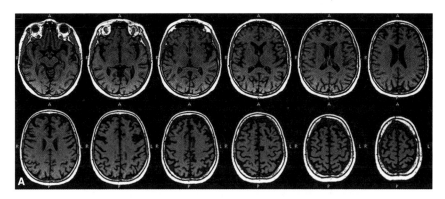

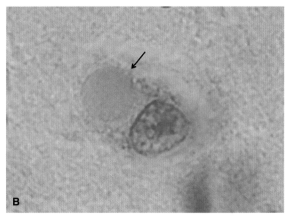

(*A*) Una resonancia magnética de un paciente con demencia frontotemporal (DFT), que muestra una extensa atrofia más pronunciada en la corteza frontal. (*B*) Una sección microscópica de un gran cuerpo de Pick justo al lado del núcleo. (*A*, reimpresa de von Schulthess GK. *Molecular Anatomic Imaging*. 3rd ed. Wolters Kluwer; 2015; y *B*, reimpresa de Rubin R, Strayer DS. Rubin's Pathology. 5th ed. Wolters Kluwer; 2007.)

> ## Recuadro 7-4 DFT y esclerosis lateral amiotrófica (ELA)
>
> En 2011 se identificó una mutación genética específica que podía causar tanto la DFT como la esclerosis lateral amiotrófica (ELA). Desde entonces se han descubierto otras mutaciones que pueden causar ambas enfermedades. Aunque la DFT se considera una demencia puramente cognitiva y la ELA un trastorno del movimiento, en realidad puede haber un considerable solapamiento clínico entre ambas (alrededor de 50% de los pacientes con ELA, por ejemplo, acaba presentando algún grado de deterioro cognitivo). La genética y los rasgos clínicos precisos que caracterizan el *espectro de la DFT-EAL* siguen siendo un área de investigación activa. Véase el capítulo 11 para una revisión de la ELA.

Histología. Los cuerpos de Pick, que son agregados intracelulares redondos de la proteína tau, se encuentran en cerca de la mitad de los casos de DFT.

Diagnóstico. Dependiendo de la forma específica de la DFT, el diagnóstico es principalmente clínico, con posibilidad de apoyarse en la neuroimagen (la TC o la IRM mostrarán atrofia frontal o temporal) y en el análisis histopatológico (para proporcionar un diagnóstico definitivo, aunque rara vez es necesario).

Tratamiento. No existe un tratamiento específico. El apoyo a los cuidadores del paciente puede ser la intervención más importante, ya que los cambios de comportamiento pueden ser una fuente de terrible angustia para la familia del paciente. También debe ofrecerse asesoramiento genético.

Enfermedades priónicas y enfermedad de Creutzfeldt-Jakob

Las enfermedades priónicas son enfermedades neurodegenerativas causadas por la acumulación en el cerebro de proteína priónica insoluble e infecciosa, una variante mal plegada (PrP^{SC}) que sustituye a la proteína priónica normal (PrP^c) (véase recuadro 7-5). Histológicamente, estas enfermedades se caracterizan por vacuolas citoplasmáticas intraneuronales que dan al tejido cerebral un aspecto espongiforme (encefalopatía espongiforme es otro término para estas enfermedades), junto con la pérdida neuronal y la ausencia de inflamación. Existen cuatro variantes principales de la enfermedad priónica:

- Enfermedad de Creutzfeldt-Jakob (ECJ).
- Insomnio familiar fatal.
- Síndrome de Gerstmann-Straussler-Scheinker.
- Kuru.

Enfermedad de Creutzfeldt-Jakob. Nos centraremos en la ECJ porque, aunque es poco frecuente (se produce aproximadamente un nuevo caso de ECJ esporádica por cada 1 000 000 de personas al año en todo el mundo), es la más común de las enfermedades priónicas. La ECJ es siempre letal, y 90% de los pacientes muere en el plazo de 1 año tras el diagnóstico. El curso del paciente está dominado por un rápido deterioro cognitivo, motor y conductual. La rapidez de la progresión distingue a la ECJ de las otras demencias que hemos comentado. Los síntomas psiquiátricos (incluyendo la ansiedad y la apatía) y los síntomas cognitivos (pérdida de memoria, afasia, apraxia) suelen dominar el cuadro clínico al principio del curso, seguido de mioclonía (presente en ~90% de los pacientes), ataxia y paresia. Los pacientes acaban entrando en coma, y la muerte suele ser el resultado de una infección respiratoria superpuesta.

La ECJ puede heredarse como un rasgo autosómico dominante, pero en la mayoría de los casos surge de forma esporádica. También puede transmitirse y adquirirse de otras

Recuadro 7-5 Priones

Los priones son partículas proteicas que surgen de mutaciones del gen PRNP en el brazo corto del cromosoma 20. La función precisa del gen PRNP no se conoce; se expresa en todo el cuerpo, pero predominantemente en el cerebro, lo que sugiere que tenga alguna función neurológica. La enfermedad progresa de forma tan rápida porque los priones pueden utilizar la proteína PrP^C normal como plantilla para replicarse, evitando los mecanismos más complejos de replicación a través del ADN celular.

formas: a través de instrumentos neuroquirúrgicos y material cadavérico contaminados (p. ej., trasplantes de córnea, trasplantes de duramadre) y hormona de crecimiento derivada de la hipófisis contaminada. En raras ocasiones, puede ser causada por la exposición a la encefalopatía espongiforme bovina (lo que se conoce como *nueva variante de la ECJ* o, coloquialmente, como enfermedad de las vacas locas).

El diagnóstico suele realizarse mediante una combinación del cuadro clínico, los hallazgos de la resonancia magnética (véase más adelante), las anomalías del electroencefalograma (que muestran complejos de ondas agudas periódicas generalizadas; estas *no* se observan en la nueva forma variante) y el análisis del LCR para la proteína 14-3-3 (una proteína neuronal presente en el LCR que indica una lesión neuronal; sin embargo, los niveles elevados no son específicos de la ECJ). Una prueba más reciente (conocida como conversión inducida por temblor en tiempo real, o RT-QuIC), que detecta proteínas priónicas mal plegadas en el LCR, parece prometedora. Sin embargo, en la actualidad el diagnóstico definitivo solo puede hacerse mediante un análisis neuropatológico realizado en la autopsia. El tratamiento es puramente de apoyo.

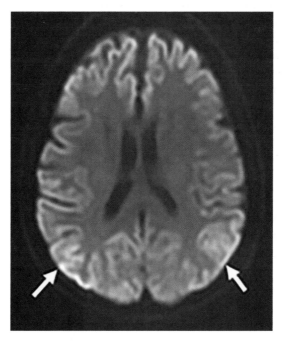

Los hallazgos de la IRM que pueden asociarse a la enfermedad de Creutzfeldt-Jakob (ECJ) incluyen hiperintensidades girales corticales difusas (*flechas*; esto se denomina "*listón cortical*" y también puede verse en el contexto del estado epiléptico), así como hiperintensidades de señal en los ganglios basales bilaterales y en los talamis (no en la imagen). (Reimpresa de Louis ED, Mayer SA, Noble JM. *Merritt's Neurology*. 14th ed. Wolters Kluwer; 2021.)

El **insomnio familiar fatal** se hereda como una enfermedad autosómica dominante (se han descrito casos esporádicos, pero son raros) y se caracteriza por un insomnio grave asociado con una respuesta de sobresalto exagerada y una hiperactividad simpática. Al igual que la enfermedad de Creutzfeldt-Jakob, la progresión es rápida y la muerte suele producirse en el plazo de un año tras el diagnóstico.

El **síndrome de Gerstman-Straussler-Scheinker** también se hereda de forma autosómica dominante. Los síntomas cerebelosos, como la ataxia y la incoordinación de la marcha, dominan el cuadro clínico, seguido de paresia y diversos grados de pérdida de memoria. El curso es un poco más gradual, y la mayoría de los pacientes sobrevive de 4 a 5 años después del diagnóstico.

El **kuru** fue la primera enfermedad priónica que se identificó y era endémica entre las tribus Fore de Papúa Nueva Guinea a principios y mediados del siglo xx. El kuru se adquiere a través del canibalismo (es decir, comiendo tejido cerebral de un ser humano infectado; tradicionalmente se comía a los miembros de la familia fallecidos para ayudar a liberar sus espíritus). Se creía que se había erradicado hace décadas con el cese del canibalismo, pero desde entonces se han registrado algunos casos. Los síntomas incluyen temblores tempranos y prominentes (la palabra kuru deriva de una palabra fore que significa "sacudir"), ataxia y mioclonía, seguidos de demencia y muerte generalmente en el plazo de 1 a 2 años desde el diagnóstico.

Recuadro 7-6 Diagnóstico diferencial de las demencias rápidamente progresivas

Hay una larga lista de enfermedades y sustancias que pueden causar demencia rápidamente progresiva, pero todas ellas, al igual que la ECJ, solo en raras ocasiones se presentan como demencia de avance rápido. Sin embargo, es importante tener en cuenta estos diagnósticos porque, a diferencia de la ECJ, la mayoría son potencialmente reversibles:

- Infecciones (VIH, enfermedad de Lyme, virus del herpes simple, neurosífilis).
- Toxinas (alcohol, drogas, metales pesados).
- Síndromes paraneoplásicos.
- Enfermedades autoinmunes (lupus eritematoso sistémico [LES], Sjögren, Hashimoto).
- Enfermedades granulomatosas (Behçet, sarcoidosis).
- Vasculitis

Tabla 7-2 Lo que usted ha aprendido hasta ahora, reducido a lo básico

Tipo de demencia	Rasgos más característicos
Demencia de Alzheimer	El déficit de memoria es predominante
Demencia vascular	Progresa de forma escalonada
Demencia con cuerpos de Lewy	Rasgos parkinsonianos, alucinaciones visuales, función cognitiva fluctuante
Demencia frontotemporal	Cambios de comportamiento
Enfermedad de Creutzfeldt-Jakob	Progresión muy rápida, mioclonía

Demencias reversibles

Hay varias demencias reversibles que, por ser tratables, son diagnósticos importantes que no hay que pasar por alto.

Trastornos psiquiátricos. Varios trastornos psiquiátricos, como la *depresión mayor*, pueden hacerse pasar por demencia. Cuando la demencia se produce como consecuencia de una enfermedad mental, se denomina síndrome de demencia de la depresión, antes seudodemencia. El tratamiento con antidepresivos suele resolver los síntomas cognitivos.

Trastornos metabólicos. El deterioro cognitivo asociado con *tiroiditis de Hashimoto* puede evolucionar de forma aguda o subaguda. La deficiencia de vitamina B12 (que puede ser una causa de neuropatía periférica [p. 281] o de degeneración combinada subaguda de la médula espinal [p. 269]) también puede causar deterioro cognitivo leve reversible y demencia. El abuso de alcohol durante mucho tiempo, que provoca el *síndrome de Wernicke-Korsakoff* (p. 380), es otro ejemplo.

Hidrocefalia normotensa (HNT). Este trastorno se discute mucho más a menudo de lo que se ve; la HPN es rara. Clásicamente se presenta con la tríada de deterioro cognitivo, alteración de la marcha e incontinencia urinaria ("mojado, tambaleante y chiflado" es una forma común de recordarlo). Por lo tanto, se puede entender por qué aparece tan a menudo en las discusiones, ya que estas tres características son comunes en los adultos mayores.

La mayoría de los casos de HPN son idiopáticos, resultado de un desequilibrio entre la producción y la absorción de LCR. La presión del LCR es normal o solo ligeramente elevada. Entre las causas secundarias se encuentran las infecciones, las afecciones inflamatorias y las enfermedades vasculares cerebrales hemorrágicas que afectan la absorción del LCR. El aumento del volumen del LCR, tanto en la HPN idiopática como en la secundaria, provoca el agrandamiento de los ventrículos y la compresión del tejido cerebral adyacente.

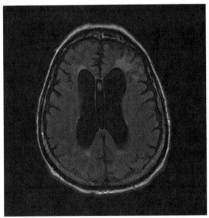
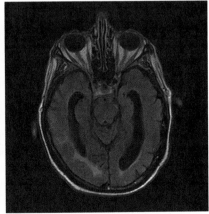

Resonancia magnética de un paciente afectado por hidrocefalia de presión normal (HPN), con ventriculomegalia desproporcionada respecto al grado de atrofia cerebral generalizada. Sin embargo, hay que tener en cuenta que la HPN es ante todo un diagnóstico clínico. A menudo se ven informes radiológicos que comentan la ventriculomegalia (a menudo seguidos de *"puede ser compatible con la HPN"*), pero hay que *"correlacionar clínicamente"*; si el paciente no presenta características compatibles con la HPN, el diagnóstico no es de HPN, independientemente de los resultados de las imágenes. (Reimpresa de Louis ED, Mayer SA, Noble JM. *Merritt's Neurology.* 14th ed. Wolters Kluwer; 2021.)

La HPN progresa lentamente. El deterioro cognitivo del paciente puede adoptar casi cualquier forma y puede imitar a la enfermedad de Alzheimer. La incontinencia urinaria es la menos común de las tres características clásicas (ocurre en alrededor de 50% de los pacientes). La alteración típica de la marcha se describe a menudo como arrastrar los pies, y puede asemejarse mucho a la marcha arrastrada asociada con la enfermedad de Parkinson.

Se debe sospechar de una HPN en cualquier paciente con demencia y una alteración de la marcha con o sin incontinencia urinaria. La primera prueba diagnóstica es una resonancia magnética o una tomografía computarizada, y si esta muestra ventrículos agrandados de *forma desproporcionada con respecto al grado de atrofia cerebral generalizada*, se debe proceder a una punción lumbar, que tiene implicaciones tanto diagnósticas como terapéuticas. Si la extracción de una pequeña cantidad de LCR conlleva una mejora de los síntomas del paciente, este puede ser candidato a una derivación. La marcha debería mejorar rápidamente, a los pocos minutos de la extracción del LCR, pero algunos pacientes pueden mejorar hasta 24 h después. El drenaje del LCR no es una prueba perfecta; tiene una sensibilidad relativamente baja para predecir quién se beneficiará de una derivación, por lo que algunos pacientes que podrían beneficiarse pasarán desapercibidos.

La derivación más común que se utiliza hoy en día es una ventriculoperitoneal, y una válvula ajustable permite un ajuste cuidadoso de la presión del LCR. Las complicaciones de la colocación de la derivación que requieren una intervención neuroquirúrgica ocurren en aproximadamente 25% de los pacientes e incluyen hematomas subdurales y la necesidad de revisión de la derivación. La mayoría de los pacientes con la presentación clásica de HPN que muestran mejoría con la extracción del LCR mejorarán con la derivación; la marcha es la que más mejora; la función cognitiva es menos probable que mejore.

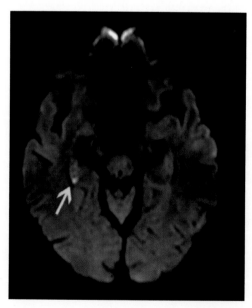

IRM con un pequeño foco de difusión restringida en el hipocampo derecho en un paciente con amnesia global transitoria. (Reproducida de Cuello Oderiz C, Miñarro D, Dardik D, et al. Teaching NeuroImages: hippocampal foci of restricted diffusion in transient global amnesia. *Neurology*. 2015; 85(20):e145.)

Amnesia global transitoria (AGT). La amnesia, una de las favoritas de los libros, la televisión y las películas, puede ser un gran recurso argumental, pero puede ser una realidad aterradora. La amnesia global transitoria (AGT) no es una demencia en absoluto —tampoco es un trastorno neurodegenerativo—, pero queremos hablar de ella aquí por su repentino y dramático déficit de memoria.

La AGT es una amnesia reversible. El examen neurológico es normal, excepto por el desarrollo repentino de la incapacidad de crear nuevos recuerdos. Los pacientes se hacen las mismas preguntas una y otra vez: ¿dónde estoy?, ¿quién eres tú?, etc. Sin embargo, seguirán orientados hacia sí mismos y serán plenamente capaces de llevar a cabo tareas cognitivas complejas. El grado de amnesia retrógrada —la incapacidad de recordar cosas anteriores al suceso— es variable.

Los síntomas suelen durar de 1 a 24 h, aunque algunos pacientes pueden experimentar un deterioro de la memoria residual muy leve que persiste durante semanas.

La AGT se da con mayor frecuencia en pacientes de 50 a 70 años y puede afectar tanto a hombres como a mujeres. Se desconoce la causa. Los pacientes con AGT no parecen tener un mayor riesgo de presentar una enfermedad vascular cerebral o una convulsión, ni de desarrollar demencia más adelante.

Los pacientes con AGT deben ser observados hasta que recuperen su estado mental inicial. A menudo se obtiene una resonancia magnética para descartar una enfermedad vascular cerebral o un foco epiléptico subyacente y puede mostrar pequeñas lesiones incidentales que restringen la difusión en el hipocampo (véase la imagen de la p. 200). Si hay alguna anomalía neurológica, o si el déficit de memoria persiste más allá de 24 h, entonces están definitivamente indicados el diagnóstico por imagen y el EEG.

No se requiere ningún tratamiento más allá de la tranquilidad. La recurrencia es rara, pero puede ocurrir, y por razones poco claras es más frecuente en pacientes con antecedentes personales o familiares de migraña.

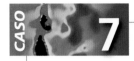

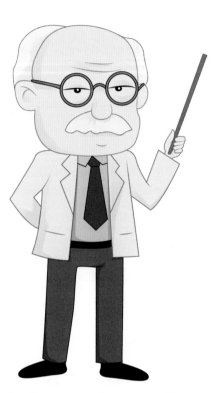

Evolución de su paciente: Aunque la presentación de Aarón no hizo saltar ninguna alarma inmediata, usted utiliza una de las evaluaciones rápidas del estado mental en la consulta y descubre que parece tener un deterioro cognitivo leve. Le asegura que no tiene demencia. Le dice que en la actualidad no hay ninguna medicación disponible para reducir su riesgo de progresión, pero él acepta de buen grado sus recomendaciones de llevar un estilo de vida saludable, en particular el ejercicio diario. Volverá a verlo regularmente para vigilar su estado cognitivo.

Ahora usted ya sabe:

- | Hay una fina línea que separa los cambios cognitivos del envejecimiento normal de los del deterioro cognitivo leve; las pruebas de estado mental pueden ser útiles para distinguir entre ambos.

- | Los tipos más importantes de demencia son la enfermedad de Alzheimer (pérdida profunda de memoria), la demencia vascular (progresa de forma escalonada), la demencia con cuerpos de Lewy (parkinsonismo y a menudo alucinaciones visuales), la demencia frontotemporal (cambios de comportamiento y personalidad) y la enfermedad de Creutzfeldt-Jakob (progresión rápida).

- | Descarte siempre las causas reversibles de demencia, como la depresión, el alcoholismo, la tiroiditis de Hashimoto, la deficiencia de vitamina B12 y la hidrocefalia de presión normal.

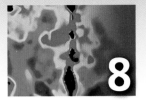

8 Meningitis, encefalitis y otras enfermedades infecciosas del sistema nervioso

En este capítulo, usted aprenderá:

1 | La diferencia entre meningitis y encefalitis

2 | La presentación clínica, las causas y el manejo de la meningitis

3 | La presentación clínica, las causas y el manejo de la encefalitis

4 | Las complicaciones neurológicas de la infección por VIH, la neurosífilis y la enfermedad de Lyme

5 | Lo que sabemos hasta ahora sobre las manifestaciones neurológicas de la enfermedad de COVID-19

6 | La presentación y el tratamiento de los abscesos cerebrales

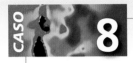

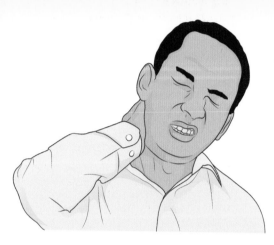

Su paciente: Amir, un consultor administrativo de 33 años de edad, acude a su consulta con un fuerte dolor de cabeza que comenzó hace unas horas, asociado con fotofobia y escalofríos. Tiene un historial de migrañas, pero esta cefalea es mucho más intensa que sus migrañas habituales. Su temperatura es de 39.4 °C y demuestra una marcada rigidez nucal (un cuello rígido) en su examen. No hay ninguna erupción evidente. No hay anomalías neurológicas focales. Está aletargado, pero no desorientado. ¿Cuál es el siguiente paso para su manejo: pedir una TC o una IRM, realizar una punción lumbar para analizar el LCR, o iniciar una terapia antimicrobiana empírica de inmediato?

La *encefalitis* se refiere a la inflamación del parénquima cerebral. La *meningitis* se refiere a la inflamación de las meninges. Tradicionalmente se distinguen entre sí por la presencia de un deterioro neurológico (encefalitis) o por la conservación de la función neurológica normal (meningitis).

Dado que la encefalitis, a diferencia de la meningitis, afecta al parénquima cerebral, puede causar déficits neurológicos focales, como alteración del estado mental (lo más frecuente), hemiparesia, pérdida hemisensorial y deterioro del lenguaje.

Por otra parte, aunque la meningitis puede provocar una alteración del estado mental, la mayoría de las veces se trata de un fenómeno secundario que puede atribuirse a una combinación de letargo y dolor (recuérdese que, a diferencia del parénquima cerebral, las meninges son sensibles al dolor). Por lo demás, la función cerebral es normal. El síndrome clásico asociado con la meningitis es el resultado de la irritación de las meninges y se denomina, acertadamente, *meningismo*: una combinación de rigidez de cuello, cefalea y fotofobia.

No es raro que la meningitis y la encefalitis coexistan en cierto grado (meningoencefalitis). La meningitis, por ejemplo, puede presentarse con déficits neurológicos focales como resultado de la afectación de la corteza cerebral y la médula espinal cercanas. Sin embargo, a efectos de claridad en la clasificación de los diagnósticos diferenciales, es conveniente mantener la siguiente distinción:

- Fiebre + déficits neurológicos focales = encefalitis
- Fiebre + meningismo + no déficits neurológicos focales = meningitis

Advertencia: vamos a abrir varios agujeros en esta categorización a medida que avancemos en este capítulo. Pero pensar en la meningitis y la encefalitis de esta manera proporciona un marco sólido para entender las enfermedades infecciosas del sistema nervioso central.

Meningitis

En Estados Unidos, la mayoría de los casos de meningitis en adultos (y también de encefalitis) son causados por virus. La meningitis viral es relativamente benigna. Aunque estas infecciones virales suelen ser muy desagradables y pueden ser debilitantes, la gran mayoría de los pacientes se recuperan por completo. Menos de 1 de cada 5 casos de meningitis son causados por bacterias, pero estas pueden ser mortales de manera tan rápida que es conveniente que nos centremos primero en ellas.

Meningitis bacteriana

La meningitis bacteriana es una urgencia médica. Aunque hay otras causas de meningitis además de la infección bacteriana (acabamos de mencionar que la meningitis viral es más común y, como usted verá en breve, hay otras numerosas causas infecciosas y no infecciosas), los pacientes que se presentan como Amir con fiebre, cefalea, rigidez nucal, fotofobia o confusión tienen meningitis bacteriana hasta que se demuestre lo contrario. Su primer paso es iniciar tratamiento de inmediato, antes de proceder a cualquier otra evaluación.

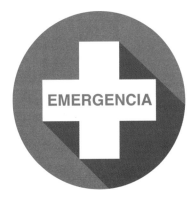

La sospecha de meningitis bacteriana debe tratarse como una emergencia médica.

Presentación clínica. La mayoría de los pacientes con meningitis bacteriana parecen muy enfermos. La presentación clásica consiste en fiebre, rigidez nucal, fotofobia y alteración del estado mental. Los pacientes que no presentan al menos uno de estos síntomas clásicos casi seguro que no tienen meningitis bacteriana. Por otra parte, menos de la mitad de los pacientes con meningitis bacteriana presentan el complejo sintomático completo. Especialmente en los lactantes,[1] los adultos mayores y los pacientes inmunodeprimidos, uno o más de estos síntomas suelen estar silenciados o ausentes por completo. En realidad, la cefalea es el síntoma de presentación más común de la meningitis bacteriana (señalado por aproximadamente 80% de los pacientes), seguido de la fiebre y la rigidez nucal. La calidad y la localización de la cefalea son variables y no pueden utilizarse para orientar el diagnóstico.

Recuadro 8-1 Signos de Brudzinski y Kernig

La *rigidez nucal* refleja una inflamación subyacente de las meninges piamadre y aracnoides, sensibles al dolor, que rodean las raíces espinales y los nervios. El movimiento del cuello es muy doloroso, por lo que los pacientes intentan mantener el cuello lo más quieto posible. Si durante la exploración se intenta forzar la flexión del cuello, los pacientes flexionarán las rodillas y las caderas; esto se denomina *signo de Brudzinski*. Si se obliga a los pacientes a extender una rodilla con el muslo en ángulo recto con el tronco, se producirá dolor en la espalda y los isquiotibiales, un hallazgo denominado *signo de Kernig*. Cuando son positivas en el entorno clínico adecuado, estas pruebas son altamente específicas para la meningitis. Sin embargo, no son sensibles, es decir, su ausencia no puede utilizarse para descartar el diagnóstico.

A Signo de Brudzinski

Provoca la flexión de la cadera y de la rodilla

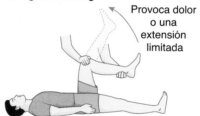

1. Flexión pasiva del cuello

B Signo de Kernig

Provoca dolor o una extensión limitada

1. La rodilla se flexiona a 90 grados
2. La cadera se flexiona a 90 grados
3. La extensión de la rodilla es dolorosa o está limitada en extensión

Obtención de los signos de Brudzinski y Kernig.

Otras características de la meningitis bacteriana pueden ser:

• Náusea y vómito.
• Crisis.
• Coma.

---

[1]Las manifestaciones de la meningitis bacteriana en los lactantes pueden ser particularmente inespecíficas e incluir tanto hipotermia como hipertermia, mala alimentación, crisis y abombamiento de la fontanela; la rigidez del cuello es poco frecuente.

- Signos neurológicos focales (ya estamos haciendo agujeros en la definición estándar); lo más habitual es que se trate de anomalías de los nervios craneales debidas a un exudado inflamatorio que atraviesa la barrera pial y comprime los nervios.
- Dermatosis. La meningitis meningocócica, que conlleva un pronóstico especialmente malo, suele ir acompañada de una erupción maculopapular transitoria y rápidamente progresiva.

Causas de la meningitis bacteriana. Las bacterias pueden llegar al espacio subaracnoideo por diseminación hematógena (bacteriemia) o por extensión directa desde un foco local de infección, como la sinusitis aguda o la otitis media. Los distintos grupos de edad se ven afectados por diferentes organismos (véase la tabla), pero en los adultos las causas más comunes de meningitis bacteriana son:

1. *Streptococcus pneumoniae* (también conocido como neumococo).

2. *Neisseria meningitidis* (también conocida como meningococo).

Los patógenos más comunes y su tratamiento, por grupos de edad

Edad	Patógenos más comunes	Tratamiento empírico
< 1 mes	*Estreptococo del grupo B (EGB), E. coli (+ otros bacilos entéricos gramnegativos), listeria*	Ampicilina + cefotaxima
1–23 meses	*EGB, E. coli, S. pneumoniae, N. meningitidis, H. flu*	Vancomicina + ceftriaxona
2–50 años	*S. pneumoniae, N. meningitidis*	Vancomicina + ceftriaxona
> 50 años	*S. pneumoniae, N. meningitidis, listeria, bacilos gramnegativos aerobios (seudomonas)*	Vancomicina + ceftriaxona + ampicilina

EGB, estreptococo del grupo B.

Recuadro 8-2 Vacunas antimeningocócicas y antineumocócicas

La vacunación de rutina contra los serogrupos meningocócicos A y C ha conducido a un marcado descenso de la infección meningocócica, y ahora también está disponible la vacunación contra el serogrupo B. La vacunación antineumocócica se recomienda ahora de forma rutinaria para los adultos de 65 años o más, así como para personas con riesgo de enfermedad invasiva, es decir, aquellos con un implante coclear, fuga de LCR o un historial de enfermedad neumocócica invasiva, y ha disminuido la incidencia de la infección neumocócica invasiva.

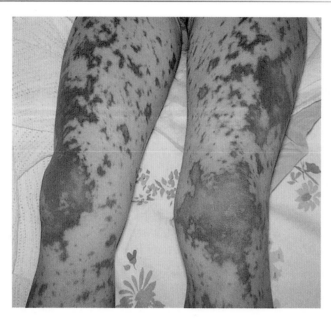

Erupción fulminante en un paciente con meningococemia. (Reimpresa de Scheld MW, Whitley RJ, Marra CM. *Infections of the Central Nervous System.* 4th ed. Lippincott Williams & Wilkens; 2004.)

S. pneumoniae, un diplococo grampositivo, es la causa más común de meningitis bacteriana en adultos. Esta infección bacteriana suele causar neumonía (de ahí su nombre), y muchos pacientes con meningitis también presentan indicios de neumonía. Sin embargo, la ausencia de neumonía no excluye el diagnóstico de meningitis por *S. pneumoniae.*

N. meningitidis, un diplococo gramnegativo, es la segunda causa más común. La meningitis causada por *N. meningitidis* es única en el sentido de que a menudo se presenta de forma repentina y devastadora, progresando con rapidez en unas pocas horas. Debe sospecharse de inmediato en un paciente que presenta la clásica erupción maculopapular sin manchas (véase más arriba), que puede observarse en aproximadamente 50% de los pacientes en el momento de la presentación. Las complicaciones pueden incluir choque, que puede causar infarto suprarrenal e insuficiencia suprarrenal (conocido como síndrome de Waterhouse-Friderichsen), coagulación intravascular diseminada, insuficiencia cardiaca y púrpura fulminante (hemorragia cutánea difusa y necrosis).

La incidencia de la meningitis causada por *Haemophilus influenzae,* un vástago gramnegativo, ha disminuido drásticamente en Estados Unidos y otros países de alto ingreso desde principios de la década de 1990 debido a la vacunación infantil generalizada contra la gripe H. tipo b (conocida como Hib, la cepa más virulenta y, de las cepas tipificables, la que tiene más probabilidades de causar una enfermedad invasiva). Sin embargo, en todo el mundo, la *Haemophilus influenzae* aún es una de las causas más comunes de meningitis. Los niños menores de 5 años son los más afectados.

Listeria monocytogenes, un bacilo grampositivo, causa entre 5 y 8% de los casos de meningitis bacteriana y se da sobre todo en neonatos, mujeres embarazadas, adultos mayores de 50 años y pacientes inmunodeprimidos. Se trata de una enfermedad de origen alimentario (que se adquiere con mayor frecuencia a partir de leche o queso contaminados y no pasteurizados). La meningoencefalitis es más frecuente que la meningitis por sí sola, y su evolución puede ser desde leve (fiebre con sutiles cambios del estado mental) hasta fulminante, con resultado de coma o muerte.

Entre las causas bacterianas menos comunes se encuentran los *estreptococos* (la infección por estreptococos del grupo A puede observarse tras una fractura basilar del cráneo; la infección por estreptococos del grupo B afecta predominantemente a los neonatos y a los lactantes), así como los *estafilococos* y las *bacterias gramnegativas aerobias* (el *S. aureus* y las seudomonas pueden asociarse con un traumatismo craneal penetrante o a la neurocirugía; los pacientes inmunodeprimidos tienen un mayor riesgo de tener meningitis por seudomonas). *Escherichia coli* afecta con mayor frecuencia a los neonatos como resultado de la exposición durante el parto vaginal.

Diagnóstico. Los pacientes con sospecha de meningitis bacteriana deben someterse a una biometría hemática y a la realización de hemocultivos de manera inmediata. Si es posible, los hemocultivos deben obtenerse antes de iniciar la terapia antibiótica; son positivos en la mayoría de los casos de meningitis bacteriana. Sin embargo, la clave del diagnóstico es una punción lumbar para analizar el líquido cefalorraquídeo (LCR). Si la punción lumbar está, por la razón que sea, contraindicada o se retrasa, la terapia antibiótica no debe retrasarse, porque cualquier retraso en el tratamiento puede ser fatal.

El análisis del LCR permite (1) distinguir rápidamente las causas bacterianas de las virales y de otras causas de meningitis, (2) identificar de inmediato el organismo si la tinción de Gram es positiva,[2] y (3) enviar pruebas definitivas para determinar la causa precisa y la susceptibilidad a los antibióticos del organismo causante.

Hallazgos del LCR asociados con meningitis

	Presión de apertura	Tipo de célula predominante	Proteína	Glucosa
Bacterial	↑	Leucocitos polimorfonucleares	↑	↓
Fúngica	↑	Linfocitos	↑	↓
Viral	↑ o normal	Linfocitos	↑ o normal	normal

Las pruebas esenciales de LCR que hay que ordenar son:

- Un conteo celular y un diferencial.
- Niveles de glucosa y proteína.
- Una tinción de Gram.
- Cultivos (bacterianos, virales y, si el paciente está inmunodeprimido o tiene otros factores de riesgo, fúngicos) y pruebas de reacción en cadena de la polimerasa (PCR, por sus siglas en inglés) (tanto virales como bacterianas).

La TC craneal está indicada antes de realizar una punción lumbar solo si se teme un aumento de la presión intracraneal, que podría provocar una hernia al extraer el LCR durante la punción lumbar. Hay que sospechar un aumento de la presión intracraneal si:

1. hay cualquier anomalía neurológica en la exploración (el papiledema indica de manera específica una presión intracraneal elevada, pero cualquier focalización en la exploración es potencialmente preocupante para un diagnóstico concomitante o alternativo, incluyendo un absceso intracraneal u otra lesión masiva);

2. el paciente ha tenido una crisis; o

3. el paciente está inmunodeprimido.

---

[2]Las tinciones de Gram negativas son frecuentes en pacientes con meningitis bacteriana que ya han recibido terapia antibiótica y en aquellos con listeriosis o infección bacteriana gramnegativa.

Tratamiento. Una vez más: *si usted sospecha de una meningitis bacteriana, no retrase el tratamiento para proseguir con la evaluación diagnóstica.* El tratamiento antibiótico empírico en adultos suele consistir en una cefalosporina de tercera generación (ceftriaxona) combinada con vancomicina (véase la tabla de la p. 207). Debe añadirse ampicilina en pacientes de edad avanzada o inmunodeprimidos para dar cobertura a la listeria. La terapia puede ajustarse una vez identificado el patógeno real y que se hayan evaluado los patrones de resistencia a los antibióticos.

La dexametasona intravenosa (IV) también debe administrarse en caso de meningitis neumocócica presunta o probada (no se ha encontrado ningún beneficio para otras causas de meningitis bacteriana) y debe continuarse únicamente si se confirman diplococos grampositivos (es decir, neumococos) en la tinción de Gram. Aunque no está claro si los corticoesteroides disminuyen la mortalidad en los pacientes con meningitis neumocócica, al parecer sí mejoran los resultados neurológicos y reducen el riesgo de pérdida de audición. La hidratación intravenosa también puede disminuir las secuelas neurológicas.

El aciclovir IV también se añade a menudo de forma empírica debido al solapamiento de la presentación clínica de la meningitis/encefalitis por el virus del herpes simple (VHS) (véase más adelante, así como la p. 216) y la meningitis bacteriana. Una vez descartada la infección por VHS, se puede suspender el aciclovir.

Pronóstico. A pesar de las modernas técnicas de diagnóstico y de los potentes antibióticos actuales, alrededor de 25% de los pacientes hospitalizados con meningitis bacteriana siguen muriendo, y muchos de los que sobreviven tienen pérdida de audición residual, convulsiones, deterioro cognitivo u otros déficits neurológicos focales. Un importante factor de riesgo de mortalidad que deberíamos seguir mejorando es el retraso en el inicio de la terapia antibiótica.

Otras causas de meningitis

Podemos agrupar las muchas otras causas de meningitis en las que son infecciosas y las que no lo son. En cualquiera de los dos casos, los cultivos bacterianos de rutina en el LCR serán negativos. El perfil del LCR resultante suele denominarse *meningitis aséptica* (es decir, meningitis con cultivo negativo).

Causas infecciosas (virales). La meningitis viral es la principal causa de meningitis aséptica. Los síntomas suelen ser mucho menos graves que los observados en la meningitis bacteriana. Las causas virales más comunes son:

- *Enterovirus* (incluidos el echovirus, el virus Coxsackie y otros enterovirus no-polio). En Estados Unidos, estas infecciones suelen producirse en los meses de verano. Los pacientes casi siempre se recuperan por completo, aunque síntomas como la cefalea y la fatiga pueden persistir durante meses.
- *Herpesvirus*. A diferencia de la encefalitis herpética (véase p. 216), que casi siempre está causada por el VHS-1, la meningitis suele ser causada por el VHS-2. Las lesiones genitales suelen estar presentes. Los pacientes son tratados con aciclovir por vía intravenosa, aunque el beneficio sigue siendo incierto. El VHS-1, el virus de la varicela zóster (VVZ) y el citomegalovirus también pueden causar meningitis, normalmente en pacientes inmunodeprimidos.
- *VIH*. La meningitis por VIH suele presentarse en el momento de la seroconversión inicial y suele resolverse sin tratamiento.

- *Infecciones transmitidas por mosquitos.* En los últimos años han aparecido en Estados Unidos varias infecciones transmitidas por mosquitos. La principal es el virus del Nilo Occidental. Este virus en particular también puede causar encefalitis o parálisis flácida aguda (véase p. 217).

- *Parotiditis.* Antes de la introducción de la vacuna triple viral, la parotiditis eran una de las causas más comunes de meningitis aséptica. Hoy en día, debido al creciente número de niños que no se vacunan, la incidencia vuelve a aumentar. La meningitis sigue siendo la complicación extrasalival y extratesticular más frecuente de las paperas.

Causas infecciosas (no virales). Otras causas infecciosas de meningitis aséptica son las infecciones por espiroquetas, las infecciones por hongos, la tuberculosis y las infecciones parasitarias. Obsérvese que, aunque las espiroquetas y la tuberculosis son bacterias, los cultivos bacterianos de rutina serán negativos y, por lo tanto, estas infecciones se consideran, en este contexto, *asépticas*.

- Las infecciones espiroquetas incluyen la enfermedad de Lyme, la sífilis y la leptospirosis.

  - La *Borrelia burgdorferi*, causante de la enfermedad de Lyme, produce una meningitis linfocítica que suele aparecer varias semanas después de la aparición de la erupción inicial de eritema migratorio (véase la p. 223 para más información sobre las manifestaciones neurológicas de la enfermedad de Lyme).

  - La meningitis sifilítica, causada por el *Treponema pallidum*, suele producirse en el contexto de una sífilis secundaria y estar asociada con una erupción diseminada (véase la p. 220 para más información sobre la sífilis).

  - La leptospirosis, causada por espiroquetas de *Leptospira* que prefieren los climas cálidos, se adquiere a través de la exposición a agua o suelo contaminados. Suele presentarse con la aparición brusca de fiebre, mialgia y cefalea; la meningitis se observa en más de 50% de los infectados.

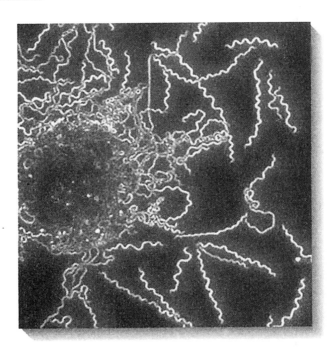

La *Borrelia burgdorferi* con aspecto de sacacorchos, vista por microscopia de campo oscuro. (Reimpresa de Strohl WA, Rouse H, Fisher BD. *Lippincott's Illustrated Reviews: Microbiology.* Lippincott Williams & Wilkins; 2001.)

- Entre los hongos, los principales responsables son los criptococos y los coccidioides.

  - El *criptococo*, una levadura encapsulada en forma de brote, es una de las principales causas de meningitis entre los pacientes con VIH y los que, por cualquier motivo, están gravemente inmunodeprimidos. La infección se presenta de forma indolente, evolucionando a lo largo de varias semanas, a menudo con signos y síntomas de presión intracraneal elevada (las cápsulas fúngicas pueden obstruir el sistema ventricular, impidiendo la salida normal del LCR). El análisis del LCR destaca por una presión de apertura elevada y un antígeno criptocócico positivo. Es frecuente, pero no siempre, una leve linfocitosis y un aumento de las proteínas; el perfil básico del LCR puede ser normal. El tratamiento inicial es con anfotericina y flucitosina. Pueden ser necesarias repetidas punciones lumbares para eliminar el exceso de LCR y evitar así una presión intracraneal elevada. El fluconazol suele utilizarse para el mantenimiento a largo plazo.

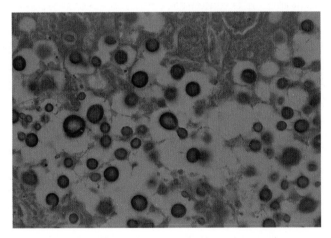

Los criptococos aparecen como levaduras en ciernes rodeadas de cápsulas mucoides. (Reimpresa de McClatchey KD. *Clinical Laboratory Medicine*. 2nd ed. Lippincott Williams & Wilkins; 2002.)

  - El *coccidioide* es endémico en el suroeste de Estados Unidos, así como en América Central y del Sur (aunque con el cambio climático también se observan casos más al norte). La mayoría de los pacientes que han estado expuestos permanecen asintomáticos o solo presentan síntomas leves similares a los de la gripe. La enfermedad grave, cuando se produce, suele manifestarse como neumonía, pero el organismo puede diseminarse y causar osteomielitis, artritis séptica y meningitis. A diferencia del criptococo, el coccidioide puede afectar tanto a pacientes inmunocompetentes como a inmunodeprimidos. Los pacientes con riesgo de tener una enfermedad grave son las mujeres embarazadas, las personas con diabetes, los fumadores y los adultos mayores, así como los pacientes inmunodeprimidos. Es necesario un tratamiento antifúngico de por vida (por lo regular con fluconazol); si no se trata, la meningitis por coccidioides es universalmente mortal.

Recuadro 8-3 Otros hongos que pueden atacar el sistema nervioso central

Algunos hongos que pueden atacar el sistema nervioso central lo hacen sin llegar a provocar una meningitis. Sin embargo, merece la pena examinarlos brevemente aquí en el contexto de las enfermedades fúngicas del sistema nervioso central.

Aspergillus puede causar tanto enfermedad parenquimatosa (incluyendo abscesos y granulomas) como enfermedad por invasión vascular (infartos isquémicos o hemorrágicos multifocales). Los pacientes inmunodeprimidos son los que corren mayor riesgo, especialmente los neutropénicos o los que reciben tratamiento crónico con glucocorticoides. Para el diagnóstico suele ser necesaria una combinación de hemocultivos positivos, biomarcadores séricos (ensayos de galactomanano y beta-D-glucano), lavado broncoalveolar y neuroimagen. El voriconazol, a menudo en combinación con la caspofungina, es el tratamiento de primera línea.

La *mucormicosis* es un moho que afecta con mayor frecuencia a los pacientes con diabetes (en particular a los que tienen cetoacidosis diabética), neoplasias hematológicas u otros estados inmunodeprimidos (postrasplante, VIH/SIDA). Se inhala y ataca los senos paranasales y la vasculatura. La infección suele presentarse como una sinusitis aguda, con fiebre, secreción nasal purulenta, cefalea y dolor en los senos. Pero no se trata de una infección sinusal corriente. Puede propagarse con una velocidad devastadora y causar enfermedad pulmonar, complicaciones orbitales (que dan lugar a proptosis y ceguera final) y manifestaciones cerebrales (a menudo debido a la propagación desde el seno esfenoidal al seno cavernoso, causando múltiples neuropatías craneales). Hay que sospechar de una mucormicosis en un paciente, sobre todo de riesgo, que presente fiebre, sinusitis aguda y síntomas neurológicos asociados. Puede ser visible una escara negra, resultado de la necrosis tisular, dentro de las fosas nasales o en otros lugares de la orofaringe o alrededor de las órbitas. El diagnóstico es difícil y suele requerir tanto una endoscopia nasal como una neuroimagen. El tratamiento incluye el desbridamiento quirúrgico y la terapia antifúngica con anfotericina B. A pesar de la terapia agresiva, la mortalidad es alta, y en algunos estudios supera 60%.

- La *tuberculosis* provoca una meningitis basilar subaguda (lo que significa que afecta a la base del cerebro). El inicio suele ser gradual, con cefalea, vómito y letargo. Los déficits de los nervios craneales son consecuencia de la inflamación que se concentra en el tronco del encéfalo y sus alrededores. El diagnóstico puede ser difícil, porque el frotis de bacilos acidorresistentes del LCR suele ser negativo y el cultivo puede tardar semanas en crecer. La adenosina deaminasa del LCR puede ser una prueba complementaria útil, pero un resultado positivo no es específico de tuberculosis y puede observarse con otras infecciones bacterianas. En la mayoría de los casos, se necesitan múltiples punciones lumbares con muestras repetidas de LCR para hacer un diagnóstico concluyente. Las pruebas adicionales —resultados positivos en las pruebas cutáneas (derivado proteico purificado [PPD, por sus siglas en inglés]) o un ensayo de liberación de interferón-gamma junto con una radiografía de tórax compatible con tuberculosis— apoyan firmemente el diagnóstico. El tratamiento debe iniciarse de manera empírica sobre la base de la sospecha clínica y no debe retrasarse hasta la confirmación del diagnóstico. El tratamiento inicial con cuatro fármacos (normalmente rifampicina, isoniazida, pirazinamida y etambutol) se administra durante 2 meses; posterior a ello, la rifampicina y la isoniazida se continúan durante otros 7 a 10 meses.

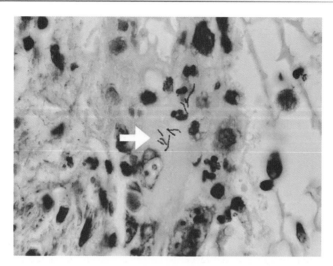

Tinción de AFB para tuberculosis. (Reimpresa de Shields JA, Shields CL. *Eyelid, Conjunctival, and Orbital Tumors: An Atlas and Textbook*. 3rd ed. Wolters Kluwer; 2015.)

Recuadro 8-4 Otras complicaciones neurológicas de la tuberculosis

Un *tuberculoma* es un conjunto de tubérculos (nódulos duros formados por la tuberculosis) que se agrupan en una masa firme. Los tuberculomas pueden aparecer tanto en el cerebro como en la médula espinal y, cuando son sintomáticos, se presentan como un tumor u otra lesión masiva con cefalea, crisis o déficits focales, dependiendo de la localización. Aparecen como lesiones anulares en la resonancia magnética. El tratamiento es en gran medida el mismo que el de la meningitis tuberculosa.

Cuando la tuberculosis afecta las articulaciones y los huesos, se denomina tuberculosis esquelética. Pueden producirse osteomielitis y artritis; la espondilitis (inflamación de las vértebras, también conocida como *mal de Pott*) es otra manifestación. Las vértebras torácicas y lumbares son las que se ven afectadas con mayor frecuencia, causando dolor de espalda progresivo e inestabilidad en la marcha. El tratamiento consiste en terapia antimicrobiana y, en ciertos casos avanzados, en desbridamiento quirúrgico, descompresión o drenaje.

- Por último, una serie de *parásitos*, entre los que destaca la Naegleria, pueden causar una meningoencefalitis que puede ser letal.

Causas no infecciosas. La leucemia, el linfoma y el carcinoma metastásico pueden sembrar las meninges, causando lo que se conoce como *carcinomatosis leptomeníngea*. El análisis del LCR no mostrará ninguna infección, pero la citología puede ser positiva para células malignas (véase capítulo 16 para más detalles). Varios medicamentos también pueden causar meningitis aséptica, como los antiinflamatorios no esteroides (AINE), el antibiótico trimetoprima-sulfametoxazol y la inmunoglobulina intravenosa (IGIV).

Causas de la meningitis aséptica

Meningitis viral

Infecciones espiroquetas

Infecciones por hongos

Tuberculosis

Malignidad

Medicación inducida

Meningitis crónica

Sí, existe. Se define como la presencia de inflamación en el LCR (es decir, una pleocitosis del LCR, otra palabra para designar un aumento del recuento de leucocitos en un líquido corporal, en este caso el LCR) que persiste durante al menos un mes sin resolverse. El paciente típico presenta varias semanas de cefalea, náusea, una o varias neuropatías craneales y polirradiculopatía.

La meningitis crónica puede estar causada por infecciones (virales, bacterianas, fúngicas y parasitarias), así como por una serie de afecciones no infecciosas, como las neoplasias, las enfermedades autoinmunes (como el lupus eritematoso sistémico y el sarcoide), la vasculitis (síndrome de Behçet y granulomatosis con poliangitis) y los medicamentos (AINE, inmunoglobulina intravenosa [IGIV] y agentes intratecales).

No se recomienda la terapia antibiótica empírica, ya que las posibilidades de diagnóstico son muy diversas y difíciles de clasificar. Los estudios de casos pequeños han demostrado que algunos pacientes con meningitis crónica idiopática pueden responder a la terapia antituberculosa y algunos a los glucocorticoides, pero estas terapias, en particular esta última, no son benignas y solo deben considerarse después de una amplia evaluación y consulta con especialistas de todos los campos pertinentes.

El pronóstico general de los pacientes con meningitis crónica es bueno si se puede diagnosticar y tratar la causa. La mayoría de los pacientes con enfermedad idiopática también evolucionan bien; sus síntomas mejoran o se estabilizan en un periodo de 1 a varios años.

Encefalitis

Una visión general

Casi todos los casos de encefalitis infecciosa[3] son virales. La mayoría de los virus pueden causar meningitis o encefalitis, pero casi todos tienen mayor probabilidad de causar una más que otra. El VHS-1, por ejemplo, es más probable que cause encefalitis, pero puede causar meningitis; el VHS-2, como se comentó previamente, es mucho más probable que cause meningitis que encefalitis. Sin embargo, en la mayoría de los casos nunca se encuentra la causa específica de la encefalitis. Los pacientes con encefalitis viral suelen tener un curso benigno y autolimitado, pero hay excepciones (véase más adelante).

---

[3]Al igual que la meningitis, la encefalitis tiene causas no infecciosas, como la encefalitis autoinmune (véase p. 248), que se tratará más adelante.

A continuación se presenta una lista de algunos de los virus más comunes que pueden causar encefalitis:

Herpesvirus (HSV-1 > HSV- 2, VVZ, VEB, VHH-6)

Arbovirus (Nilo Occidental, japonés, San Luis, equino oriental y occidental)

Enterovirus (eco, coxsackie, polio)

VIH

Rabia

Sarampión

Influenza

VHS-1, virus del herpes simple 1; VHS-2, virus del herpes simple 2; VVZ, virus de la varicela zoster; VEB, virus de Epstein-Barr; VHH-6, virus del herpes humano 6.

La encefalitis se presenta más comúnmente con fiebre y alteración del estado mental, que va desde la confusión sutil hasta obnubilación. Los signos de irritación meníngea, como la rigidez del cuello y la fotofobia, suelen estar ausentes. Las crisis son frecuentes. Pueden producirse déficits neurológicos focales, como hemiparesia o afasia. Un pródromo viral típico (fiebre, escalofríos, mialgia) suele preceder a la afectación cerebral.

Al igual que en la meningitis, el análisis del LCR es fundamental. Como la mayoría de los casos son de origen viral, predomina un perfil aséptico (es decir, pleocitosis linfocítica con una proteína normal o ligeramente elevada y una glucosa normal). Se dispone de pruebas de PCR para muchas de las causas virales, incluidos los virus del herpes, los enterovirus y el virus del Nilo Occidental.

Encefalitis herpética

Esta es la que usted no querrá pasar por alto, porque el tratamiento está disponible y la intervención temprana puede salvar la vida. El VHS-1 es el causante de la mayoría de los casos, y la encefalitis puede producirse con la infección primaria o la reactivación. Los pacientes presentan las características típicas de la encefalitis ya descritas; más de la mitad experimentan convulsiones. El perfil del LCR es notable por una proteína elevada, un predominio linfocítico de las células y, a diferencia de la mayoría de las encefalitis virales, aunque ciertamente no es patognomónico, un recuento elevado de eritrocitos. La prueba de PCR del LCR para el VHS-1 tiene una alta sensibilidad y especificidad diagnóstica. La resonancia magnética del cerebro suele revelar *edema o hemorragia en los lóbulos temporales*, y un electroencefalograma suele mostrar *ondas agudas periódicas* (PLEDS, por sus siglas en inglés) *procedentes de uno o ambos lóbulos temporales*. El tratamiento es el aciclovir intravenoso,[4] que debe administrarse empíricamente si hay alguna sospecha clínica. La mortalidad solía ser muy alta (más de 70%), pero el tratamiento temprano la ha reducido sustancialmente. Sin embargo, muchos pacientes presentarán déficits neurológicos residuales que pueden incluir déficits cognitivos, deterioro de la memoria y anomalías del comportamiento.

---

[4] Recuerde administrar el aciclovir por vía intravenosa con fluidos intravenosos para evitar lesión renal inducida por aciclovir debido a la formación de cristales.

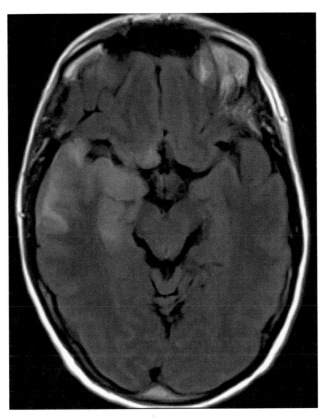

Resonancia magnética de un paciente con encefalitis por VHS-1 que muestra un marcado edema del lóbulo temporal derecho. (Reimpresa de Louis ED, Mayer SA, Rowland LP. *Merritt's Neurology*. 13th ed. Wolters Kluwer; 2015.)

Encefalitis transmitida por artrópodos

Los insectos pueden ser portadores de varios patógenos capaces de causar encefalitis. Entre los que probablemente haya oído hablar están el virus del Nilo Occidental, la encefalitis japonesa, la encefalitis de San Luis, la encefalitis equina oriental y occidental, el dengue y la enfermedad de Lyme. La ubicación geográfica del paciente y los antecedentes de posible exposición (a menudo a través de viajes) pueden ser útiles, pero los pacientes deben someterse a un análisis del LCR para descartar otras causas tratables. La serología y las pruebas de ácidos nucleicos pueden ayudar al diagnóstico. Para las causas virales solo se dispone de un tratamiento de apoyo. La doxiciclina es el tratamiento recomendado para la enfermedad de Lyme.

El **virus del Nilo Occidental** (VNO) es un virus de ARN monocatenario que apareció por primera vez en Estados Unidos en 1999. Aunque la mayoría de los casos son asintomáticos, puede producirse una enfermedad neuroinvasiva que se asocia a una elevada mortalidad. En los adultos, la encefalitis por el VNO suele asociarse a síntomas extrapiramidales como temblores, parkinsonismo y mioclonías. En los niños, la meningitis es la presentación más común y tiene el mismo aspecto que otras meningitis virales. El VNO también puede causar una mielitis aguda similar a la poliomielitis, caracterizada por una parálisis flácida asimétrica, hiporreflexia y disfunción autonómica. El diagnóstico de la infección por el VNO se realiza mediante pruebas de suero (anticuerpos) y LCR (anticuerpos y PCR). No se conoce ningún tratamiento, aunque algunos estudios han mostrado un beneficio potencial de la IGIV, especialmente en pacientes inmunodeprimidos.

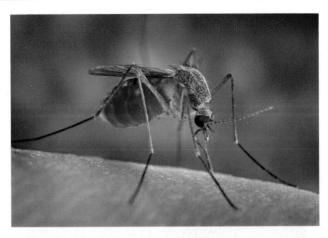

El virus del Nilo Occidental se propaga más comúnmente en verano por la picadura de un mosquito infectado. (Gathany J. *Public Health Images Library*. Centers for Disease Control and Prevention; 2014. http://phil.cdc.gov)

Ahora que ya conoce bien la meningitis y la encefalitis, debemos dedicar algo de tiempo a varias infecciones específicas, muchas de las cuales ya hemos comentado brevemente, que pueden tener importantes consecuencias neurológicas. Entre ellas se encuentran el VIH, la sífilis, la enfermedad de Lyme, la neurocisticercosis, la lepra, la poliomielitis y la enfermedad de COVID-19.

 ## Infección por VIH: complicaciones neurológicas

Antes de la llegada de la terapia antirretroviral moderna, las infecciones oportunistas del SNC eran frecuentes en los pacientes seropositivos. Por fortuna, estas infecciones son mucho menos comunes hoy en día.

- La *meningitis por VIH* no es técnicamente una infección oportunista, sino una manifestación de la infección aguda por VIH. Se presenta como una meningitis aséptica típica que tiende a resolverse por sí misma en un plazo de 2 a 4 semanas. El *síndrome de Guillain-Barré* también puede producirse en asociación con la infección aguda por VIH, aunque suele aparecer varias semanas después.

- La *leucoencefalopatía multifocal progresiva* (LMP), resultado de la infección por el virus JC, es mucho menos común hoy en día en pacientes con VIH gracias al uso generalizado de la terapia antirretroviral. La LMP es una enfermedad de la materia blanca (materia blanca, *leuco*, en el cerebro, *encéfalo*, está dañada, *patía*) que suele presentarse con déficits neurológicos subagudos; los síntomas dependen de la localización de las lesiones de la materia blanca. Las crisis, una manifestación de la enfermedad cortical, también son comunes, presumiblemente debido a las lesiones que se encuentran adyacentes a la corteza. Varios medicamentos, como el natalizumab y el ocrelizumab (utilizados para tratar la esclerosis múltiple), también pueden aumentar el riesgo de LMP (véase p. 246).

- La *toxoplasmosis*, causada por el parásito protozoario intracelular *Toxoplasma gondii*, es la infección del SNC más común en pacientes con VIH no tratado o tratado inadecuadamente. La toxoplasmosis en pacientes inmunocompetentes es casi siempre asintomática, pero cuando los recuentos de CD4 caen por debajo de 100 células/μL, el parásito puede reactivarse y causar enfermedad tanto en el SNC como sistémica. La encefalitis es la manifestación neurológica más común. El diagnóstico presuntivo se realiza mediante imágenes cerebrales (véase más adelante y el recuadro 8-5) y pruebas serológicas en el contexto clínico apropiado; aunque a menudo es innecesario, se requiere una biopsia para el diagnóstico definitivo. El tratamiento agudo es con pirimetamina y sulfadiazina. También se administra leucovorina para evitar la toxicidad hematológica inducida por la pirimetamina. El trimetoprim-sulfametoxazol se utiliza como profilaxis en pacientes seropositivos con recuentos de CD4 inferiores a 100 células/μL.

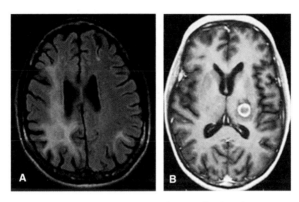

(*A*) IRM con recuperación de inversión atenuada por fluidos (FLAIR, por sus siglas en inglés) de un paciente con LMP, que muestra las lesiones características de materia blanca sin realce, asimétricas y confluentes. (*B*) Resonancia magnética ponderada en T1 después del contraste de un paciente con toxoplasmosis, que muestra la clásica lesión con realce en anillo. La toxoplasmosis puede ser indistinguible del linfoma del SNC en las imágenes; el contexto clínico es clave, pero puede ser necesaria una biopsia cerebral para diferenciar ambas enfermedades. (Reproducida del Atlas SW. *Magnetic Resonance Imaging of the Brain and Spine*. 5th ed. Wolters Kluwer; 2016.)

- *Otras complicaciones infecciosas* son la encefalitis por citomegalovirus y, como ya se ha mencionado, la meningitis criptocócica.

Las complicaciones neurológicas no infecciosas de la infección crónica por VIH incluyen:

- *Polineuropatía simétrica distal* (ya sea por la propia infección o como efecto secundario del tratamiento antirretroviral).
- *Polineuropatía inflamatoria crónica desmielinizante* (véase p. 287).
- *Síndrome de reconstitución inmunológica* (SRI). El SRI puede producirse cuando los pacientes con recuentos bajos de CD4 inician la terapia antirretroviral. Los síntomas van desde la cefalea y los mareos hasta el delirio y el coma.
- *Trastorno neurocognitivo asociado con VIH*, o HAND, por sus siglas en inglés. Se trata de una forma de demencia que puede presentarse con distintos tipos y grados de déficit cognitivo. Es el resultado de una inflamación continua que persiste a pesar de la supresión viral. Aunque la prevalencia y la gravedad han disminuido en los últimos años, siguen apareciendo formas leves de disfunción cognitiva en hasta 20% de los seropositivos.

Una última complicación neurológica de la infección por VIH es el linfoma primario del SNC, que puede producirse tanto en pacientes inmunocompetentes como en inmunodeprimidos, y que se analiza a detalle en el capítulo 16.

Recuadro 8-5 Lesiones cerebrales que refuerzan el anillo

Este calificativo, "anillo de realce", aparece con frecuencia en neurología —acabamos de mencionarlo en nuestro análisis de la toxoplasmosis (vuelva a ver la resonancia magnética de la p. 219)—, por lo que pensamos que merecía un breve párrafo. ¿Qué significa? Una lesión anular es un hallazgo radiográfico anormal que puede verse en una TC o RM con contraste y que se caracteriza por una región de hipo- o isodensidad (en la TC) o hipo- o isointensidad (en la RM) rodeada por un borde de contraste brillante. El diagnóstico diferencial es largo, pero algunas de las causas más comunes incluyen:

- *Infecciones* (absceso bacteriano o fúngico, tuberculoma, toxoplasmosis, neurocisticercosis).
- *Trastornos neoplásicos* (linfoma del SNC, glioblastoma, metástasis).
- *Trastornos inflamatorios* (sarcoidosis y una forma rara de esclerosis múltiple (EM). llamada EM tumefactiva que aparece como un tumor en las imágenes).
- *Trastornos vasculares* (infarto subagudo, hematoma en resolución).

La capacidad de diferenciar entre estas posibles causas depende en gran medida del contexto clínico. Sin embargo, a veces es necesario realizar una evaluación adicional, con una punción lumbar o una biopsia cerebral.

Neurosífilis

La sífilis, causada por la espiroqueta *Treponema palladum*, ha experimentado un resurgimiento en los últimos años. Dado que la mayoría de los pacientes reciben tratamiento en la fase primaria, cuando la enfermedad aún está localizada, las complicaciones neurológicas de la sífilis, que se asocian a la enfermedad no tratada, solo se dan en raras ocasiones. Sin embargo, la neurosífilis no ha desaparecido de la población. Es especialmente frecuente en la población seropositiva. Dado que las complicaciones a largo plazo de la neurosífilis pueden ser devastadoras y que el tratamiento con penicilina es curativo, este es otro diagnóstico que no hay que pasar por alto.

Las manifestaciones clínicas de la neurosífilis suelen dividirse en fase temprana (que se produce entre meses y unos pocos años después de la infección inicial) y tardía (que ocurre 10 o más años después de la infección inicial).

Neurosífilis temprana. La sífilis primaria se presenta como una úlcera genital indolora. Durante la fase secundaria de la infección, la espiroqueta, si no se trata, se disemina por todo el cuerpo provocando una erupción difusa y puede sembrar múltiples órganos, incluidas las meninges.

- La *afectación meníngea* puede permanecer asintomática o causar una variedad de síntomas, que van desde los de una meningitis aguda típica hasta alteración de los nervios craneales o convulsiones.
- La *afectación meningovascular* de la médula espinal y, a veces, del cerebro, con el consiguiente infarto (en esencia, se trata de pequeños ictus, y los síntomas dependerán por completo de su localización) es una manifestación menos común de la neurosífilis temprana. Los cambios de comportamiento y de personalidad, la cefalea y los mareos, probablemente debidos a una meningitis leve, suelen preceder y anunciar el infarto real durante días o semanas. En las poblaciones de riesgo, la sífilis debe considerarse una causa de ictus de gran vaso.
- En esta fase también pueden aparecer *síntomas oculares* (pérdida de visión o visión borrosa debido, sobre todo, a la uveítis posterior o a la panuveítis) y *síntomas óticos* (pérdida de audición).

Neurosífilis tardía. Las manifestaciones de la neurosífilis tardía aparecen al menos 10 años y a menudo varias décadas después de la infección. Las principales manifestaciones son la *paresia general*, la *tabes dorsal*, la *enfermedad gomatosa* y la *meningitis crónica*. Estas son poco frecuentes desde la llegada de las técnicas modernas de diagnóstico y de la terapia antibiótica.

- La *paresia general*, también conocida como *demencia por sífilis*, es una demencia de inicio gradual caracterizada por una constelación de síntomas que suele evolucionar entre 10 y 20 años después de la infección inicial. La mnemotecnia PARESIS es útil para recordar los dominios que se ven afectados:

Personalidad (lábil, paranoica, desinhibida).
Afecto (plano, deprimido, eufórico, maniaco).
Reflejos (de estiramiento muscular profundos hiperactivos).
Ojo (*eye* en inglés; pupilas grandes y desiguales que reaccionan lentamente a la luz y a la adaptación; con el tiempo, los pacientes pueden desarrollar **pupilas de Argyll Robertson** [aunque estas se ven más comúnmente con tabes dorsal], que son pequeñas e irregulares, no reactivas a la luz, pero capaces de contraerse con la convergencia).
Sensorial (delirios, ilusiones, alucinaciones).
Intelecto (deterioro de la memoria, el juicio y la perspicacia).
Lenguaje (*speech* en inglés; arrastrada).

- La *tabes dorsalis* no suele desarrollarse hasta al menos 20 años después de la infección. La afectación de las columnas posteriores (también conocidas como dorsales) de la médula espinal y de los ganglios de la raíz dorsal (*tabes dorsalis* se traduce aproximadamente en latín como "decadencia dorsal") da lugar a una pérdida gradual de la sensibilidad en las extremidades inferiores, hiporreflexia y dolores lancinantes de tipo relámpago en la cara, el tronco o las extremidades. La pérdida de dolor y propiocepción puede provocar la destrucción de las articulaciones (articulaciones de Charcot) y úlceras traumáticas. Otras manifestaciones de la tabes dorsal son la ataxia sensorial, la disfunción vesical, las alteraciones gastrointestinales y las anomalías pupilares, como las pupilas de Argyll Robertson.

- Los *gomas* son un tipo de lesión granulomatosa que se desarrolla en el cerebro o en la médula espinal en el curso tardío de la sífilis terciaria. Se presentan como lesiones masivas (véase p. 390).

- También puede producirse una *meningitis crónica* y se cree que es la causa de la demencia que se observa con la paresia general.

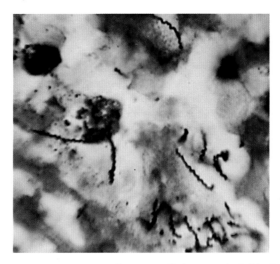

La inmunotinción muestra numerosas espiroquetas. (Reimpresa de Rubin R, Strayer DS. *Rubin's Pathology: Clinicopathologic Foundations of Medicine*. 5th ed. Lippincott Williams & Wilkins; 2008.)

Diagnóstico. La combinación de los tres elementos siguientes establece el diagnóstico de neurosífilis:

1. Síntomas clínicos,

2. Una serología positiva en el LCR —la prueba más utilizada es la VDRL (por sus siglas en inglés).[5]

3. Un recuento elevado de células o proteínas en el LCR.

Sin embargo, no todos los pacientes con neurosífilis cumplirán los tres criterios; ahí es donde entra en juego el juicio clínico. Los pacientes con una serología sanguínea positiva, ya sea una prueba inespecífica (p. ej., VDRL o RPR) o una prueba treponémica específica (p. ej., FTA-ABS), además de cualquiera de los criterios anteriores, justifican que se considere seriamente el diagnóstico de neurosífilis.

Los pacientes con síntomas neurológicos, oculares u otálgicos compatibles con la sífilis deben someterse a una punción lumbar incluso si sus antecedentes de sífilis son inciertos y los resultados de las pruebas serológicas no son confirmatorios.

Además, algunos pacientes tienen neurosífilis *asintomática*. Estos pacientes tienen evidencia de sífilis primaria o secundaria, pero sin ningún signo o síntoma neurológico. Las directrices varían, pero se puede recomendar una punción lumbar si estos pacientes tienen un alto riesgo de neurosífilis, es decir, si son VIH positivos, tienen un título alto de RPR y un recuento bajo (< 350/ μL) de células T CD4+, y no han sido tratados con terapia antirretroviral. Una VDRL positiva en el LCR confirma el diagnóstico. Incluso sin una VDRL positiva en el LCR, un recuento elevado de leucocitos o proteínas o ambos en el LCR es consistente con la neurosífilis, aunque también puede ser causada por el propio VIH. La mayoría de las guías recomiendan tratar a estos pacientes como si tuvieran neurosífilis.

Tratamiento. La sífilis en cualquier fase responde a la penicilina; la resistencia a la penicilina no ha sido un problema. A diferencia de los pacientes con sífilis primaria, que pueden ser tratados con una sola inyección intramuscular (IM), los pacientes con neurosífilis deben recibir un curso de 10 a 14 días de penicilina IV o IM. Los pacientes alérgicos a la penicilina deben ser desensibilizados a la misma si es posible; si no, la ceftriaxona es una opción alternativa.

El éxito del tratamiento se juzga tanto por la mejora clínica como por la normalización de las anomalías del LCR. Tras el curso del tratamiento, los pacientes deben repetir el análisis del LCR cada 3 a 6 meses. Si el recuento de células no disminuye a los 6 meses o si la VDRL del LCR se multiplica por lo menos por 4 al año, es necesario repetir el tratamiento.

[5]Tenga en cuenta que la prueba VDRL del LCR carece de sensibilidad: mientras que una prueba reactiva es confirmatoria (la mayoría de las veces), una prueba negativa no excluye el diagnóstico. La prueba FTA-ABS es lo contrario: sensible pero no específica. La prueba PCR del LCR también está disponible, pero no es lo suficientemente sensible como para ser utilizada en forma tan amplia.

Enfermedad de Lyme: manifestaciones neurológicas

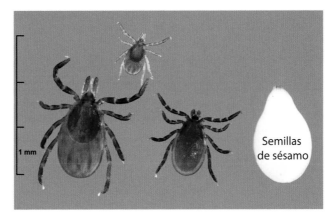

El Lyme se transmite a través de la picadura de garrapatas Ixodes infectadas. La semilla de sésamo muestra el tamaño relativo. (Reimpreso de Engleberg NC, DiRita VJ, Dermody TS. *Schaechter's Mechanisms of Microbial Disease*. 5th ed. Wolters Kluwer Health/Lippincott Williams & Wilkins; 2012.)

Igual que el *Treponema pallidum*, la *Borrelia burgdorferi*, causante de la enfermedad de Lyme, es una espiroqueta. Al igual que la sífilis, cuando la infección primaria no se trata, el organismo puede diseminarse a otros órganos. Aparte de la piel y las articulaciones, el sistema nervioso es el sistema orgánico más comúnmente afectado. La afectación del sistema nervioso en la enfermedad de Lyme, que recuerda a la neurosífilis, puede presentarse de varias maneras.

- **Afectación del sistema nervioso central.** La *siembra meníngea* se presenta como una meningitis aséptica típica. Los síntomas incluyen fiebre, cefalea, rigidez de cuello y fotofobia. Si se realiza un análisis del LCR, este mostrará una pleocitosis leve, una elevación moderada de las proteínas y una glucosa normal. Con mucha menos frecuencia, los pacientes pueden desarrollar signos y síntomas de *encefalopatía* o *encefalomielitis*, con afectación del cerebro y la médula espinal. Sin embargo, la mayoría de los pacientes con enfermedad de Lyme que se quejan de cefalea, deterioro cognitivo leve o déficit de memoria probablemente no tienen una infección real del SNC; más bien, al igual que con otros síntomas inespecíficos como la fiebre y la fatiga, estos pacientes tal vez están experimentando los síntomas que suelen acompañar a cualquier proceso inflamatorio.

- La **afectación del sistema nervioso periférico** es frecuente. Cualquier nervio craneal puede verse afectado, pero la mayoría de las veces es el séptimo nervio craneal el que se ve afectado, produciendo una parálisis facial. En las zonas endémicas, los pacientes con parálisis facial deben someterse a pruebas de detección de la enfermedad de Lyme. La mayoría de los casos son unilaterales, pero llega a ocurrir una afectación bilateral. También pueden verse afectados otros nervios periféricos. La *radiculoneuritis* suele presentarse con dolor, a menudo acompañado de hallazgos sensoriales o motores e hiporreflexia; el cuadro clínico puede imitar las radiculopatías mecánicas típicas (véase capítulo 11), como la ciática.

El diagnóstico de la enfermedad de Lyme del sistema nervioso requiere evidencia clínica de afectación neurológica junto con una posible exposición a garrapatas y una serología sanguínea positiva. El análisis del LCR no suele realizarse en pacientes con afectación de los nervios periféricos o síntomas leves inespecíficos, pero se recomienda en pacientes con meningitis, aunque solo sea para descartar otros patógenos más amenazantes. El LCR suele ser positivo, aunque no siempre, para los anticuerpos de Lyme. Como en el caso de la neurosífilis, la sensibilidad de la prueba PCR es demasiado baja para ser útil.

Todos los pacientes con enfermedad de Lyme confirmada deben ser tratados. La doxiciclina oral sigue siendo el fármaco de elección incluso para los pacientes con afectación neurológica, con la excepción de los raros pacientes con encefalitis; estos requieren tratamiento con ceftriaxona IV.

Recuadro 8-6 Síndrome post-Lyme

Algunos pacientes que han sido tratados adecuadamente de la enfermedad de Lyme siguen experimentando síntomas inespecíficos que pueden tener alteraciones neurológicas: cefalea, paresia generalizada y deterioro de la función cognitiva. Estos pacientes están sufriendo y sus síntomas deben tomarse en serio, pero no hay pruebas de que tengan una infección en curso. La causa de sus síntomas no se entiende actualmente. La terapia antibiótica adicional no será útil.

 COVID-19: manifestaciones neurológicas

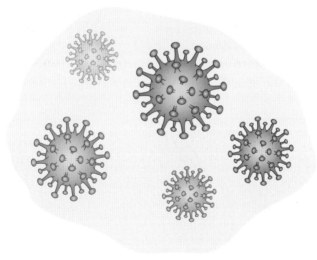

La imagen, ya demasiado conocida, del virus SARS-CoV-2.

Las manifestaciones neurológicas de COVID-19, la enfermedad asociada con el virus SARSCoV-2, son, como todo lo relacionado con este patógeno, cuando menos proteicas. Lo más fácil es agruparlas en varias categorías:

- Manifestaciones secundarias de la enfermedad subyacente, como cefalea y mareo (tal y como se puede ver en cualquier enfermedad febril).

- Encefalopatía/encefalitis. Muchos pacientes presentan una alteración del estado mental, pero no está claro si esto es el resultado de una verdadera infección del SNC (encefalitis) o es simplemente secundario a los efectos de infección sistémica y los consiguientes desórdenes metabólicos (encefalopatía). Los síntomas cognitivos inespecíficos pero muy reales y debilitantes pueden persistir durante muchos meses en algunos pacientes.

- Un mayor riesgo de ictus isquémico y hemorrágico, incluso en pacientes jóvenes. Esto parece reflejar el estado de hipercoagulabilidad asociado con la respuesta inflamatoria excesiva que es responsable de muchas de las complicaciones graves de la enfermedad.

- Afectación de los nervios periféricos y craneales, incluyendo, en muchos pacientes con COVID-19, una pérdida del gusto y del olfato.

- Daño al músculo esquelético, que puede provocar rabdomiólisis.

 ## *Otras infecciones del SNC que hay que conocer*

Neurocisticercosis

La neurocisticercosis (NCC) está causada por la fase larvaria de la tenia del cerdo, *Taenia solium*. La NCC es la enfermedad parasitaria más común del sistema nervioso central y la causa más común de epilepsia adquirida en el mundo. Es endémica en América Latina, Asia, África e India.

El ciclo vital de la cisticercosis da lugar a 3 fases de la enfermedad: (1) la fase inicial (o viable) suele ser asintomática; (2) la fase de degeneración es sintomática debido a una respuesta inflamatoria inducida; y (3) la fase no viable, en la que los cisticercos se resuelven y calcifican. La NCC intraparenquimatosa es la forma más común, caracterizada por uno o más quistes dentro del parénquima cerebral. Los síntomas varían según la localización del quiste, pero las crisis son la presentación más común. A menudo no hay fiebre. Las formas extraparenquimatosas incluyen enfermedad intraventricular, subaracnoidea, ocular y espinal. El diagnóstico se basa en los síntomas clínicos, la exposición epidemiológica y los hallazgos de neuroimagen consistentes.

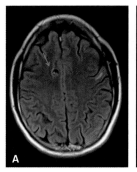 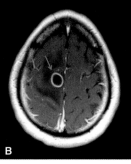 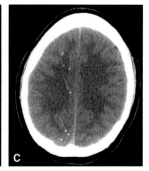

Imágenes de escáner de diferentes pacientes con NCC, que muestran los diferentes estadios de la enfermedad: (*A*) el estadio viable en la RM FLAIR, con un único quiste sin realce; (*B*) el estadio de degeneración (es decir, con realce) en la RM poscontraste, con un único quiste con realce rodeado de un edema importante; y (*C*) el estadio no viable (es decir, calcificado) en la TC, con varios quistes calcificados dispersos. (Cortesía de Jonathan Howard.)

El tratamiento inicial debe centrarse en el manejo de la presión intracraneal elevada, resultado del edema difuso causado por una elevada carga de quistes (los esteroides son la terapia de primera línea), y el control de las convulsiones. El tratamiento antiparasitario con albendazol y praziquantel está indicado para los pacientes con quistes viables o degenerados en las imágenes, pero debe evitarse en aquellos con una carga de quistes elevada debido al peligro de empeorar la inflamación.

Lepra

Durante miles de años se creyó que la lepra era, en varias formas, una enfermedad hereditaria, una maldición o un castigo de Dios. A lo largo de los años hemos aprendido algunas cosas y ahora sabemos que la enfermedad está causada por el *Mycobacterium leprae*, un bacilo ácido-rápido que fue identificado en la década de 1870 por el Dr. Gerhard Henrik Armauer Hansen (la lepra también se conoce como enfermedad de Hansen). A pesar de todo lo que entendemos ahora sobre la lepra, y en parte debido a la drástica reducción de la prevalencia de la enfermedad en las últimas décadas (la mayoría de los médicos en Estados Unidos nunca verán un solo caso), sigue siendo una enfermedad temida y en gran medida incomprendida. La lepra rara vez pone en peligro la vida. No es muy contagiosa y el tratamiento es eficaz.

En la actualidad, la mayoría de los casos se producen en los países de medianos y bajos recursos. Los factores de riesgo son la edad avanzada, el contacto estrecho y prolongado con pacientes afectados y la exposición a armadillos salvajes (el mecanismo de transmisión del armadillo al ser humano no está claro, pero los armadillos del sur de Estados Unidos constituyen un gran reservorio de *M. leprae*). Dejando de lado los armadillos, se cree que la transmisión en la mayoría de los casos se produce a través de las secreciones respiratorias. Las lesiones cutáneas y los daños en los nervios periféricos son las principales manifestaciones clínicas; *Mycobacterium leprae* crece mejor a temperaturas más bajas, de ahí su predilección por la piel y los nervios superficiales.

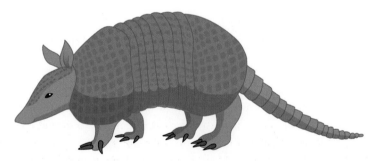

Un armadillo. No está claro si este es portador de la lepra.

Existen numerosos tipos de lepra, pero es importante conocer dos en particular. La ***forma tuberculoide*** de la enfermedad se limita a lesiones cutáneas hipopigmentadas que se asocian a nervios sensibles y a daños nerviosos predominantemente sensoriales, lo que provoca zonas de disminución de la sensibilidad por lo regular en las lesiones cutáneas y alrededor de ellas. La ***forma lepromatosa*** de la enfermedad, una forma más difusa que se observa con mayor frecuencia en pacientes inmunocomprometidos, causa de manera característica lesiones cutáneas más extendidas con una pérdida sensorial más extensa que puede dar lugar a graves deformidades corporales y digitales. También pueden producirse neuropatías motoras, pérdida de vello corporal (que afecta sobre todo a las cejas y las pestañas) y colapso del tabique nasal.

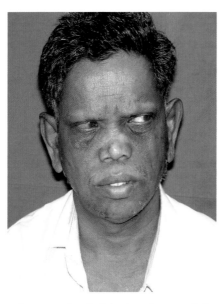

La lepra lepromatosa puede causar la pérdida de cejas y pestañas, así como la perforación y el colapso del tabique nasal. (Reimpresa de Garg SJ. *Uveitis*. 2nd ed. Wolters Kluwer; 2018.)

El diagnóstico se basa predominantemente en los hallazgos clínicos; la biopsia de piel y las pruebas de PCR de tejidos pueden ayudar a confirmar el diagnóstico. No existen análisis de sangre fiables. El tratamiento multimedicamentoso con dapsona y rifampicina es de primera línea; se añade clofazimina para la enfermedad lepromatosa. El tratamiento es eficaz, pero las lesiones cutáneas pueden tardar varios años en resolverse por completo.

Poliomielitis

Al momento de escribir este artículo, solo quedan dos países donde la polio es endémica: Afganistán y Pakistán. La vacunación ha eliminado la enfermedad de Estados Unidos y otros países de altos recursos, y el número de casos en regiones de medianos y bajos recursos también está desapareciendo.

El *poliovirus* (una especie de enterovirus) suele ser asintomático. También puede causar una enfermedad febril leve y una meningitis aséptica. Con mucha menos frecuencia, puede atacar las neuronas motoras del tronco del encéfalo y la médula espinal, dando lugar a la poliomielitis. La *parálisis flácida aguda y asimétrica* es el sello distintivo de la enfermedad, a menudo precedida por signos meníngeos que incluyen rigidez de cuello, cefalea y fiebre. El examen del LCR es fundamental para el diagnóstico y mostrará un perfil de meningitis aséptica con una pleocitosis moderada, así como un cultivo de poliovirus o PCR positivos. El tratamiento es de apoyo.

Aproximadamente dos tercios de los pacientes con poliomielitis quedan con déficits residuales. Aunque es probable que nunca vea a un paciente con la enfermedad aguda, aquellos que contrajeron la poliomielitis antes de la vacunación generalizada pueden presentarse ante usted con fatiga y paresia muscular progresivas, una condición conocida como *síndrome pospolio*. Por lo regular, los síntomas se desarrollan al menos 15 años después de la infección aguda. La patogénesis no se conoce del todo. Una electromiografía (EMG) confirmará la afectación de las neuronas motoras inferiores, y el tratamiento es de apoyo.

Los *enterovirus no relacionados con la poliomielitis* (como los ecovirus y los coxsackievirus) y los *arbovirus* (incluido el del Nilo Occidental, como ya se ha mencionado) también pueden causar parálisis flácida aguda, imitando la poliomielitis.

Botulismo

El **botulismo** está causado por la bacteria *Clostridium botulinum*. La parálisis descendente y las neuropatías craneales, a menudo precedidas de síntomas gastrointestinales, son el resultado del bloqueo de los receptores presinápticos de acetilcolina. Esta enfermedad se trata con más detalle en el capítulo 12 (véase p. 316).

 ## Absceso cerebral

Los *abscesos cerebrales* son de naturaleza infecciosa, pero se presentan con mayor frecuencia como lesiones masivas, con cefalea, convulsiones y déficits neurológicos focales. La localización, el tamaño y la velocidad de crecimiento del absceso determinarán la sintomatología precisa. La fiebre solo está presente en 50% de los casos. Por lo tanto, el diagnóstico diferencial incluye tanto las infecciones del SNC como otras lesiones masivas, incluidos los hematomas y los tumores.

Un absceso cerebral puede desarrollarse por diseminación hematógena desde un foco de infección distante o como resultado de la extensión desde una fuente de infección contigua (p. ej., sinusitis, mastoiditis o una infección dental). Las intervenciones quirúrgicas y los traumatismos craneales también pueden ser los responsables. Las bacterias son, con mucho, los agentes etiológicos más comunes —las especies estafilocócicas, las especies estreptocócicas y las enterobacterias encabezan la lista—, pero otros patógenos, como los hongos, las micobacterias y los parásitos, también pueden ser responsables, sobre todo en pacientes inmunodeprimidos. Por ejemplo, la infección por VIH es un importante factor de riesgo de absceso cerebral causado por *Toxoplasma gondii* y *Mycobacterium tuberculosis*.

Todos los pacientes con sospecha de absceso cerebral deben someterse a pruebas de imagen. La resonancia magnética con gadolinio es la prueba preferida y es particularmente buena para distinguir un absceso cerebral de una neoplasia. Siempre deben enviarse hemocultivos, y la punción lumbar para cultivos de LCR debe realizarse si no está contraindicada debido al riesgo de elevación de la presión intracraneal y posterior herniación.

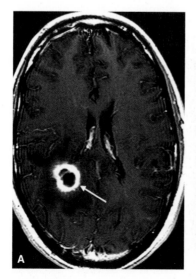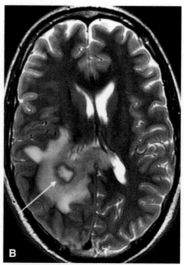

Secuencias T1 (*A*) y T2 (*B*) de resonancia magnética que muestran un absceso cerebral que realza en forma de anillo con un importante edema vasogénico circundante. Las *flechas blancas* señalan el absceso. Reimpresa de Farrell TA. Radiology 101, 5th Edition. Philadelphia: Wolters Kluwer, 2019.

El tratamiento incluye una terapia antimicrobiana, y cuanto antes se instituya, mejor será el resultado. Los tratamientos típicos oscilan entre 4 y 8 semanas de antibióticos intravenosos. La aspiración estereotáctica también suele estar indicada para el diagnóstico y el drenaje.

Las posibles complicaciones de los abscesos cerebrales son las crisis, la hidrocefalia (sobre todo en las lesiones de la fosa posterior) y la ruptura del sistema ventricular. La mortalidad ha mejorado mucho en los últimos años —ahora es de aproximadamente 15%— y la mayoría de los pacientes se recuperan bien.

Recuadro 8-7 Absceso epidural espinal

El *absceso epidural espinal* es raro y es el resultado de la propagación hematógena, de procedimientos neuroquirúrgicos o de la inyección espinal. La mayoría de los pacientes tienen factores de riesgo subyacentes, en particular diabetes y consumo de drogas por vía intravenosa. El *Staphylococcus aureus* es el patógeno identificado con mayor frecuencia. Puede haber fiebre, dolor de espalda focal y disfunción neurológica, incluidos déficits sensoriomotores y disfunción intestinal y vesical. El tratamiento incluye antibióticos intravenosos y, en la mayoría de los casos, drenaje neuroquirúrgico. La mayoría de los pacientes evolucionan bien, pero un pequeño número de ellos acaba con algún grado de parálisis. La mortalidad es inferior a 10%.

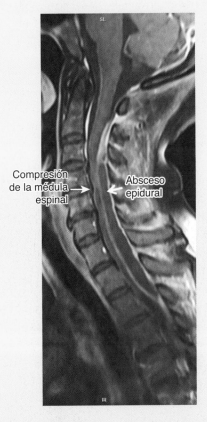

Resonancia magnética poscontraste en T1 que muestra un gran absceso epidural con realce de la pared circundante, el cual provoca un grave desplazamiento y compresión de la médula espinal. (Modificada de Peterson JJ. *Berquist's Musculoskeletal Imaging Companion*. 3rd ed. Wolters Kluwer; 2017.)

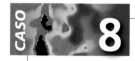

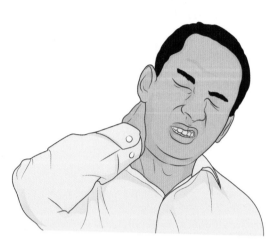

Evolución de su paciente: Amir se presentó con varias horas de cefalea, fiebre, escalofríos y fotofobia, y su examen confirmó rigidez nucal. Usted sospecha que puede tener una meningitis y, dado el retraso en su traslado al hospital, empieza a administrarle de inmediato antibióticos por vía intravenosa (ceftriaxona y vancomicina) y dexametasona incluso antes de que se pueda realizar una punción lumbar. El LCR muestra finalmente un aumento de la presión de apertura, un recuento elevado de leucocitos con predominio neutrofílico, una proteína elevada y una glucosa baja. La tinción de Gram es positiva para *Streptococcus pneumoniae*. Mejora rápidamente con antibióticos y se recupera sin complicaciones neurológicas.

Ahora usted ya sabe:

- | Cómo reconocer y diagnosticar la meningitis bacteriana, una verdadera emergencia médica.

- | Las características específicas de la meningitis bacteriana asociadas con los patógenos más comunes.

- | Cómo el análisis del LCR puede ayudarle a distinguir la meningitis bacteriana de la que se debe a virus, así como de otras causas infecciosas y no infecciosas.

- | Cuándo sospechar de una meningitis crónica, que puede ser resultado de una infección, una neoplasia y trastornos autoinmunes/inflamatorios.

- | Cuándo sospechar una encefalitis, y las características específicas de la encefalitis por herpes y la encefalitis por artrópodos.

- | Las manifestaciones clínicas y el manejo de la neurosífilis, la enfermedad de Lyme, la enfermedad de COVID-19 y otras infecciones con importantes manifestaciones neurológicas.

- | Las características y el tratamiento de los abscesos cerebrales.

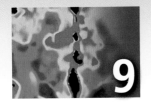

Esclerosis múltiple (y otras enfermedades inmunológicas del sistema nervioso central)

9

En este capítulo, usted aprenderá:

1 | Cómo diagnosticar la esclerosis múltiple

2 | Cómo resolver el complicado diagnóstico diferencial de la esclerosis múltiple

3 | Cómo tratar los brotes de la esclerosis múltiple y reducir el riesgo y la gravedad de los ataques recurrentes

4 | El diagnóstico diferencial de la neuritis óptica

5 | Cómo diagnosticar y manejar varios trastornos inmunológicos del SNC menos comunes pero no por ello menos importantes

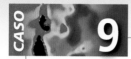

CASO 9

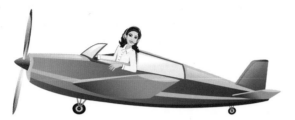

Su paciente: Emma, una piloto aviador de 33 años, hasta ahora sana, acude a su consulta por una visión doble con la que lleva cerca de 36 horas y que le ocurre siempre que mira a su izquierda. Buscó las posibilidades de diagnóstico en Internet y le preocupa que pueda tener esclerosis múltiple. Recuerda que hace 1 año experimentó un entumecimiento en la pierna izquierda que duró varios días y luego se resolvió gradualmente de forma tan misteriosa como apareció. ¿Cuál es el siguiente paso en su manejo?

Oftalmoplejia internuclear (OIN) en la
mirada izquierda (lesión del FLM derecho)

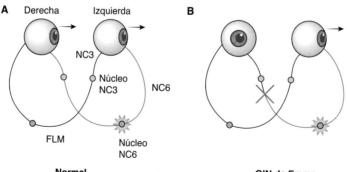

Oftalmoplejía internuclear (OIN). El examen que usted le hace a Emma revela los hallazgos oculares que se muestran aquí. Este es un ejemplo de oftalmoplejía internuclear (OIN), causada por una lesión en el fascículo longitudinal medial (FLM). Este es un tracto de fibras en el tronco del encéfalo que une los núcleos de los nervios craneales tercero y sexto para permitir la mirada horizontal conjugada. Por ejemplo, para mirar a la izquierda, el núcleo izquierdo del sexto nervio craneal se dispara, lo que provoca la abducción del ojo izquierdo y, a través del FLM, la aducción simultánea del ojo derecho.

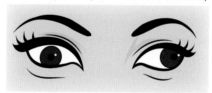

A Derecha   Izquierda   **B**

NC3

Núcleo
NC3   NC6

FLM   Núcleo
NC6

Normal   **OIN de Emma**

Si el FLM está dañado, como en el caso de Emma (y como se ilustra en el diagrama anterior), el ojo derecho no puede abducir más allá de la línea media cuando intenta mirar hacia la izquierda. El ojo izquierdo, que puede abducirse, mostraría un nistagmo marcado. Una nota rápida sobre la denominación: la OIN de Emma se llamaría OINDERECHA. Es confuso porque el propio FLM cruza la línea media, pero la convención dicta que la lesión se denomina según el ojo que no se mueve completamente (en este caso, el ojo derecho).

El sistema inmunológico es una construcción impresionante pero imperfecta que a veces ataca a las células y los tejidos sanos del huésped cuando en realidad debería estar ocupándose de los invasores extraños, como los virus y las bacterias, o eliminando las células cancerosas antes de que se encuentren fuera de control. El sistema nervioso no está exento de este tipo de ataques autoinmunes equivocados. Una de estas enfermedades autoinmunes, la esclerosis múltiple (EM), es bastante común, con una prevalencia en algunas regiones de más de 100 por cada 100 000 personas.

Esclerosis múltiple

No hace mucho tiempo, el diagnóstico de la esclerosis múltiple era justamente temido. Aunque a algunos pacientes les iba bien y experimentaban poca o ninguna discapacidad, muchos otros empeoraban —en general en trompicones, a veces de forma implacable— y acababan desarrollando déficits neurológicos y discapacidades difusas y a menudo devastadoras. Poco se podía hacer para alterar su curso natural. Esto ya no es así. Hoy en día se dispone de muchos medicamentos, todos ellos inmunomoduladores de un tipo u otro, que, combinados con intervenciones en el estilo de vida y tratamientos sintomáticos, han modificado de manera significativa el pronóstico para mejor.

El mayor reto por lo general reside en hacer el diagnóstico. La enfermedad puede afectar a cualquier parte del SNC y, por lo tanto, manifestarse de múltiples maneras. Muchos pacientes acuden a su médico con molestias neurológicas menores, mucho menos dramáticas que las de Emma, y puede ser difícil saber quién necesita una evaluación de EM y quién no. Es importante no descartar estas molestias aparentemente intrascendentes sin un historial clínico y una exploración física cuidadosas, ya que el diagnóstico y el tratamiento tempranos de la EM pueden ralentizar la progresión de la enfermedad y limitar la discapacidad.

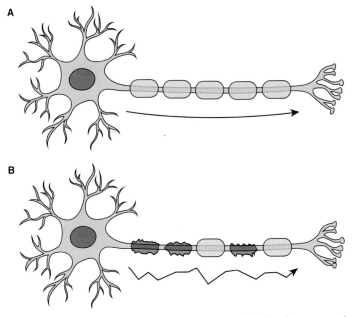

La fisiopatología de la EM es compleja y no se comprende del todo, pero en la mayoría de los casos parece implicar una inflamación dirigida contra la vaina de mielina dentro del SNC, que conduce a la desmielinización y, en última instancia, a la degeneración axonal. El axón de arriba (*A*) muestra una mielina sana, mientras que el de abajo (*B*) ha sido dañado por la EM.

Algunos datos básicos

- La esclerosis múltiple es tres veces más frecuente en las mujeres que en los hombres.
- Se presenta con mayor frecuencia entre los 20 y los 50 años de edad.
  - Un consejo: estos dos primeros datos no deben interpretarse erróneamente en el sentido de que la esclerosis múltiple *solo* se da en mujeres jóvenes; puede darse, y de hecho se da, en hombres, y también en niños y en pacientes mayores, solo que con menos frecuencia.
- Los factores de riesgo de la EM incluyen tanto factores genéticos como ambientales.
  - Se han identificado cientos de variantes genéticas asociadas con un mayor riesgo de tener EM. Sin embargo, ningún gen o constelación de varios genes es suficiente para explicar la enfermedad; la interacción entre la predisposición genética y diversos factores ambientales parece ser esencial.
  - Los factores de riesgo ambientales son la obesidad, el tabaquismo, la infección previa por el virus de Epstein-Barr y la ubicación geográfica. La EM tiene una distribución geográfica única, siendo más común a medida que uno se aleja del ecuador (es decir, en latitudes altas). Nadie sabe con certeza a qué se debe esto. Las hipótesis incluyen niveles más bajos de exposición a la radiación UV o niveles séricos más bajos de vitamina D entre las poblaciones de latitudes más altas.
  - *Importante*: ni los antecedentes de traumatismos ni ninguna vacuna (¡ninguna!) se han asociado definitivamente con un mayor riesgo de tener EM.

Definición de EM

No existe una prueba específica que establezca el diagnóstico de EM. Clásicamente este requiere:

- Al menos dos episodios de disfunción neurológica **diseminados en el espacio y el tiempo** dentro del SNC. En otras palabras, deben aparecer al menos dos déficits neurológicos en dos periodos de tiempo distintos y deben ser localizables en dos regiones anatómicas diferentes (es decir, "espacios") dentro del SNC.

Esta definición sigue siendo válida, pero se ha ampliado, y sigue ampliándose, a medida que ha aumentado nuestro conocimiento de la enfermedad y han mejorado nuestras técnicas de imagen. La reiteración más reciente de 2017 de los **criterios de McDonald** (los criterios de referencia utilizados para el diagnóstico de EM) requiere cinco cosas para el diagnóstico de EM:

- Un síndrome clínico "típico" (véase p. 236 para más detalles; es importante recordar que los criterios de McDonald solo se validan en pacientes que presentan síntomas compatibles con EM), en contraposición a los pacientes con síntomas inespecíficos como dolor de cabeza o fatiga.
- Evidencia clínica objetiva en el examen neurológico (p. ej., la OIN de Emma).
- Diseminación en el espacio (este criterio puede cumplirse por los hallazgos clínicos O por la presencia de lesiones en la resonancia magnética [IMR]).

- Diseminación en el tiempo (este criterio también puede cumplirse por los hallazgos clínicos o de la resonancia magnética o, sin relación alguna con el tiempo, pero un sustituto apropiado según los criterios más recientes, por la presencia de bandas oligoclonales únicas en el líquido cefalorraquídeo [LCR]; más adelante se hablará de ellas).

- Falta de una explicación mejor para la presentación del paciente (es decir, el cuadro clínico general no se explica mejor por una causa inflamatoria o infecciosa diferente). Esta es una advertencia importante, ya que debemos asegurarnos de que no se pasan por alto otras causas.

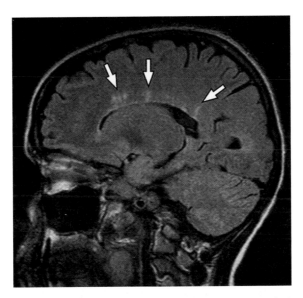

Resonancia magnética sagital del cerebro de un paciente con EM. Obsérvense las placas desmielinizantes periventriculares que irradian desde el ventrículo lateral en ángulos de aproximadamente 90 grados. Estas placas se conocen de manera coloquial como dedos de Dawson y son características de la EM. (Reimpresa de Lee E. *Pediatric Radiology: Practical Imaging Evaluation of Infants and Children*. Wolters Kluwer; 2017.)

La EM se presenta en dos fenotipos clínicos básicos:

- ***EM remitente recurrente:*** 85% de los pacientes tienen esta forma de EM, que se caracteriza por ataques intermitentes de disfunción neurológica que afectan a diferentes lugares del SNC. Estos brotes se denominan de forma variable recaídas, ataques o exacerbaciones; no se confunda, todos estos términos se refieren a lo mismo. Los pacientes pueden recuperarse completamente de cada ataque o experimentar algún grado de compromiso neurológico residual y discapacidad.
  - Se dice que los pacientes que presentan un primer ataque clínico tienen un **síndrome clínicamente aislado (SCA).** Aunque estos pacientes no cumplen la definición clásica de EM (recordemos que es necesaria la diseminación en el espacio y en el tiempo), muchos sí cumplen los criterios actuales de EM (basados en pruebas radiográficas o del LCR; véase la discusión anterior). Los que no cumplen los criterios de EM tienen un alto riesgo de conversión a EM clínicamente definida.

- También existe una entidad denominada **síndrome radiológicamente aislado (SRA),** en la que se observan incidentalmente dos lesiones compatibles con la EM en una resonancia magnética en un paciente sin ningún síntoma clínico de EM. Hasta 40% de estos pacientes experimentarán su primer ataque clínico en un plazo de 5 años.

- *EM primariamente progresiva:* este tipo de EM es menos común; evoluciona gradualmente, sin episodios discretos de disfunción aguda y recuperación. Algunos pacientes con el tipo de EM recurrente y remitente evolucionan hacia este tipo de cuadro clínico, y cuando la discapacidad se acumula de forma insidiosa, se dice que estos pacientes tienen **EM secundaria progresiva.**

Recuadro 9-1

La distinción entre la EM remitente recidivante y la progresiva es importante, ya que el tratamiento y el pronóstico son muy diferentes.

Signos y síntomas clínicos

Ahora que hemos definido la EM, veamos sus manifestaciones clínicas. ¿Cuáles son los síntomas "típicos"? Son muchos y variados, como cabe esperar de una enfermedad que puede causar daños en cualquier parte del SNC, así que vamos a centrarnos en los más comunes.

Neuritis óptica. Este término se refiere a la inflamación del nervio óptico. Los síntomas incluyen pérdida de visión unilateral que suele progresar a lo largo de varios días o semanas. La pérdida de visión puede ser total o solo una leve borrosidad. La visión del color suele perderse preferentemente sobre la agudeza. El dolor ocular es común y tiende a exacerbarse con los movimientos oculares. El hallazgo más común en la exploración física es un defecto pupilar aferente, o DPA (véase recuadro 9-2).

El examen funduscópico puede revelar una papilitis (una cabeza del nervio óptico inflamada), pero en la mayoría de los casos la inflamación del nervio óptico afecta solo la parte retrobulbar (es decir, detrás del globo ocular) del nervio y, por lo tanto, no puede visualizarse. Como parte del examen de cabecera es probable que pueda demostrar la disminución de la agudeza visual y el compromiso de los campos visuales (el hallazgo clásico es un escotoma central, o mancha oscura, en el centro de la visión). En cualquier paciente con neuritis óptica, obtenga una resonancia magnética con gadolinio de las órbitas y el cerebro, que puede revelar realce e inflamación del nervio óptico afectado, así como otras lesiones consistentes con ataques desmielinizantes previos, clínicamente silenciosos. Alrededor de 20% de los pacientes con un primer ataque de neuritis óptica y una resonancia magnética por lo demás normal desarrollarán EM; sin embargo, si la resonancia magnética muestra evidencia de desmielinización previa consistente con la EM, esa cifra se eleva a 80%.

La mayoría de los pacientes recuperan una función visual adecuada en un plazo de varias semanas a meses después de un ataque agudo.

Recuadro 9-2 Defecto pupilar aferente

Uno de los hallazgos característicos de la neuritis óptica es un *defecto pupilar aferente* (DPA). Haga oscilar una linterna entre el ojo bueno y el malo. Cuando la luz vuelve al ojo malo, la pupila, que por lo regular se espera que se contraiga, se dilata. Esto ocurre porque el reflejo pupilar es consensual: en otras palabras, la luz en un ojo hace que ambas pupilas se contraigan. Así, cuando la luz ilumina el ojo bueno, ambos ojos se contraen consensuadamente de forma normal, pero cuando la luz ilumina el ojo malo, la percepción global de la luz se ve comprometida y las pupilas parecen dilatarse.

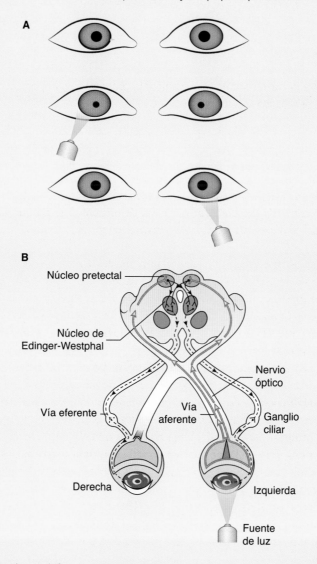

(*A*) Demostración de un defecto pupilar aferente. (*B*) Anatomía de la vía del reflejo pupilar. (*1*) La rama aferente del reflejo: la luz incide en la retina, activando el nervio óptico ipsilateral, que se proyecta a los dos núcleos bilaterales Edinger-Westphal (EW) de los nervios oculomotores (de ahí la naturaleza consensual del reflejo). (*2*) La rama eferente del reflejo: las fibras parasimpáticas que discurren dentro del nervio oculomotor (NC3) se proyectan desde los núcleos EW hasta el ganglio ciliar, donde activan los nervios ciliares cortos que inervan las pupilas del esfínter, provocando una constricción pupilar bilateral.

Recuadro 9-3 Diagnóstico diferencial de la neuritis óptica

Aunque lo más habitual es que se asocie a la EM, la neuritis óptica tiene muchas otras causas posibles. En general, la *neuritis óptica bilateral* o la *neuritis óptica asociada con nuevos síntomas neurológicos o sistémicos* debe hacer que se investiguen más a fondo otras causas. Algunas de las más importantes a tener en cuenta son:

- Trastorno del espectro de la neuromielitis óptica (TENMO) (véase p. 243).
- Neuritis óptica inflamatoria recidivante crónica (NOIRC).
- Enfermedades del tejido conectivo (p. ej., lupus eritematoso sistémico y sarcoidosis).
- Neuropatía óptica paraneoplásica (asociada con mayor frecuencia al autoanticuerpo CRMP5).
- Síndromes infecciosos (p. ej., enfermedad de Lyme, sífilis, citomegalovirus).

Afectación de la médula espinal (es decir, mielitis). Cuando un ataque agudo afecta a la médula espinal, los pacientes pueden experimentar síntomas motores o sensoriales focales por debajo del nivel espinal afectado. Aunque los síntomas no siempre son perfectamente simétricos, ambas piernas suelen estar afectadas en cierta medida. Los pacientes pueden sentir al principio una tensión en el nivel del dermatoma afectado; esto se ha llamado el *"abrazo de la EM"*. Cuando las vías motoras están implicadas, los músculos afectados pueden ser inicialmente débiles y flácidos, pero con el tiempo se desarrollará espasticidad e hiperreflexia. La afectación de la médula espinal también puede provocar síntomas urinarios e intestinales. Una resonancia magnética de la columna vertebral suele mostrar lesiones de "segmento corto", es decir, lesiones que afectan a menos de tres niveles vertebrales. Para una revisión más detallada de la médula espinal, véase el capítulo 10.

Recuadro 9-4 El signo de Lhermitte

El **signo de Lhermitte** es un signo característico de la esclerosis múltiple que a menudo se destaca en las conferencias y en las rondas médicas. El paciente describe una sensación eléctrica que baja por la columna vertebral cuando flexiona el cuello. Aunque es sugestivo de EM, el signo de Lhermitte no es patognomónico y puede observarse en otras enfermedades que afectan a las fibras de la columna dorsal en la médula espinal cervical.

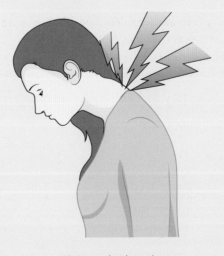

El signo de Lhermitte.

Síndromes del tronco del encéfalo y del cerebelo. Las anomalías oculomotoras son mucho menos frecuentes que la neuritis óptica. Sin embargo, puede producirse una visión doble, a menudo por oftalmoplejía internuclear (OIN), como en el caso de Emma, con el que se inició este capítulo, o por parálisis de un solo nervio (normalmente el sexto nervio craneal). La EM también puede provocar neuralgia del trigémino (véase p. 108). La afectación del cerebelo puede causar vértigo o ataxia.

Déficits cerebrales y cognitivos. Estos déficits suelen desarrollarse cuando la enfermedad está avanzada y afecta a múltiples áreas del cerebro. La memoria a corto plazo, la función ejecutiva, la función visoespacial y la velocidad de pensamiento y comunicación pueden verse comprometidas; esto último se conoce coloquialmente como *"niebla cerebral de la EM"*.

Con el tiempo, además de los déficits cognitivos y la disfunción del estado de ánimo, los pacientes pueden desarrollar síntomas incapacitantes debido a una lesión axonal irreversible. Entre ellos se encuentran:

- Vejiga neurógena (incontinencia, frecuencia, urgencia).
- Intestino neurógeno (incontinencia, estreñimiento).
- Disfunción sexual.
- Dolor neuropático.
- Fatiga crónica.
- Espasticidad (aumento del tono muscular, a menudo con espasmos superpuestos).
- Alteración de la marcha.

Cómo hacer el diagnóstico

Reiteremos el principal criterio diagnóstico de la EM: *la evidencia de déficits neurológicos diseminados en el espacio y el tiempo.* El primer ataque, como ya hemos mencionado, se denomina *síndrome clínicamente aislado,* aunque la evaluación en ese momento puede revelar otras lesiones que permiten el diagnóstico completo de EM. Por lo tanto, es esencial realizar una anamnesis y una exploración física minuciosas.

Realice un historial clínico y una exploración neurológica completas. En particular, pregunte por las manifestaciones más comunes de la EM. Pida al paciente que intente recordar cualquier otro acontecimiento que pueda haber sido ignorado u olvidado pero que pueda haber sido un acontecimiento centinela de la EM que se haya resuelto completamente. A continuación, realice una cuidadosa exploración neurológica. Es posible que descubra un hallazgo sutil que incluso el paciente desconoce (p. ej., anomalías en los movimientos oculares, pérdida sensorial sutil o reflejos anormales).

Haga una resonancia magnética. Si sospecha el diagnóstico, haga una resonancia magnética del cerebro. El contraste es necesario si el paciente presenta síntomas nuevos y activos; de lo contrario, no es necesario el gadolinio. Prácticamente todos los centros de IRM utilizan un protocolo estandarizado de EM. Si la RM cerebral no es concluyente, o si hay signos o síntomas de afectación de la médula espinal, también debe obtenerse una imagen de la médula.

Recuadro 9-5 Imágenes de la médula espinal

Punto clave: si está interesado en la médula espinal por sí misma —lo cual, en el caso de la EM sí lo está (recuerde que es una enfermedad de, y solo de, el sistema nervioso central)—, pida resonancias magnéticas de la columna cervical y torácica. No es necesario realizar una exploración lumbar. Recuerde: la propia médula termina aproximadamente en L1; por lo tanto, una IRM de columna lumbar no visualiza la médula espinal, sino solo el haz de nervios espinales y raíces nerviosas al que nos referimos como cauda equina.

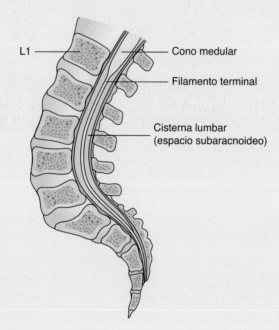

La columna lumbar. Obsérvese cómo la médula termina a nivel de L1.

Las lesiones de la sustancia blanca en la IRM pueden observarse en muchas enfermedades, no solo en la EM. Las enfermedades vasculares cerebrales de larga duración y, quizá sorprendentemente, la migraña, son los dos miméticos potenciales más comunes (véase p. 98, recuadro 3-3). Sin embargo, hay criterios específicos de la RM que, si se cumplen, hacen que la EM sea el diagnóstico más probable. Las lesiones clásicas de la EM son ovoides en lugar de redondas y tienden a producirse en cuatro localizaciones específicas:

- Periventricular.
- Juxtacortical (y cortical, una adición reciente a los criterios de McDonald de 2017).
- Infratentorial (tronco del encéfalo y cerebelo).
- Médula espinal.

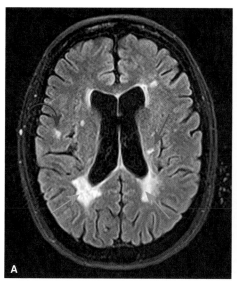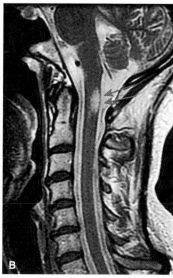

(*A*) Lesiones yuxtacorticales (*flecha azul*) y periventriculares (*flecha púrpura*) de EM. La enfermedad de la sustancia blanca más confluente (*flechas rosas*) es característica de la enfermedad microvascular de larga duración (es decir, debida a hipertensión no controlada, hiperlipidemia, etc.); estas áreas no representan placas de EM. (*B*) Lesión de EM en la columna cervical alta (*flechas rojas*). (*A*, modificada en parte de Sanelli PC, Schaefer PW, Loevner LA. *Neuroimaging: The Essentials.* Wolters Kluwer; 2016; y *B*, reimpresa de Barkovich AJ, Raybaud C. *Pediatric Neuroimaging.* 6th ed. Wolters Kluwer; 2018.)

Todas las lesiones de la EM (antiguas o nuevas) son hiperintensas en las imágenes T2. Las lesiones activas mejoran con el gadolinio (y continúan mejorando durante aproximadamente 1 mes); las lesiones antiguas no mejoran y pueden, con el tiempo, formar los llamados agujeros negros en las imágenes T1, que indican la pérdida axonal. Por lo tanto, si se observan lesiones con y sin realce, se tiene evidencia de diseminación en el tiempo y en el espacio. La IRM también puede evaluar la gravedad de la enfermedad y, en cierta medida, ayudar a predecir el pronóstico del paciente.

Examinar el LCR. Si el diagnóstico sigue siendo incierto, el análisis del LCR es el siguiente paso. Lo que se busca son (1) *bandas oligoclonales específicas del LCR*, que están presentes en la mayoría de los pacientes con EM, más (2) un *aumento de la tasa de síntesis de IgG*. Lo primero se refiere a bandas en la electroforesis que no están presentes en el suero. La segunda se refiere a la tasa de fabricación de IgG en el LCR. Estos hallazgos no son específicos de la EM, por lo que deben evaluarse dentro del contexto clínico general. Sin embargo, la ausencia de bandas oligoclonales específicas del LCR sugiere que el paciente puede no tener EM (en la sospecha de EM, solo entre 2 y 3% de los pacientes resulta tener realmente la enfermedad en ausencia de bandas oligoclonales). El número de glóbulos blancos en el LCR suele ser normal (menos de 5) pero puede ser elevado, aunque rara vez supera los 50.

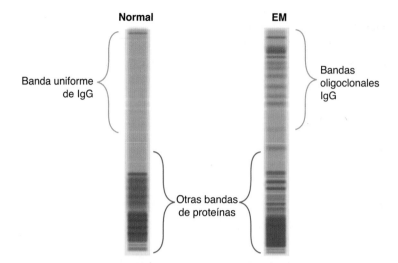

Bandas oligoclonales en la electroforesis. La primera muestra una electroforesis normal. La segunda es de un paciente con EM.

Si todavía no está seguro de lo que ocurre. Aunque ya no se utilizan, los *potenciales evocados visuales y somatosensoriales* miden la velocidad de conducción nerviosa, y resultarán anormales en algunos pacientes con EM. Su precisión no es muy grande, pero en el contexto clínico adecuado, un potencial evocado anormal puede, en casos difíciles, revelar una disfunción local en una región del SNC como el nervio óptico y, por lo tanto, ser la prueba final que le haga estar razonablemente seguro de que su paciente tiene EM.

Diagnóstico diferencial

El diagnóstico diferencial de la EM es extenso dadas las múltiples formas en que puede presentarse. Entre los factores de confusión más importantes están:

- Otras enfermedades inflamatorias que afectan al SNC (incluyendo el TENMO, la EMAD, la neuroarcoidosis y el síndrome de Susac; véase la discusión más adelante, pp. 243-244).
- Enfermedades vasculares: la vasculitis del SNC puede causar una serie de déficits neurológicos a menudo debidos a pequeñas hemorragias o enfermedades vasculares cerebrales que pueden imitar algunas de las características de la EM (véase p. 88).
- Infecciones: debe considerarse la enfermedad de Lyme (aunque la neuroborreliosis fulminante es rara), el VIH y la sífilis.
- Enfermedades metabólicas: piense en las deficiencias de vitamina B12, cobre y zinc.
- Tumores malignos del SNC: entre ellos, hay que tener en cuenta el linfoma, las neoplasias primarias y los síndromes paraneoplásicos (véase capítulo 16).
- Trastornos psiquiátricos: considerar la depresión o la ansiedad con rasgos somáticos (p. ej., hormigueo, fatiga y niebla cerebral); estos pueden imitar los síntomas de la EM, pero no se asociarán con hallazgos objetivos en la exploración neurológica, y las imágenes serán normales.

Hay varias enfermedades inflamatorias primarias que pueden afectar al SNC y que imitan la forma en que se presenta y evoluciona la EM. Aunque son menos comunes que la EM, es importante que las conozca.

- El ***trastorno del espectro de la neuromielitis óptica*** *(TENMO)* comprende varias entidades relacionadas pero distintas que se presentan más comúnmente con neuritis óptica o mielitis transversa (véase p. 267) y con menos frecuencia con hipo o emesis intratable (resultado de la afectación del área postrema en la médula). Casi todos los casos se asocian con el **autoanticuerpo IgG contra la acuaporina 4 (AQP4, por sus siglas en inglés)** (la acuaporina es una proteína de canalización del agua presente en todo el organismo, incluido el SNC); un porcentaje menor es seropositivo para la glicoproteína de mielina y oligodendrocitos (MOG, por sus siglas en inglés).[1]

- El TENMO puede provocar ataques graves y una discapacidad profunda. La neuritis óptica relacionada con la NMO, por ejemplo, suele ser mucho más grave que la relacionada con la EM, con una evolución más rápida y un resultado más devastador si no se trata.

- Para diagnosticar el TENMO:

  - La sospecha de la enfermedad se debe tanto al cuadro clínico como al aspecto de las lesiones en la IRM. La resonancia magnética del cerebro suele ser normal, pero la médula espinal puede revelar lesiones gruesas y largas que abarcan varios niveles vertebrales (a diferencia de las lesiones de "segmento corto" características de la EM).

  - Analizar la sangre en busca de autoanticuerpos AQP4 (más sensible que analizar el LCR) y, si es negativo, de anticuerpos MOG. A diferencia de la EM, el LCR suele mostrar un recuento elevado de glóbulos blancos y las bandas oligoclonales suelen estar ausentes. El diagnóstico preciso es importante, ya que, en comparación con la EM, el TENMO suele requerir tratamientos significativamente más largos con corticoesteroides (a menudo con plasmaféresis adicional, por lo regular denominada PLEX) para evitar las recaídas y no responde a los medicamentos modificadores de la enfermedad que se utilizan para la EM. En su lugar se utilizan, entre otros, el rituximab y el eculizumab, aunque las pruebas de su eficacia en este contexto son todavía relativamente escasas.

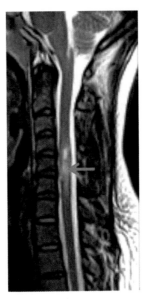

Lesión de NMO en la médula espinal cervical (*flecha*). Contrasta con la lesión de la médula espinal de la EM, más pequeña, representada en la figura B de la p. 241. (Reimpresa de Sanelli P, Schaefer P, Laurie Loevner L. *Neuroimaging: The Essentials*. Wolters Kluwer; 2015.)

[1]La enfermedad por anticuerpos contra MOG representa un síndrome superpuesto pero quizá clínicamente distinto que puede estar asociado con ataques de desmielinización tanto monofásicos como recidivantes. Puede parecerse mucho a la enfermedad de AQP4, pero tiende a afectar a pacientes más jóvenes y suele tener un resultado más favorable, con una respuesta por lo regular buena al tratamiento con esteroides.

• La ***encefalomielitis aguda diseminada*** (***ADEM***, por sus siglas en inglés) es una enfermedad aguda, rápidamente progresiva y por lo común monofásica causada por la desmielinización autoinmune. Se observa con mayor frecuencia en niños tras una infección bacteriana o viral. La presentación es variable, pero suele incluir tanto déficits neurológicos focales nuevos como síntomas sistémicos tales como fiebre, dolor de cabeza y náusea. A diferencia de las lesiones ovoides relativamente bien circunscritas en la IRM características de la EM, las lesiones asociadas con la EMAD son más grandes y difusas (a menudo descritas como "esponjosas") y, lo que es más importante, tienden a realzar con el contraste todas a la vez. El LCR mostrará una pleocitosis linfocítica (aunque normalmente menos de 100 células) y, al igual que el TENMO, no mostrará bandas oligoclonales. El tratamiento consiste en dosis altas de corticoesteroides, seguidas de intercambio de plasma si es necesario.

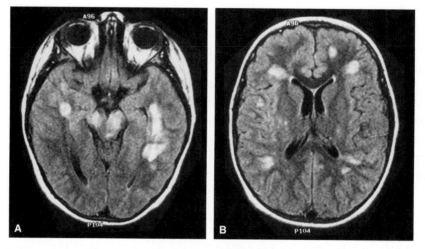

Las lesiones "esponjosas" características de la EMAD. (Reimpresa de Brant WE, Helms CA. *Brant and Helms Solution*. Wolters Kluwer; 2006).

• Hay una serie de otros trastornos inmunológicos/inflamatorios que pueden imitar a la EM, pero que son aún más raros que el TENMO y la EMAD. Dos que se deben tener en cuenta, son:

• ***Neurosarcoidosis,*** la manifestación neurológica de la sarcoidosis. Al igual que la EM, puede afectar al cerebro, al nervio óptico y a la médula espinal. A diferencia de la EM, la neurosarcoidosis puede afectar a casi todo el resto del sistema nervioso, incluidos los nervios periféricos y las meninges.

• El ***síndrome de Susac*** es un trastorno aún menos frecuente. Se trata de una enfermedad vascular inflamatoria que suele cursar con pérdida de audición neurosensorial, encefalopatía y oclusiones de la arteria retiniana. El Susac puede tener un aspecto muy similar al de la EM en la IRM, pero tiene una predilección especial por el cuerpo calloso.

Curso clínico

El curso más común de la EM es el de recaídas y remisiones. Con tratamiento, la mayoría de los pacientes estarán muy bien durante muchos años. Una minoría significativa de pacientes, incluso sin terapia, solo tendrá uno o varios ataques y tendrá muy poca discapacidad. Sin embargo, sin tratamiento, aproximadamente la mitad de los pacientes evolucionarán hacia una EM secundaria progresiva.

Una **recaída** o **exacerbación** se define como un episodio de nuevo déficit neurológico o discapacidad que se desarrolla durante varias horas, persiste durante más de 24 horas y se produce en ausencia de fiebre o infección. La recuperación se produce lentamente a lo largo de semanas o meses, pero puede no ser total, y muchos pacientes tendrán algún grado de déficit neurológico residual. La frecuencia y la gravedad de las recaídas son imprevisibles y muy variables. Por fortuna, el tratamiento puede mejorar mucho el pronóstico general.

Recuadro 9-6 Seudorrecaída

Una recaída debe distinguirse de una "seudorrecaída", un empeoramiento de los síntomas neurológicos a partir de déficits ya existentes. Muchos pacientes experimentan una seudorrecaída con un aumento de la temperatura corporal causado por ejercicio, calor, infección o fiebre. Este tipo de seudorrecaídas se denomina *fenómeno de Uhthoff*. No significa un nuevo ataque o lesión, sino una nueva disminución de la conductividad eléctrica causada por el aumento de la temperatura. Estos sucesos suelen ser transitorios y los pacientes vuelven a su estado basal una vez que se enfrían. El estrés y las infecciones son otros desencadenantes comunes que pueden causar seudorrecaídas.

Los pacientes con EM primaria progresiva presentan un deterioro más constante. Este diagnóstico se realiza documentando una discapacidad neurológica progresiva sin recaídas durante un periodo de al menos 1 año.

Tratamiento

El tratamiento de la EM tiene tres vertientes: tratar los ataques agudos, reducir el riesgo de futuros ataques y discapacidad, y controlar los síntomas. Punto clave: a los pacientes con síndrome clínicamente aislado (SCA) que tienen un alto riesgo de progresión a EM completa también se les debe ofrecer un tratamiento modificador de la enfermedad (véanse características de pronóstico más adelante).

Tratamiento de los brotes agudos. Los corticoides en dosis altas siguen siendo el pilar del tratamiento de una recaída aguda. Los corticoides aceleran la recuperación, pero no tienen un impacto definitivo en el pronóstico a largo plazo del paciente ni en el riesgo de futuros ataques. Las fórmulas orales y parenterales son igualmente eficaces y seguras, pero los pacientes con exacerbaciones graves que causan una discapacidad aguda suelen ser hospitalizados para recibir esteroides intravenosos (IV) y mantenerlos en estrecha vigilancia. Como siempre, cuando se trata de dosis altas de esteroides, hay que hacer un seguimiento cuidadoso de los niveles de glucosa en sangre y prescribir profilácticamente un inhibidor de la bomba de protones para la protección gástrica. El insomnio, la agitación y la psicosis son otros efectos secundarios importantes de las dosis altas de esteroides. En el caso de una exacerbación que no responda a los esteroides, la plasmaféresis es la opción de segunda línea.

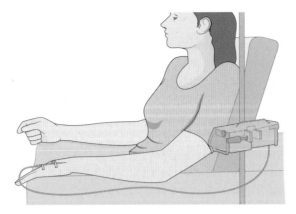

Los esteroides intravenosos por lo regular se administran en un entorno hospitalario.

Modificar el curso de la enfermedad. Su mantra: *tratar en forma temprana*. El tratamiento modificador de la enfermedad reduce el riesgo de ataques recurrentes, aparición de nuevas lesiones en la IRM, y discapacidad. Los fármacos modificadores de la enfermedad también reducen el riesgo de que los pacientes con SCA evolucionen a EM; no deben utilizarse para tratar las exacerbaciones agudas y no reducen la sintomatología existente.

En la actualidad existen varias clases de fármacos para tratar la enfermedad remitente recidivante:

- *Agentes inyectables*: el *interferón beta* fue el primer fármaco eficaz para modificar la enfermedad. Los interferones se siguen utilizando a veces debido a su probado historial de seguridad, pero son menos eficaces que los nuevos fármacos orales. El *acetato de glatiramero* es otro fármaco inyectable que también existe desde hace muchos años y puede funcionar bien con pocos efectos secundarios graves.

- *Agentes orales*: muchos pacientes prefieren los agentes orales a los inyectables, y ahora hay varios en el mercado. Dependiendo del agente concreto, los pacientes deben someterse a un control periódico del recuento sanguíneo completo y de las pruebas de la función hepática. El *fingolimod*, el *dimetilfumarato* y la *teriflunomida* son tres de los más recetados.

- *Anticuerpos monoclonales*: estos agentes se administran por infusión IV. Son muy eficaces, pero conllevan más riesgos. El *natalizumab* (dirigido contra la alfa4-integrina, se une y evita la adherencia de linfocitos a las paredes de los vasos sanguíneos, reduciendo así la entrada de estos en el SNC) y el *ocrelizumab* (dirigido contra el antígeno de superficie de las células B CD20) son los dos más recetados. El natalizumab, en particular, requiere un control regular del estado de los anticuerpos contra el virus JC, ya que los pacientes que han estado expuestos al virus JC (cerca de la mitad de la población general) tienen un riesgo significativamente mayor de desarrollar una leucoencefalopatía multifocal progresiva (LMP, véase p. 218) y deben ser cambiados por otra medicación.

En general, cuanto más eficaz es el fármaco, mayor es el riesgo de efectos secundarios potencialmente graves. Sin embargo, estos medicamentos son bien tolerados por la gran mayoría de los pacientes.

Hasta hace poco no disponíamos de agentes modificadores de la enfermedad para la EM primaria progresiva. Sin embargo, se ha descubierto que el *ocrelizumab* reduce el porcentaje de pacientes que experimentan discapacidad y progresión de la enfermedad. El efecto secundario más común es la infección, en particular las infecciones de las vías respiratorias superiores.

También puede producirse una LMP. Otro fármaco, el *siponimod*, parece ser eficaz para limitar la discapacidad en la EM secundaria progresiva.

Tratamiento sintomático. Los pacientes que desarrollan complicaciones a largo plazo de EM suelen necesitar ayuda adicional para controlar su carga sintomática. Existe una larga lista de intervenciones sobre el estilo de vida y medicamentos que pueden ser útiles. Los fármacos anticolinérgicos (p. ej., la oxibutinina) se prescriben a menudo para la incontinencia urinaria; el baclofeno es uno de los medicamentos más comunes prescritos para la espasticidad; la gabapentina se utiliza para tratar el dolor neuropático.

¿Y los *cannabinoides*? Los datos en este caso distan mucho de ser ideales, pero poco a poco se van acumulando pruebas de que los cannabinoides pueden ser al menos modestamente eficaces para reducir la espasticidad y el dolor neuropático en la EM (al momento de escribir este artículo, los cannabinoides no estaban aprobados por la US Food and Drug Administration para esta indicación en EUA).

Recuadro 9-7 ¿Vitamina D para la EM?

Se han estudiado varias vitaminas e intervenciones dietéticas, y no se ha encontrado ningún beneficio consistente, con una posible excepción. La asociación de niveles bajos de vitamina D con un mayor riesgo de EM en poblaciones caucásicas sugeriría que la suplementación podría ser útil. Aunque los beneficios no han sido tan profundos como los investigadores esperaban, al menos en algunos pacientes la administración de suplementos de vitamina D parece reducir la aparición de nuevas lesiones en la resonancia magnética, así como la tasa de recaídas y la progresión hacia la discapacidad. Por lo tanto, la mayoría de los pacientes reciben un tratamiento con vitamina D, con el objetivo de alcanzar niveles dentro del rango normal.

Pronóstico

La EM es una enfermedad tratable. El objetivo para todos los pacientes es lo que los neurólogos denominan "*sin evidencia de actividad de la enfermedad*" (NEDA, por sus siglas en inglés) en el primer año tras el diagnóstico. NEDA significa que no hay recaídas clínicas, no hay nuevas lesiones en la resonancia magnética y no hay acumulación de discapacidad. Sin embargo, a medida que pasan los años, este objetivo es cada vez más difícil de mantener.

Es prácticamente imposible predecir el curso de la enfermedad en un paciente determinado; no obstante, las características de pronóstico favorable incluyen:

- Sexo femenino.
- Menor edad al momento del diagnóstico.
- Poca discapacidad a los 5 años del diagnóstico.

La neuritis óptica como primer síntoma augura un pronóstico más favorable a corto plazo, pero la discapacidad a largo plazo no es mejor ni peor que en los pacientes con otras presentaciones.

Las características de peor pronóstico incluyen:

- Sexo masculino.
- Mayor edad al momento del diagnóstico.
- Ataques frecuentes de manera temprana en el curso de la enfermedad.
- Enfermedad progresiva desde el principio.
- Síntomas cerebelosos como primera evidencia clínica de la enfermedad.

El inicio de la terapia con los medicamentos más agresivos suele recomendarse a los pacientes con características de mal pronóstico o con múltiples lesiones en la resonancia magnética, ya que son los que tienen mayor riesgo de acumular discapacidad.

La esclerosis múltiple y el embarazo

Las mujeres con esclerosis múltiple pueden tener embarazos normales y amamantar con seguridad.

El embarazo parece disminuir la frecuencia de las exacerbaciones de la EM, pero el aumento del número de exacerbaciones en el periodo posparto equilibra esencialmente la ecuación. El embarazo no cambia el pronóstico a largo plazo de la enfermedad. Las mujeres con EM tienen una tasa ligeramente mayor de partos por cesárea y de bebés con bajo peso al nacer, pero no parece haber un aumento de los nacimientos de bebés muertos, embarazos ectópicos, defectos de nacimiento o abortos espontáneos. En la medida de lo posible, las mujeres no deberían tomar medicamentos modificadores de la enfermedad durante el embarazo, pero esta recomendación no se ha estudiado en forma adecuada. Las exacerbaciones se tratan con corticoesteroides.

La conclusión es que el embarazo no está contraindicado por la EM, pero deben sopesarse los riesgos y los beneficios en las pacientes con enfermedad grave en las que la interrupción temporal o la alteración significativa del tratamiento suponen un alto riesgo.

La lactancia es segura con algunos fármacos modificadores de la enfermedad, pero los datos son limitados en el caso de los fármacos más nuevos, por lo que hay que consultar con un especialista en EM y un obstetra para orientar el tratamiento. La EM en sí misma no es una contraindicación para la lactancia.

 ## Encefalitis autoinmune: otra enfermedad inmunológica del SNC que usted debe conocer

Durante mucho tiempo, hemos considerado la encefalitis como una enfermedad principalmente infecciosa, causada en la mayoría de los casos por el virus del herpes simple o por patógenos transmitidos por mosquitos o garrapatas (véase p. 215). Pero la encefalitis también puede ser causada por el propio sistema inmunológico del cuerpo que ataca al cerebro. Resulta que la encefalitis autoinmune es casi tan común como su contraparte infecciosa. Tener en cuenta este diagnóstico es crucial, ya que un tratamiento rápido da lugar a resultados significativamente mejores.

Hay dos tipos principales de encefalitis que se consideran inmunomediadas:

- La *encefalitis paraneoplásica*, que está invariablemente relacionada con una neoplasia (aunque a menudo se presenta antes de que el paciente tenga conciencia de una neoplasia subyacente), causada no por el cáncer en sí, sino por la reacción inmunológica (es decir, los anticuerpos) que provoca el cáncer.
- La *encefalitis autoinmune*, que suele deberse a autoanticuerpos dirigidos contra antígenos de la superficie neuronal.

La nomenclatura es un poco engañosa, ya que la encefalitis paraneoplásica es por definición autoinmune, y la encefalitis autoinmune puede ser paraneoplásica. No se preocupe demasiado por la clasificación. Esto es lo que debe saber:

Presentación

En general, la encefalitis inmunomediada se presenta de forma subaguda, a lo largo de semanas o meses, aunque a veces puede evolucionar mucho más rápidamente. Hay tres objetivos anatómicos principales.

• La ***encefalitis límbica***, como su nombre indica, afecta a las estructuras del sistema límbico, incluyendo la amígdala, el hipocampo, el hipotálamo y la corteza límbica.[2] Se considera un síndrome paraneoplásico clásico, pero puede ocurrir sin una neoplasia subyacente. Los síntomas comunes incluyen pérdida de memoria, cambios cognitivos y de comportamiento (estos pacientes suelen ser ingresados inicialmente en salas psiquiátricas debido a la agitación, desinhibición y diversos comportamientos extraños), convulsiones focales y síntomas relacionados con la disfunción hipotalámica, como hipertermia y anomalías endocrinas. La resonancia magnética puede ser normal, pero a menudo muestra un aumento de la señal de recuperación de inversión atenuada por fluidos (FLAIR, por sus siglas en inglés) en los lóbulos temporales mesiales.

Una forma de encefalitis límbica, denominada **encefalitis anti-receptor NMDA**, se observa con mayor frecuencia en mujeres jóvenes y es causada por autoanticuerpos dirigidos contra el receptor glutamatérgico NMDA (N-metil-D-aspartato). Son frecuentes las discinesias orofaciales (que parecen movimientos coreoatetósicos de masticación, véase p. 346), así como una grave inestabilidad autonómica. Los anticuerpos anti-NMDA se asocian con mayor frecuencia a los teratomas ováricos. Una segunda forma de encefalitis límbica, la **encefalitis anti-LGII**, es más probable que se observe en pacientes de edad avanzada y en hombres. Se presenta más a menudo con convulsiones distónicas faciobraquiales, neuropatía periférica e hiponatremia. Los anticuerpos contra el LGII no suelen estar asociados con una neoplasia subyacente.

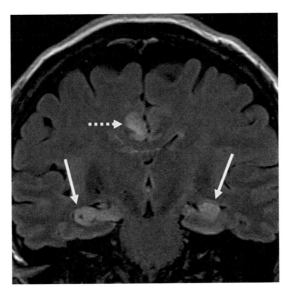

La resonancia magnética coronal muestra hiperintensidades FLAIR prominentes en los lóbulos temporales mesiales bilaterales (flecha sólida) y en el giro cingulado (flecha discontinua), características de la encefalitis límbica. (Reimpresa de Scheld WM, Whitley RJ, Marra CM. *Infections of the Central Nervous System*. 4th ed. Wolters Kluwer; 2014.)

• La ***encefalitis del tronco del encéfalo*** puede presentarse con una amplia gama de síntomas localizados en el puente y la médula oblongada, incluyendo anomalías en los movimientos extraoculares, disfagia, disartria y vértigo. Este trastorno suele presentarse junto con una degeneración cerebelosa paraneoplásica.

[2]Las estructuras del sistema límbico participan en la regulación del comportamiento, las emociones y el establecimiento de la memoria a largo plazo.

- La ***encefalomielitis*** se presenta con una afectación difusa del sistema nervioso que incluye las regiones mencionadas anteriormente, la médula espinal y los ganglios de la raíz dorsal. La mayoría de los casos se asocian con anticuerpos anti-Hu (que con frecuencia también se asocian con encefalitis límbica, neuronopatía sensorial y degeneración cerebelosa). El cáncer de pulmón de células pequeñas es la neoplasia más comúnmente asociada.
- Otros objetivos menos comunes son los nervios ópticos, la retina y los ganglios de la raíz dorsal.

Diagnóstico

El estudio debe incluir una resonancia magnética, un electroencefalograma y pruebas serológicas tanto en suero como en LCR (la mayoría de los autoanticuerpos se analizan mejor en el suero, pero algunos, sobre todo los anti-NMDA, son más sensibles en el LCR). Cuando se considere oportuno, también se debe realizar un análisis completo de malignidad.

Tratamiento

El tratamiento con inmunoterapia (en la mayoría de los casos corticoesteroides, inmunoglobulina intravenosa y plasmaféresis; el rituximab suele ser de segunda o tercera línea) nunca debe retrasarse por la caracterización de los anticuerpos o el diagnóstico de malignidad en los pacientes que presentan un síndrome de encefalitis autoinmune clásico. Una vez que se identifica el síndrome específico, el tratamiento puede limitarse y refinarse. La recuperación es variable, pero puede ser completa o casi completa si el tratamiento se inicia pronto.

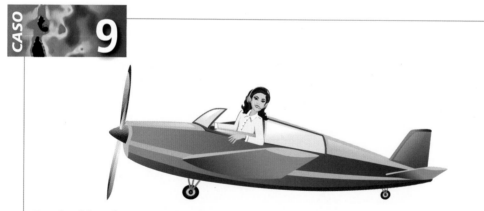

CASO 9

Evolución de su paciente: Emma presentó una oftalmoplejía internuclear, un hallazgo que es altamente sugestivo de EM en una paciente de su edad. Su historial de un episodio de entumecimiento de las piernas un año antes constituiría una segunda lesión diseminada en el tiempo y el espacio, pero la evidencia histórica tiene que ser examinada con detalle en todos los pacientes. Emma necesitó una resonancia magnética, que confirmó la presencia de varias lesiones, algunas clínicamente silenciosas, compatibles con EM. Fue tratada con dosis altas de glucocorticoides, y su visión doble se resolvió. Poco después empezó a recibir un tratamiento modificador de la enfermedad. Después de varios años, sigue estando muy bien, con solo un leve ataque de neuritis óptica y sin discapacidad progresiva.

Ahora usted ya sabe:

- | La esclerosis múltiple es el resultado de la desmielinización mediada por el sistema inmunológico y la destrucción axonal de las neuronas en el SNC.

- | Se define clásicamente por la diseminación de los ataques clínicos en el espacio y el tiempo; el uso de la resonancia magnética y las pruebas de bandas oligoclonales específicas del LCR han ampliado la definición. Esto es importante, porque el diagnóstico temprano permite un tratamiento también temprano, que puede modificar el curso de la enfermedad.

- | La mayoría de los pacientes con EM tienen una enfermedad remitente recidivante, para la que hay muchos medicamentos modificadores de la enfermedad; algunos pacientes presentan una enfermedad primaria progresiva, para la que ahora también tenemos medicamentos.

- | Una vez más, el diagnóstico y el tratamiento tempranos son importantes, e incluso los pacientes con síndrome clínicamente aislado (SCA) deben ser considerados para una terapia modificadora de la enfermedad.

- | Las exacerbaciones agudas se tratan con varios días de corticoides orales o intravenosos, pero los esteroides no modifican el resultado a largo plazo.

- | Cuando se desarrollan complicaciones crónicas e incapacitantes, existe una terapia sintomática que puede mejorar significativamente la calidad de vida en muchos pacientes.

- | Las mujeres con EM pueden tener embarazos normales y amamantar con seguridad.

- | El diagnóstico diferencial de la EM es amplio e incluye trastorno del espectro de la neuromielitis óptica (TENMO) y encefalomielitis aguda diseminada (EMAD).

- | La encefalitis autoinmune presenta muchas variedades, y la lista de autoanticuerpos relevantes crece día a día. ¿La buena noticia? La presentación clínica suele ser fácilmente reconocible, y no es necesario esperar a la confirmación de los anticuerpos para iniciar el tratamiento.

La médula espinal

10

En este capítulo, usted aprenderá:

1 | Un poco más de anatomía de la médula espinal

2 | Cómo reconocer una compresión medular aguda: ¡es importante!

3 | Cómo distinguir el síndrome del cono medular del síndrome de la cauda equina

4 | Todo sobre la mielitis transversa: qué la causa, cómo se presenta y cómo tratarla

5 | Cómo la deficiencia de B12, la deficiencia de cobre y el abuso de óxido nitroso pueden dañar la médula espinal

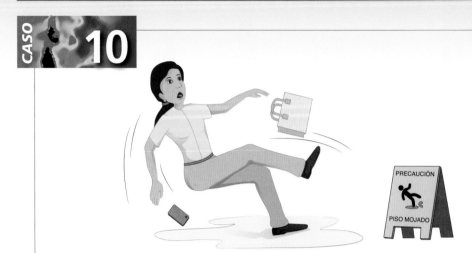

Su paciente: Priya, una ejecutiva de marketing de 22 años, acude al servicio de urgencias tras resbalar y caerse en la calle esta mañana. Dice que se ha sentido débil durante los últimos días, con hormigueo en ambos pies y una progresiva dificultad para caminar. Esta mañana, al despertarse, los síntomas empeoraron y se dirigía a ver a su médico cuando se cayó. Al llegar a su consulta médica, el doctor la envió al servicio de urgencias para un rápido examen. Al revisarla, sus signos vitales son estables. Tiene paresia en ambas piernas, la izquierda ligeramente peor que la derecha, los músculos flexores un poco peor que los extensores. Sus reflejos de tobillo y rótula son aumentados (+++), y tiene clonus bilaterales en ambos talones. La sensibilidad al tacto ligero está disminuida en ambas piernas, y cuando usted prueba la sensación de pinchazo con un alfiler, se observa que siente el pinchazo de forma mucho menos aguda en todas partes desde los dedos de los pies hasta una banda que rodea su cintura, justo unos centímetros por debajo del ombligo. No siente dolor. ¿Cuál es el siguiente paso en su manejo?

En este capítulo, nos centraremos en cómo reconocer la patología de la médula espinal, que suele ser grave y a veces constituye una emergencia médica. El capítulo 1 ya le ha proporcionado una visión detallada de los tractos motor y sensorial en su ascenso y descenso por la médula, pero como ese capítulo quedó ya muy atrás, vamos a empezar con un rápido repaso de la anatomía básica de la médula.

Anatomía básica

La médula espinal comienza donde termina el tronco del encéfalo y se extiende (en los adultos) hasta aproximadamente la vértebra L1. La médula forma parte del SNC y sirve de conducto entre el cerebro y el resto del cuerpo.

- Hay 33 vértebras. De las cuales 24 son articuladas —7 cervicales, 12 torácicas y 5 lumbares— y 9 están fusionadas —5 vértebras sacras (fusionadas en el sacro) y 4 vértebras coxígeas (fusionadas en el cóccix o "rabadilla").

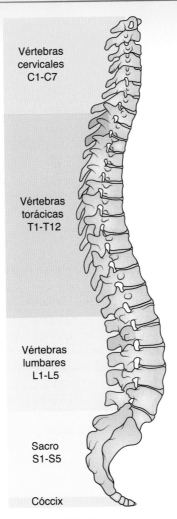

Vértebras
cervicales
C1-C7

Vértebras
torácicas
T1-T12

Vértebras
lumbares
L1-L5

Sacro
S1-S5

Cóccix

Las 33 vértebras.

- Hay 31 nervios espinales emparejados que salen de la médula: 8 cervicales, 12 torácicos, 5 lumbares, 5 sacros y 1 coccígeo. Los nervios espinales C1 a C7 salen de la médula *por encima* de sus vértebras correspondientes (p. ej., el tercer nervio cervical, C3, sale entre la segunda y la tercera vértebra cervical), mientras que del C8 en adelante salen *por debajo* (p. ej., T2 sale entre la segunda y la tercera vértebra torácica). Cada nervio contiene una raíz dorsal (que transporta las aferencias sensoriales) y una raíz ventral (que transporta las eferencias motoras).

- La parte inferior de la médula espinal contiene dos estructuras importantes. La primera es el ***cono medular***, el extremo más caudal de la médula, que termina aproximadamente en la vértebra L1 (en los neonatos, está más cerca de la L3). La segunda es la ***cauda equina***, un haz de raíces nerviosas derivadas del segundo segmento de la médula lumbar hasta el primer segmento de la médula coccígea que se extiende por debajo de la médula (cauda equina significa "cola de caballo" en latín, lo que refleja su aspecto agrupado y extendido).

- Al igual que el cerebro, la médula espinal está cubierta por tres capas de meninges. La duramadre (la capa más dura y externa) se extiende aproximadamente hasta el nivel vertebral S2 (caudal a donde termina la médula) y se inserta en el cóccix. La aracnoides también se extiende hasta S2, pero se cierra sobre sí misma, formando un saco sellado de líquido cefalorraquídeo (LCR) que baña la médula. La piamadre (la capa más delicada e interna) se adhiere a la médula hasta que se reúne en L1 (donde termina la médula) en un haz tenso, parecido a una cuerda, llamado *filamento terminal*, que ayuda a anclar la médula en su sitio y, junto con la duramadre, se inserta en el cóccix en S2.

Es fundamental distinguir los niveles de la *médula* de los niveles *vertebrales*. La terminación de la *médula* se encuentra aproximadamente a nivel de la *vértebra* L1, mientras que el espacio aracnoideo se extiende hasta el nivel de la *vértebra* S2, lo que da lugar a un espacio amplio y de acceso seguro del que se puede obtener LCR mediante punción lumbar (véase el capítulo 1 para más detalles).

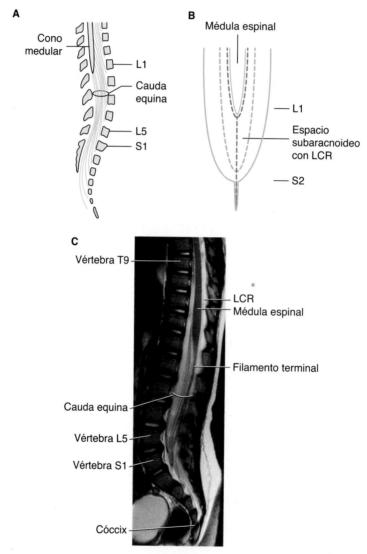

(*A*) La parte inferior de la médula espinal. (*B*) Las tres capas de meninges que rodean la médula. La duramadre (rosa) termina en S2 y se inserta en el cóccix. La aracnoides (naranja) forma un saco cerrado de LCR que baña la médula. La piamadre (púrpura) se reúne en el filamento terminal y luego, al igual que la duramadre, se inserta en el cóccix en S2. (*C*) El aspecto real de todas estas partes en una resonancia magnética que muestra la parte inferior de la columna torácica y lumbar. Se puede ver la apariencia extendida del haz de raíces nerviosas que se extienden por debajo de la médula. (*C*, modificada de Haines DE. *Neuroanatomy Atlas in Clinical Context*. 10th ed. Wolters Kluwer; 2018.)

- El principal *tracto motor* que desciende por la médula es el tracto corticoespinal. Estas neuronas inician en la corteza motora del cerebro, descienden por la médula principalmente en la sustancia blanca lateral y hacen sinapsis con las neuronas motoras inferiores (NMI; las células del asta anterior), que luego salen de la médula y se dirigen a sus músculos objetivo. Los dos principales *tractos sensoriales* son el de la columna dorsal/lemnisco medial y el espinotalámico, que transportan la presión/vibración/propiocepción y el dolor/la temperatura, en ese orden. Véase el capítulo 1 para una revisión detallada.

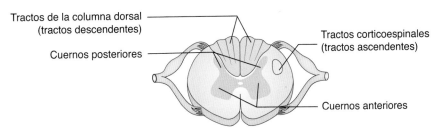

La materia gris de la médula (con forma de mariposa) está organizada en dos cuernos ventrales (anteriores) y dos cuernos dorsales (posteriores). La sustancia blanca circundante, que lleva los tractos ascendentes y descendentes, incluye los funículos ventral, dorsal y lateral. Obsérvese que esta organización es opuesta a la que vemos en el cerebro, donde la materia gris de la corteza se encuentra en el exterior y los tractos de sustancia blanca en el interior.

Compresión medular aguda

La compresión medular aguda es una verdadera emergencia neurológica. A pesar de las mejoras en el diagnóstico y el tratamiento tempranos, sigue siendo un evento a menudo devastador y discapacitante. Aunque su tratamiento suele ser más *neuroquirúrgico* que neurológico, es importante comprender la patogénesis de la compresión medular y, sobre todo, tener la capacidad de reconocerla cuando se encuentra. Usted debe saber distinguir la paresia o la hipoestesia de inicio agudo causada por la compresión de la médula de las causadas por diagnósticos confusos como el ictus, el síndrome de Guillain-Barré o las convulsiones (entre otros) para poder ayudar rápidamente a orientar el tratamiento, el cual depende por completo de la causa subyacente.

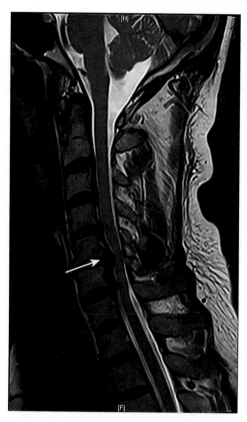

Un ejemplo de compresión de la médula cervical por una hernia discal (*flecha blanca*), en una resonancia magnética. (Modificada de Grauer JN. OKU12 Orthopaedic Knowledge Update. Wolters Kluwer.)

Causas

Las causas importantes de la compresión aguda de la médula espinal incluyen:

- *Traumatismos.* Los accidentes de tráfico, las lesiones deportivas, las caídas y las heridas de bala son las causas más comunes de lesiones medulares traumáticas. Cada año se producen más de 12 000 nuevos casos de este tipo de lesiones en Estados Unidos.
- *Malignidad.* Casi cualquier tipo de cáncer puede hacer metástasis en la columna vertebral, pero los cánceres de próstata, pulmón y mama, así como el mieloma múltiple, son los más propensos a afectar las vértebras. Una vez sembrados dentro de las vértebras, estos tumores pueden invadir el espacio epidural, dando lugar a la compresión de la médula oblongada tanto por efecto de la tumoración como por fracturas por compresión patológica, así como por la obstrucción del flujo sanguíneo venoso y el consiguiente edema de la médula oblongada.
- *Absceso epidural.* Los factores de riesgo incluyen abuso de drogas intravenosas (IV), estado de inmunocompromiso, traumatismo espinal y cirugía espinal. Los abscesos epidurales se presentan clásicamente con una tríada de síntomas: fiebre, dolor de

espalda focal y déficits neurológicos. El *Staphylococcus aureus* es el organismo causante más frecuente.

- *Hematoma epidural.* Los hematomas epidurales espinales suelen ser consecuencia de un traumatismo espinal o de una intervención quirúrgica, a menudo en pacientes con una propensión inicial a sangrar, como los que están anticoagulados o tienen trombocitopenia. Los hematomas epidurales espontáneos son raros. Dado que la mayoría de las veces son causados por una hemorragia venosa (en lugar de arterial), los síntomas tienden a evolucionar a lo largo de horas o días, aunque a veces pueden presentarse de forma más aguda.

Presentación clínica

La anatomía de la médula espinal es complicada, pero reconocer una compresión medular aguda suele ser bastante claro. A continuación se enumeran los síntomas de presentación más comunes. Independientemente del campo médico o quirúrgico que elija, *aprenda estas señales de alarma*: tal vez se encontrará con cientos, si no miles, de pacientes con dolor de espalda a lo largo de su carrera, la gran mayoría de los cuales no están experimentando una compresión medular aguda, por lo que es crucial saber cuándo preocuparse por la compresión medular y cuándo iniciar una evaluación y un tratamiento inmediatos.

- *Paresia bilateral de las extremidades.* Los pacientes que presentan una paresia de inicio agudo en ambos brazos o ambas piernas, sin ninguna paresia facial[1] tienen una patología de la médula hasta que se demuestre lo contrario. La paresia suele ser asimétrica (es decir, una pierna está más afectada que la otra) y estar asociada con al menos 1 o 2 de las otras características que se enumeran a continuación. Esto no quiere decir que todos los pacientes con paresia bilateral en las piernas tengan una compresión aguda de la médula (el síndrome de Guillain-Barré, por ejemplo, puede causar esto, aunque suele progresar en el transcurso de días, no de horas; véase p. 284). Pero los pacientes con paresia bilateral de los brazos o las piernas casi siempre necesitan un examen acelerado para excluir la compresión de la médula antes de considerar otras causas.

- *Un nivel sensorial.* Se define como el nivel dermatomal más caudal (es decir, el más bajo o alejado de la cabeza; véase el recuadro 10.2 en la p. 261) en el que tanto el tacto ligero como el pinchazo están intactos, e indica una posible lesión de la médula en ese nivel o ligeramente por encima de él. Los pacientes con disminución de la sensibilidad al tacto ligero y al pinchazo por debajo de los pezones, por ejemplo, tienen un nivel sensorial T4, lo que sugiere que su lesión está alrededor de T4 o por encima (con mayor exactitud, la lesión quizás está más cerca de T6 o por encima, gracias al tracto de Lissauer: si recuerda el capítulo 1, las neuronas de primer orden del tracto espinotalámico suben junto a la médula en lo que se conoce como tracto de Lissauer por dos niveles vertebrales antes de entrar en la médula. No se preocupe demasiado por esto; rara vez es relevante a nivel clínico).

---

[1] Debemos hacer una importante distinción entre la paresia facial, que no puede ser causada por una lesión de la médula espinal, y la hipoestesia, que sí puede serlo. Dado que los núcleos del NC5 (que proporcionan sensibilidad a la cara) son enormes y abarcan la mayor parte del tronco cerebral hasta la médula cervical, las lesiones de la médula cervical pueden causar *hipoestesia* facial. Por lo tanto, aunque la *paresia* facial no puede atribuirse a una lesión de la médula espinal, el hipoestesia facial sí, aunque raramente.

Recuadro 10-1 Patología del ACA bilateral

La patología aguda que afecta al territorio bilateral de la arteria cerebral anterior (ACA) en el cerebro es otra de las causas de la paresia bilateral de las extremidades inferiores de aparición repentina (véase el homúnculo más abajo; las ACA irrigan el córtex predominantemente responsable del movimiento de las extremidades inferiores). Los tumores parasagitales que se expanden con rapidez o que sangran son una posible causa. Las enfermedades vasculares cerebrales debidas a la oclusión de la ACA ácigos (una variante del polígono de Willis en la que la arteria comunicante anterior está ausente y los segmentos proximales de ambas ACA forman un único tronco) son otra.

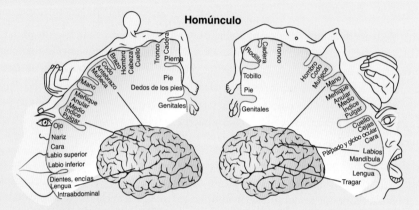

Un recordatorio del homúnculo en la corteza cerebral, que demuestra la proximidad de los dos lados entre sí donde se origina la entrada motora a las extremidades inferiores.

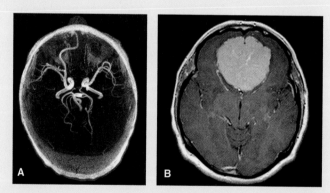

(*A*) Una ACA ácigos. Si el único tronco de la ACA está ocluido, ambos territorios de la ACA están en riesgo de isquemia. (*B*) Un gran meningioma parasagital. *A*, Cortesía del Dr. Roberto Schubert, Radiopaedia.org, rID: 17059. *B*, Reimpresa de Haines DE. *Neuroanatomy Atlas in Clinical Context*. 10th ed. Wolters Kluwer; 2018.

• *Disfunción intestinal o vesical*. Dependiendo de la causa, los pacientes con compresión medular aguda pueden presentar subactividad, sobreactividad o actividad normal de las vías intestinales y vesicales. El traumatismo puede propiciar un periodo de choque espinal neurogénico (véase la sección de Exploración en la p. 262) que da lugar a un tono flácido del intestino y la vejiga, lo que provoca impactación fecal e incontinencia

Recuadro 10-2 Puntos de referencia dermatológicos

A continuación se indican algunos puntos de referencia de los dermatomas que conviene conocer. Un dermatoma es una zona de la piel abastecida por nervios sensoriales de una única raíz nerviosa espinal.

C3	Cuello alto
T4	Pezón
T10	Ombligo
L1	Ligamento inguinal
L4	Rótula

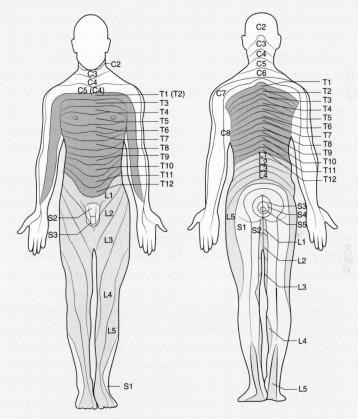

La persona dermatoma. No es necesario que memorice este individuo, pero le servirá de gran referencia.

urinaria por rebosamiento. Otros tipos de compresión por encima del cono pueden alterar la coordinación entre los esfínteres y la musculatura de la pared del intestino o la vejiga, dando lugar a una combinación de urgencia y evacuación incompleta. El síndrome del cono medular, del que se hablará más adelante, provoca un tono flácido que se asemeja a un choque neurogénico postraumático.

Recuadro 10-3 La escala de discapacidad de ASIA

La Escala de deterioro de la ASIA (American Spinal Injury Association) es un examen neuroló-gico estandarizado que evalúa la distribución y el grado de disfunción motora y sensorial y se utiliza para ayudar a clasificar la gravedad de la lesión y establecer objetivos de rehabilitación.

Examen

Inmediatamente después de un traumatismo medular agudo, los pacientes pueden presentar un **choque medular**, la pérdida de toda la función de la médula espinal por debajo del nivel de la lesión. La parálisis flácida y la arreflexia son características. Otros síntomas incluyen una vejiga atónica con incontinencia por rebosamiento, distensión intestinal con estreñimiento grave, disminución del tono rectal y, a veces, una disfunción autonómica importante. El choque espinal puede durar de horas a días antes de remitir y revelar la verdadera función neurológica del paciente. Por lo tanto, durante el periodo de choque no se puede pronosticar con precisión el resultado o la recuperación del paciente.

Con el tiempo, el examen se convertirá en lo que se denomina un **examen mielopático** (es decir, uno consistente con una lesión de la médula espinal), caracterizado por hallazgos típicos de la neurona motora superior (NMS), como espasticidad, hiperreflexia y clono por debajo del nivel de la lesión. La lesión de la médula espinal es principalmente una lesión de la neurona motora superior (con la excepción de las pocas neuronas motoras inferiores que son afectadas a nivel de la lesión), y por lo tanto el examen se caracteriza por síntomas del tipo de la neurona motora superior (véase p. 20 para una revisión).

Triaje y evaluación

Los pacientes con lesiones medulares traumáticas deben ser inmovilizados y trasladados directamente a un centro hospitalario. En cualquier paciente en el que se sospeche una compresión de la médula, casi siempre es necesario realizar una resonancia magnética de la columna vertebral. Una TC le mostrará el hueso (y por lo tanto puede mostrar la estenosis del canal espinal), pero no permite visualizar la médula en sí.

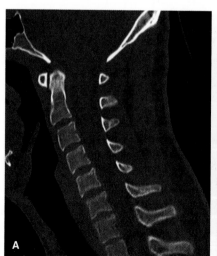 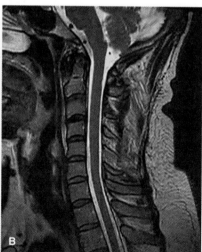

Se puede ver la diferencia entre la TC (*A*) de la columna cervical (donde se visualizan muy bien las vérte-bras, pero no se puede decir mucho sobre la médula) y la IRM (*B*), que delimita claramente la médula y el espacio tecal circundante. (*A*, reimpresa de Benzel EC. *Cervical Spine*. 5th ed. Wolters Kluwer; 2012. *B*, modificada de Berquist TH. *MRI of the Musculoskeletal System*. 6th ed. Wolters Kluwer; 2012.)

Ya se mencionó en el capítulo 9, pero vale la pena repetirlo: si le preocupan los daños en la *médula* espinal, pida resonancias magnéticas de la columna cervical y torácica. No es necesario realizar una exploración lumbar. La médula termina aproximadamente en L1; por lo tanto, una resonancia magnética de la columna lumbar permite visualizar de modo predominante la cauda equina, no la médula. Si no está seguro de dónde se localiza la lesión, puede solicitar una IRM de toda la columna vertebral (a menudo denominada "neuro eje"), pero la calidad suele ser peor que la de una exploración cervical o torácica específica. ¡Esto debería servir como un recordatorio de porqué es importante conocer su anatomía!

Una vez diagnosticada la compresión de la médula, el tratamiento depende totalmente de la causa subyacente. En general, un traumatismo tal vez requerirá una intervención quirúrgica; un tumor maligno, radiación; un absceso epidural, antibióticos y drenaje.

Síndromes medulares

Hay varios síndromes específicos derivados de la compresión de la médula espinal que merecen una mención especial porque, si los reconoce, pueden ayudarle a localizar muy pronto el problema y a instaurar un tratamiento rápido cuando sea necesario.

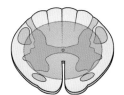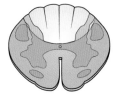

Síndrome del cordón central   Síndrome del cordón anterior

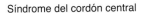
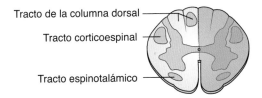

Tracto de la columna dorsal

Tracto corticoespinal

Tracto espinotalámico

Síndrome de Brown-Séquard

Tres importantes síndromes medulares incompletos (las áreas verdes muestran el lugar de las lesiones).

Síndrome de Brown-Séquard

El síndrome de Brown-Séquard es el resultado de una hemisección de la médula espinal. Merece la pena volver al capítulo 1 para repasar la anatomía de los tractos sensoriales y motores antes de intentar comprender este síndrome. En la mayoría de los casos de lesión de la médula espinal, los síntomas suelen ser incompletos y mixtos —la médula rara vez está perfectamente hemiseccionada y el daño rara vez es simétrico—, pero a continuación se enumeran los síntomas de un caso "de libro de texto".

Por debajo del nivel de la lesión de la médula espinal, se espera ver:

- Síntomas de la neurona motora superior (NMS) ipsilateral (debido a daños en el tracto corticoespinal).
- Pérdida ipsilateral de vibración, presión y propiocepción (daño en la columna dorsal).
- Pérdida contralateral del dolor y la temperatura (lesión del tracto espinotalámico; recuérdese que este se cruza inmediatamente al entrar en la médula. Además, debido al tracto de Lissauer, la sensación de dolor y temperatura debería perderse unos niveles *por debajo* de la lesión).

A nivel de la lesión, se espera ver:

- Síntomas de la motoneurona inferior (MNI) ipsilateral (daño en las células del cuerno anterior).
- Pérdida ipsilateral de toda la sensibilidad (daño de las fibras del tracto espinotalámico en su cruce).

Las causas incluyen traumatismos, lesiones compresivas extrínsecas, tumores y placas de esclerosis múltiple. El tratamiento depende totalmente de la causa subyacente.

Síndromes del cordón anterior y central

El *síndrome de la médula anterior* suele ser el resultado de un traumatismo o infarto de la arteria espinal anterior (que suministra el flujo sanguíneo a los dos tercios anteriores de la médula). Los síntomas incluyen paresia bilateral y pérdida de la sensación de dolor y temperatura por debajo del nivel de la lesión, con preservación de la vibración, la presión y la propiocepción debido a la preservación de los tractos de la columna dorsal.

El *síndrome centro medular* se observa con mayor frecuencia en pacientes de edad avanzada con enfermedades degenerativas de la columna cervical y en aquellos más jóvenes con lesiones por hiperextensión (p. ej., por una colisión automovilística por detrás); también puede deberse a una siringe en expansión, una cavidad llena de líquido dentro de la médula (a menudo se observa en asociación con malformaciones de Chiari 1 o como consecuencia de un traumatismo previo de la médula). Es característico un nivel sensorial suspendido (es decir, una pérdida de sensibilidad en una distribución en forma de banda o capa en los brazos y la parte superior de la espalda, con una función sensorial retenida en el tronco y las piernas) debido al daño de las fibras del tracto espinotalámico cuando se cruzan, aunque, si la lesión se extiende lo suficiente hacia fuera como para afectar a los tractos sensoriales ascendentes, las lesiones de la médula central también pueden causar una pérdida bilateral de sensibilidad por debajo del nivel de la lesión. Si hay paresia, afecta más a las extremidades superiores que a las inferiores, porque las fibras que irrigan los brazos corren más medialmente dentro del tracto corticoespinal que las fibras que irrigan las piernas.

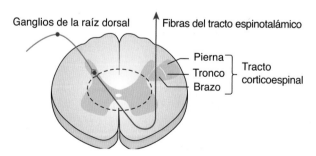

El síndrome centro medular suele afectar solo a las fibras transversales del tracto espinotalámico, lo que da lugar a un nivel sensorial suspendido o a una pérdida de sensación similar a una capa aproximadamente al nivel o niveles de la lesión, con una sensación intacta tanto por encima como por debajo. Obsérvese también cómo las fibras motoras del tracto corticoespinal lateral que abastecen a los brazos corren medialmente hacia las que abastecen a las piernas y, por lo tanto, es más probable que estén comprometidas.

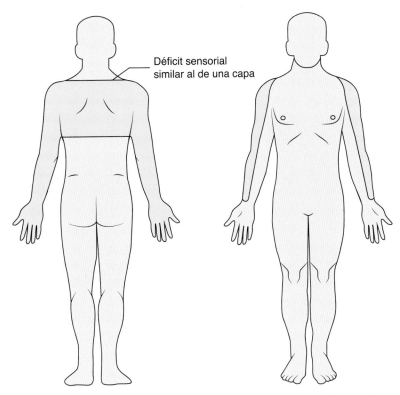

Déficit sensorial
similar al de una capa

La pérdida sensorial en forma de capa que pueden causar las lesiones de la médula central.

Síndromes del cono medular y de la cauda equina

El síndrome del cono medular es una constelación de signos y síntomas que se atribuyen a una lesión del cono; asimismo, el síndrome de la cauda equina es el resultado de una lesión de la cauda (y, por lo tanto, técnicamente no es un verdadero síndrome de la "médula"). Al igual que en el caso de Brown-Séquard, estos síndromes rara vez son completos y pueden presentar un solapamiento significativo, pero es útil comprender las diferencias.

	Síndrome del cono medular	Síndrome de la cauda equina
Debido a	Compresión vertebral A nivel de L1/L2	Compresión de 2/más raíces espinales por debajo de L2
Presentación característica	Síntomas tempranos de intestino y vejiga	Dolor prominente en la parte baja de la espalda/pierna
Síntomas motrices	Una mezcla de NMS/MNI (generalmente leve)	MNI (a menudo asimétrica)
Síntomas sensoriales	Anestesia en silla de montar (dermatomos de S3-5)	Involucra los dermatomos de cualquier raíz que se encuentre afectada
Síntomas autonómicos	Retención de orina e incontinencia por rebosamiento, impotencia	Menos común que con el síndrome de cono medular

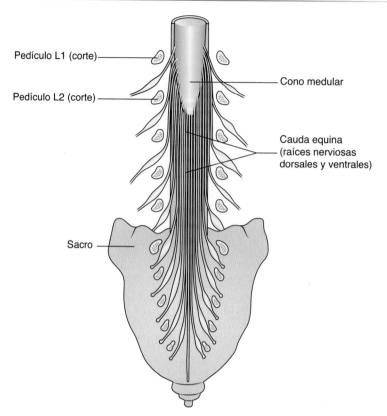

Pedícolo L1 (corte)

Pedícolo L2 (corte)

Cono medular

Cauda equina
(raíces nerviosas
dorsales y ventrales)

Sacro

Un rápido recordatorio de lo que estamos hablando.

El cono contiene segmentos del cordón sacro y raíces nerviosas. La compresión, que suele ser el resultado de una fractura vertebral, un traumatismo o una hernia discal (véase el recuadro 10.4), tiende a presentarse de forma aguda, con disfunción intestinal y vesical precoz y prominente, paresia de las piernas típicamente leve y bilateral (la lesión suele afectar tanto a las NMS descendentes de la médula como a las MNI que salen de la columna vertebral, ya que todo está muy apretado aquí), y anestesia en silla de montar.

Las lesiones en las vértebras L2 o por debajo de ellas pueden dañar la cauda, que contiene las raíces nerviosas lumbares y sacras. Las causas incluyen hernia discal (la más común), estenosis espinal lumbar, absceso epidural y tumores, así como una miríada de causas inflamatorias, como el sarcoide y la polineuropatía desmielinizante crónica. Son comunes el dolor lumbar y el que se irradia a las piernas. La paresia de las extremidades inferiores es más a menudo asimétrica (los nervios están más diseminados aquí), y la pérdida sensorial se produce en la distribución dermatomal de las raíces nerviosas afectadas (p. ej., si las raíces nerviosas S3-5 están afectadas, se presentará, como en el caso del cono, con anestesia en silla de montar).

En cualquiera de los casos, se puede considerar el uso de esteroides empíricos en un esfuerzo por limitar el edema, aunque las pruebas relativas a su eficacia son contradictorias y el riesgo de posibles complicaciones (en particular las infecciosas) debe sopesarse frente al beneficio potencial. Una resonancia magnética es casi siempre útil para el diagnóstico. Si se sospecha de una afección infecciosa o inflamatoria, también es necesario realizar una punción lumbar. El tratamiento depende de la causa subyacente: cirugía para la hernia discal; radiación para el cáncer; esteroides, plasmaféresis (PLEX) o inmunoglobulina intravenosa (IGIV) para una polirradiculopatía inflamatoria desmielinizante (véase p. 284); etcétera.

Recuadro 10-4 Hernia discal

Los discos están situados entre las vértebras y actúan como cojines que ayudan a sostener y proteger la columna vertebral. Se componen de un anillo fibroso exterior (llamado anillo fibroso) y una capa interior hidratada (el núcleo pulposo). La hernia discal se produce cuando el núcleo pulposo es expulsado a través de una grieta en el anillo fibroso. La hernia puede producirse en cualquier lugar, pero la columna lumbar es la localización más frecuente (de ahí que la hernia discal ocupe un lugar destacado en el diagnóstico diferencial de los síndromes de cono y cauda). Muchas hernias discales son asintomáticas. La hernia sintomática suele comenzar con semanas o meses de dolor de espalda vago (debido a la degeneración gradual del disco y de los ligamentos que lo mantienen en su sitio), seguido de la aparición repentina de dolor intenso, hormigueo o hipoestesia que se extiende a la pierna ipsilateral debido a la compresión del nervio espinal, normalmente en el contexto del ejercicio o de una maniobra de Valsalva (la tos y los estornudos son precipitantes comunes). Los pacientes de edad avanzada corren un mayor riesgo, pero la hernia discal puede producirse también en personas más jóvenes, a menudo atletas. El tratamiento incluye fisioterapia, antiinflamatorios y relajantes musculares. Muchos pacientes se recuperan y mejoran por sí solos, pero la cirugía es una opción si estos tratamientos fallan.

Mielitis transversa

El término *mielitis transversa* se refiere a la inflamación de la médula espinal. Suele presentarse de forma subaguda, en el transcurso de horas a días, con paresia progresiva de ambos brazos o piernas, parestesias, un nivel sensorial, síntomas autonómicos que incluyen incontinencia intestinal y vesical, disfunción sexual, y dolor lumbar y de piernas.

La *mielitis transversa* es un término meramente descriptivo que hace referencia a la inflamación segmentaria de la médula. Los pacientes con mielitis transversa requieren una evaluación exhaustiva para determinar el diagnóstico con base en la causa real, lo cual guiará el tratamiento a seguir. Hay muchas causas subyacentes potenciales, así que vamos a desglosarlas en unas pocas categorías:

- *Infecciosas* (el virus del Nilo Occidental, el virus del Zika, el virus del herpes simple, el VIH, el virus de la leucemia de células T humanas de tipo 1, la enfermedad de Lyme y la sífilis son algunos ejemplos).
- *Enfermedades autoinmunes sistémicas* (la mielitis transversa puede estar asociada con lupus, sarcoidosis y síndrome de Sjögren).
- *Enfermedades autoinmunes del SNC* (esclerosis múltiple, neuromielitis óptica, encefalomielitis aguda diseminada).
- *Paraneoplásico* (con más frecuencia se asocia a los anticuerpos anti-Hu y anti-CRMP5; más información sobre ellos en el capítulo 16).
- *Espontánea* (idiopática; la causa de hasta 30% de los casos sigue siendo desconocida a pesar de una evaluación exhaustiva).

El diagnóstico requiere una resonancia magnética, que mostrará una lesión discreta con realce de contraste en la médula que abarca uno o más segmentos vertebrales (si la lesión abarca tres o más segmentos, se denomina *mielitis transversa longitudinalmente extensa*, o MTLE[2]). En la mayoría de los casos, el LCR es inflamatorio, con pleocitosis y proteínas elevadas. Tanto en el LCR como en el suero se realizan una serie de ensayos para detectar ácido nucleico viral, anticuerpos específicos, bandas oligoclonales y tasas de síntesis de inmunoglobulinas para identificar mejor la causa.

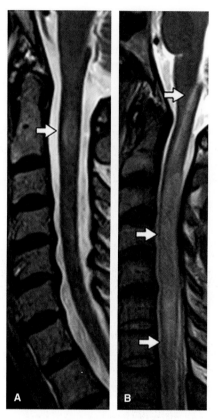

(*A*) Mielitis transversa en un paciente con esclerosis múltiple y (*B*) con neuromielitis óptica. *Las flechas* señalan las lesiones hiperintensas de la médula consistentes con la mielitis transversa. (Reimpresa de Louis ED, Mayer SA, Noble JM. *Merritt's Neurology*. 14th ed. Wolters Kluwer; 2021.)

El tratamiento depende de la causa subyacente, pero, como usted puede imaginarse, esta no siempre es evidente de inmediato y el estudio puede durar varios días. Cuando la causa no se conoce de antemano, el tratamiento de primera línea consiste en dosis elevadas de corticoesteroides intravenosos, que deben administrarse de forma empírica y rápida para evitar la progresión de los síntomas. La plasmaféresis (PLEX) y los agentes inmunosupresores como la ciclosporina, el micofenolato y el rituximab también se utilizan en los casos refractarios.

[2]Si recuerda el capítulo 9, las lesiones de la médula de la esclerosis múltiple tienden a ser pequeñas, o de "segmento corto", mientras que las lesiones de la médula asociadas con neuromielitis óptica suelen encajar en la clasificación "MTLE".

Trastornos tóxicos/metabólicos de la médula espinal

La *deficiencia de vitamina B12* puede provocar la degeneración de las columnas vertebrales de la sustancia blanca dorsolateral, un trastorno conocido como *degeneración combinada subaguda*. Esta afección se presenta con una paresia gradualmente progresiva, de tipo neurona motora superior (debido a la degeneración de los tractos corticoespinales que corren por la sustancia blanca lateral), parestesias y ataxia sensorial que puede ser incapacitante (debido a la afectación de las fibras sensoriales que corren por el tracto de la columna dorsal/lemnisco medial). La elevación del ácido metilmalónico en suero es una prueba diagnóstica más fiable que la disminución de la B12 en suero. La IRM puede mostrar una señal T2 elevada en las columnas dorsolaterales de la médula espinal. Un tratamiento agresivo con B12 puede detener la progresión de la enfermedad. Véase la p. 281 para una revisión de las otras secuelas de la deficiencia de B12.

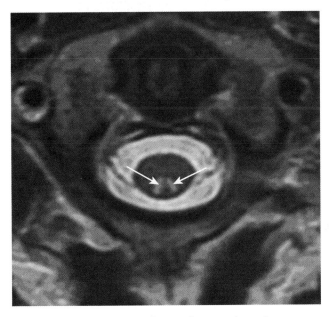

Hiperintensidades en T2 (*flechas blancas*) que afectan a las columnas vertebrales dorsolaterales en la IRM axial, consistentes con una degeneración combinada subaguda. (Modificada de Kumar A, Singh AK. Teaching neuroimage: inverted V sign in subacute combined degeneration of spinal cord. *Neurology*. 2009;72(1):e4.)

La *deficiencia de cobre*, que suele ser el resultado de una mala absorción en el contexto de una cirugía gastrointestinal (como el *bypass* gástrico) o de una toxicidad por zinc (el zinc inhibe la absorción de cobre), puede simular una degeneración combinada subaguda. La anemia asociada (que puede ser micro, macro o normocítica, a diferencia de la anemia macrocítica megaloblástica causada por la deficiencia de B12) y la leucopenia son comunes. El tratamiento consiste en la administración de suplementos de cobre.

El *óxido nitroso* es una droga de abuso común, en gran parte porque puede obtenerse fácilmente. Se utiliza, por ejemplo, para llenar globos y como propulsor en botes de crema batida. Cuando se inhala, crea una sensación de euforia (su uso como entretenimiento dio lugar a las llamadas fiestas de la risa). Sin embargo, también puede provocar la inactivación irreversible de la vitamina B12.

Esto ocurre con mayor frecuencia después de una exposición crónica al óxido nitroso, pero también puede ocurrir rápidamente, incluso después de una sola exposición, en pacientes con niveles iniciales bajos de B12. La disfunción dorsolateral de la médula espinal resultante es idéntica a la provocada por la deficiencia de B12 por otras causas. El tratamiento requiere el cese inmediato de la exposición al óxido nitroso y la administración de altas dosis de B12.

 ## *Estenosis espinal lumbar*

La estenosis espinal lumbar, o estrechamiento del canal espinal lumbar óseo, no es esencialmente un problema de la *médula* espinal, pero es una causa muy común de discapacidad en la población de edad avanzada y es muy probable que la encuentre sin importar el campo de la medicina que elija. La causa más frecuente es una enfermedad degenerativa (también llamada *espondilosis*) que afecta a las vértebras. Aunque la hernia discal asociada y la formación de osteofitos pueden comprimir la médula (si se ven afectadas las vértebras T12/L1; recuerde que la médula termina aproximadamente en L1) o la cauda equina, lo más frecuente es que incidan en los forámenes neurales por donde salen las raíces espinales.

Es característico el dolor radicular de espalda y piernas[3] que empeora al ponerse de pie y caminar y mejora al sentarse e inclinarse hacia delante, conocido como *claudicación neurogénica*. Se cree que caminar y estar de pie aumentan la demanda metabólica de los nervios y estrechan el espacio dentro del canal lumbar, lo que provoca un empeoramiento de la isquemia y la compresión de los nervios ya lesionados. También son frecuentes la pérdida sensorial bilateral, aunque a menudo asimétrica, y la paresia de las extremidades inferiores.

El diagnóstico requiere imágenes que demuestren la estenosis del canal espinal lumbar (la IRM es el estándar de oro), *así como* síntomas clínicos característicos. La fisioterapia y los fármacos antiinflamatorios no esteroideos son los tratamientos de primera línea; la evidencia actual no respalda la utilidad de las inyecciones epidurales de esteroides. La cirugía suele reservarse para aquellos que no responden al tratamiento médico y debe considerarse cuidadosamente caso por caso, ya que las pruebas que demuestran un beneficio claro son limitadas.

Recuadro 10-5 Estenosis cervical

La *estenosis cervical*, al igual que la lumbar, suele ser el resultado de una enfermedad vertebral degenerativa. Por lo regular se presenta gradualmente, con disfunción de la marcha o torpeza de las manos o ambas; la paresia franca es menos frecuente. El diagnóstico y el tratamiento son muy parecidos a los de la estenosis lumbar. La *enfermedad degenerativa torácica* es mucho menos frecuente que la enfermedad cervical o lumbar.

---

[3]La *radiculopatía* se refiere a los síntomas atribuidos a la compresión de la *raíz* nerviosa. A diferencia de las lesiones limitadas a la médula espinal, que no suelen ser dolorosas, la compresión de la raíz nerviosa *duele*. El dolor suele describirse como agudo, con una calidad casi eléctrica, que desciende por el nervio afectado (para más información, consulte el recuadro 11-8 del próximo capítulo sobre neuropatías periféricas).

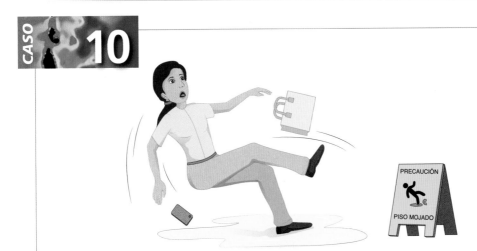

CASO 10

Evolución de su paciente: le preocupa la posibilidad de una lesión de la médula espinal y solicita de inmediato una resonancia magnética de la columna cervical y torácica. No sabe qué ocurre exactamente, pero dados los síntomas bilaterales de Priya en las extremidades inferiores, el nivel sensorial y la hiperreflexia, ha podido localizar algo en la médula espinal. Por suerte, el diagnóstico por imagen se realiza con rapidez y muestra una lesión hiperintensa en T2 dentro de la médula que abarca varios niveles vertebrales torácicos. Se le administran esteroides empíricos a altas dosis y se le ingresa. Unos días más tarde, los anticuerpos contra la acuaporina 4 son positivos, lo que confirma el diagnóstico de neuromielitis óptica. Tras el tratamiento con esteroides, se le administra un ciclo de PLEX, con una mejora significativa de los síntomas, y se le da el alta poco después con un estrecho seguimiento.

Ahora usted ya sabe:

- | Cuándo sospechar una compresión medular aguda y qué hacer al respecto.
- | Cómo diferenciar y diagnosticar el síndrome del cono medular y el síndrome de la cauda equina.
- | Cómo reconocer, diagnosticar y tratar la estenosis espinal lumbar.
- | Las muchas causas potenciales de la mielitis transversa, incluyendo causas infecciosas, autoinmunes sistémicas, autoinmunes del SNC y paraneoplásicas.
- | La presentación y el tratamiento de la deficiencia de vitamina B12 y otras causas tóxicas/metabólicas de la degeneración combinada subaguda.

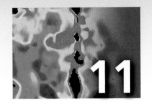

Las neuropatías periféricas y la esclerosis lateral amiotrófica

11

En este capítulo, usted aprenderá:

1 | Que la esclerosis lateral amiotrófica (ELA) presenta una paresia caracterizada por hallazgos en las neuronas motoras superiores e inferiores

2 | Que la neuropatía sensoriomotora dependiente de la longitud es extremadamente común y tiene múltiples causas, pero a menudo puede diagnosticarse de manera fácil con un examen neurológico básico y algunas pruebas de laboratorio sencillas

3 | Cuándo sospechar el síndrome de Guillain-Barré, y la importancia de acelerar la evaluación y el tratamiento

4 | Cómo centrar el diagnóstico de la neuropatía periférica en torno a unos pocos puntos clave —aguda *versus* crónica, motora *versus* sensorial, simétrica *versus* asimétrica— le permitirá averiguar quién necesita ser evaluado y tratado rápidamente y quién no

5 | Que las mononeuropatías, como el síndrome del túnel carpiano, suelen ser consecuencia de una compresión o de una lesión, y cómo deben tratarse

6 | Todas las formas en que la diabetes puede causar estragos en el sistema nervioso periférico

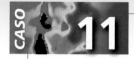

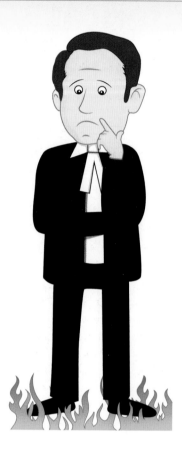

Su paciente: Allen, un abogado de 50 años, presenta hipoestesia y hormigueo en los pies desde hace 1 año. No tiene otros síntomas y su historial médico es benigno. No toma ninguna medicación. Tiene un ligero sobrepeso. Su examen neurológico confirma problemas de la sensibilidad ante la aplicación de vibración en las extremidades inferiores, así como una disminución de los reflejos del tobillo. Le preocupa que pueda tener diabetes (sus padres tienen diabetes de tipo 2), pero su glucosa en ayunas es de 96 mg/dL y su hemoglobina A1c es de 5.6%, ambos valores normales. ¿Cuáles son los siguientes pasos en su evaluación?

Pareciera que el sistema nervioso central recibe toda la atención. Al fin y al cabo, es la esencia de lo que somos. Pero no se apresure a descartar el sistema nervioso periférico (SNP). Sin él, el SNC estaría bastante indefenso. No podríamos sentir el mundo que nos rodea, alimentarnos y vestirnos, o teclear en la computadora para escribir estas frases.

Este capítulo está dedicado a las neuropatías periféricas, y son muchas. Sin embargo, descubrirá que su evaluación es sencilla. Cuando se enfrente a un paciente en el que sospeche una neuropatía periférica, pregúntese siempre si los síntomas son:

- ¿Agudos o crónicos?
- ¿Simétricos o asimétricos?
- ¿Predominantemente sensoriales o motores? Y, por último,
- ¿Localizables en uno o varios nervios?

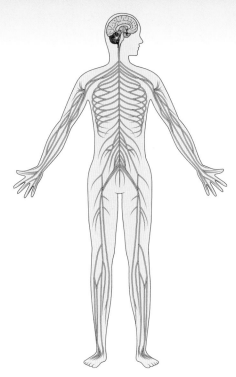

Retire el cerebro y la médula espinal, y estará viendo el sistema nervioso periférico. Bueno, no exactamente. Esta afirmación es una simplificación excesiva. Hay algunas excepciones importantes: los nervios craneales (excepto el NC1 y el NC2), así como las células del asta anterior dentro de la médula espinal (los cuerpos celulares de las neuronas motoras inferiores), también forman parte del sistema nervioso periférico.

Comenzaremos este capítulo con una enfermedad que afecta *tanto al* SNC *como al* SNP, una transición suave para nosotros, pero una enfermedad devastadora para los afectados.

 ## *Esclerosis lateral amiotrófica (ELA)*

La esclerosis lateral amiotrófica (ELA) es una enfermedad de causa desconocida que afecta a las neuronas motoras superiores e inferiores. Es progresiva y uniformemente mortal. Aunque hay algunos casos familiares con una mutación genética subyacente identificable, la mayoría de los casos son esporádicos e idiopáticos. La ELA es rara, con una incidencia inferior a 3 por cada 100 000 personas-año. Sin embargo, esta cifra ha ido aumentando poco a poco en las últimas décadas, quizá como resultado, al menos en parte, de nuestra mayor esperanza de vida.

Síntomas. La clave para diagnosticar la ELA es reconocer la afectación *tanto de* las neuronas motoras superiores *como de* las inferiores. Como recordatorio del capítulo 1 (¡este material debería resultarle familiar!):

- Las *neuronas motoras superiores* (NMS) incluyen todas las neuronas que recorren las vías motoras por encima de las neuronas motoras inferiores. Entre ellas se encuentran las neuronas de los tractos corticoespinal y corticobulbar. La paresia, el aumento del tono y la espasticidad, la hiperreflexia, el clono y la extensión de los dedos de los pies (también conocido como signo de Babinski) son hallazgos clásicos de las NMS.

- Las *neuronas motoras inferiores* (NMI) son los nervios finales de las vías motoras que inervan los músculos. Incluyen las células del asta anterior de la médula espinal y los nervios craneales que tienen componentes motores (es decir, todos los nervios craneales excepto el 1, 2 y 8). Al igual que la enfermedad de la NMS, la enfermedad de la NMI se presenta con paresia, pero también puede causar atrofia muscular, disminución del tono muscular, hiporreflexia y fasciculaciones (o espasmos musculares).

Todos los pacientes con ELA acabarán presentando hallazgos consistentes con la enfermedad de la NMS y la NMI. Sin embargo, al principio puede haber evidencia de enfermedad de la neurona motora superior o inferior, lo que complica el diagnóstico. La presentación más común es la paresia asimétrica de las extremidades, que suele afectar a las manos o los pies, aunque una minoría significativa (~ 20%) de los pacientes presentará primero paresia de los músculos bulbares.

Los síntomas bulbares (es decir, los síntomas localizables en la médula oblongada), como la disartria y la disfagia, también son comunes en la ELA y pueden ser causados por la enfermedad de la NMS (específicamente los tractos corticobulbares, que comienzan en la corteza motora y hacen sinapsis en los núcleos motores de los nervios craneales del tronco cerebral) o de la NMI (los propios nervios craneales del tronco cerebral: 9, 10, 11 y 12). El *afecto seudobulbar* es un síntoma bulbar común de la NMS que se caracteriza por la risa o el llanto inapropiados, a menudo desencadenados por estímulos que en condiciones normales no habrían provocado tales respuestas. El habla espástica, el aumento del tono de los maseteros y el laringoespasmo (a menudo descrito como una breve sensación de opresión en la garganta) son otros síntomas bulbares comunes de la NMS. Las fasciculaciones linguales son el síntoma bulbar más común de la NMI.

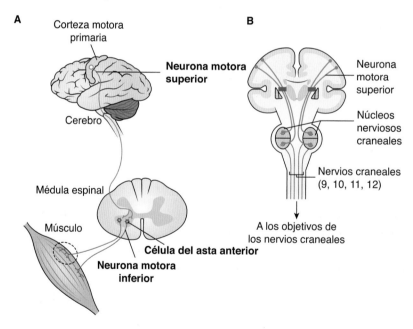

(*A*) Las neuronas motoras superiores del tracto corticoespinal comienzan en la corteza motora y se proyectan hacia abajo, a través de la corona radiata, la cápsula interna y el tronco cerebral (donde cruzan al lado contralateral) hacia la médula espinal, donde hacen sinapsis en las neuronas motoras inferiores. (*B*) Las neuronas motoras superiores del tracto corticobulbar también comienzan en la corteza motora, pero hacen sinapsis en el tronco cerebral (de nuevo, después de cruzar) en los núcleos de los NC9, NC10, NC11 y NC12.

Aproximadamente la mitad de los pacientes con ELA acabarán presentando algún grado de deterioro cognitivo. Algunos pueden presentar quejas sensoriales, como parestesias, pero el examen sensorial es casi siempre normal. Si no es así, hay que considerar otros diagnósticos.

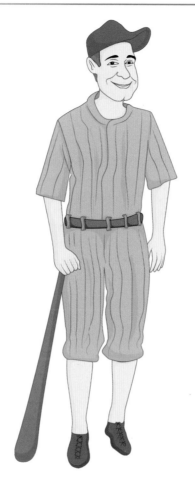

Lou Gehrig, el célebre jugador de béisbol del Salón de la Fama que jugó 17 temporadas con los Yankees de Nueva York, fue diagnosticado de ELA a los 30 años. En la actualidad, la enfermedad se conoce común y coloquialmente como la enfermedad de Lou Gehrig.

Diagnóstico. El diagnóstico de la ELA se realiza mediante el historial clínico y la exploración neurológica, y se confirma mediante electromiografía (EMG) y estudios de velocidades de conducción nerviosa (VCN). La resonancia magnética del cerebro y la médula espinal se realiza para descartar otras posibles causas; la resonancia magnética suele ser normal en la ELA, aunque (raramente) se pueden observar cambios de señal T2 que comienzan en la corteza motora y se extienden hacia los tractos corticoespinales. El análisis del líquido cefalorraquídeo (LCR) también puede ser útil para descartar otras causas de polineuropatía, como trastornos inflamatorios, infección por VIH, linfoma y enfermedad de Lyme.

Pronóstico. El pronóstico es malo. La mediana de supervivencia es de 2 a 5 años, y aunque hay algunos pacientes que viven mucho más tiempo, lo hacen con una discapacidad implacablemente progresiva. A diferencia de la esclerosis múltiple (véase capítulo 9), la progresión no consiste en exacerbaciones y remisiones, sino en un declive lineal. La causa más frecuente de muerte es la insuficiencia respiratoria debida a la afectación de los músculos respiratorios.

Tratamiento. Este se basa en gran medida en los síntomas y requiere una atención multidisciplinaria. A medida que la enfermedad avanza, los pacientes suelen necesitar una sonda de alimentación y una traqueotomía con ventilación mecánica. Hay medicamentos aprobados específicamente para pacientes con ELA; el riluzol, un inhibidor del glutamato, y la edaravona, un eliminador de radicales libres, consiguen ralentizar la progresión en un grado modesto y pueden prolongar la supervivencia por varios meses.

Recuadro 11-1 Imitadores y variantes de la ELA

En el diagnóstico diferencial de los pacientes que presentan una neuropatía motora hay que tener en cuenta varios trastornos, todos ellos incluso menos comunes que la ELA.

Los trastornos que se asemejan a la ELA incluyen:

* *Neuropatía motora multifocal (NMM)*, una enfermedad desmielinizante autoinmune que puede presentarse como la ELA, pero con afectación exclusiva de las neuronas motoras inferiores. La paresia, a menudo asimétrica, suele afectar a los nervios craneales y a los músculos bulbares. En muchos pacientes, pero no en todos, la NMM está asociada con anticuerpos contra el gangliósido GM1. Es importante distinguir la NMM de la ELA porque, a diferencia de esta, responde a la inmunoglobulina intravenosa (IGIV). La EMG (junto con el cuadro clínico) es fundamental para ayudar a diferenciar estas dos enfermedades.
* *Estenosis de la columna cervical*, resultado de la degeneración progresiva de las vértebras y los discos intervertebrales de la columna cervical, generalmente por artrosis. Los pacientes pueden presentar:
  * Dolor de cuello, hombro o brazo.
  * Hallazgos en las neuronas motoras inferiores de las extremidades superiores (que pueden producirse a nivel de la compresión de la médula, como resultado de daños en las células del asta anterior o en las raíces nerviosas o en ambas).
  * Hallazgos de la neurona motora superior en las extremidades superiores o inferiores o en ambas (resultado de un daño en el tracto corticoespinal dentro de la médula espinal).
  * Pérdida de sensibilidad en los brazos y disminución de la sensibilidad por debajo del nivel de la lesión (siguiendo un patrón dermatológico).
  * Alteración de la marcha, que es muy común y se debe a una combinación de los déficits sensoriales y motores descritos anteriormente.

El diagnóstico de la estenosis cervical se realiza mediante pruebas de imagen y electrodiagnóstico.

Las variantes de la ELA incluyen:

* *Esclerosis lateral primaria:* este trastorno se presenta únicamente con signos y síntomas de la neurona motora superior. Solo al final del curso algunos pacientes muestran una afectación de la neurona motora inferior. Progresa más despacio que la ELA —se debe hacer seguimiento a los pacientes durante varios años antes de que se pueda hacer este diagnóstico— y su esperanza de vida es mucho mejor.
* *Atrofia muscular progresiva:* esta enfermedad se presenta únicamente con signos y síntomas de las neuronas motoras inferiores, aunque en una fase tardía del curso algunos pacientes también mostrarán una afectación de las neuronas motoras superiores. La supervivencia puede ser unos meses mayor que en la ELA clásica.

Para cada uno de estos trastornos, el historial clínico, el examen neurológico y la EMG son fundamentales para ayudar a distinguirlos de la ELA.

Neuropatías periféricas: una visión general

Comencemos con un rápido repaso de la anatomía (solo este párrafo, ¡lo prometemos!). El SNP se divide en dos componentes: la *división somática*, que incluye los nervios espinales (los aferentes sensoriales y los eferentes motores) y la *división autonómica*, que se divide a su vez en las divisiones *parasimpática* y *simpática*. Hay que tener en cuenta que los nervios craneales, a excepción del NC1 y el NC2, forman parte del SNP. Dependiendo del nervio craneal específico, pueden estar formados por componentes sensoriales, motores o autonómicos.

Cuando hablamos de neuropatías periféricas, nos referimos a la patología que afecta a cualquiera de las anteriores: los nervios somáticos sensoriales y motores, sí, y también los autonómicos y craneales. Así, la gastroparesia, la hipotensión ortostática y la diplopía pueden deberse a una neuropatía periférica.

Las neuropatías periféricas son muy comunes. Verá pacientes con neuropatías periféricas independientemente de la rama de la medicina que elija.

El término "neuropatía periférica" engloba en realidad una serie de trastornos diferentes:

- *Polineuropatía:* es lo que la mayoría de la gente piensa cuando utiliza el término neuropatía periférica. La polineuropatía se refiere al daño de múltiples nervios por un único proceso de la enfermedad. La afectación suele ser simétricamente bilateral y sincrónica; es decir, cuando los síntomas progresan, lo hacen en el lado derecho y en el izquierdo más o menos al mismo tiempo. Dedicaremos la mayor parte de este capítulo a examinar estos trastornos, ya que son, con mucho, los más comunes.

- *Mononeuritis múltiple:* este término hace referencia a la lesión de al menos dos nervios periféricos distintos; a diferencia de la polineuropatía, no tiene por qué ser simétrica y no es necesario que la lesión de los distintos nervios se produzca al mismo tiempo.

- *Mononeuropatía:* este término significa que hay daños en un solo nervio. Estos trastornos suelen estar causados por un traumatismo, un atrapamiento o una compresión. Un ejemplo común es el síndrome del túnel carpiano (neuropatía mediana en la muñeca). Sin embargo, no todas las mononeuropatías son de origen mecánico; la gran excepción es la mononeuropatía craneal, que suele ser el resultado de un proceso infeccioso/inflamatorio (p. ej., una parálisis del NC7 o de Bell) o de un evento isquémico (parálisis del NC3).

- *Plexopatía:* las plexopatías afectan a una de las dos redes discretas de nervios, el plexo braquial, que inerva los músculos y la piel del hombro y el brazo, o el plexo lumbosacro, que inerva los músculos y la piel de las extremidades inferiores.

Recuadro 11-2 Neuropatía periférica *versus* radiculopatía

Recordará del capítulo 10 que el término *radiculopatía* se refiere a la compresión de una raíz nerviosa, a menudo por una hernia discal o un osteofito. En general, *las radiculopatías son dolorosas*, mientras que las neuropatías periféricas no suelen serlo, o al menos no lo son predominantemente (una excepción importante a esta regla es la neuropatía de fibras pequeñas; véase p. 288). Las radiculopatías tienden a causar *síntomas incompletos* (es decir, paresia leve en lugar de parálisis total, porque los músculos afectados también reciben información neurológica de otras raíces nerviosas), mientras que las neuropatías periféricas son más propensas a causar *síntomas completos*. Conocer la neuroanatomía periférica es crucial. Sin embargo, por suerte, cuando su mejor examen neurológico no le da certeza, las pruebas de electrodiagnóstico pueden ayudar a localizar la lesión.

Polineuropatías

Una forma de pensar en las polineuropatías es clasificarlas en trastornos axonales primarios y desmielinizantes primarios. Aunque esta clasificación puede ser útil desde un punto de vista fisiopatológico, y no vamos a ignorar este enfoque por completo, desde un punto de vista práctico es preferible pensar en términos de lo que es probable ver en la clínica. Y esto es sorprendentemente sencillo, ya que se desglosa con facilidad en solo tres categorías:

- Polineuropatías sensoriomotoras dependientes de la longitud.
- Polineuropatías desmielinizantes inflamatorias.
- Neuropatías de fibra pequeña.

Polineuropatías sensoriomotoras dependientes de la longitud

Estas polineuropatías son muy, muy comunes. Se presentan con *déficits bilaterales y simétricos.* Dado que los nervios más largos del cuerpo se ven afectados de manera preferente, los síntomas tienden a comenzar en los pies (y, en menor medida, en las manos; cuando se ven afectados tanto las manos como los pies, se dice que la neuropatía del paciente tiene una distribución en forma de "guante y calcetín") y luego progresan hacia arriba. Los déficits sensoriales son la presentación más común, dando lugar a hipoestesia y parestesias, pero las anomalías motoras pueden estar presentes e incluso ser la característica predominante. Los reflejos tendinosos profundos ausentes o disminuidos suelen acompañar a los hallazgos sensoriales (¡recuerde que los nervios motores periféricos son NMI!). También puede desarrollarse una disfunción autonómica. En la mayoría de los casos, los déficits neurológicos evolucionan lentamente, a lo largo de los años.

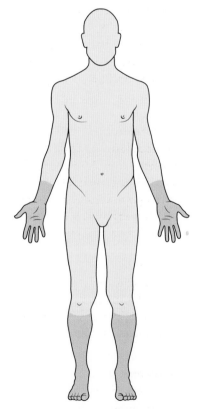

La clásica distribución en guante y calcetín de una polineuropatía.

La diabetes es, con mucho, la causa subyacente más comúnmente identificada, pero hay varias otras con las que debe estar familiarizado. Los diagnósticos alternativos más frecuentes son:

- *Enfermedades infecciosas* (como el VIH, la hepatitis C y la enfermedad de Lyme).
- *Deficiencias vitamínicas* (incluyendo B1, B6, B12, D y E).
- *Disproteinemias* (como el mieloma múltiple, la macroglobulinemia de Waldenstrom y la gammapatía monoclonal de significado indeterminado).
- *Trastornos hereditarios* (más comúnmente la enfermedad de Charcot-Marie Tooth).
- *Relacionado con drogas o toxinas* (uso crónico de alcohol, varios agentes quimioterapéuticos y exposición a metales pesados).
- *Entre las causas menos comunes* —¡pero importantes para no pasarlas por alto!— se encuentran la vasculitis, la amiloidosis, los síndromes paraneoplásicos y otras enfermedades sistémicas como el hipotiroidismo y la enfermedad renal en fase terminal.
- *Idiopática*: por definición, no se puede encontrar una causa subyacente.

La mayoría de estas polineuropatías se consideran predominantemente axonales; sin embargo, en las pruebas electrofisiológicas también suele haber cierto grado de desmielinización.

Un cribado típico de neuropatía (es decir, los análisis de sangre que se envían desde la consulta para los pacientes que presentan una polineuropatía sensoriomotora clásica dependiente de la longitud) incluye niveles vitamínicos, electroforesis de proteínas séricas e inmunoelectroforesis (para descartar disproteinemias) y pruebas de función tiroidea. El cribado de enfermedades como el Lyme y el VIH debe considerarse caso por caso, en función del riesgo.

Hagamos una rápida revisión de algunas de las causas más comunes de las polineuropatías sensoriomotoras dependientes de la longitud.

Diabetes. Se enseña convencionalmente que la diabetes tarda muchos años en causar daños neurológicos, y es cierto que la prevalencia y la gravedad de la neuropatía se correlacionan con la duración y la gravedad de la diabetes del paciente. Sin embargo, más de 10% de los pacientes presenta indicios de neuropatía en el momento en que se les diagnostica la diabetes por primera vez, y hasta 25% de los pacientes *sin* diabetes pero con intolerancia a la glucosa presenta cambios electrodiagnósticos compatibles con la neuropatía diabética. El mensaje aquí es sencillo: no hay que descartar la posibilidad de que la hiperglucemia sea la causa de la neuropatía periférica en pacientes no diagnosticados previamente con diabetes o sin criterios de laboratorio para una diabetes franca. Puede valer la pena hacer una prueba de tolerancia a la glucosa, porque será anormal en algunos de estos pacientes. No es raro que los neurólogos sean los primeros en diagnosticar la diabetes en pacientes en los que la neuropatía periférica es el síntoma de presentación.

En un paciente con diabetes franca o intolerancia a la glucosa y una polineuropatía distal y simétrica, su evaluación está hecha. Los pacientes suelen quejarse de dolor y parestesias en los pies o las manos o en ambos, y su examen mostrará una disminución de la sensibilidad distal a la vibración y una disminución de los reflejos del tobillo. La paresia motora, si se desarrolla, es un hallazgo mucho más tardío.

El control estricto de la glucosa, el ejercicio y el manejo de cada uno de los componentes del síndrome metabólico (obesidad, hipertensión, hiperlipidemia, etc.) puede retrasar la progresión de la polineuropatía diabética y mejorar los síntomas. En caso necesario, los anticonvulsivos (a menudo gabapentina y pregabalina), los antidepresivos tricíclicos y los inhibidores selectivos de la recaptación de serotonina-norepinefrina pueden ayudar a mitigar el dolor neuropático en los pacientes con diabetes.

Deficiencia de vitamina B12 (cobalamina). Se necesitan varios años para agotar las reservas hepáticas de vitamina B12. Las causas más comunes son la insuficiencia pancreática, el daño ileal (como puede ocurrir en pacientes con enfermedad de Crohn o después de la cirugía bariátrica), la anemia perniciosa y varios medicamentos que interfieren con la absorción de B12 (incluyendo la metformina y los inhibidores de la bomba de protones como el omeprazol). El cumplimiento de una dieta vegana estricta también puede provocar una deficiencia de B12.

Las principales consecuencias de la carencia de B12 son la anemia megaloblástica, los trastornos neuropsiquiátricos (incluida la depresión y la discapacidad cognitiva) y la mielopatía debida a la enfermedad de la columna vertebral dorsolateral (conocida como *degeneración combinada subaguda*; véase p. 269 para más detalles). También es frecuente la neuropatía periférica, que suele ir acompañada de signos de mielopatía. Suele ser distal y simétrica y puede aparecer de forma aguda. La elevación del ácido metilmalónico en suero es una prueba diagnóstica más fiable que la disminución del nivel de B12 en suero (la B12 funciona como cofactor de la metilmalonil-CoA mutasa, que cataliza la conversión del ácido metilmalónico en succinil CoA; por lo tanto, la deficiencia de B12 provoca niveles elevados de ácido metilmalónico). La suplementación con vitamina B12 retrasará la progresión y mejorará los síntomas del paciente en unas semanas.

Vitamina B12.

Deficiencia de vitamina B1 (tiamina). La deficiencia de tiamina se observa con mayor frecuencia en el contexto de una mala nutrición (en poblaciones cuya dieta consiste principalmente en arroz o cereales o en pacientes con anorexia, cirugía de *bypass* gástrico previa, hiperémesis gravídica o abuso crónico de alcohol) y en pacientes en hemodiálisis. Causa dos fenotipos clínicos distintos: el *síndrome de Wernicke-Korsakoff* (véase p. 380) y el *beriberi*.

El beriberi puede presentarse tanto en los bebés (principalmente en los que son amamantados por mujeres con déficit de tiamina) como en los adultos. Tiene dos formas: el *beriberi seco*, que se caracteriza por una polineuropatía sensomotora simétrica dependiente de la longitud, y el *beriberi húmedo*, que incluye signos y síntomas de afectación cardiaca junto con la polineuropatía. La medición de la tiamina en sangre es la mejor prueba, pero incluso esta tiene una sensibilidad y especificidad de diagnóstico limitadas. La prueba de la actividad de la transcetolasa eritrocitaria es otra opción. Dependiendo de la gravedad de la presentación, el tratamiento consiste en la administración de suplementos de tiamina ya sea por vía intravenosa u oral.

Vitamina B1.

Paraproteinemias. Las paraproteinemias se caracterizan por una cantidad excesiva de paraproteínas (es decir, inmunoglobulinas monoclonales producidas por una población clonal de células B maduras) en la sangre. El *mieloma múltiple*, la *gammapatía monoclonal de significado indeterminado*

(GMSI) y la *macroglobulinemia de Waldenstrom* pueden causar una polineuropatía (por lo regular debida a la amiloidosis) que, salvo por la presencia de un pico de inmunoglobulinas monoclonales en el suero, no se presenta clínicamente de forma diferente a las descritas con anterioridad.

La *amiloide transtiretina hereditaria* (hATTR, por sus siglas en inglés) es un tipo de amiloidosis hereditaria, autosómica dominante, debida al depósito de fibrillas derivadas de la transtiretina (la transtiretina es una proteína que transporta, entre otras cosas, tiroxina). La neuropatía suele ser el síntoma de presentación (el síndrome del túnel carpiano bilateral es frecuente), pero también se producen estenosis espinales, rotura del tendón del bíceps y afectación de otros órganos. En los pacientes con neuropatía que además presentan una enfermedad cardiaca, renal o pulmonar inexplicable, la hATTR es un diagnóstico importante a tener en cuenta, tanto porque es autosómica dominante y, por lo tanto, conlleva importantes repercusiones genéticas, como porque existe un tratamiento eficaz. Tafamidis fue aprobado en 2019; se cree que estabiliza la proteína transtiretina y reduce la formación de amiloide TTR.

El *síndrome POEMS* significa *polineuropatía, organomegalia, endocrinopatía, proteína monoclonal* y *cambios en la piel (skin en inglés)*. No todos los pacientes con POEMS tienen todos estos componentes. Para el diagnóstico se requiere la presencia de un trastorno de células plasmáticas monoclonales y una neuropatía periférica relativamente grave. La neuropatía del POEMS comienza como una típica neuropatía sensorial distal, pero a esta le sigue una neuropatía motora, a menudo debilitante, que se extiende en sentido proximal. Hay que sospechar de POEMS en un paciente con una paraproteína conocida (ya sea benigna o maligna), neuropatía y cualquiera de las otras características de este síndrome.

Síndrome de Charcot-Marie-Tooth. Muchos trastornos genéticos presentan una polineuropatía distal como característica destacada. El síndrome de Charcot-Marie-Tooth (CMT) es el más común de ellos. El CMT engloba un grupo de neuropatías sensoriales y motoras hereditarias y progresivas que se deben a diversas mutaciones genéticas asociadas con la producción defectuosa de las proteínas necesarias para que los nervios periféricos sean plenamente funcionales.

Los pacientes suelen presentarse en la adolescencia o en la edad adulta temprana. A diferencia de la polineuropatía diabética, suelen predominar los hallazgos motores. La paresia de las extremidades distales (que a menudo se manifiesta como ataxia y esguinces de tobillo) con alteración de la marcha y desgaste muscular es la presentación inicial más común. La caída franca del pie suele aparecer más tarde en el curso. La pérdida sensorial distal está presente, pero por lo regular es menos prominente. Los rasgos característicos en la exploración incluyen arcos de pie altos (conocidos como *pies cavos*), dedos en martillo y "piernas de cigüeña", resultado de la atrofia muscular distal. Si se sospecha CMT, siempre hay que preguntar por los antecedentes familiares de dolencias similares. El diagnóstico puede confirmarse con pruebas electrofisiológicas y análisis genéticos. No existe una terapia específica.

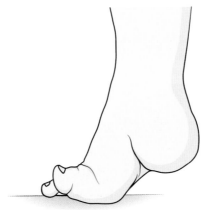

El pie cavo, o pie con arco alto, es una característica común del CMT.

Polineuropatía idiopática. Este trastorno se presenta como cualquier otra polineuropatía sensorial distal, pero sin causa conocida. Hasta 25% de los pacientes con neuropatía periférica acabarán recibiendo este diagnóstico; la buena noticia es que el pronóstico para ellos suele ser excelente. La enfermedad no progresa sustancialmente en la mayoría, y rara vez se desarrolla paresia motora.

Polineuropatías desmielinizantes inflamatorias (síndrome de Guillain-Barré)

Las polineuropatías desmielinizantes inflamatorias se clasifican bajo el epónimo de *síndrome de Guillain-Barré* (SGB), los nombres de dos de los neurólogos franceses que describieron por primera vez el trastorno. A diferencia de las polineuropatías lentamente progresivas y sobre todo sensoriales descritas con anterioridad, el SGB se presenta más a menudo como una polineuropatía monofásica o subaguda, que progresa en forma rápida y es predominantemente motora o, mejor dicho, polineuropatía *radicular*, ya que la desmielinización suele comenzar en las raíces nerviosas. Hay un gran número de variantes del SGB —véase la lista más abajo— pero la *polirradiculoneuropatía desmielinizante inflamatoria aguda (PDIA)* es, con diferencia, la más común, y representa casi 90% de todos los casos de SGB.

Tabla 11-1 Las numerosas variantes del SGB

Paresia predominante	Paresia NO predominante
Polirradiculoneuropatía inflamatoria aguda (PDIA)	Síndrome de Miller Fisher (SMF)
Neuropatía axonal motora aguda (AMAN, por sus siglas en inglés)	Encefalitis de Bickerstaff
Neuropatía axonal motora y sensorial aguda (AMSAN, por sus siglas en inglés)	Pandisautonomía aguda
Variante faríngeo-cervical-braquial	Neuropatía sensorial pura

Polirradiculoneuropatía desmielinizante inflamatoria aguda. A esto se refiere la mayoría de la gente cuando habla del SGB. La PDIA es una enfermedad monofásica de inicio agudo que progresa rápidamente en el transcurso de varios días. Se cree que el *mimetismo molecular* es el mecanismo fisiopatológico en el que, provocado por una infección previa, los anticuerpos de reacción cruzada atacan por error la mielina de los nervios periféricos.

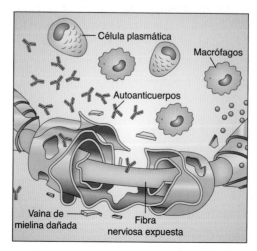

El sistema inmunológico ataca el revestimiento de mielina de los nervios periféricos en la PDIA.

Síntomas. Los síntomas suelen ir precedidos de una enfermedad respiratoria o gastrointestinal (el *Campylobacter jejuni* es el precipitante más comúnmente identificado, pero también se ha implicado una larga lista de infecciones virales, como el virus de Epstein-Barr, el citomegalovirus, la gripe y el virus del Zika, y de infecciones bacterianas, como *Escherichia coli* y el micoplasma).

Los síntomas más comunes son:

- Parestesias leves en las manos y los pies (a menudo el síntoma inicial).
- Paresia progresiva y relativamente simétrica que comienza en las extremidades inferiores y asciende durante horas o días; esta parálisis ascendente es el rasgo más característico de la PDIA.
- Disminución o ausencia de reflejos.
- Dolor de espalda y piernas, debido a la inflamación de la raíz nerviosa.
- Paresia oculomotora, facial y orofaríngea, por afectación del nervio craneal.
- Paresia de los músculos respiratorios (entre 10 y 30% de los pacientes acaban necesitando asistencia respiratoria).
- Disfunción autonómica, que provoca oscilaciones lábiles de la frecuencia cardiaca y la presión arterial, así como arritmias cardiacas potencialmente peligrosas.

Recuadro 11-3 ¿Puede la vacuna contra la influenza causar SGB?

Sí, y esto es un gran "sí", la vacuna contra la influenza puede causar SGB, el riesgo es extremadamente bajo, como mucho 1 o 2 casos por cada millón de dosis. Este riesgo es mucho menor que los riesgos asociados con la propia influenza (basta con saber que en Estados Unidos se produjeron 61 000 muertes relacionadas con la influenza en 2017-2018, que fue una temporada de influenza típica). No obstante, se recomienda no administrar la vacuna contra la influenza a personas que hayan desarrollado SGB en las 6 semanas siguientes a una vacunación contra la influenza previa.

Diagnóstico. El diagnóstico depende de 1) la exploración física, que debe confirmar una paresia profunda y distal con ausencia o disminución de reflejos, y 2) el análisis del LCR, que revelará una proteína elevada y un recuento de glóbulos blancos normal (lo que se conoce como "***disociación albuminocitológica***"). Las pruebas electrofisiológicas pueden ser valiosas para confirmar el diagnóstico y distinguir entre las diferentes variantes del SGB, lo que es importante en gran medida para establecer el pronóstico del paciente. Pueden pasar unas 3 semanas para ver cambios en la electromiografía (EMG) y en los estudios de velocidades de conducción nerviosa (VCN); si se hacen demasiado pronto, estas pruebas parecerán normales. La resonancia magnética de la columna vertebral puede ser normal o mostrar un realce de las raíces nerviosas afectadas. A menudo es necesario descartar otra patología de la médula espinal que pueda estar imitando el SGB. También es una buena idea pedir los análisis de sangre básicos de la neuropatía periférica para excluir de manera definitiva otras causas tratables.

Tratamiento. La inmunoglobulina intravenosa (IGIV) y el intercambio de plasma (PLEX, por sus siglas en inglés) son opciones de tratamiento de primera línea igualmente eficaces. Combinarlos no mejora los resultados, y no hay pruebas de que los corticoesteroides sean útiles. La mayoría de los pacientes empieza a mejorar a las 4 semanas, y entre 80 y 90% se recupera completamente, aunque ello puede tardar muchos meses. La mortalidad es de 5%, casi siempre por insuficiencia respiratoria. Algunos pacientes pueden presentar recaídas, y entonces se dice que tienen una *polineuropatía desmielinizante inflamatoria crónica* (véase p. 287).

Recuadro 11-4 Parálisis por garrapatas

Una enfermedad que puede imitar al SGB, aunque es muy rara, es la parálisis por garrapatas. Está causada por neurotoxinas producidas por cualquiera de las numerosas garrapatas vectoras que bloquean la liberación de acetilcolina de las terminales nerviosas presinápticas. Las garrapatas deben haberse alimentado durante al menos 4 días para producir los síntomas. La parálisis por garrapatas puede presentarse de muchas maneras —parálisis asimétrica, paresia facial y faríngea, ataxia—, pero cuando el cuadro consiste en parestesias y paresia ascendente puede imitar al SGB. Sin embargo, lo más frecuente es que sea asimétrico y que el análisis del LCR sea normal. La clave del diagnóstico es buscar la garrapata, y la clave del tratamiento es eliminarla. La mayoría de los pacientes se recuperan en cuestión de horas o días tras su retirada. Por lo demás, el tratamiento es de apoyo.

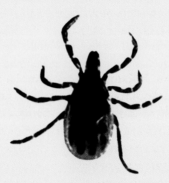

La garrapata estrella solitaria, una de las muchas especies que pueden causar parálisis por garrapatas. (Modificada de Wolfson AB, Hendey GW, Ling LJ, et al. *Harwood-Nuss' Clinical Practice of Emergency Medicine*, 5th ed. Wolters Kluwer, 2009.)

Recuadro 11-5 Otras variantes del SGB

Unas palabras rápidas sobre algunas variantes importantes, pero mucho menos comunes del SGB:

- **Neuropatía axonal motora aguda (AMAN):** la AMAN, una forma aguda y axonal del SGB, se da sobre todo en Asia y tiende a afectar a los adultos jóvenes. Progresa más rápidamente que la PDIA, pero tiene tasas de recuperación similares. Puede distinguirse de la PDIA por su falta de afectación sensorial y su patrón axonal en las pruebas electrofisiológicas. A menudo se asocia con la presencia de anticuerpos contra gangliósidos (incluyendo GM1, GD1a y GalNac-GD1a).
- **Neuropatía motora y sensorial aguda (AMSAN):** una forma más grave de AMAN, con afectación tanto sensorial como motora. El pronóstico es peor, con una recuperación más prolongada y a menudo incompleta.
- **Variante faríngeo-cervical-braquial:** se caracteriza por la paresia de los músculos de la faringe, el cuello y los hombros, con disfunción de la deglución asociada. La fuerza y los reflejos de las piernas suelen estar conservados. Piense en esto como una variante localizada, típicamente axonal del SGB.

Recuadro 11-5 Otras variantes del SGB *(continuación)*

- **Síndrome de Miller Fisher (SMF):** clásicamente se presenta con la tríada clínica de ataxia, arreflexia y oftalmoplejía, aunque muchos pacientes solo desarrollan 2 de los 3 síntomas. En la mayoría de los casos hay anticuerpos contra el gangliósido GQ1b.
- **Encefalitis de Bickerstaff:** encefalitis del tronco del encéfalo caracterizada por encefalopatía, hiperreflexia y rasgos del SMF, como ataxia y oftalmoplejía. Al igual que el SMF, también se asocia a los anticuerpos GQ1b.
- **Neuropatía sensorial pura:** se presenta con una ataxia sensorial y arreflexia importantes, con una afectación motora ausente o muy leve.
- **Pandisautonomía aguda:** se caracteriza por una afectación difusa de los nervios autónomos que puede provocar hipotensión ortostática, retención urinaria, diarrea, vómito, disminución de la sudoración y anomalías pupilares. También pueden presentarse anomalías sensoriales y disminución o ausencia de reflejos.

Polineuropatía desmielinizante inflamatoria crónica. La polineuropatía desmielinizante inflamatoria crónica (PDIC) puede considerarse como la forma crónica de la PDIA. Se distingue sobre todo por su curso temporal —por definición, los síntomas deben persistir durante al menos 8 semanas— y por su capacidad de respuesta al tratamiento con corticoesteroides (la PDIA, como se recordará, no responde a los esteroides). Suele ser monofásica, con un inicio relativamente gradual y una recuperación aún más gradual, pero algunos pacientes pueden presentar un curso de recaída y remisión. Por lo demás, la PDIC se parece mucho a la PDIA, con una paresia motora predominantemente distal, simétrica y ascendente, y una disminución o ausencia de reflejos. La disociación albuminocitológica en el LCR es un hallazgo característico, como en la PDIA. El tratamiento de primera línea es la IGIV, el PLEX o los corticoesteroides en pulsos de alta dosis.

Existen diversas variantes de la PDIC, incluidas las formas sensoriales predominantes y las puramente motoras, que pueden ser más difíciles de reconocer y diagnosticar. El análisis del LCR y las pruebas electrofisiológicas son útiles.

Recuadro 11-6 Electromiografía y estudios de velocidades de conducción nerviosa

La electromiografía (EMG) y los estudios de velocidades de conducción nerviosa (VCN) pueden ayudar a distinguir los trastornos nerviosos periféricos de aquellos principalmente musculares, y los trastornos axonales de los desmielinizantes. La EMG mide la actividad eléctrica de los músculos. El estudio de VCN (que evalúa tanto los nervios sensoriales como los motores) mide la calidad y la rapidez con que los nervios envían señales. En general:

- Las características de los trastornos axonales incluyen la reducción de la amplitud de los potenciales de acción nerviosa evocados (el "PANS", o potencial de acción nerviosa sensorial, y el "PAMC", o potencial de acción muscular compuesto), así como una actividad espontánea anormal, que incluye potenciales de fibrilación y ondas agudas.
- Las características de los trastornos desmielinizantes incluyen velocidades de conducción lentas, latencias distales prolongadas y bloqueo de la conducción.

(Continúa)

Recuadro 11-6 Electromiografía y estudios de velocidades de conducción nerviosa (VCN) (*continuación*)

Las pruebas de electrodiagnóstico suelen ser más útiles cuando el diagnóstico es incierto.

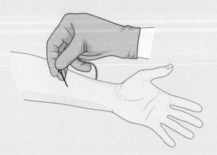

La realización de una EMG implica la inserción de una pequeña aguja en diferentes músculos.

Neuropatía de fibras pequeñas

La neuropatía de fibras pequeñas afecta a las pequeñas fibras nerviosas no mielinizadas (conocidas como fibras "C") que transmiten la sensación de dolor y temperatura. Los pacientes suelen presentar un dolor quemante distal y una hipoestesia que afecta a las manos y los pies. La exploración neurológica es variable: se puede encontrar una disminución de la sensación de pinchazo dependiente de la longitud, una reducción de los reflejos de estiramiento muscular del talón o, lo que no es raro, ninguna anomalía objetiva. Los síntomas autonómicos asociados son comunes y pueden incluir sequedad de boca, retención urinaria e intestinal e hipotensión ortostática. La diabetes es, con mucho, la causa subyacente más común, pero la lista de causas potenciales es larga e incluye:

- Deficiencia de vitamina B12 (cobalamina).
- Toxicidad de la vitamina B6 (piridoxina).
- Causas infecciosas (VIH, hepatitis C).
- Afecciones autoinmunes (síndrome de Sjögren, sarcoidosis, lupus eritematoso sistémico).
- Paraproteinemias (mieloma múltiple).
- Trastornos paraneoplásicos.

Las pruebas electrofisiológicas *no detectarán* una neuropatía de fibras pequeñas; la EMG y el estudio VCN serán normales. La ausencia de anomalías en la EMG/VCN y una exploración neurológica normal o casi normal en un paciente con neuropatía sintomática son lo que debe hacer sospechar una neuropatía de fibras pequeñas. La biopsia de piel, que mostrará la ausencia o disminución de las terminaciones nerviosas, es la prueba diagnóstica de elección. No existe un tratamiento específico; se pueden utilizar diversos anticonvulsivos y antidepresivos para controlar el dolor.

Control saludable   Neuropatía de fibras pequeñas

Biopsia de piel

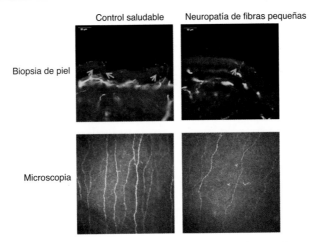

Microscopia

Ejemplos de fibras nerviosas en biopsias de piel en sacabocados y microscopia, de un control sano y de un paciente con neuropatía de fibras pequeñas. Obsérvese la menor densidad de fibras nerviosas en el paciente con neuropatía de fibras pequeñas. (Modificada de Haüser W, Perrot S. *Fibromyalgia Syndrome and Widespread Pain*. Wolters Kluwer; 2018.)

Mononeuritis múltiple

La mononeuritis múltiple es diferente a las polineuropatías que acabamos de comentar. Las polineuropatías evolucionan de forma simétrica, progresiva y continua, mientras que la mononeuritis múltiple procede en una especie de acumulación dispersa de mononeuropatías aisladas y no contiguas. Por definición, debe afectar a 2 o más nervios no contiguos, ya sea de forma simultánea o secuencial. La mononeuritis múltiple es mucho menos frecuente que la polineuropatía.

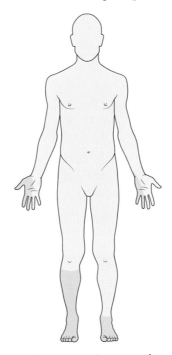

Neuropatía múltiple. Si se observa rápidamente, las zonas afectadas pueden parecerse a la distribución en guante y calcetín de una polineuropatía. Pero una evaluación más detallada revelará que las lesiones no son simétricas y que afectan a varios nervios periféricos distintos. Un examen cuidadoso revelará la diferencia.

- La *vasculitis* es una causa frecuente, sobre todo los trastornos asociados con los autoanticuerpos citoplasmáticos antineutrófilos (ANCA, por sus siglas en inglés; como la granulomatosis con poliangeítis y la poliangeítis microscópica), la poliarteritis nodosa, la crioglobulinemia y la vasculitis asociada con enfermedades del tejido conectivo, como el síndrome de Sjögren.
- Otras causas son:
  - *Daño nervioso isquémico* (p. ej., debido a diabetes o a anemia de células falciformes).
  - *Diversas infecciones* (principalmente enfermedades virales como hepatitis B, hepatitis C, VIH y virus del Nilo).
  - *Procesos neoplásicos* (por infiltración tumoral de los nervios o como resultado de un síndrome paraneoplásico).

Los nervios de las extremidades inferiores suelen ser los primeros en verse afectados; la caída del pie debido a daños en el nervio peroneo es la queja motora más común. Sin embargo, con el tiempo puede verse afectado prácticamente cualquier nervio periférico, incluidos los que proporcionan fuerza y sensación a las extremidades superiores, los nervios craneales y los nervios autónomos.

La biopsia de nervio suele ser útil para diagnosticar la causa subyacente; esta puede confirmar una vasculitis y permitir que se inicie el tratamiento con corticoesteroides, así como descartar trastornos infiltrativos como el linfoma.

Por lo demás, el manejo implica el reconocimiento y el tratamiento de la enfermedad subyacente, así como el control del dolor con los mismos medicamentos utilizados para las polineuropatías más comunes.

 ## Plexopatías

Las plexopatías afectan a múltiples nervios, pero están causadas por lesiones únicas que afectan a una parte sustancial o a un plexo completo, ya sea el plexo braquial o el plexo lumbosacro. Estos síndromes son poco frecuentes y suelen estar causados por traumatismos, isquemias, inflamaciones, enfermedades malignas, diabetes y radioterapia.

Plexopatías braquiales

El plexo braquial es una de las estructuras anatómicas del cuerpo en la que más se realizan pruebas. A menudo se recurre a la mnemotecnia **R**eal **T**exans **D**rink **C**old **B**eer para recordar la anatomía:

- **R**aíces (C5- T1).
- **T**roncos (superior/superior: C5-6, medio: C7, inferior/inferior: C8-T1).
- **D**ivisiones (cada tronco tiene una división anterior y posterior).
- **C**ordones (lateral, posterior y medial).
- **R**amas (*branches*; los nervios que desprende cada cordón).
  - Cordón lateral → nervio musculocutáneo (C5-7), raíz lateral del nervio mediano (C5-T1).
  - Cordón posterior → nervio axilar (C5-6), nervio radial (C5-T1).
  - Cordón medial → nervio cubital (C8-T1), raíz medial del nervio mediano (C5-T1).

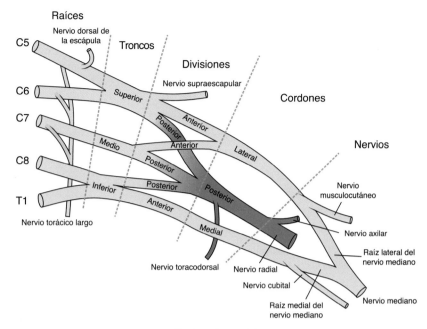

El plexo braquial.

Las plexopatías braquiales se suelen clasificar en traumáticas (normalmente resultado de lesiones deportivas o accidentes de tráfico) y no traumáticas. Algunos síndromes específicos que afectan al plexo braquial son:

- La **parálisis de Erb** es causada por un desgarro del tronco superior del plexo braquial (que afecta a C5 y C6). Se produce con mayor frecuencia en los bebés durante el parto, como resultado de la tracción lateral del cuello del bebé debido a la distocia de hombros. Se presenta con una alteración de la abducción del hombro (debido a la afectación del deltoides y del supraespinoso; el brazo cuelga sin fuerza por el costado), de la rotación lateral (afectación del infraespinoso; el brazo está rotado medialmente) y de la flexión y supinación del brazo (afectación del bíceps braquial; el brazo está extendido y en pronación). La mayoría de los casos se resuelven con tiempo y fisioterapia. La reparación quirúrgica es el tratamiento de segunda línea si es necesario.

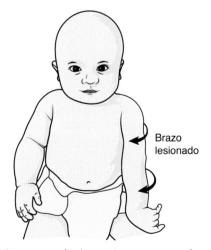

Resumen de las complicaciones neurológicas más comunes en los niños con parálisis de Erb.

- La **parálisis de Klumpke** es causada por un desgarro del tronco inferior del plexo braquial (que afecta a C8-T1). También suele originarse por un traumatismo durante el parto, pero es menos frecuente que la parálisis de Erb. Esta parálisis se presenta con paresia en los músculos intrínsecos de la mano inervados por los nervios cubital y mediano (lo que da lugar a la "mano en garra", caracterizada por una muñeca extendida, articulaciones metacarpofalángicas extendidas y articulaciones interfalángicas distales flexionadas), hipoestesia dermatomal C8-T1 y, el no poco frecuente, síndrome de Horner, debido a la estrecha aproximación de la raíz nerviosa T1 a la cadena simpática.

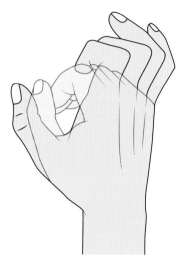

La "mano en garra" de la parálisis de Klumpke.

- El **síndrome de Parsonage-Turner** (también conocido como amiotrofia neurálgica) es una plexitis braquial inflamatoria aguda que puede afectar a cualquier parte del plexo braquial. En la mayoría de los casos es idiopática, pero aproximadamente 50% de los pacientes señala algún tipo de antecedente, como una intervención quirúrgica o una enfermedad viral. Se presenta clásicamente con la aparición aguda de un dolor intenso en el brazo y el hombro, seguido, en un plazo de días a semanas, de una paresia irregular en las extremidades superiores. La mayoría de los casos son unilaterales, pero puede haber afectación bilateral. La recuperación es gradual, a menudo durante meses o años. No existe un tratamiento específico.

Recuadro 11-7 Síndrome de salida torácica

El síndrome de salida torácica se refiere a un grupo de trastornos causados por la compresión de los nervios, arterias y venas dentro de la salida torácica (el espacio entre la clavícula y la primera costilla). La causa más común es la presencia de costillas anómalas o una lesión. El cuadro clínico suele estar dominado por la compresión de los vasos sanguíneos, lo que provoca un edema en las extremidades superiores. Sin embargo, cuando los nervios del plexo braquial también están implicados (¡esto es extremadamente raro!), el paciente se quejará de dolor, hipoestesia y disestesias de la extremidad superior provocados al elevar el brazo o girar el cuello. Si la enfermedad no se trata, puede desarrollarse una atrofia muscular.

Plexopatías lumbosacras

Son poco frecuentes, por lo que no dedicaremos demasiado tiempo a ello (y, por fortuna, a diferencia de lo que ocurre con el plexo braquial, no es necesario aprender la anatomía precisa). Hay una gama sorprendentemente amplia de causas potenciales, entre las que se incluyen:

- *Diabetes.* La *amiotrofia diabética* (también conocida como neuropatía radiculoplexa diabética) suele presentarse de forma aguda con dolor focal asimétrico en las piernas, seguido de paresia proximal en las mismas. Los síntomas autonómicos asociados son comunes. Lo normal es una recuperación parcial en un lapso de semanas o meses.
- *Idiopática.* La plexopatía lumbosacra idiopática se presenta de forma similar a la amiotrofia diabética, pero en pacientes sin diabetes.
- *Neoplasia.* La invasión neoplásica del plexo lumbosacro se debe en la mayoría de los casos a la extensión directa de un tumor (puede estar implicada casi cualquier forma de carcinoma, melanoma o linfoma), pero también puede ser causada por la afectación leptomeníngea o la diseminación hematógena o linfática. La plexopatía lumbosacra neoplásica casi siempre es dolorosa, y se caracteriza por dolores similares a una descarga en la extremidad inferior afectada.
- Radiación. La plexopatía lumbosacra por radiación suele aparecer meses o años después de la radiación pélvica. Suele ser bilateral y rara vez es dolorosa, presentándose en cambio con paresia y, ocasionalmente, pérdida sensorial.
- *Hematoma retroperitoneal.* Suelen desarrollarse en el músculo psoas y pueden producirse de forma espontánea o tras cateterismos arteriales o venosos femorales (con mayor frecuencia en pacientes anticoagulados). Son frecuentes los dolores intensos de espalda y piernas y la neuropatía femoral.

Mononeuropatías

La mononeuropatía, la afectación de un solo nervio, puede ser consecuencia de casi cualquier proceso patológico. Cualquier nervio puede verse afectado, y podríamos enumerar tantas mononeuropatías como nervios hay en el cuerpo, pero algunos síndromes son comunes y merecen ser destacados:

- Neuropatía mediana en la muñeca (síndrome del túnel carpiano).
- Neuropatía cubital en el codo.
- Neuropatías peroneales y tibiales.
- Parálisis de campana.
- Meralgia parestésica.

Síndrome del túnel carpiano

El síndrome del túnel carpiano (STC) es una forma de neuropatía mediana debida al atrapamiento del nervio mediano (que deriva de los nervios espinales C5-T1) dentro del estrecho túnel carpiano de la muñeca. Suele ser causada por un traumatismo repetitivo en ocupaciones que requieren la flexión y extensión frecuentes de la muñeca (aunque, sorprendentemente, ¡no se ha demostrado de forma convincente que pasarse el día tecleando en la computadora sea la causa del STC!). Otros factores de riesgo importantes que hay que tener en cuenta son el hipotiroidismo (debido a la acumulación de material mucinoso dentro del túnel carpiano), el embarazo (debido a la acumulación de líquido y el edema) y la amiloidosis (debido, sin sorpresa, a la deposición de amiloide).

Los pacientes se quejarán de hipoestesias y parestesias en la mano, a menudo descritos como hormigueos y que suelen empeorar por la noche. La exploración revelará que los síntomas sensoriales se limitan a los tres primeros dígitos de la mano y a la cara medial del dedo anular. Sin embargo, el dolor que lo acompaña no tiene por qué limitarse a la distribución del nervio mediano y puede irradiarse por toda la mano e incluso por el brazo. Los síntomas bilaterales son sorprendentemente comunes y afectan a más de la mitad de los pacientes con STC.

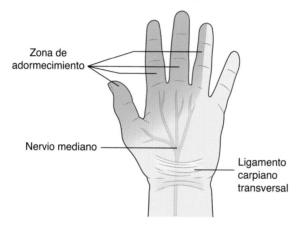

La compresión del nervio mediano dentro del túnel carpiano provoca quejas sensoriales en los tres primeros dígitos y en la cara medial del dedo anular.

Diversas maniobras diagnósticas pueden ayudarle a realizar el diagnóstico. La *prueba de Phalen* consiste en hacer que los pacientes flexionen la muñeca durante 1 minuto y ver si eso provoca o agrava los síntomas. La *prueba de Tinel* consiste en dar golpecitos sobre el túnel carpiano y ver si eso produce síntomas en los dedos. Si son positivas, ambas pruebas sugieren el diagnóstico, pero su sensibilidad y especificidad son limitadas (se citan entre 50 y 80%). Las radiografías de la muñeca pueden estar indicadas para excluir otros diagnósticos, y las pruebas electrofisiológicas pueden ser útiles cuando el diagnóstico sigue sin estar claro.

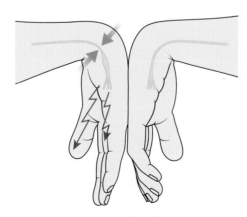

Prueba de Phalen para el síndrome del túnel carpiano.

El tratamiento conservador consiste en evitar la actividad que está causando el problema (desafortunadamente, no siempre es posible) y utilizar una férula para la muñeca por la noche. La fisioterapia y los ejercicios específicos no parecen aportar mucho. Algunos pacientes pueden beneficiarse de la inyección local de un corticoesteroide. Para los pacientes con síntomas persistentes, la liberación quirúrgica del túnel carpiano es un procedimiento relativamente sencillo que puede conducir a la resolución completa de los síntomas.

Neuropatía cubital

La neuropatía cubital es menos frecuente que la neuropatía mediana. Puede producirse cuando el nervio cubital (derivado de los nervios espinales C8-T1) se comprime en el codo (en el túnel cubital; este es el sitio más común) o en la muñeca (en el canal de Guyon). Los síntomas sensoriales en la distribución cubital tienden a predominar en el primer caso, mientras que la paresia, la atrofia y la torpeza de la mano predominan en el segundo.

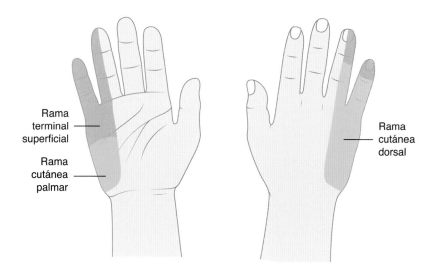

Distribución sensorial del nervio cubital. La afectación de las ramas cutáneas palmares o dorsales indica que la lesión es proximal a la muñeca.

Neuropatías peroneales y tibiales

El nervio ciático es el mayor nervio del cuerpo, que va desde la cadera hasta los dedos de los pies. Se deriva de los nervios espinales L4 a S3; baja por la parte posterior del muslo y luego se divide en dos ramas en el hueco poplíteo: 1) el nervio tibial (L4-S3) y 2) el nervio peroneo común o fibular (L4-S2).

El nervio peroneo común corre lateralmente, envolviendo el lateral de la pierna y el peroné. Dorsiflexiona y evertebra el pie y suministra sensibilidad a la pierna lateral y al dorso del pie. Las fracturas del cuello del peroné, los traumatismos laterales de la pierna y la pérdida significativa de peso pueden causar una neuropatía peronea, que se presenta con caída del pie, hipoestesia de la distribución peronea y una marcha esteparia (paso alto).

El nervio tibial corre en sentido medial. Invierte y flexiona el pie y suministra sensibilidad a la planta del pie. La lesión del nervio tibial es menos frecuente que la del nervio peroneo; suele originarse por la compresión en el hueco poplíteo (a menudo debido a un hematoma o a un quiste de Baker lleno de líquido) o dentro del túnel del tarso en el tobillo.

La mnemotecnia más útil para preservar estas dos neuropatías claras en la mente es bastante inteligente:

- Neuropatía peroneal: se presenta con el **"pie caídoPED"** (Peroneos, Everts, Dorsiflexos).
- Neuropatía tibial: se presenta con incapacidad para ponerse de pie sobre los **dedos del pie TIP** (Tibiales, Invertidos, Plantares).

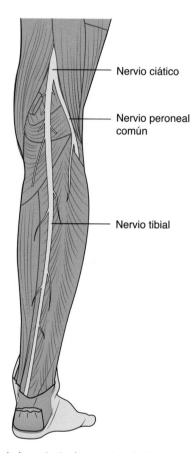

Nervio ciático

Nervio peroneal común

Nervio tibial

Anatomía de los principales nervios de la extremidad inferior.

Recuadro 11-8 Ciática

"Ciática" es un término coloquial que se refiere al dolor de espalda radicular, es decir, aquel que se irradia de la espalda a la pierna a lo largo del dermatoma (distribución sensorial) de un nervio. Es un término inespecífico y a menudo se utiliza de forma incorrecta para describir lo que se denomina más exactamente radiculopatía lumbosacra. Además, el término ciática es engañoso, porque el dolor de espalda radicular puede ser el resultado de la compresión de cualquiera de las raíces nerviosas lumbosacras, de L1 a S4 (L5 y S1 son, por lo común, las más afectadas), mientras que la mononeuropatía ciática (recuerde que el nervio ciático se forma a partir de las raíces nerviosas L4-S3) es relativamente poco frecuente.

Recuadro 11-8 Ciática (*continuación*)

En cambio, la radiculopatía lumbosacra es muy frecuente. Suele ser causada por una hernia discal o una estenosis espinal que comprime parte de la raíz nerviosa y provoca inflamación. El dolor que se dispara desde la parte baja de la espalda hasta la pierna, a menudo con hipoestesia y hormigueo asociados, es la presentación clásica. La mayoría de los pacientes pueden ser tratados de forma conservadora con fisioterapia y un breve tratamiento con paracetamol o un medicamento antiinflamatorio como el ibuprofeno. Por lo general, no se recomiendan los esteroides epidurales debido a su limitada eficacia y a sus riesgos, que no son insignificantes. Los glucocorticoides sistémicos también parecen tener poco valor. El tratamiento quirúrgico suele reservarse para los pacientes que desarrollan una paresia franca o que presentan un dolor persistente y debilitante a pesar de las medidas conservadoras.

Parálisis de Bell

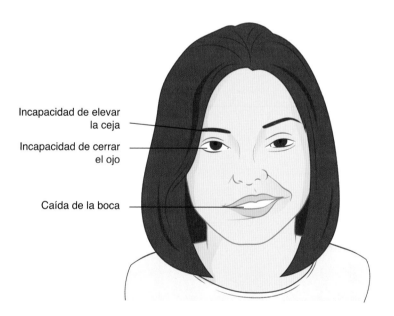

Incapacidad de elevar la ceja

Incapacidad de cerrar el ojo

Caída de la boca

Un paciente con parálisis de Bell.

Vamos a retrasar la discusión completa de esta enfermedad común hasta el capítulo 18, cuando nos centremos en los trastornos de los nervios craneales. Por ahora, debe saber que las parálisis faciales son de dos tipos: de la neurona motora superior (NMS) y de la neurona motora inferior (NMI). La parálisis facial de la NMI (o "periférica"), que afecta al núcleo o a los axones del séptimo par craneal propiamente dicho, es frecuente y afecta hasta a 1 de cada 60 personas a lo largo de su vida. Cuando se desconoce la causa, la parálisis del nervio facial periférico se denomina *parálisis de Bell*.

La parálisis del nervio facial periférico se presenta con la aparición aguda de paresia en el lado ipsilateral de la cara (es decir, una lesión del séptimo nervio izquierdo da lugar a una paresia facial en el lado izquierdo), que afecta tanto a la parte superior de la cara (lo que da lugar a la incapacidad del paciente para cerrar el ojo o elevar completamente la ceja) como a la parte inferior de la cara (lo que propicia el aplanamiento del pliegue nasolabial y la caída de la boca). La frente se salva en los pacientes con parálisis del nervio facial NMS; de nuevo, todo esto tendrá más sentido cuando lo veamos a detalle en el capítulo 18.

Meralgia parestésica

Esta mononeuropatía común es el resultado de la compresión del nervio cutáneo femoral lateral, una rama puramente sensorial del plexo lumbar que suministra sensibilidad al muslo anterolateral. La mayoría de los casos se deben a la compresión del nervio a su paso por debajo del ligamento inguinal, a menudo en el contexto del embarazo o la obesidad, o incluso tan solo por llevar cinturones o fajas apretados. Los pacientes se quejan de hipoestesia, parestesias y dolor en la parte anterolateral del muslo. Dado que el nervio cutáneo femoral lateral es puramente sensorial, no debería haber déficits motores asociados.

Casi nunca se requieren pruebas adicionales. Este es un diagnóstico que se puede hacer solo con el historial clínico y el examen. El tratamiento consiste en evitar los factores precipitantes (puede ser necesario un nuevo vestuario), perder peso y, para aquellos pacientes con un dolor importante, los mismos medicamentos que son útiles para las polineuropatías. La mayoría de los pacientes se recuperan en unas pocas semanas o meses.

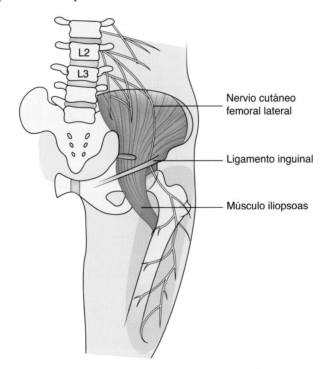

La lesión del nervio cutáneo femoral lateral puede provocar adormecimiento de la parte anterolateral del muslo.

Recuadro 11-9 **Las manifestaciones neurológicas periféricas de la diabetes mellitus**

Como seguramente ya se habrá dado cuenta, la diabetes puede causar estragos en el sistema nervioso periférico de varias maneras. Aquí están todas, en un solo lugar, para ayudarle a tenerlas claras:

• *Neuropatía periférica distal simétrica predominantemente sensorial*, la más común por mucho.

• *La neuropatía autonómica* puede provocar síntomas gastrointestinales, disfunción eréctil e hipotensión ortostática. Además, y aquí hay una pequeña perla, los pacientes pueden perder la arritmia sinusal normal del corazón, es decir, la variación normal de la frecuencia cardiaca con la inspiración (más rápida) y la espiración (más lenta); esto puede ser a veces la primera manifestación de la neuropatía diabética.

• *Polirradiculopatía:* incluye la amiotrofia diabética (un término elegante para la radiculopatía lumbosacra, con dolor prominente, paresia muscular y atrofia en la extremidad inferior proximal) y la polirradiculopatía torácica (que se presenta característicamente con dolor abdominal en forma de banda alrededor del tronco).

• *Mononeuropatía:* casi cualquier nervio puede verse afectado, pero los más comunes son los nervios craneales (normalmente los nervios oculomotor, troclear y *abducens*, que provocan diplopía y oftalmoplejía) y el nervio mediano (que provoca el síndrome del túnel carpiano).

• *Neuropatía de fibras pequeñas:* se caracteriza por un dolor ardiente distal y un examen neurológico normal; recuerde que se requiere una biopsia de piel para el diagnóstico porque las pruebas electrofisiológicas serán normales.

Recuadro 11-10 **Mononeuropatía craneal múltiple**

Solo hay un puñado de cosas que pueden causar múltiples neuropatías craneales de manera simultánea o con poco tiempo de diferencia. Merece la pena repasar el diferencial, porque ninguno de ellos es un diagnóstico que quiera pasar por alto.

• *Infecciones:* aquellas por enfermedad de Lyme, listeria, sífilis y criptococo son las más frecuentemente implicadas.

• *Enfermedades autoinmunes:* el síndrome de Guillain-Barré y la neurosarcoidosis son las dos más frecuentes.

• *Enfermedad neoplásica:* la carcinomatosis leptomeníngea se produce cuando las células cancerosas se extienden a las leptomeninges (la pia madre y la aracnoides) y al líquido cefalorraquídeo y, por lo tanto, se diseminan por todo el tubo neural. Esto puede presentarse con cefalea severa (recordemos que las meninges son sensibles al dolor), polirradiculopatías (debido a la afectación de las raíces de los nervios espinales a su salida de la médula) y neuropatías craneales múltiples (debido a la invasión maligna de los nervios craneales dentro del espacio subaracnoideo). Para más detalles, véase capítulo 16.

(Continúa)

Recuadro 11-10 Mononeuropatía craneal múltiple (*continuación*)

- *Síndrome del seno cavernoso:* los dos senos cavernosos se sitúan a ambos lados de la hipófisis y drenan la sangre y el LCR del ojo y la corteza superficial hacia la vena yugular interna. Cada seno contiene una arteria carótida interna, neuronas simpáticas de tercer orden (que corren por la superficie de la arteria carótida) y los nervios craneales 3, 4, 5 (solo las ramas oftálmica, V1, y maxilar, V2) y 6. Por lo tanto, la patología dentro del seno cavernoso (a menudo una trombosis, una masa o una fístula) se presenta con una disminución de la sensibilidad facial y oftalmoplejía debido a la afectación de múltiples nervios craneales.

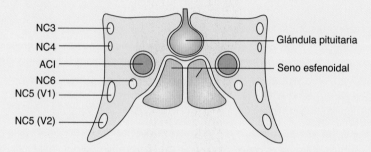

El seno cavernoso, que contiene la arteria carótida interna (ACI) y los nervios simpáticos que corren por su superficie, así como los nervios craneales 3, 4, 5 (solo las ramas V1 y V2) y 6.

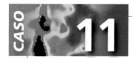

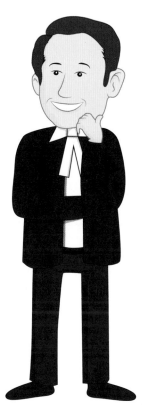

Evolución de su paciente: Allen, que presenta hipoestesia y hormigueo en los pies, parece tener una polineuropatía sensorial distal típica. Su glucosa en ayunas y su hemoglobina A1c eran normales, por lo que usted pide más pruebas de laboratorio, incluyendo una de vitamina B12/ácido metilmalónico, SPEP e IEP (electroforesis de proteínas séricas e inmunoelectroforesis, respectivamente; estas ayudarán a descartar una paraproteinemia) y, dado que vive en Nueva Inglaterra, títulos de anticuerpos de Lyme. Todos son normales. A pesar de que la glucosa en ayunas y la hemoglobina A1c son normales, se sospecha que el paciente tiene un problema de tolerancia a la glucosa porque tiene sobrepeso, y la prueba de tolerancia a la glucosa confirma la sospecha. Por el momento no es necesario realizar más exámenes. Usted le anima a perder peso y juntos acuerdan considerar el inicio de metformina para mejorar su sensibilidad a la insulina, retrasar el desarrollo de una diabetes franca y ayudarle a perder peso si los cambios en el estilo de vida no son suficientes. Vuelve a verle en 3 meses habiendo perdido 3.6 kilos (8 libras), y sus síntomas neuropáticos han mejorado.

Ahora usted ya sabe:

- | La esclerosis lateral amiotrófica (ELA) afecta a las neuronas motoras superiores e inferiores y tiene un pronóstico sombrío.

- | Hay varios tipos de neuropatías periféricas, con causas y presentaciones variadas (que ahora puede reconocer).

- | Las neuropatías sensoriomotoras dependientes de la longitud suelen estar causadas por la diabetes, pero hay que tener en cuenta una larga lista de otras posibles causas en ausencia de hiperglucemia, incluidas las afecciones hereditarias (como Charcot-Marie-Tooth) y los trastornos metabólicos (como la deficiencia de B12).

- | Las neuropatías inflamatorias se presentan con profundos déficits motores; piense siempre en el síndrome de Guillain-Barré y en sus múltiples variantes, ya que son diagnósticos que no deben pasarse por alto.

- | Las mononeuropatías pueden presentarse en forma de múltiplos (mononeuritis múltiple) o como afectación de un solo nervio (el síndrome del túnel carpiano, la parálisis de Bell y la meralgia parestésica destacan entre ellas).

- | La diabetes puede hacer casi cualquier cosa en el sistema nervioso periférico; una polineuropatía sensorial de distribución en guante de media es la manifestación más común y puede ocurrir sin hiperglucemia manifiesta u otras manifestaciones de diabetes.

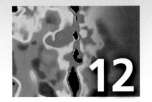

12 Enfermedades de los músculos y de la unión neuromuscular

En este capítulo, usted aprenderá:

1 | Cómo distinguir los trastornos de los nervios, la unión neuromuscular y los músculos

2 | Cómo reconocer y tratar las enfermedades de la unión neuromuscular, como la miastenia gravis

3 | Cómo reconocer y tratar las miopatías inflamatorias (p. ej., la polimiositis) y las miopatías no inflamatorias (p. ej., las molestias musculares causadas por el uso de estatinas hipolipemiantes)

4 | Cómo diagnosticar y tratar a los pacientes con rabdomiólisis

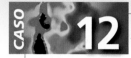

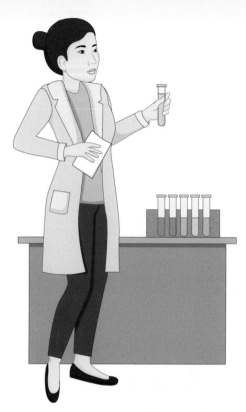

Su paciente: Carol, una técnica de laboratorio de 33 años, acude a su consulta por varios episodios de diplopia y ptosis en las últimas semanas. También ha empezado a tener problemas ocasionales de disfagia y al final de cada día piensa que su voz suena rara, más grave de lo normal y más nasal. A pesar de estas preocupaciones, su examen en la consulta es normal. ¿Qué ocurre?

Si usted ha ido siguiendo este texto capítulo por capítulo, habrá notado que hemos ido descendiendo por el sistema nervioso central y en el sistema nervioso periférico. Ahora hemos llegado al campo externo de la neurología, la unión neuromuscular y los propios músculos.

Como es de esperarse, este es un capítulo que trata en gran medida de la paresia, la cual tiene un diagnóstico diferencial bastante amplio. Ya hemos visto que tanto los trastornos del sistema nervioso central como los del periférico pueden provocar paresia, que va desde la paresia leve hasta la parálisis total (plejía). Entonces, ¿cómo podemos saber cuando la enfermedad muscular en sí misma, a diferencia de la enfermedad del sistema nervioso central, los nervios periféricos o la unión neuromuscular, es la culpable?

Descubrir la causa de la paresia

La paresia puede ser causada por procesos patológicos que se extienden desde la corteza cerebral hasta la musculatura. Puede ser el resultado de una serie de procesos genéticos, infecciosos, inflamatorios, tóxicos, metabólicos y malignos, es decir, enfermedades que no son principalmente neurológicas. Así, los pacientes con artritis pueden describir sus síntomas articulares como paresia. Aquellos con gripe, síndrome de fatiga crónica, enfermedad pulmonar crónica o un trastorno del sueño pueden describir su síntoma principal como debilidad, aunque un interrogatorio cuidadoso puede revelar que lo que en realidad quieren decir es fatiga o falta de energía. Y, por supuesto, la paresia puede ser una queja de los pacientes con depresión, ansiedad o simplemente falta de motivación. ¿Cómo se pueden distinguir todas estas posibilidades? La buena noticia es que si nos apoyamos en nuestra caja de herramientas neurológicas, casi siempre podremos llegar al diagnóstico correcto sin demasiada demora.

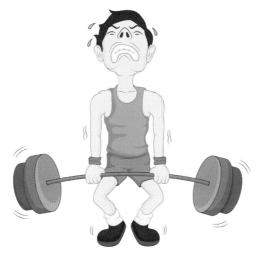

La paresia está en el ojo (y en el cuerpo) del que mira.

El *historial clínico* es siempre fundamental. Una de las formas de separar el cansancio generalizado de la verdadera paresia muscular es preguntar a los pacientes si se sienten débiles todo el tiempo o si solo tienen dificultades para realizar esfuerzos específicos (p. ej., subir escaleras o estirarse por encima de la cabeza para bajar algo de un estante alto). Lo primero suele reflejar una causa sistémica o psicosocial subyacente, mientras que lo segundo es más sugestivo de un problema neuromuscular. Ciertas quejas deben considerarse como señales de alarma para una evaluación urgente:

- Paresia rápidamente progresiva (durante uno o varios días).
- Compromiso de la capacidad de caminar.
- Dificultad para respirar.
- Síntomas bulbares (es decir, debidos al compromiso de los nervios craneales 9 a 12, como la disfagia).
- Alteración de la función intestinal o vesical.

La *exploración física* debe incluir siempre pruebas de fuerza y una evaluación cuidadosa de los signos de compromiso de las neuronas motoras superiores e inferiores (véase p. 20). **Como principio general (¡y un punto que es importante recordar!), la mayoría de las enfermedades musculares primarias (miopatías) afectan a la musculatura proximal —el cuello, la espalda, los deltoides y los flexores de la cadera—, mientras que las polineuropatías periféricas afectan predominantemente a las extremidades distales, al menos al principio** (sin embargo, como verá, esta máxima no está escrita en piedra). La mayoría de las enfermedades musculares son simétricas, por lo que encontrar lesiones focales es más indicativo de un proceso neurológico, por ejemplo, el síndrome del túnel carpiano o la plexopatía braquial o lumbar.

Las *pruebas de laboratorio* pueden descartar muchas de las posibles causas de paresia. Se sugiere una enfermedad muscular primaria cuando las enzimas musculares en suero están elevadas; estas incluyen la aldolasa, la creatina-cinasa, las transaminasas y la lactato deshidrogenasa. La mioglobinuria está presente en la rabdomiólisis. Los exámenes de detección de otras causas de paresia incluyen una prueba de la hormona estimulante del tiroides (TSH, para la enfermedad tiroidea), electrolitos séricos (especialmente en busca de hipopotasemia, pero también de hipo- o hipernatremia y alteraciones en el metabolismo del calcio y el fósforo), pruebas de toxicología en orina y pruebas para detectar trastornos del tejido conectivo (como la polidermatomiositis y la vasculitis). Las pruebas genéticas están indicadas cuando se sospecha de una de las distrofias musculares u otros trastornos hereditarios del músculo. Esta no es una lista exhaustiva, y su juicio clínico debe guiar las pruebas adicionales.

Por último, los *estudios de velocidades de conducción nerviosa (VCN) y la electromiografía (EMG)* pueden ayudar a determinar el tipo y la localización del trastorno subyacente. El diagnóstico por imagen rara vez es útil. La *biopsia muscular* de un músculo afectado puede ser útil cuando se sospecha una miopatía inflamatoria, como la dermatomiositis.

Causas de paresia: un enfoque anatómico

Tumor cerebral	Ejemplo
Neurona motora superior	Tumor cerebral
Neurona motora inferior	Guillain-Barré, neuropatía diabética
Neuronas motoras superior e inferior	Esclerosis lateral amiotrófica
Unión neuromuscular	Miastenia gravis
Músculo	Ver las causas de la miopatía a continuación

Causas de miopatía

(La miopatía se tratará a partir de la p. 317.)

Clasificación general	Ejemplos
Inflamatoria (véase recuadro 12-1)	Polimiositis (PM)
	Dermatomiositis (DM)
	Miositis por cuerpos de inclusión (MCI)
	Miopatía necrosante inmunomediada (MNIM)
No inflamatoria	Relacionada con los medicamentos: estatinas, esteroides, alcohol
	Trastornos electrolíticos: hipopotasemia, hipofosfatemia
	Infecciones: virales (VIH, gripe), bacterianas (Lyme)
	Trastornos endocrinos: hipo- o hipertiroidismo
	Distrofias: Duchenne, miotónica
	Metabólicas: enfermedades de almacenamiento de glucógeno y lípidos

Recuadro 12-1 Actualización de la forma de pensar sobre las miopatías inflamatorias

Existe un sistema de clasificación revisado para las miopatías inflamatorias que es cada vez más preferido por los expertos en la materia. Tradicionalmente, las miopatías inflamatorias se han clasificado como se indica en la tabla anterior: polimiositis, dermatomiositis, miositis por cuerpos de inclusión y miopatía necrosante inmunomediada. Sin embargo, estos síndromes, que antes se creía que representaban entidades únicas y distintas, resultan tener un solapamiento significativo en términos de fenotipo clínico y anticuerpos asociados. Un sistema de clasificación más reciente ha propuesto nuevas divisiones basadas en las manifestaciones clínicas y los anticuerpos específicos de la miositis. No se trata de un mero ejercicio académico, sino que puede resultar de verdadera utilidad clínica. Las categorías diagnósticas que han surgido son:

- Dermatomiositis (asociada con mayor frecuencia a los anticuerpos anti-Mi 2, anti-MDA5 o anti-TIF1y).
- Miositis por cuerpos de inclusión (asociada con fibras vacuoladas y anomalías mitocondriales en la histología).
- Miopatía necrosante mediada por el sistema inmunológico (asociada con anti-SRP o anti-HMGCR).
- Síndrome de antisintetasa (asociado con mayor frecuencia a los anticuerpos anti-Jo1 o anti-PL7; clínicamente es muy similar a la dermatomiositis, pero se asocia con déficits musculares mucho menos graves).

Es interesante saber que los casos que tradicionalmente se han clasificado como polimiositis no parecen representar un subgrupo distinto de pacientes, y se ha sugerido que este término debería dejar de utilizarse. Hemos optado por mantener las categorías originales, porque gran parte del mundo sigue pensando así, pero es importante ser consciente de que esta nueva clasificación existe y de que, en realidad, la polimiositis es un síndrome mucho menos común, si es que existe, de lo que se creía. Dentro de un rato veremos todos los detalles importantes de las distintas miopatías.

Enfermedades de la unión neuromuscular

Miastenia gravis

Manifestaciones clínicas. La miastenia gravis se distingue de todas las demás causas de paresia por una característica clínica notable: la **fatiga**. ¿Qué queremos decir con esto? Simplemente que la paresia muscular empeora con el uso repetido. Ningún otro trastorno, ninguna neuropatía o miopatía, provoca este fenómeno. Usted, el examinador, puede pasar por alto esto a menos que lo busque específicamente, porque la paresia suele variar a lo largo del día; en algunos pacientes puede aparecer y desaparecer en cuestión de minutos. La paresia suele ser peor después del ejercicio y ya avanzado el día. Los músculos por lo común más afectados son:

- *Músculos oculares.* Casi todos los pacientes con miastenia tendrán paresia muscular ocular, que suele presentarse como ptosis o diplopía. A diferencia de la paresia muscular de las extremidades, la paresia muscular ocular suele ser asimétrica. Un pequeño porcentaje de pacientes con miastenia *solo* presenta síntomas oculares (esta entidad se denomina

Recuadro 12-2 Los músculos oculares

Los músculos oculares incluyen los responsables del movimiento ocular (los rectos superior, inferior, medial y lateral, y los oblicuos superior e inferior), cuya afectación puede causar diplopía, y el músculo elevador del párpado, responsable de la apertura del párpado superior y que puede causar ptosis cuando está afectado. La miastenia ocular también puede afectar al músculo orbicular, que cierra los ojos, lo que provoca un cierre débil de los párpados.

"miastenia ocular"; curiosamente, alrededor de 50% de estos pacientes es seronegativo para los anticuerpos contra el receptor de acetilcolina; véase p. 311).

- *Músculos bulbares.* Los síntomas incluyen disartria y disfagia. Los pacientes suelen informar de un cambio en la calidad de su voz (a menudo descrita como de sonido "nasal"), dificultad para beber con popote, incapacidad para silbar, sensación de que la comida se atasca en la garganta y paresia de los músculos de la mandíbula.
- *Músculos del cuello.* La flexión del cuello suele estar más afectada que la extensión, lo que puede dar lugar al síndrome de "cabeza caída", una incapacidad para mantener la cabeza erguida, que suele ser más evidente al final del día.
- *Músculos de las extremidades.* Al igual que en otras enfermedades musculares, los músculos proximales se ven afectados de manera predominante.
- *Músculos respiratorios.* Como puede imaginar, la afectación de los músculos respiratorios puede ser peligrosa. La paresia severa de los músculos respiratorios que resulta en una falla respiratoria que requiere intubación y ventilación mecánica se llama "crisis miasténica"; más sobre esto en un momento.

Recuadro 12-3 Capacidad vital, fuerza inspiratoria negativa y fuerza espiratoria positiva

No se preocupe, no ha elegido por accidente un libro de texto de neumología. Pero permítanos unas breves palabras sobre estos parámetros, ya que son la mejor manera de vigilar la insuficiencia respiratoria inminente en los pacientes con miastenia. La fuerza inspiratoria se mide por la *capacidad vital* (CV) y la *fuerza inspiratoria negativa* (FIN); la fuerza espiratoria se mide por la fuerza espiratoria positiva (FEP). La miastenia puede afectar tanto a los músculos inspiratorios (principalmente el diafragma y los intercostales externos) como a los espiratorios (sobre todo los pasivos, pero se pueden reclutar los abdominales y los intercostales internos). Por ello, a todos los pacientes que ingresan en el hospital con un brote miasténico se les deben controlar estos parámetros al menos una vez, si no dos o incluso tres veces al día, dependiendo de la gravedad de su presentación. La **regla 20-30-40** es buena para recordar: una CV inferior a 20 mL/kg, una FIN inferior a 30 cm de H_2O, o una FEP inferior a 40 cm de H_2O pueden indicar una insuficiencia respiratoria inminente y deben hacer que se evalúe de inmediato la intubación.

En la exploración, la **paresia de los flexores del cuello** y la **prueba de respiración única** han demostrado ser buenos marcadores sustitutivos de la función respiratoria. La prueba de respiración única se realiza haciendo que los pacientes inspiren profundamente y luego, al exhalar, cuenten lo más alto posible hasta que se queden sin aliento (la capacidad de llegar a 50 indica una función respiratoria normal).

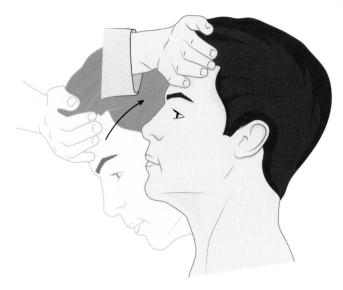

Prueba de la fuerza de los flexores del cuello. El paciente debe empujar hacia delante en su mano, mientras usted empuja activamente contra él.

Recuadro 12-4 Ptosis

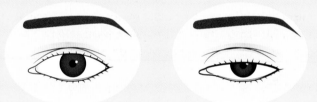

Ptosis del párpado.

Es muy bueno tener presente el diagnóstico diferencial de las causas subyacentes de la ptosis, ya que por un lado es corto, y por otro, incluye diagnósticos relativamente comunes que es importante clasificar.

- *Miastenia gravis.*
- *Parálisis del tercer nervio craneal.* Se presenta clásicamente con un ojo "hacia abajo y hacia afuera", midriasis y ptosis (a menudo ptosis completa en la que el ojo parece por completo cerrado) debido a la disfunción del músculo elevador del paladar. Los pacientes suelen referir diplopía horizontal. En el capítulo 18 hablaremos de ello a profundidad.
- *Síndrome de Horner.* Se caracteriza por la tríada clásica de ptosis ipsilateral (generalmente incompleta), miosis y anhidrosis facial. Puede estar causado por una lesión en cualquier punto de la vía simpática (véase el recuadro 12-5).
- *Ptosis aponeurótica o senil.* Esta entidad es bastante común y es causada con mayor frecuencia por cambios en la aponeurosis del elevador (parte del aparato que eleva el párpado) a medida que envejecemos. La ausencia de otros hallazgos neurológicos en un paciente de edad avanzada debería sugerir este diagnóstico.

Recuadro 12-5 Síndrome de Horner

Eche un vistazo al dibujo anatómico del sistema nervioso simpático que se presenta a continuación, el cual se refiere al síndrome de Horner. Toma tiempo observarlo, ¿no? Pero la anatomía subyacente al síndrome de Horner no es tan complicada como parece. Es una vía de tres pasos.

- Las *neuronas de primer orden* viajan desde el hipotálamo hasta el tronco del encéfalo y la médula espinal cervical y hacen sinapsis en:
- Las *neuronas de segundo orden* en el cuerno lateral de la médula espinal (en el centro de Budge-Waller, normalmente alrededor de C8-T2). Las neuronas de segundo orden (o preganglionares) salen entonces de la médula y ascienden por el plexo braquial, sobre el ápice del pulmón y por debajo de la arteria subclavia, para hacer sinapsis con las neuronas de tercer orden en el ganglio cervical superior.
- Las *neuronas de tercer orden* (o posganglionares) discurren por la superficie de la arteria carótida común y, en última instancia, se separan hacia sus objetivos específicos; entre ellos se encuentran las glándulas sudoríparas faciales, el músculo dilatador de la pupila y el músculo tarsal superior (músculo de Müller), que ayuda a elevar el párpado superior.

Las causas más comunes del síndrome de Horner son:

1. Lesiones de las neuronas de primer orden: eventos vasculares cerebrales o tumores, lesiones de la médula espinal por encima de T1.
2. Lesiones de las neuronas de segundo orden: tumores de Pancoast (tumores del surco pulmonar superior), cáncer de tiroides.
3. Lesiones de las neuronas de tercer orden: disección de la carótida, trombosis del seno cavernoso.

Por último, para los amantes de la neuroanatomía, hay que tener en cuenta que las fibras sudoríparas simpáticas se separan de las demás fibras simpáticas cerca del nivel de la bifurcación carotídea. Las fibras que viajan hacia el músculo dilatador de la pupila y el músculo de Müller siguen corriendo por la arteria carótida interna, mientras que las que se dirigen hacia las glándulas sudoríparas se ramifican para correr por la arteria carótida externa. Por lo tanto, las lesiones por encima de este punto presentarán ptosis y miosis, pero no anhidrosis.

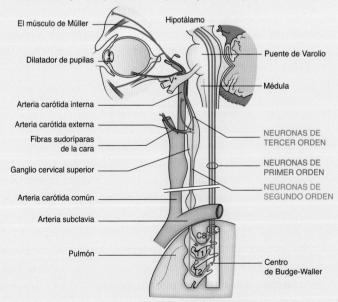

La anatomía subyacente al síndrome de Horner; la neurona de primer orden está en rojo, la de segundo orden en naranja y la de tercer orden en azul.

Patogénesis. La acetilcolina se une a dos tipos de receptores: el receptor nicotínico (situado, sobre todo para nuestros fines, en la unión neuromuscular) y el receptor muscarínico (ubicado en los órganos finales parasimpáticos). La miastenia gravis es causada por autoanticuerpos que bloquean los receptores de acetilcolina (AChR) nicotínicos postsinápticos en la unión neuromuscular, reduciendo así la transmisión neuroquímica a través de la sinapsis. Aproximadamente 80% de los casos está asociado con los anticuerpos AChR. En los casos que *no* están asociados con los anticuerpos AChR, cerca de un tercio tendrá anticuerpos contra la tirosina-cinasa específica del músculo (MuSK), que se cree que median en la agrupación de los receptores de acetilcolina durante el desarrollo. Otros pacientes se consideran "seronegativos" (aunque en ellos se han encontrado otros autoanticuerpos, como los anti-LRP4, anti-titina y anti-receptor de rianodina). No es de extrañar que la miastenia gravis se observe a veces junto con otras enfermedades autoinmunes (como la tiroiditis, el lupus y la artritis reumatoide).

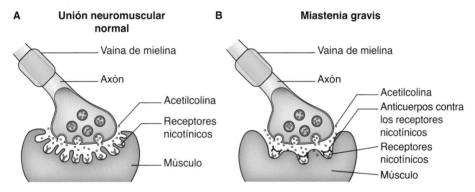

(*A*) Transmisión a través de una unión neuromuscular normal. (*B*) La transmisión se bloquea por la presencia de anticuerpos contra los receptores de acetilcolina postsinápticos.

Recuadro 12-6 Miastenia inducida por fármacos

La miastenia puede estar causada por varios fármacos, como la penicilamina (utilizada para tratar la enfermedad de Wilson o la artritis reumatoide), los interferones alfa y los inhibidores de los puntos de control inmunológico (fármacos inmunomoduladores utilizados para tratar varios tipos de tumores malignos). Los inhibidores de los puntos de control actúan promoviendo una mayor respuesta inmunológica mediada por las células T contra las células cancerosas, pero, desafortunadamente, también pueden provocar una serie de efectos secundarios debidos a la activación del sistema inmunológico, como miastenia, dermatomiositis y polimiositis. No es de extrañar que también puedan empeorar significativamente la miastenia preexistente. Véase el capítulo 16 para más información sobre los inhibidores de los puntos de control.

La miastenia gravis se asocia a menudo con patología tímica, incluida la hiperplasia tímica o, en aproximadamente 10% de los pacientes, el timoma. No se conoce el papel exacto del timo en la miastenia gravis; puede contener los antígenos que inician el proceso autoinmune o, a través de un mecanismo mediado por células T, provocar la producción de autoanticuerpos. Es importante tener en cuenta que no todos los pacientes con miastenia tienen anomalías tímicas, y no todos aquellos con anomalías tímicas desarrollan miastenia. Una cuestión interesante es que la timectomía mejora las condiciones de la enfermedad tanto en pacientes con timoma como sin ella y, cuando sea factible, debe realizarse lo antes posible porque 1) no hay ninguna razón de peso para esperar a ver si el paciente es un buen candidato quirúrgico y 2) puede ser curativa.

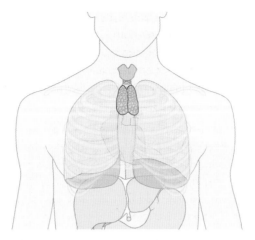

Localización de un timoma.

Diagnóstico. Se debe sospechar de miastenia gravis en pacientes que se quejan de paresia fatigable, especialmente cuando se acompaña de hallazgos oculares o bulbares. El diagnóstico se confirma mediante una combinación de evaluaciones clínicas, serológicas y, si es necesario, electrofisiológicas.

1. *Examen neurológico y pruebas de cabecera.* Se pueden utilizar varias pruebas clínicas para confirmar la paresia fatigable. Hay que buscar dificultad para mantener la mirada y aumento de la paresia con pruebas de fuerza repetidas. Como ya se mencionó antes, comprobar la paresia de los flexores del cuello y pedir al paciente que realice una prueba de respiración única son medidas sustitutas fiables de la función respiratoria. El examen sensorial y los reflejos tendinosos profundos deben ser normales. Hay otras dos pruebas de cabecera de la vieja escuela para los pacientes que presentan ptosis:

   a. **La prueba de la bolsa de hielo.** Aplicar una bolsa de hielo en el párpado ptósico durante aproximadamente 2 minutos. Una mejora de 2 mm o más en la ptosis del paciente se considera positiva para la miastenia. Esta prueba tiene una alta sensibilidad y especificidad diagnóstica para distinguir la ptosis relacionada con la miastenia de otras causas. Se cree que el enfriamiento inhibe la actividad de la acetilcolinesterasa, la enzima que descompone la acetilcolina.

   b. **La prueba del edrofonio.** El edrofonio es un inhibidor de la acetilcolinesterasa de acción rápida. Se administra en pequeñas dosis incrementales y se observa la mejora. Durante muchos años esta fue la prueba de elección, pero este fármaco ya no está disponible para uso clínico en Estados Unidos.

A　　　　　　　　　B　　　　　　　　　C

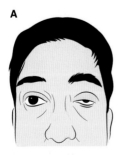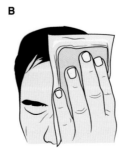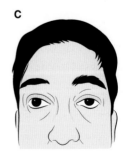

Una prueba de bolsa de hielo positiva.

2. *Pruebas de laboratorio y serológicas.* Los niveles de creatina-cinasa (CK, por sus siglas en inglés) y los marcadores inflamatorios suelen ser normales. La detección de anticuerpos AChR u otros anticuerpos asociados con la miastenia gravis confirma el diagnóstico. Los falsos positivos son extremadamente raros. Estos marcadores serológicos deben utilizarse solo con fines diagnósticos; no son útiles para seguir la actividad de la enfermedad, evaluar la gravedad o medir la respuesta al tratamiento al paso del tiempo.

3. *Estudios electrofisiológicos.* La EMG y la VCN son más útiles en los pacientes seronegativos para confirmar el diagnóstico; por lo demás, suelen ser innecesarios. La EMG de fibra única es la prueba electrofisiológica más sensible, pero la estimulación nerviosa repetitiva es menos exigente técnicamente y, por lo tanto, se realiza con más frecuencia. La demostración de una disminución de la amplitud del potencial de acción muscular con tasas lentas de estimulación repetitiva (es decir, una "respuesta decreciente") apoya el diagnóstico.

4. *Imagen.* Todos los pacientes deben someterse a un diagnóstico por imagen del mediastino (normalmente con una TC de tórax) para evaluar su estado tímico.

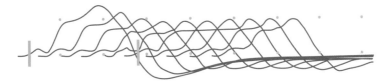

La EMG de un paciente con miastenia gravis muestra la disminución de las amplitudes del potencial de acción con la estimulación repetida.

Tratamiento. Los *inhibidores de la acetilcolinesterasa (AChEI)*, por lo regular la piridostigmina, son el tratamiento de primera línea. La acetilcolinesterasa es una enzima que descompone rápidamente la acetilcolina. Por lo tanto, el bloqueo de esta enzima aumenta la concentración de acetilcolina en la sinapsis y supera de forma eficaz el bloqueo inmunológico del receptor postsináptico de acetilcolina. Se trata de medicamentos sintomáticos; no modifican el curso de la enfermedad ni alteran el pronóstico a largo plazo. Los efectos secundarios habituales son los que cabría esperar del exceso de actividad parasimpática (la mnemotecnia DUMBBELLS puede ayudarle a recordarlos, véase el recuadro 12-7).

Recuadro 12-7 Efectos colinérgicos: DUMBBELLS

Diarrea (y calambres abdominales)

Orinar (**u**rination; frecuencia e incontinencia)

Miosis

Bradicardia

Broncoespasmo

Excitación de los músculos esqueléticos (fasciculaciones, contracciones, parálisis)

Lagrimación

Letargo

Salivación

Obsérvese que todos, excepto la "E", se deben a efectos muscarínicos (es decir, que afectan a los órganos finales parasimpáticos). Los efectos nicotínicos, debidos al exceso de acetilcolina en la unión neuromuscular, pueden ser los más devastadores.

La mayoría de los pacientes necesitarán también un *tratamiento inmunosupresor*. Los corticoesteroides son la primera línea para los pacientes que requieren más que los AChEI solos. Los esteroides tienen un efecto relativamente rápido, en general de 2 a 3 semanas, pero al principio pueden empeorar los síntomas. Entre los agentes "ahorradores de esteroides" habituales a largo plazo se encuentran la azatioprina y el micofenolato. El rituximab, un anticuerpo monoclonal dirigido al antígeno CD20 de la mayoría de los linfocitos B, suele reservarse para los pacientes con enfermedad grave o refractaria y es más eficaz en los pacientes con miastenia MuSK. El eculizumab, un medicamento aprobado recientemente para la miastenia refractaria, que actúa inhibiendo la activación del complemento, es otra opción. La inmunoglobulina intravenosa (IGIV) o el intercambio de plasma (PLEX, por sus siglas en inglés) también pueden utilizarse de forma crónica en pacientes que no responden a los medicamentos orales o no los toleran.

Los pacientes con timoma, sea cual sea la gravedad de su enfermedad, deben someterse a una *timectomía*. La timectomía también parece beneficiar a la mayoría de los pacientes sin timoma que tienen la enfermedad generalizada, ya que aumenta la probabilidad de remisión y conduce a una mejora clínica al tiempo que reduce la necesidad de un tratamiento inmunosupresor. Sin embargo, los pacientes con miastenia MuSK no suelen responder a la timectomía.

El pronóstico es favorable. Aproximadamente 10% de los pacientes no responde a la terapia farmacológica o no la tolera. El riesgo de enfermedad refractaria es mayor en aquellos con anticuerpos MuSK, timoma subyacente, edad más joven al inicio de la enfermedad y sexo femenino.

Crisis miasténica. La crisis miasténica se produce en aproximadamente 15% de los pacientes con miastenia. Es una verdadera emergencia neurológica que debe ser tratada en un entorno de cuidados intensivos. La crisis miasténica se debe a una paresia grave del diafragma y de los músculos respiratorios accesorios, lo que provoca una insuficiencia respiratoria aguda que requiere asistencia ventilatoria. Los desencadenantes más comunes son la cirugía, las infecciones respiratorias u otras infecciones sistémicas, y varios medicamentos, sobre todo los betabloqueadores, el magnesio y varios antibióticos (los aminoglucósidos y las fluoroquinolonas son dos de los culpables más comunes). El tratamiento consiste en IGIV o PLEX (estas dos modalidades se consideran igualmente eficaces, aunque se cree que la plasmaféresis tiene un inicio de acción un poco más rápido), así como esteroides.

La crisis miasténica a veces puede confundirse clínicamente con la crisis colinérgica, que puede ocurrir (¡aunque rara vez!) cuando los pacientes toman un exceso de sus AChEI, lo

---

Recuadro 12-8 IV Inmunoglobulina intravenosa y plasmaféresis

Unas breves palabras sobre estas dos terapias. Aparecen con frecuencia en neurología, y no solo en el tratamiento de la miastenia gravis.

La *inmunoglobulina intravenosa* (IGIV) consiste en una mezcla de anticuerpos derivados del plasma de un donante (¡una sola dosis puede contener plasma de hasta 100 000 donantes!). Se utiliza para tratar a personas con deficiencias de inmunoglobulina (lo que tiene sentido), así como a aquellas con enfermedades autoinmunes, como la miastenia y el síndrome de Guillain-Barré (lo que tiene menos sentido; hay muchos mecanismos teóricos, pero nadie sabe con certeza cómo funciona en estos casos). Los principales efectos adversos son la sobrecarga de volumen (hay que tener cuidado con los pacientes con insuficiencia cardiaca congestiva o enfermedad renal crónica), la hipercoagulabilidad, y la meningitis aséptica transitoria. Los pacientes con deficiencia de IgA corren el riesgo de presentar reacciones anafilácticas a la IGIV (ya que pueden tener anticuerpos preexistentes contra la IgA), por lo que hay que comprobar el nivel de IgA antes del tratamiento o utilizar una formulación sin IgA. La *plasmaféresis*, también conocida como recambio

Recuadro 12-8 Inmunoglobulina intravenosa y plasmaféresis *(continuación)*

plasmático (PLEX), es un tratamiento extracorpóreo, como la hemodiálisis, que elimina selectivamente el plasma y lo sustituye por otro líquido, por lo regular plasma de donante, coloide o cristaloide. El mecanismo es más sencillo: funciona eliminando la sustancia patológica (en el caso de la miastenia gravis, los anticuerpos AChR) de la circulación. Los efectos secundarios incluyen hipotensión, coagulopatía y parestesias. A diferencia de la IGIV, que suele administrarse todos los días durante 3 o 5 días por vía intravenosa periférica, el PLEX se administra en días alternos, normalmente durante una semana, y requiere una vía central.

que provoca una sobresaturación de los receptores de acetilcolina hasta el punto en que los músculos dejan de responder. Aunque ambas pueden presentarse con paresia muscular grave, la crisis colinérgica también se asociará con la constelación de síntomas de DUMBBELLS.

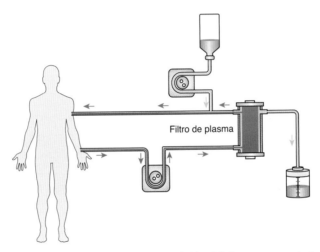

La plasmaféresis intercambia plasma, coloide o cristaloide del donante por el plasma del paciente.

Otras enfermedades de la unión neuromuscular

Hay otras enfermedades que pueden causar la aparición rápida de paresia motora pura y que también afectan a la unión neuromuscular. Son mucho menos comunes que la miastenia gravis, pero aquí hay algunas que debe conocer:

Síndrome de Lambert-Eaton. El síndrome de Lambert-Eaton es causado por autoanticuerpos dirigidos contra los canales de calcio presinápticos que son responsables de la liberación de acetilcolina en la sinapsis. Alrededor de la mitad de los casos de síndrome de Lambert-Eaton son paraneoplásicos, la mayoría asociados con carcinomas de células pequeñas de pulmón, y las manifestaciones clínicas suelen preceder al diagnóstico de cáncer, a menudo durante años. Otros casos parecen surgir de manera espontánea.

Al igual que la miastenia, los pacientes presentan una paresia fluctuante, predominantemente proximal. A diferencia de la miastenia, **la paresia muscular mejora con el uso**, la afectación de los nervios craneales es poco frecuente y la hiporreflexia está presente. Los síntomas autonómicos, incluidos la sequedad de boca y el estreñimiento, son frecuentes. Una EMG mostrará facilitación con la estimulación repetida a ritmos rápidos, lo que la distingue de la miastenia; un solo estímulo a un nervio periférico después de 10 segundos de ejercicio isométrico puede conducir a un incremento de más de 100% en la amplitud de la respuesta motora. Todos los pacientes a los que se les diagnostica el síndrome de Lambert-Eaton deben ser evaluados en busca de malignidad hasta 5 años después del diagnóstico inicial.

La mejor terapia es tratar la neoplasia subyacente. El alivio sintomático puede obtenerse con inmunoglobulina intravenosa o con 3.4 diaminopiridina, un bloqueador de los canales de potasio.

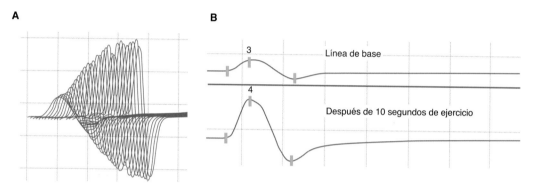

(*A*) Un trazado de la EMG que muestra el incremento del tamaño de los potenciales de acción con la estimulación repetida y (*B*) el incremento tras 10 segundos de ejercicio.

Botulismo. La neurotoxina botulínica causa parálisis al bloquear completamente tanto la unión neuromuscular (los receptores nicotínicos de acetilcolina) como el sistema nervioso parasimpático (los receptores muscarínicos de acetilcolina).

Al igual que el Lambert-Eaton, las manifestaciones neurológicas del botulismo son el resultado del bloqueo de la liberación de acetilcolina *presináptica*. La neurotoxina es producida por la bacteria *Clostridium botulinum* y se adquiere con mayor frecuencia a través de alimentos contaminados, en particular como resultado de las conservas caseras, aunque las infecciones de heridas y la inhalación de toxina en aerosol (de ahí el supuesto interés de grupos perversos de utilizarla como arma de bioterrorismo) pueden ser responsables. Los casos son raros, con una media de 100 al año en Estados Unidos. Sin embargo, dado que los bebés resultan ser los más afectados (alrededor de 70% de todos los casos, la mayoría de ellos por miel contaminada), la enfermedad puede ser especialmente devastadora.

Cuando el origen es la intoxicación alimentaria, los primeros síntomas suelen ser gastrointestinales, seguidos, entre 12 y 36 horas después de la ingestión, por parálisis de los nervios craneales y una parálisis flácida descendente, a menudo con sequedad de boca, náusea y vómito. Debido a que el proceso neurológico puede progresar tan rápidamente, llevando a la insuficiencia respiratoria y a la muerte, el tratamiento con antitoxina debe administrarse antes de confirmar el diagnóstico mediante EMG (que mostrará una respuesta incremental de los potenciales de acción muscular a la estimulación rápida y repetitiva) y el aislamiento de la toxina del suero o las heces.

Si usted sospecha que hay botulismo, póngase en contacto con el departamento de salud local de inmediato para que le ayuden con las pruebas y el tratamiento. Cualquier caso de botulismo es una emergencia de salud pública debido al riesgo de que se produzcan más casos a partir de una única fuente contaminada.

Recuadro 12-9 El lado positivo de la toxina botulínica

La *toxina botulínica*, que puede ser tan devastadora, también se ha aprovechado para bien. Las formulaciones de la neurotoxina ahora se utilizan en múltiples ámbitos clínicos en los que la relajación de la musculatura puede ser beneficiosa. Más conocida por sus usos cosméticos (reducción de las "líneas de expresión" y similares), también se utiliza para tratar la migraña crónica, el blefaroespasmo, la distonía cervical, etc. El efecto beneficioso es solo temporal, por lo que los tratamientos deben repetirse a los pocos meses.

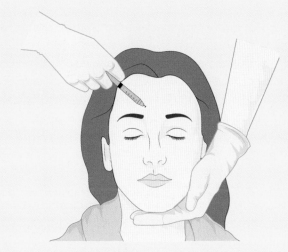

Inyección de toxina botulínica para reducir la migraña crónica.

Intoxicación por organofosforados. Los insecticidas organofosforados son inhibidores de la acetilcolinesterasa de acción prolongada que hacen que el exceso de acetilcolina se acumule en las sinapsis muscarínicas y en las uniones neuromusculares.

El cuadro clínico es una sobrecarga parasimpática: la constelación de síntomas de DUMBBELLS puede, si es grave, progresar hasta la confusión, las convulsiones y el coma. Aunque la patología en este caso es en esencia la opuesta a la observada en la miastenia —demasiada o muy poca estimulación de los receptores de acetilcolina—, pueden parecer idénticas, ya que un exceso de acetilcolina puede saturar eficazmente los receptores, dando lugar a fasciculaciones, paresia y, en última instancia, parálisis.

El tratamiento es con atropina (un agente antimuscarínico que revertirá los efectos muscarínicos, pero no los nicotínicos) y pralidoxima (que puede regenerar la acetilcolinesterasa si se administra pronto después de la exposición).

 ## *Miopatías*

Así que aquí estamos: hemos viajado todo lo que hemos podido por las vías motoras, a través de la unión neuromuscular, para llegar a los propios músculos. Antes de entrar en los trastornos musculares primarios específicos que debe conocer, hagamos una pregunta fundamental: *¿cómo sabemos si una enfermedad es principalmente neurológica o muscular?*

Distinguir la enfermedad neurológica de la muscular. La respuesta no siempre es sencilla, y puede ser necesario recurrir a pruebas de electrodiagnóstico y a la biopsia muscular para precisar el diagnóstico. Pero en muchas situaciones el historial clínico y la exploración servirán de guía fiable. Los siguientes son algunos puntos clave:

- Si hay anomalías sensoriales o reflejos deprimidos (o aumentados) al principio del proceso de la enfermedad, es casi seguro que se trata de un trastorno neurológico. Las manifestaciones de las miopatías son puramente motoras.

- Las miopatías suelen ser simétricas y tienden a ser proximales; las neuropatías pueden ser asimétricas y con frecuencia ser distales.

- En el caso de las miopatías inflamatorias, puede haber (pero no siempre) sensibilidad en los músculos afectados.

- La ELA (véase p. 275) y el síndrome de Guillain-Barré (véase p. 284), debido a su presentación predominantemente motora, pueden simular miopatías primarias. Pero sus historiales y presentaciones clínicas distintivas suelen guiarle en la dirección correcta.

- ¿Qué pasa con las enfermedades neuromusculares *versus* las miopatías? La distinción entre las enfermedades neuromusculares, como la miastenia gravis, y las miopatías de las que vamos a hablar a continuación no suele ser difícil, aunque solo sea porque la miastenia tiene una serie de características únicas, todas ellas explicadas anteriormente. Pero cuando la presentación no es clásica, la distinción puede ser un reto. Confíe en su caja de herramientas neurológicas —su examen, así como las pruebas de laboratorio y el electrodiagnóstico— y llegará a la respuesta.

Podemos agrupar las miopatías en dos grandes categorías que deberían ayudarle a tener las cosas claras: miopatías inflamatorias y no inflamatorias.

Las miopatías inflamatorias

Estas incluyen la *dermatomiositis*, la *miositis por cuerpos de inclusión* y la *miopatía necrosante inmunomediada*. Incluiremos aquí también la *polimiositis*, pero según nuestra discusión anterior (véase el recuadro 12-1 en la p. 307), tenga en cuenta que la polimiositis es en realidad un síndrome mucho menos común de lo que se creía. Los pacientes con una miopatía inflamatoria se quejan principalmente de paresia y mialgias leves.

Polimiositis y dermatomiositis. La polimiositis es una enfermedad autoinmune que afecta a los músculos esqueléticos. Si la piel también se ve afectada (véanse las imágenes más abajo), llamamos a la enfermedad dermatomiositis.

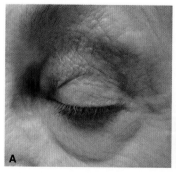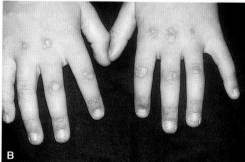

Ejemplos de (*A*) la clásica erupción heliotropo facial de la dermatomiositis, y (*B*) las pápulas de Gottron que pueden aparecer en las superficies extensoras de las manos. (*A*, reimpresa de Council ML, Sheinbein D, Corneliu LA. *The Washington Manual of Dermatology Diagnostics.* Wolters Kluwer; 2016; y *B*, reimpresa de Goodheart HP. *Goodheart's Same-Site Differential Diagnosis: A Rapid Method of Diagnosing and Treating Common Skin Disorders.* Wolters Kluwer; 2010.)

Manifestaciones clínicas. Los pacientes presentan una paresia muscular progresiva, simétrica y predominantemente proximal. A menudo informan de dificultades para subir escaleras o levantarse de una silla. También pueden presentar síntomas similares a los de la gripe (fiebres bajas, malestar y fatiga). Aproximadamente la mitad de los pacientes presentan sensibilidad muscular. Puede desarrollarse una enfermedad pulmonar intersticial y una miositis cardiaca. Casi la mitad de aquellos con dermatomiositis (muchos menos con polimiositis) tienen una neoplasia subyacente que suele manifestarse en los 2 años siguientes al diagnóstico de la miopatía. Las mujeres se ven afectadas con casi el doble de frecuencia que los hombres.

Estudios de laboratorio. Las enzimas musculares (creatina-cinasa, transaminasas y aldolasa) y los marcadores inflamatorios inespecíficos (velocidad de sedimentación globular [VSG] y proteína C reactiva [PCR]) estarán elevados. También deben realizarse pruebas para detectar anticuerpos antinucleares (AAN), que pueden detectarse en aproximadamente 60% de los pacientes, así como anticuerpos específicos de la miositis, como el anti-Mi2, el anti-MDA5 y el anti-TIF1y.

Biopsia y EMG. El diagnóstico puede confirmarse mediante una biopsia muscular, que también ayudará a distinguir la polimiositis de la dermatomiositis: la primera mostrará una inflamación endomisial, la segunda, una inflamación perimisial (piense en la dermatomiositis = inflamación que está más cerca de la piel; vea la imagen de abajo).

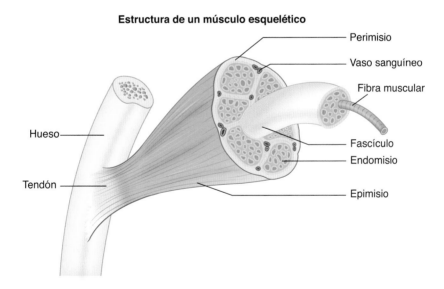

Estructura de un músculo esquelético

El perimisio rodea un conjunto de fibras musculares, agrupándolas en haces; el endomisio rodea cada fibra y se encuentra más profundamente dentro del músculo.

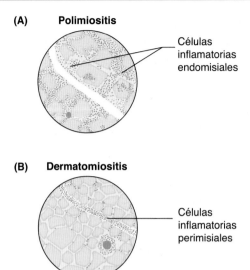

(A)   Polimiositis

Células
inflamatorias
endomisiales

(B)   Dermatomiositis

Células
inflamatorias
perimisiales

Las diferentes patologías de la polimiositis y la dermatomiositis en la biopsia muscular.

Tratamiento. El tratamiento inicial con corticoesteroides suele ser eficaz. Se utilizan otros fármacos inmunosupresores cuando la enfermedad es resistente al tratamiento con esteroides. La tasa de supervivencia a 10 años es ahora superior a 80% con los regímenes terapéuticos actuales.

Miositis por cuerpos de inclusión. La miositis por cuerpos de inclusión se presenta con *paresia muscular proximal y distal.* La paresia distal puede ser asimétrica y puede detectarse en la exploración al encontrar una sutil paresia en el agarre del paciente o en los flexores de los dedos. Se trata de una enfermedad insidiosa que progresa lentamente. El diagnóstico suele hacerse muchos años después de la queja inicial de paresia.

Miositis por cuerpos de inclusión

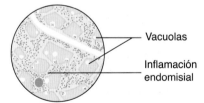

Vacuolas

Inflamación
endomisial

Hallazgos típicos en la biopsia muscular de pacientes con miositis por cuerpos de inclusión, incluyendo inflamación endomisial, fibras vacuoladas y anormalidades mitocondriales.

La miositis por cuerpos de inclusión difiere en varios aspectos de la polimiositis y la dermatomiositis:

- Es más frecuente en los hombres, y la edad media de aparición es mayor (60 años *versus* 45 años).
- Afecta tanto a los músculos proximales como a los distales (casi 95% de los pacientes tendrá algún grado de paresia en los flexores distales de los dedos en la exploración).
- La CK puede estar o no elevada, pero casi nunca tan alta como los niveles que pueden observarse en la polimiositis.

- Los marcadores inflamatorios, VSG y PCR, no están elevados.
- La biopsia muscular es distinta, revelando una inflamación endomisial, vacuolas en forma de burbuja en el borde y, bajo microscopia electrónica, cuerpos de inclusión.

El tratamiento farmacológico no ha tenido éxito; la enfermedad no responde a los esteroides. Los pacientes quedan lentamente discapacitados en el curso de varios años.

Miopatía necrosante inmunomediada. Es la menos común de las miopatías inflamatorias. Puede producirse como un trastorno paraneoplásico o en asociación con determinados fármacos, sobre todo las estatinas.

La miopatía necrosante inmunomediada (MNIM) puede estar asociada con anticuerpos anti-SRP o, cuando está asociada con estatinas, a anticuerpos anti-HMGCR. La histología muestra solo fibras musculares necróticas dispersas sin la inflamación perimisio o endomisio significativa que se observa en las otras miopatías inflamatorias. Cuando se asocian a estatinas, los síntomas no mejoran con la interrupción de la estatina (véase la discusión más adelante). A pesar de la ausencia de un infiltrado inflamatorio significativo en la biopsia muscular, la MNIM suele responder a los tratamientos inmunosupresores.

Miopatías no inflamatorias

Miopatías inducidas por fármacos. Numerosos fármacos pueden ser directamente tóxicos para los músculos. Entre ellos se encuentran el alcohol, los glucocorticoides, los interferones, la amiodarona, los antipalúdicos y los agentes contra el VIH. Otros, como los diuréticos, pueden causar paresia al provocar hipopotasemia.

Una de las miopatías inducidas por fármacos más comunes es la producida por los *inhibidores de la HMG-CoA reductasa (también conocidos como estatinas)* que se utilizan para tratar la hiperlipidemia.

Miopatía por estatinas. Las estatinas se encuentran entre los medicamentos más recetados, por lo que es importante conocer sus posibles efectos secundarios. Hay varias formas en las que estos fármacos pueden causar miopatía. Podemos organizarlas en cuatro escenarios clínicos distintos:

1. *Mialgias leves.* Esta forma leve de toxicidad muscular inducida por las estatinas se produce en 10 a 20% de los pacientes que reciben tratamiento con estatinas. Estos describen dolores y molestias musculares, pero no hay paresia objetiva en la exploración. La CK puede ser normal o ligeramente elevada. No siempre es necesario suspender la estatina, pero suele ser útil la interrupción temporal, sobre todo en caso de dolor moderado o intenso. Muchos pacientes pueden volver a tomar el mismo fármaco o una estatina diferente sin que reaparezcan sus mialgias.

2. *Miopatía relacionada con toxinas.* Esta es la miopatía *no inflamatoria* inducida por estatinas que realmente pertenece a esta sección del libro. Los pacientes se quejan de un dolor leve que *se asocia a una paresia muscular proximal,* lo que la distingue del escenario clínico más común mencionado antes. La CK está elevada. Los pacientes casi siempre pueden ser tratados con éxito al suspender el fármaco y cambiar a otra estatina o al continuar con la misma a una dosis menor o administrada con menos frecuencia (p. ej., dos veces a la semana en lugar de diariamente). La mejoría suele observarse a las pocas semanas de suspender la estatina inicial.

3. *Miopatía necrosante inmunomediada.* En raras ocasiones, las estatinas pueden causar un tipo de miopatía *inflamatoria*, como se mencionó en la sección anterior, que se cree que está mediada por anticuerpos contra la HMG-CoA reductasa. Clínicamente, esto puede

parecer indistinguible de la miopatía relacionada con las toxinas, pero a diferencia de ella, los síntomas no mejoran cuando se suspende la estatina. A menudo es necesario un tratamiento inmunosupresor.

4. *Rabdomiólisis*. Aquellos casos sumamente raros que desarrollen signos de posible rabdomiólisis (véase el recuadro 12-11 de la p. 326) con síntomas musculares graves, orina oscura y una CK sérica 10 veces mayor de la normal, deben suspender su estatina inmediatamente; el tratamiento para prevenir el daño renal debe emprenderse de inmediato.

Las estatinas tienen muchas interacciones farmacológicas, y algunas de ellas pueden inhibir el metabolismo de las estatinas y aumentar sus niveles en sangre, con lo que se incrementa el riesgo de toxicidad. Los fármacos más frecuentemente implicados son los antibióticos macrólidos, sobre todo porque se prescriben mucho, y el gemfibrozilo, que se utiliza para reducir los triglicéridos y, por lo tanto, con frecuencia se combina con las estatinas en pacientes con hiperlipidemia. El riesgo de miopatía es mayor con las estatinas lipofílicas (p. ej., la simvastatina) que con las hidrofílicas (p. ej., la rosuvastatina).

No se recomienda la monitorización rutinaria de la CK en los pacientes que toman una estatina, pero si se descubre una CK elevada en un paciente asintomático, no es necesario suspender el fármaco siempre que la CK sea inferior a 10 veces la normal.

Miopatía por esteroides. Los corticoesteroides son otra causa común de miopatía relacionada con los medicamentos. La miopatía por esteroides suele desarrollarse gradualmente, entre varias semanas y varios meses después de iniciar el tratamiento con dicho medicamento. Cuanto mayor sea la dosis de esteroides, mayor será el riesgo.

Los pacientes informan de una paresia muscular proximal progresiva *sin* mialgias ni sensibilidad. El diagnóstico es en gran medida de exclusión: las enzimas musculares son normales, la EMG es normal (o, con menos frecuencia, puede mostrar potenciales de unidad motora de baja amplitud) y la biopsia muscular muestra atrofia de fibras de tipo II no específica. Los pacientes pueden mejorar en un plazo de 3 a 4 semanas tras la interrupción del esteroide, pero algunos, dependiendo del grado de paresia, pueden tardar bastante más. La fisioterapia suele ser útil.

Miopatías endocrinas. Muchos trastornos endocrinos pueden causar miopatía, pero la mayoría de las veces usted ya sabrá que el paciente tiene una endocrinopatía, por lo que determinar la causa de la paresia no debería ser un desafío. Los ejemplos incluyen:

- Hipo e hipertiroidismo.
- Hipo e hipercortisolismo (este último a menudo por esteroides exógenos).
- Hiperparatiroidismo.
- Acromegalia (exceso de hormona de crecimiento en el adulto).

Excepto en el caso del hipotiroidismo, la CK suele ser normal, y la EMG también puede ser normal o mostrar cambios miopáticos. La clave del diagnóstico, si aún no se sabe que el paciente tiene un trastorno endocrino, es reconocer otros síntomas que sugieran una endocrinopatía y pedir las pruebas hormonales adecuadas. El tratamiento consiste en tratar el trastorno endocrino subyacente.

Miopatías causadas por enfermedades virales y bacterianas. Muchas infecciones virales (como la gripe, el VIH y el SARS-CoV-2) y bacterianas (la enfermedad de Lyme) pueden causar miopatías, con síntomas que van desde mialgias benignas hasta sensibilidad muscular, paresia y, raramente, rabdomiólisis. En la mayoría de los casos, el historial de una infección precedente es suficiente para hacer el diagnóstico. Para descartar la rabdomiólisis en los casos graves, debe comprobarse la CK y el análisis de orina. La biopsia muscular rara vez es necesaria, pero a veces se realiza para excluir otras causas de miopatía, incluidas las enfermedades inflamatorias y genéticas. Casi todos los casos son autolimitados.

Miopatías hereditarias. Estas enfermedades pueden dividirse en distrofias musculares y miopatías metabólicas. Las distrofias musculares son un grupo de trastornos hereditarios que se caracterizan por la paresia progresiva y el desgaste de los músculos. Las miopatías metabólicas son el resultado de defectos genéticos en el metabolismo energético de los músculos.

Distrofias musculares

Distrofia muscular de Duchenne (DMD). La distrofia muscular de Duchenne es la más común de las distrofias musculares y causa una importante discapacidad y una muerte prematura. Es el resultado de una mutación genética recesiva ligada al cromosoma X que codifica la distrofina, una proteína que es fundamental para mantener la integridad del citoesqueleto de las fibras musculares. La muestra de vellosidades coriónicas puede detectar la DMD a las 12 semanas de gestación. La enfermedad puede ser familiar o resultado de una mutación esporádica.

Presentación. Los pacientes se presentan en la infancia (normalmente entre los 2 y 3 años) con retraso en los hitos motores e hipotonía leve. Los padres pueden observar que su hijo es incapaz de seguir el ritmo de sus compañeros al correr y saltar. A los 5 años, la mayoría de los pacientes presentan una clara paresia proximal y los músculos de las pantorrillas, los hombros y las nalgas pueden parecer agrandados, ya que el tejido muscular es sustituido gradualmente por tejido conectivo y graso, un proceso denominado *seudohipertrofia*. Al comienzo de la adolescencia, los pacientes tendrán dificultades para caminar sin ayuda. La enfermedad se acompaña de déficits cognitivos y dificultades de aprendizaje. La miocardiopatía dilatada suele aparecer en la adolescencia y puede causar arritmias, insuficiencia cardiaca congestiva y la muerte.

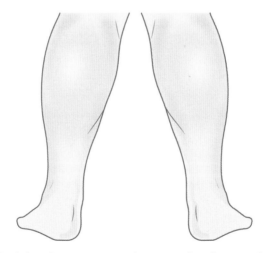

Seudohipertrofia de las piernas en un paciente con distrofia muscular de Duchenne.

Diagnóstico. A la edad de 5 años, cuando la paresia proximal resulta inconfundible, debe hacerse un chequeo de CK. Si está elevada, el paciente debe someterse a un análisis de ADN o a una biopsia muscular (que revelará la ausencia o anormalidad de la distrofina). Debido a que la DMD está ligada al cromosoma X, ocurre mayormente en hombres, aunque las mujeres portadoras de la mutación pueden mostrar alguna paresia y están en riesgo de desarrollar cardiomiopatía.

Tratamiento. La fuerza y la función muscular, así como la movilidad, pueden mejorar con un tratamiento diario con glucocorticoides. También hay pruebas de que los suplementos de creatina pueden mejorar la fuerza muscular. Los inhibidores de la enzima convertidora de angiotensina son cardioprotectores y mejoran la mortalidad por cualquier causa. Un agente más nuevo, el eteplirsen, está específicamente diseñado para dirigirse al exón involucrado con el fin de permitir la producción de una forma truncada de distrofina y que mejore la fuerza muscular.

Pronóstico. La DMD es implacablemente progresiva. Con las terapias actuales, la mayoría de los pacientes sobrevivirán a la adolescencia. Casi la mitad de los pacientes sobrevivirán hasta los 25 años, y algunos, con ventilación asistida, pueden vivir hasta los 30 años.

Recuadro 12-10 Distrofia muscular de Becker

La **distrofia muscular de Becker** es similar a la distrofia muscular de Duchenne, pero la afectación muscular esquelética tiende a ser más leve (la mutación de la distrofina es incompleta, por lo que queda algo de proteína funcional), el inicio de la enfermedad es más tardío y las dificultades cognitivas son mucho menos frecuentes. La mayoría de los pacientes permanecen ambulantes hasta la edad adulta. La cardiomiopatía, sin embargo, es evidente en la mayoría de los pacientes generalmente en la adolescencia, llevando a bloqueos de conducción de alto grado e insuficiencia cardiaca congestiva.

Hay muchas otras distrofias musculares, demasiadas para cubrirlas en este texto. Sin embargo, aquí hay dos con las que usted debería estar familiarizado.

Distrofia fascioescapulohumeral (DFEH). Es una enfermedad autosómica dominante. Progresa más lentamente que la DMD, con síntomas significativos que aparecen por primera vez en la adolescencia. Los signos característicos incluyen paresia facial, aleteo escapular y anomalías de la cintura escapular. La paresia de los músculos abdominales inferiores puede dar lugar a un signo de Beevor positivo (no es exclusivo de la DFEH, pero a menudo se asocia a ella), en el que hay un movimiento hacia arriba del ombligo al flexionar el cuello en posición supina.

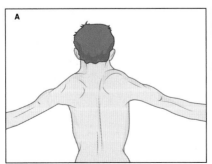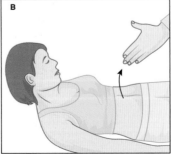

(*A*) Ala escapular y (*B*) signo de Beevor en pacientes con DFEH.

Distrofia miotónica. Se presenta en dos tipos principales, la DM1 y la menos grave DM2. Ambas son autosómicas dominantes. La primera es el resultado de una repetición ampliada de citosina-timineguanina (CTG) en el gen de la proteína cinasa de la distrofia miotónica, y la segunda de una repetición ampliada de CCTG en una proteína de dedo de zinc.

Ambos tipos de distrofia miotónica se caracterizan por la paresia progresiva de los músculos esqueléticos y la *miotonía*, término que hace referencia a la alteración de la relajación de los músculos tras la contracción. Una forma de comprobarlo es hacer que los pacientes agarren un dedo y luego intenten soltarlo; la fase de relajación se retrasará manera notable. Una EMG mostrará descargas miotónicas anormales y espontáneas (clásicamente descritas como el sonido de "una motocicleta") que se producen en reposo y tras el inicio de la relajación. Otras características asociadas son las cataratas, la cardiomiopatía, la calvicie frontal y diversos trastornos endocrinos. Los análisis de EMG y de ADN confirmarán el diagnóstico.

Para ayudarle a distinguir entre DM1 y DM2:

- La DM1 es la forma más grave. La paresia es por lo regular distal más que proximal y afecta característicamente a los músculos faciales, a los músculos intrínsecos de la mano y a los dorsiflexores del pie, causando caída del pie. Son frecuentes la ptosis, el deterioro de los movimientos extraoculares, la disfagia y la disartria.
- La DM2 causa predominantemente paresia proximal. El dolor es más común, pero la cardiomiopatía y las anormalidades endocrinas son raras.

La esperanza de vida puede reducirse para los pacientes con formas graves de DM1, pero ambas formas pueden ser compatibles con una vida larga.

Miopatías metabólicas

Estos raros trastornos son el resultado de defectos en el metabolismo energético. Si, por un momento, le pedimos que se remonte a sus días de gloria en la clase de bioquímica, recordará que el ATP, la principal fuente de energía celular, se genera mediante la descomposición del glucógeno, la glucosa y los ácidos grasos libres. Cuando una mutación hereditaria compromete una de las enzimas críticas para una de estas vías, el déficit energético resultante puede provocar una paresia importante. Algunos pacientes presentan esta condición por primera vez en la infancia, otros en la edad adulta.

Piense en estos trastornos cuando tenga un paciente con una intolerancia al ejercicio inexplicable. Hay tres categorías principales de miopatía metabólica con las que hay que estar familiarizado (muchas de ellas se analizan con más detalle en el capítulo 17).

1. ***Trastornos del metabolismo del glucógeno.*** Se trata de trastornos autosómicos recesivos causados por una alteración de la descomposición del glucógeno. La característica principal es la intolerancia al ejercicio; tanto el ejercicio isométrico como las actividades aeróbicas sostenidas provocan fatiga, calambres y mialgias. La CK está elevada incluso en reposo. El diagnóstico se basa en la presentación clínica, los antecedentes familiares, las anomalías de laboratorio y, cada vez más, las pruebas genéticas. El tratamiento varía, pero a menudo se centra en la modificación de la dieta y la terapia de sustitución enzimática.

2. *Trastornos del metabolismo de los lípidos.* Los más comunes son resultado de diversos defectos en el ciclo de la carnitina, que dan lugar a una oxidación anormal de los ácidos grasos. El más común es la deficiencia de carnitina palmitoiltransferasa II. La forma infantil es rápidamente mortal, mientras que la forma de inicio en la edad adulta es menos grave y se presenta con intolerancia al ejercicio y episodios de rabdomiólisis. Una dieta rica en carbohidratos puede prevenir los ataques sintomáticos.

3. *Miopatías mitocondriales.* Estos trastornos se deben a mutaciones en el ADN mitocondrial y pueden presentarse con una amplia gama de síntomas. La miopatía puede estar aislada o ser solo un componente de una enfermedad que afecta a múltiples sistemas orgánicos. La miopatía en sí puede variar desde una intolerancia al ejercicio leve que se presenta en la edad adulta hasta formas infantiles mortales. Los niveles de lactato en reposo son casi siempre elevados y son la clave para hacer el diagnóstico.

Recuadro 12-11 Rabdomiólisis

La rotura aguda de las células musculares con la consiguiente liberación de su contenido intracelular a la circulación se denomina rabdomiólisis. Los niveles de CK pueden dispararse y se produce mioglobinuria. La liberación del contenido muscular intracelular puede provocar graves desequilibrios electrolíticos e insuficiencia renal aguda. Los desencadenantes potenciales son numerosos e incluyen:

- Muchos de los trastornos de los que hemos hablado en este capítulo, incluyendo las miopatías inflamatorias (raras) y las no inflamatorias (más comunes con las metabólicas); siempre hay que tener en cuenta la rabdomiólisis inducida por estatinas en cualquier persona que tome uno de estos fármacos.
- Traumatismos agudos, como las lesiones por aplastamiento y la caída de rayos.
- Inmovilización prolongada.
- Síndrome compartimental.
- Esfuerzo físico extremo (correr un maratón cuando el tiempo es caluroso y húmedo).
  - En especial común en personas no entrenadas o poco entrenadas, pero cualquiera puede presentar un golpe de calor con rabdomiólisis si el estrés es lo suficientemente grande.
- Casi ahogado, quizá por hipotermia prolongada.
- Crisis tonicoclónicas generalizadas prolongadas.
- *Delirium tremens.*
- Sobredosis de drogas, incluidas anfetaminas y cocaína.
- Hipertermia maligna.
- Síndrome neuroléptico maligno.
- Hipopotasemia.
- Hipofosfatemia.

Recuadro 12-11 Rabdomiólisis (*continuación*)

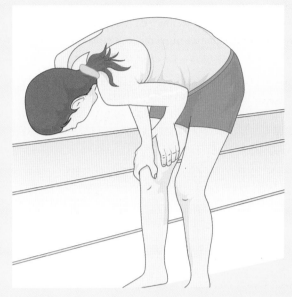

La rabdomiólisis puede producirse por un esfuerzo extremo.

En los pacientes con traumatismos, la naturaleza del traumatismo dominará el cuadro clínico, pero en la mayoría de los demás contextos la queja principal serán las mialgias, y los pacientes pueden describir la eliminación de orina de color rojo brillante. Los músculos estarán sensibles al examen.

Las pruebas de laboratorio revelarán una elevación de las enzimas musculares y mioglobinuria. La CK tarda varias horas en elevarse, alcanzando su máximo en 1 a 3 días y disminuyendo en los días siguientes. La mioglobina tiene una vida media de solo 2 a 3 horas, por lo que es posible que no esté presente en el momento de ver al paciente. Solo un recordatorio: la mioglobina se leerá como sangre en una tira reactiva de orina, pero la microscopia revelará la ausencia de glóbulos rojos. Hay que comprobar los electrolitos; en particular, hay que anticiparse a la posibilidad de hiperpotasemia, que puede causar arritmias cardiacas graves. La complicación más temida de la rabdomiólisis es la insuficiencia renal aguda. La lesión renal en la rabdomiólisis puede tener muchas causas, incluida la propia mioglobina, que es tóxica para los riñones.

La reposición intensiva de líquidos es esencial para el éxito del tratamiento. Las alteraciones electrolíticas deben ser controladas y tratadas si es necesario.

Miopatía por enfermedad crítica. No podemos dejar el tema de la miopatía sin hablar brevemente de una fuente común de paresia que se observa en los pacientes en estado crítico. La palabra "común" es en realidad un eufemismo: se ha calculado que hasta 11% de los pacientes desarrolla algún grado de *miopatía por enfermedad crítica* (MEC) en el plazo de un día tras su ingreso en una unidad de cuidados intensivos, cifra que aumenta hasta 67% en el caso de los pacientes que están sometidos a ventilación mecánica durante al menos 10 días.

La MEC suele presentarse como una paresia muscular flácida predominantemente proximal de las extremidades y de los músculos respiratorios; esta última puede dificultar el desconectar a los pacientes de la ventilación mecánica. También puede desarrollarse una *polineuropatía por enfermedad crítica* (PEC), caracterizada por una polineuropatía motora distal y simétrica con guante de media y reflejos tendinosos profundos disminuidos. Algunos pacientes desarrollan una combinación de ambas.

Se desconoce la patogénesis, pero abundan las hipótesis, entre las que se incluyen la inflamación, la inmovilización, las deficiencias nutricionales y los efectos tóxicos de los medicamentos utilizados en la unidad de cuidados intensivos (en especial los corticoesteroides y los agentes bloqueantes neuromusculares). Por lo general, cuanto más enfermo esté el paciente (p. ej., aquellos con sepsis o fallo multiorgánico), mayor será el riesgo de desarrollar MEC o PEC.

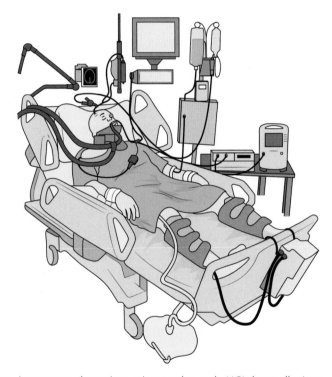

Un número importante de pacientes ingresados en la UCI desarrollará una miopatía.

El diagnóstico definitivo puede realizarse mediante EMG, pero a menudo el entorno clínico, el examen neurológico de rutina y las pruebas de laboratorio estándar son suficientes para descartar otras causas corregibles y establecer la MEC/PEC como posible culpable en estos pacientes muy enfermos.

No existe un tratamiento específico. El mejor enfoque es tratar de prevenir el desarrollo de estos síntomas con una movilización temprana, fisioterapia y una nutrición adecuada, pero la evidencia que apoya estas modalidades no es tan sólida como nos gustaría.

Los pacientes suelen recuperarse entre semanas y meses después del alta, pero cerca de la mitad de ellos tendrá algún grado de paresia persistente.

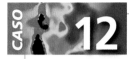

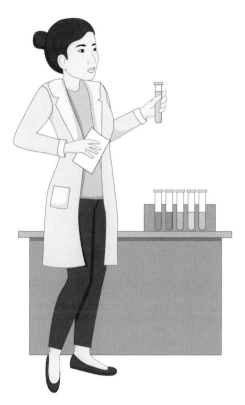

Evolución de su paciente: la exploración neurológica básica de Carol es normal, pero como usted sospecha que se trata de un trastorno de la unión neuromuscular, basándose en los síntomas que le ha comunicado, realiza una evaluación exhaustiva y observa dificultad para mantener la mirada y paresia fatigable en los hombros con pruebas de fuerza repetidas. La prueba de los anticuerpos AChR es positiva. Carol tiene miastenia gravis. El tratamiento con un inhibidor de la acetilcolinesterasa y la terapia inmunosupresora alivian gran parte de su sintomatología.

Ahora usted ya sabe:

- | Cómo distinguir las causas neurogénicas, neuromusculares y miopáticas de la paresia.
- | El diagnóstico y el tratamiento del trastorno más común de la unión neuromuscular, la miastenia gravis.
- | Cómo evaluar a los pacientes con miopatías primarias y discriminar entre causas inflamatorias y no inflamatorias.
- | Las numerosas causas de miopatía no inflamatoria, entre ellas las miopatías inducidas por fármacos, las miopatías endocrinas y las miopatías hereditarias.
- | Cómo reconocer y evaluar a los pacientes con rabdomiólisis.

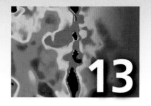

13 Enfermedad de Parkinson y otros trastornos del movimiento

En este capítulo, usted aprenderá:

1 | Cómo reconocer y tratar la enfermedad de Parkinson

2 | Cómo diagnosticar los diferentes tipos de temblor

3 | Cómo distinguir la enfermedad de Parkinson de otros trastornos *hipocinéticos* del movimiento; en otras palabras, de las enfermedades asociadas con la pérdida parcial o total del movimiento

4 | Cómo reconocer y tratar los trastornos comunes del movimiento *hipercinético*, es decir, las enfermedades asociadas con los movimientos involuntarios como la mioclonía y la corea

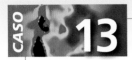

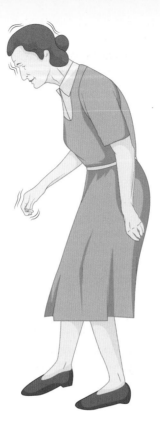

Su paciente: Suzanne, una enfermera de medicina familiar de 71 años, acude a su consulta y le pide que la ayude con un temblor en la mano derecha que se ha acrecentado gradualmente hasta llegar a ser bastante molesto. Un vistazo a su marcha lenta y festinante le indica que algo va mal. ¿Cuáles son los siguientes pasos en su evaluación y tratamiento?

 Enfermedad de Parkinson

Después de la enfermedad de Alzheimer, la enfermedad de Parkinson (EP) es el trastorno neurodegenerativo más común, que afecta a más de 6 millones de personas en todo el mundo, y su prevalencia está aumentando rápidamente. Sea cual sea el campo de la medicina que elija, tendrá pacientes con EP. Aunque el tratamiento actual no altera la historia natural de la EP, al reconocer la enfermedad e instituir el tratamiento de forma temprana usted puede ayudar a los pacientes a evitar pruebas innecesarias y mejorar en gran medida su calidad de vida.

Recuadro 13-1

¿Por qué está aumentando la prevalencia de la enfermedad de Parkinson? En parte se debe al envejecimiento de la población y a la mejora del diagnóstico, sobre todo de los pacientes en las primeras fases de la enfermedad. Sin embargo, también existe la preocupación de que las exposiciones ambientales, como los pesticidas, herbicidas, metales pesados y diversos disolventes industriales, puedan estar desempeñando un papel.

Una perla rápida: probablemente piense que la EP es una enfermedad de las personas mayores, y la edad es sin duda un factor de riesgo importante. Solo afecta a unas 40/100 000 personas de entre 40 y 50 años, mientras que afecta a más de 1 000/100 000 personas de entre 70 y 79 años y a más de 2 000/100 000 de más de 80 años. Sin embargo, dado que puede aparecer en adultos jóvenes, no hay que apresurarse a descartar dolencias neurológicas aparentemente benignas, como el temblor (véase más adelante), en pacientes jóvenes sin realizar primero una evaluación cuidadosa.

Los factores de riesgo, además de la edad, son los antecedentes familiares de EP y los factores ambientales mencionados en el recuadro 13-1. Las formas familiares de EP son raras, y la mayoría de los casos parecen ser esporádicos. Todavía no se sabe si los traumatismos craneoencefálicos repetitivos son un factor de riesgo para la EP. La depresión se ha citado como un posible factor de riesgo, pero esta asociación puede representar únicamente la superposición de dos trastornos comunes.

Etiología

Se desconoce la causa subyacente de la EP. La patología implica la pérdida de neuronas principalmente *dopaminérgicas* dentro de la sustancia negra (una parte de los núcleos basales situada en el mesencéfalo), así como la destrucción de neuronas, tanto dopaminérgicas como de otro tipo, en otras áreas del cerebro. En las regiones afectadas del cerebro pueden encontrarse *cuerpos de Lewy*, que son cuerpos de inclusión citoplasmáticos eosinófilos que contienen la proteína *alfa-sinucleína*. El papel de la alfa-sinucleína en el cerebro sano no se conoce bien, pero se cree que puede ser tóxica para las células nerviosas cuando está presente en conformaciones aberrantes.

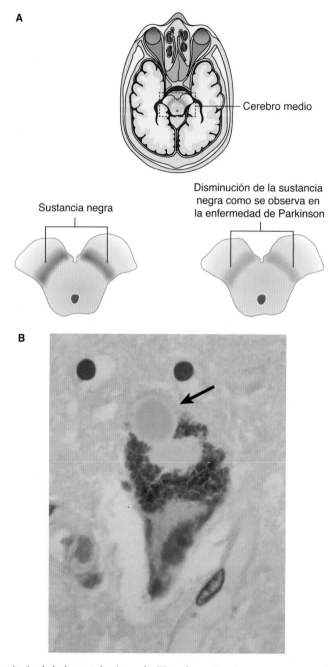

(A) El lugar principal de la patología en la EP es la sustancia negra, una parte de los ganglios basales situada en el mesencéfalo. (B) Neuropatología de un paciente con EP que muestra un cuerpo de Lewy (*flecha negra*) dentro de la sustancia negra. Los cuerpos de Lewy suelen estar rodeados por un halo delgado y claro. (B, reimpresa de Rubin E, Reisner H. *Essentials of Rubin's Pathology*. 6th ed. Wolters Kluwer; 2013.)

Presentación clínica

La EP provoca cuatro signos físicos clásicos que son el resultado de la afectación del sistema motor extrapiramidal, la parte del sistema motor implicada en la modulación y regulación del movimiento:

- Temblor
- Rigidez
- Bradicinesia
- Inestabilidad postural (*postural inestability*)

Si le gustan las mnemotecnias, pruebe con TRAP (sí, reconocemos que no hay ninguna A en la lista anterior, pero nunca dude del ingenio de los neurólogos que, en este caso, sustituyen la acinesia por la a menudo más precisa bradicinesia).

Recuadro 13-2 El sistema motor extrapiramidal

El término "extrapiramidal" distingue esta parte del sistema motor del sistema piramidal. Los tractos del sistema piramidal (los tractos corticoespinal y corticobulbar) comienzan en la corteza motora y descienden hasta sus objetivos a través de las pirámides medulares (de ahí el nombre). El sistema extrapiramidal es todo lo demás que influye en el movimiento, e incluye las neuronas de los ganglios basales y el cerebelo. En general, el sistema piramidal produce el movimiento voluntario, mientras que el extrapiramidal genera el movimiento involuntario, regulando y modulando indirectamente la actividad del sistema piramidal. Véase la p. 18 para una revisión más completa de la anatomía del sistema motor.

El ***temblor*** de la EP por lo regular se describe como un temblor en "cuenta monedas". Es principalmente un temblor en reposo, que se observa con mayor facilidad en las extremidades superiores, pero también puede ser postural (esto es, resulta más evidente cuando los brazos están extendidos). El temblor es el síntoma de presentación en la mayoría de los pacientes con EP. Suele comenzar de forma unilateral y luego se extiende de forma contralateral en el transcurso de meses a años.

Temblor en cuenta monedas

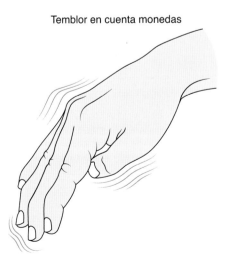

El temblor en reposo de la EP se manifiesta con mayor frecuencia como un temblor de rodar píldoras en la mano, donde los dedos y el pulgar parecen estar rodando una pastilla entre ellos.

La ***rigidez*** se refiere a la resistencia al movimiento pasivo de una extremidad. En los pacientes con EP, en la exploración la rigidez se percibe a menudo, aunque no siempre, como una rueda dentada, una resistencia brusca de parada y arranque (en lugar de una resistencia suave) al movimiento. Las maniobras de activación contralateral (como pedir al paciente que abra y cierre de una manera rápida su mano no afectada) pueden ayudar a poner de manifiesto la rigidez de rueda dentada en la exploración, especialmente en los casos leves.

Recuadro 13-3 Hipertonía

La rigidez es una manifestación de lo que se denomina *hipertonía*. El tono muscular anormal puede describirse como bajo (hipotónico) o alto (hipertónico). La hipertonía puede dividirse a su vez en rigidez y espasticidad. La rigidez es independiente de la velocidad —en otras palabras, la resistencia al movimiento pasivo no cambia con el movimiento de la extremidad— y suele deberse a una enfermedad extrapiramidal, como la que se observa en la EP. La espasticidad depende de la velocidad —la resistencia aumenta cuando se acelera la extremidad— y suele deberse a una enfermedad piramidal. Los pacientes con eventos vasculares cerebrales previos que afectan a los tractos corticoespinales (p. ej., un evento vascular cerebral lacunar que afecta a la corona radiata) suelen desarrollar espasticidad en las extremidades afectadas. No obstante, para ser claros, no hay que dejarse confundir por los prefijos aparentemente contradictorios: aunque la rigidez asociada con EP es una forma de *hipertonía*, la EP en sí es un trastorno del movimiento *hipocinético*, es decir, se caracteriza por la pérdida de movimiento.

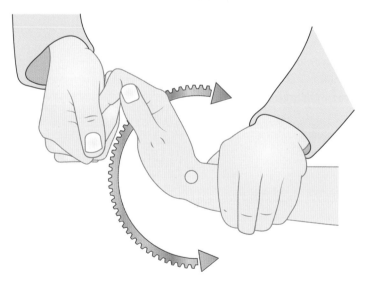

Rigidez de la rueda dentada en la muñeca.

La ***bradicinesia*** significa lentitud de movimiento, pero los pacientes suelen describirla como una sensación de aletargamiento o cansancio. Puede notar la bradicinesia cuando pida a su paciente que realice una tarea como escribir o abrocharse una camisa, o cuando él entre en su consulta dando pasos cortos y arrastrando los pies (el balanceo de los brazos también puede estar disminuido o incluso ausente). Otras anomalías de la marcha pueden ser el *congelamiento* (una incapacidad repentina y temporal para moverse) y la *festinación* (una tendencia a acelerar involuntariamente).

La "facies enmascarada" de la EP es otro ejemplo de bradicinesia: los movimientos faciales espontáneos disminuyen, haciendo que el paciente parezca menos emotivo. La disminución de la frecuencia de parpadeo da al paciente la apariencia de estar mirando fijamente. El volumen de la voz también suele estar disminuido (lo que se conoce como *hipofonía*). La *bradifrenia*, o lentitud mental, es también una queja común.

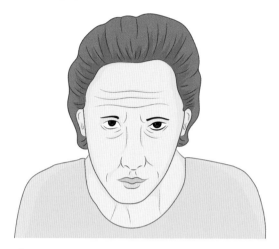

La facies enmascarada de la enfermedad de Parkinson.

La **inestabilidad postural** se manifiesta como una dificultad para el equilibrio. La "prueba de resistencia a la tracción" mide la capacidad de los pacientes para mantener una postura erguida cuando se tira hacia atrás de sus hombros (prepárese para agarrar a su paciente si no es capaz de responder a la retropulsión y se cae hacia atrás).

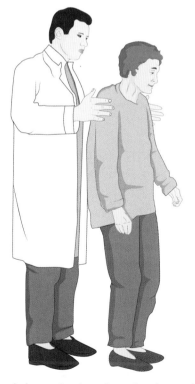

Realización de la prueba de resistencia a la tracción en EP.

Pueden aparecer otros síntomas y signos clínicos a medida que avanza la enfermedad. Las *dificultades neuropsiquiátricas* van desde problemas con el control de los impulsos (que a menudo empeoran con la terapia de agonistas de la dopamina utilizada para tratar la EP; véase p. 339), la ansiedad y la depresión hasta la psicosis franca con alucinaciones, pérdida de memoria y demencia. Si aparecen rasgos prominentes de psicosis y demencia desde el principio, el diagnóstico más probable es el de demencia con cuerpos de Lewy (véase p. 193) y no el de EP. También son frecuentes los *síntomas autonómicos*, como la incontinencia, la hipotensión ortostática, la disfunción sexual y el estreñimiento. El *insomnio* puede ir acompañado o ser el resultado de cualquiera de varios trastornos del sueño, en particular el síndrome de las piernas inquietas, los movimientos periódicos de las extremidades durante el sueño y, especialmente, el trastorno del comportamiento del sueño de movimientos oculares rápidos (MOR, o REM en inglés) (véase p. 351).

Recuadro 13-4 Síntomas premotores de la EP

Los síntomas premotores comunes de la EP (aquellos que aparecen antes de las manifestaciones motoras de la enfermedad) incluyen el trastorno del comportamiento del sueño MOR (véase p. 351), la anosmia (falta de olfato), el estreñimiento y la depresión. Si sospecha que un paciente tiene EP y no presenta claramente algunas o todas las manifestaciones clásicas de la enfermedad, puede preguntar estas cuestiones para orientarse en la dirección correcta.

Diagnóstico

La EP es un diagnóstico clínico. *Los criterios diagnósticos formales incluyen la bradicinesia más al menos otra característica clínica de EP*. La neuroimagen de rutina no es necesaria para la mayoría de los pacientes, a menos que se esté preocupado por una posible causa secundaria de parkinsonismo (véase p. 344). Una respuesta favorable a una prueba de levodopa confirmará el diagnóstico de EP y a menudo puede descartar eficazmente los parkinsonismos atípicos (véase p. 342).

Recuadro 13-5 Imágenes avanzadas para la EP

Para reiterar, la EP es un diagnóstico *clínico*. La IRM no es necesaria en pacientes con síntomas clásicos y una buena respuesta a la levodopa, pero puede ser útil para excluir causas secundarias (véase p. 344) en pacientes con presentaciones atípicas de la enfermedad. Las técnicas de IRM más avanzadas, como la espectroscopia de RM y las imágenes de tensor de difusión, pueden ofrecer una mayor sensibilidad para detectar la neurodegeneración relacionada con la EP, pero su eficacia y utilidad diagnóstica siguen siendo desconocidas. El DaTscan, un tipo específico de tomografía computarizada por emisión de fotón único (SPECT, por sus siglas en inglés), permite visualizar los niveles del transportador de dopamina en el cerebro y puede ayudar a distinguir a los pacientes con EP o síndromes atípicos de EP de aquellos con otras enfermedades como el temblor esencial. Sin embargo, estas exploraciones no pueden distinguir entre la EP y los síndromes atípicos de EP. Hasta ahora, las pruebas sugieren que la precisión diagnóstica de las exploraciones del DatScan no es, en la mayoría de los casos, mejor que la de un buen historial clínico y un examen.

Tratamiento

Debido a que la pérdida de neuronas dopaminérgicas es responsable de la mayoría de los síntomas de la EP, no es de sorprender que la ***levodopa***, el precursor metabólico de la dopamina, sea el principal agente terapéutico. ¿Por qué no la propia dopamina? Porque, a diferencia de la levodopa, la dopamina no atraviesa la barrera hematoencefálica. Sin embargo, la levodopa puede convertirse en dopamina en la periferia, lo que limita su disponibilidad en el cerebro y provoca náusea, vómito e hipotensión ortostática. Por ello, se combina con ***carbidopa***, un inhibidor de la dopa descarboxilasa que impide la conversión periférica de la levodopa en dopamina. La combinación de estos dos agentes ha sido la base del tratamiento de la EP durante muchos años.

Los pacientes suelen tener buenos resultados con la levodopa durante varios años, pero después de un tiempo los efectos beneficiosos desaparecen. Los pacientes tienden a necesitar dosis cada vez más altas de medicación y pueden empezar a experimentar fluctuaciones repentinas de sus síntomas. Los periodos de inactividad pueden ser graves y provocar una inmovilidad incapacitante. También pueden aparecer discinesias inducidas por la medicación —movimientos musculares involuntarios—, así como trastornos del sueño, trastornos psiquiátricos, problemas para hablar y tragar, y demencia.

El tratamiento farmacológico debe iniciarse tan pronto como los síntomas sean incapacitantes o afecten negativamente a la calidad de vida del paciente. La ***levodopa-carbidopa es la medicación más eficaz y constituye el tratamiento de primera línea***. Pueden añadirse otros agentes como tratamiento complementario para los pacientes que ya no responden adecuadamente a la levodopa-carbidopa sola:

- *Agonistas de la dopamina* (pramipexol, ropinirol o bromocriptina). Pueden provocar sedación, edema de las extremidades inferiores y problemas de control de los impulsos.
- *Inhibidores de la monoamino oxidasa B (MAO-B)* (selegilina, safinamida o rasagilina). El insomnio es un efecto secundario común.
- *Inhibidores de la COMT* (entacapona o tolcapona). La COMT (Catecol-O-metiltransferasa) es una enzima que descompone tanto la dopamina como la levodopa. Por lo tanto, los inhibidores de la COMT prolongan la vida media de la levodopa. Pueden provocar efectos secundarios gastrointestinales, somnolencia y cambio de coloración de la orina (hasta un color amarillo oscuro o anaranjado; esto es benigno pero puede ser molesto si no se advierte a los pacientes de antemano). Las pruebas de la función hepática deben vigilarse en los pacientes que toman tolcapona.
- Anticolinérgicos (trihexifenidilo, benztropina). Se utilizan principalmente para tratar el temblor y el babeo. Los efectos secundarios típicos de los anticolinérgicos (sequedad de ojos, sequedad de boca, estreñimiento, retención urinaria, etc.) son frecuentes.
- *Istradefilina*. Este antagonista de los receptores de adenosina A_{2a} actúa tal vez aumentando la actividad dopaminérgica y está aprobado únicamente para su uso como complemento del tratamiento con levodopa-carbidopa en pacientes con periodos "*off*" frecuentes o graves.
- *Amantadina*. Se desconoce su mecanismo de acción en la EP, aunque se ha postulado que tiene efectos dopaminérgicos tanto indirectos como directos. La amantadina puede utilizarse como monoterapia en pacientes con una enfermedad muy leve. También sirve como tratamiento complementario para ayudar a reducir las discinesias asociadas con levodopa. Los efectos secundarios son poco frecuentes, pero pueden incluir edema de tobillo y decoloración de la piel en forma de encaje, lo que se conoce como livedo reticular.

Todavía no se ha demostrado que ningún tratamiento farmacológico altere la historia natural de la enfermedad.

Recuadro 13-6 Inhibidores de la MAO-B y la COMT

Los inhibidores de la MAO-B y de la COMT actúan bloqueando el metabolismo de la dopamina. Estos fármacos son menos potentes que la levodopa, pero pueden administrarse con menos frecuencia y es menos probable que causen discinesias. La mayoría de las veces, estos fármacos se añaden al tratamiento con levodopa para reducir las fluctuaciones motoras en la enfermedad avanzada y permitir el uso de dosis más bajas de levodopa.

Recuadro 13-7 Terapias no farmacológicas

Fomentar la actividad física es un componente importante para mejorar la calidad de vida de los pacientes con EP. Existen pruebas fehacientes de que empezar a hacer ejercicio a una edad temprana, incluido el entrenamiento del equilibrio y la marcha, los ejercicios de resistencia y fuerza, y el ejercicio aeróbico, puede ayudar a los pacientes a mantener y, a menudo, mejorar su función motora. La fisioterapia, la terapia ocupacional y la logopedia también pueden ser útiles cuando están indicadas. Todavía no se ha encontrado ninguna terapia complementaria o alternativa que sea beneficiosa. Actualmente no se recomienda ninguna intervención dietética en particular, aunque hay estudios en curso que evalúan los posibles vínculos entre la microbiota intestinal alterada y la EP.

Existe una terapia neuroquirúrgica para los pacientes con enfermedad avanzada. La técnica más utilizada es la ***estimulación cerebral profunda (ECP),*** en la que se implantan electrodos en el cerebro (normalmente en la sustancia negra o el globo pálido), donde se administra una estimulación eléctrica de alta frecuencia. La ECP se ha aprobado para los pacientes que tienen la enfermedad desde hace 4 años o más y experimentan fluctuaciones motoras. La mayoría de los pacientes que se someten a la ECP consiguen una mejora significativa de la función motora y una disminución de la discinesia, pero otros síntomas, como la inestabilidad postural, la función cognitiva, los trastornos del habla y el congelamiento de la marcha, pueden no mejorar y a veces empeorar.

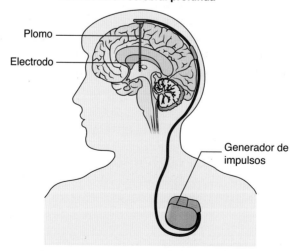

Estimulación cerebral profunda

Plomo

Electrodo

Generador de impulsos

Estimulación cerebral profunda para la EP. Como las neuronas del cerebro no sienten dolor, el electrodo puede dejarse colocado sin causar ninguna molestia al paciente.

Pronóstico

A pesar del tratamiento máximo, la mayoría de los pacientes acabarán desarrollando complicaciones incapacitantes. La demencia es frecuente y afecta a una minoría significativa de pacientes en un plazo de 5 años. A los 10 años, alrededor de 25% de los pacientes requerirán asistencia de enfermería, y la esperanza de vida media desde el momento del diagnóstico es inferior a 10 años.

Diagnóstico diferencial: trastornos que pueden imitar a la enfermedad de Parkinson

Muchos trastornos diferentes, tanto fisiológicos como patológicos, pueden imitar la EP. Dediquemos unos minutos a repasar los distintos tipos de temblores, así como los síndromes parkinsonianos atípicos y las causas secundarias de parkinsonismo que suelen confundirse con la EP primaria o idiopática.

Temblor

La enfermedad de Parkinson es solo una de las causas de temblor y no la más común. Hay muchos tipos y causas de temblor, pero podemos clasificarlos en unas pocas variedades esenciales.

Enfermedad de Parkinson. Como ya hemos comentado, el temblor de la enfermedad de Parkinson suele ser un temblor en reposo. Por lo regular comienza unilateralmente en una mano, pero también puede afectar a las piernas, la barbilla o el torso. El temblor puede persistir durante años antes de que se desarrollen otros síntomas o signos de la enfermedad de Parkinson.

Temblor esencial. El temblor esencial (TE) es el más común de los trastornos del movimiento. Se trata principalmente de un temblor de acción que es cinético (provocado por un movimiento voluntario dirigido a un objetivo, como beber una taza de café) o posicional (mantener una postura antigravitatoria, como los brazos extendidos). El TE suele ser bilateral, aunque a menudo asimétrico, y puede afectar tanto a las extremidades como a la voz, el cuello y la cabeza. Con frecuencia mejora con el alcohol y empeora con el estrés y la ansiedad. A diferencia del temblor fisiológico, no suele empeorar con la cafeína. Aproximadamente la mitad de los casos son familiares (el TE es autosómico dominante), y la mayoría comienza en la adolescencia o en la juventud, aunque puede aparecer más tarde. Tiende a empeorar con el tiempo. Aunque tradicionalmente se ha considerado una enfermedad benigna, puede llegar a ser bastante incapacitante. El propranolol (un betabloqueador) y la primidona (un fármaco antiepiléptico) son los fármacos de primera línea cuando se requiere medicación, pero normalmente solo son eficaces para los casos leves. El bótox está surgiendo como una posible opción alternativa.

Recuadro 13-8

Los que tengan un buen sentido del tiempo podrán discernir que el temblor de la TE es más rápido que el de la EP, normalmente de 8 a 10 Hz (es decir, de 8 a 10 ciclos por segundo) en comparación con solo 3 a 7 Hz.

Temblor fisiológico aumentado. Todos tenemos este tipo de temblor en cierta medida —no es patológico—, pero en algunas personas puede llegar a ser incapacitante. Es un temblor de acción que puede ser posicional o cinético. Se ve exacerbado por el estrés, la cafeína y varios medicamentos, como los beta-agonistas, las anfetaminas, el valproato, el litio, los antidepresivos tricíclicos, los inhibidores selectivos de la recaptación de serotonina y los esteroides.

Temblor funcional. Este tipo de temblor es una reacción al estrés o a un traumatismo, o el resultado de un trastorno del estado de ánimo subyacente. A diferencia de los otros tipos de temblor, su aparición suele ser repentina y grave. Tiende a mejorar si el paciente se distrae. Una característica común del temblor funcional es la inducción: si se hace que el paciente dé golpecitos con un ritmo rápido con la mano no afectada, el temblor de la mano afectada cambiará de frecuencia para coincidir con el de la mano que da los golpecitos.

Otras causas de temblor. Considere siempre la posibilidad de hipertiroidismo (¡compruebe el nivel de la hormona estimulante del tiroides!), uremia y alcoholismo (por exceso o por defecto). Hay otros trastornos que pueden provocar temblores, pero son mucho menos frecuentes. Uno de ellos es la enfermedad de Wilson, un trastorno del metabolismo del cobre (véase p. 344).

Estos diferentes tipos de temblor pueden clasificarse normalmente por la naturaleza del temblor y el contexto clínico en el que se producen. Sin embargo, es común el diagnóstico erróneo; a menudo se piensa que los pacientes con EP temprana tienen temblor esencial.

Tipo de temblor	Descripción	Ejemplo
Descansando	Se produce con la parte del cuerpo correspondiente apoyada contra la gravedad	Enfermedad de Parkinson
Acción		Temblor esencial
Posicional o postural	Se produce al intentar mantener una posición contra la gravedad	
Cinético	Se produce con un movimiento voluntario y dirigido a un objetivo	
Funcional	Puede ser cualquier cosa, normalmente de aparición repentina	Debido a estrés, trauma, trastorno del estado de ánimo

El diagnóstico diferencial de la EP puede ser más difícil cuando en el cuadro clínico predominan otras características además del temblor. En algunos pacientes con EP, el temblor puede ser mínimo o incluso estar ausente. Entonces hay que considerar un grupo de trastornos conocidos colectivamente como síndromes parkinsonianos atípicos o síndromes parkinsonianos plus.

Los síndromes parkinsonianos atípicos

Todos estos trastornos son mucho menos comunes que la EP. Una de las claves para sospechar de estos trastornos, junto con la presencia de rasgos parkinsonianos y la ausencia de un temblor predominante en reposo, es que, a diferencia de la EP, no responden al tratamiento con levodopa. Existe un gran solapamiento clínico entre estos síndromes, pero cada uno tiene algunas características distintivas que vale la pena destacar. Los principales tipos de síndromes parkinsonianos atípicos son:

- Parálisis supranuclear progresiva.
- Degeneración corticobasal.
- Demencia con cuerpos de Lewy.
- Atrofia multisistémica.

Parálisis supranuclear progresiva. Este trastorno es el más común de los parkinsonismos atípicos. La rigidez suele ser prominente y tiende a afectar más a la musculatura axial que a las extremidades, lo que provoca una inestabilidad postural temprana y caídas frecuentes. La parálisis supranuclear de la mirada también es característica: los pacientes son incapaces de mirar hacia arriba o hacia abajo cuando se les pide que lo hagan, pero la mirada hacia arriba se produce involuntariamente cuando el cuello está flexionado y la mirada hacia abajo se produce cuando el cuello está extendido. El temblor en reposo suele estar ausente. Las imágenes por resonancia magnética (IRM) muestran clásicamente una atrofia prominente del cerebro medio que da lugar a lo que se conoce como el "signo del colibrí".

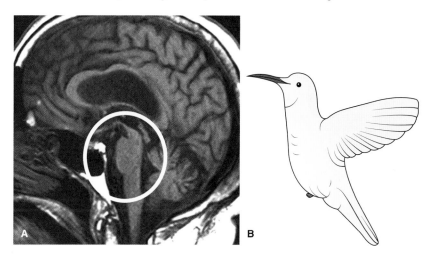

El signo del colibrí, observado en la parálisis supranuclear progresiva. El mesencéfalo marcadamente atrófico representa la cabeza y la protuberancia representa el cuerpo. (*A*, reimpresa de Graber JJ, Staudinger R. Teaching NeuroImages: "Penguin" or "hummingbird" sign and midbrain atrophy in progressive supranuclear palsy. *Neurology*. 2009; 72:e81.)

Degeneración corticobasal. El temblor no es prominente, y los pacientes presentan en su lugar rigidez asimétrica y bradicinesia. La distonía puede dar lugar a contracturas dolorosas. Los signos corticales, como la afasia, la pérdida sensorial cortical (como la agrafesia y la astereognosis; véase p. 62), el fenómeno del miembro extraño y la demencia, suelen ser prominentes y pueden ayudar a distinguir la degeneración corticobasal de los otros síndromes parkinsonianos atípicos. La degeneración corticobasal es rara, ya que solo afecta a unas 5 de cada 100 000 personas.

Demencia con cuerpos de Lewy. En el capítulo 7 hablamos en detalle de este trastorno. En resumen, el diagnóstico requiere una combinación de demencia con al menos una de las características clave de la EP. Las fluctuaciones cognitivas y las alucinaciones visuales son características clásicas.

Atrofia multisistémica. Este trastorno debe sospecharse en pacientes de mediana edad que desarrollan rasgos de parkinsonismo (de nuevo, los pacientes desarrollan rigidez y bradicinesia, pero no temblor en reposo) además de una disfunción autonómica prominente temprana o una afectación cerebelosa. Las manifestaciones autonómicas incluyen hipotensión ortostática y retención o incontinencia urinaria. El síntoma cerebeloso más común es la ataxia.

Resumen de los síndromes parkinsonianos atípicos. Si no recuerda nada más, no olvide que todos los síndromes parkinsonianos atípicos presentan algunas de las características clásicas del parkinsonismo, pero 1) el temblor no es prominente y 2) la respuesta a la levodopa es pobre.

Desorden	Características clínicas	Patología
Parálisis supranuclear progresiva	Inestabilidad postural temprana y caídas frecuentes, parálisis de la mirada supranuclear	Tauopatía
Degeneración corticobasal	Distonía asimétrica, miembro extraño, pérdida sensorial cortical	Tauopatía
Demencia con cuerpos de Lewy	La demencia es temprana y prominente	Sinucleinopatía alfa
Atrofia multisistémica	Disfunción autonómica temprana o afectación cerebelosa (ataxia)	Sinucleinopatía alfa

Parkinsonismo secundario

Hay otros procesos de enfermedad, medicamentos y toxinas que pueden causar síntomas parkinsonianos; cuando esto ocurre, se denomina parkinsonismo secundario, es decir, causado por algo distinto a la EP primaria o atípica.

- *Enfermedad vascular.* Los pequeños infartos vasculares cerebrales múltiples que afectan a los ganglios basales pueden provocar síntomas parkinsonianos, que suelen afectar la parte inferior del cuerpo pero no la cara ni la parte superior. El temblor suele estar ausente.

- La *hidrocefalia de presión normal* puede presentarse con una marcha festinante que puede ser clínicamente indistinguible de la de la EP. Véase p. 199.

- *Medicamentos antidopaminérgicos.* Los medicamentos antipsicóticos (antipsicóticos típicos como el haloperidol y los antipsicóticos atípicos como la risperidona) y los antieméticos (metoclopramida y proclorperazina) pueden causar rasgos de parkinsonismo incluso meses o años después de empezar a tomarlos.

- El *parkinsonismo postencefálico* puede desarrollarse tras infecciones virales del parénquima cerebral.

- Las *toxinas*, como el monóxido de carbono, el MPTP (un análogo del opioide meperidina) y el manganeso, pueden producir síntomas parkinsonianos.

- El *parkinsonismo postraumático*, consecuencia de repetidos traumatismos craneoencefálicos, está recibiendo mucha atención últimamente, pero, como mencionamos antes en el capítulo 4, la relación causal aún se está investigando.

- La *enfermedad de Wilson* es una de las causas secundarias del parkinsonismo que usted nunca querrá dejar de lado. Suele presentarse en pacientes antes de los 40 años y está originada por una mutación genética autosómica recesiva que provoca una sobrecarga de cobre (la mutación afecta al gen ATPB7 del cromosoma 13, que codifica una ATPasa transportadora de cobre). Los síntomas neurológicos incluyen varios trastornos del movimiento (entre ellos, parkinsonismo con temblor de reposo o de acción, ataxia y corea) y deterioro cognitivo. La enfermedad hepática suele ser el primer signo, pero las características neurológicas pueden preceder a la evidencia de disfunción hepática. El diagnóstico debe sospecharse o se pasará por alto; los pacientes jóvenes que presenten cualquier rasgo de parkinsonismo deben someterse siempre a una prueba de ceruloplasmina en suero y a una medición de cobre en orina de 24 horas. Un oftalmólogo puede encontrar anillos de Kayser-Fleisher en el examen con lámpara de hendidura.

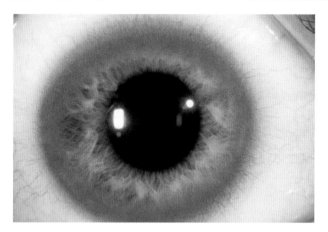

Los anillos de Kayser-Fleisher (el anillo oscuro alrededor del iris) se deben a la deposición de cobre en la membrana de Descemet, entre el estroma y la capa endotelial de la córnea. (Reimpresa de Rapuano C. Cornea. 3rd ed. Wolters Kluwer; 2018.)

Recuadro 13-9 Intoxicación por monóxido de carbono

El monóxido de carbono (CO) es un gas incoloro e inodoro que se produce cada vez que se quema un combustible fósil. Los incendios, las calefacciones y los tubos de escape de los coches son fuentes habituales. Los síntomas agudos de la intoxicación por CO incluyen dolor de cabeza, confusión y el clásico rostro "rojo cereza", causado por niveles elevados de carboxihemoglobina en la sangre. El parkinsonismo puede desarrollarse días o semanas después de la intoxicación aguda. Los hallazgos clásicos de imagen incluyen lesiones hipodensas en el globo pálido bilateral en la TC y lesiones hiperintensas en el globo pálido bilateral en la IRM (ver imagen siguiente). Ningún fármaco parkinsoniano ha demostrado ser eficaz, pero los síntomas pueden mejorar espontáneamente con el tiempo.

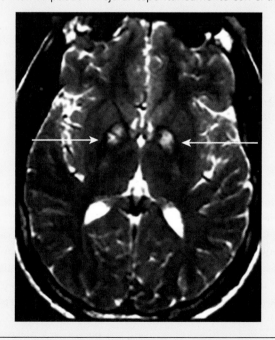

Varios meses después de un episodio de intoxicación aguda por CO pueden observarse lesiones hiperintensas en el globo pálido bilateral en la IRM ponderada en T2. Modificado de Griggs RC, Joynt RJ. *Baker and Joynt's Clinical Neurology on CD-ROM*. Wolters Kluwer; 2004.

Otros trastornos del movimiento

La EP no es la única enfermedad neurológica que afecta principalmente al movimiento. Es, con diferencia, el trastorno *hipocinético* más común, es decir, el que reduce sobre todo el movimiento, una categoría que también incluye los síndromes parkinsonianos atípicos y el parkinsonismo secundario. El temblor es el trastorno *hipercinético* más común, es decir, el que da lugar a movimientos involuntarios excesivos. Sin embargo, hay otros numerosos movimientos anormales y trastornos del movimiento en la categoría hipercinética que es importante discutir. Entre ellos se encuentran:

- Trastornos coreiformes y enfermedad de Huntington.
- Discinesia tardía y otros trastornos del movimiento inducidos por fármacos.
- Distonía.
- Mioclonía.
- Trastornos de tics.
- Trastornos del movimiento relacionados con el sueño.

Trastornos coreiformes y enfermedad de Huntington

La corea, de la palabra griega que significa danza, describe una discinesia (definida como cualquier movimiento anormal e involuntario) caracterizada por movimientos irregulares y relativamente rápidos que pueden parecer fluir de manera suave de una parte del cuerpo a otra, produciendo una ilusión de danza.

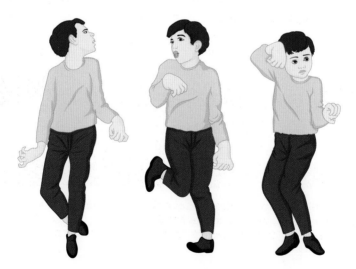

Los movimientos de baile de la corea.

La corea se describió por primera vez como consecuencia de una infección estreptocócica betahemolítica, siglos antes de que hubiera antibióticos para tratar la infección. Denominada **corea de Sydenham** en honor a Thomas Sydenham, que fue quien la describió por primera vez, también se denominó danza de San Vito (el patrón de, entre otros, los bailarines). La corea de Sydenham aparece meses después de la infección, es probablemente de origen autoinmune y por lo regular va precedida de manifestaciones cardiacas (cardiopatía reumática) y reumatológicas; suele ser autolimitada. En la actualidad es extremadamente rara.

La corea puede ser adquirida o heredada.

Los **trastornos coreiformes adquiridos** incluyen la corea asociada con *anomalías endocrinas* (como la hiperglucemia aguda y la tirotoxicosis), *infecciones* (VIH y encefalitis herpética) y *enfermedades autoinmunes* (lupus eritematoso sistémico y síndrome antifosfolípido).

La *corea gravídica* es el término utilizado para referirse a la corea inducida por el embarazo. Suele desarrollarse después del primer trimestre y mejorar más tarde, en el tercer trimestre o después del parto, y es más frecuente en mujeres con antecedentes de lupus eritematoso sistémico, síndrome antifosfolípido y otras condiciones predisponentes.

La corea puede producirse como un fenómeno *paraneoplásico*. También puede estar causada por *abuso de medicamentos y drogas* que comparten la característica de provocar un estado hiperdopaminérgico (la EP, que es un trastorno hipocinético, es causada por la pérdida de neuronas dopaminérgicas, por lo que no es sorprendente que la corea represente el otro extremo del espectro dopaminérgico). Entre estas sustancias se encuentran la levodopa, los antiepilépticos, el litio, los fármacos anticolinérgicos, las anfetaminas y la cocaína.

De los **trastornos coreiformes heredados,** la **enfermedad de Huntington** es la más común. Esta enfermedad neurodegenerativa progresiva se hereda, en su forma más frecuente, como un rasgo autosómico dominante. Es el resultado de una repetición trinucleotídica CAG en el cromosoma 4 en lo que se denomina acertadamente el gen de la huntingtina (nótese la ortografía), que está implicado en múltiples procesos intracelulares, incluida la transmisión postsináptica. La expansión del número de repeticiones CAG se produce con cada generación sucesiva; este fenómeno se conoce como *anticipación* y da lugar a un fenotipo cada vez más grave y de aparición más temprana. El hallazgo patológico clave es la pérdida de neuronas en el caudado y el putamen (el caudado y el putamen juntos se conocen como el estriado; este proceso se denomina por tanto *atrofia estriatal*). Las imágenes pueden mostrar *hidrocefalia ex vacuo* (es decir, expansión de los espacios del LCR debido a la pérdida de volumen generalizada) y atrofia del caudado.

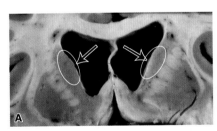 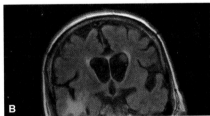

(*A*) La atrofia significativa del caudado (véanse *flechas*) resulta en ventrículos laterales agrandados. (*B*) Agrandamiento de los ventrículos laterales y atrofia cortical observados en una IRM de un paciente con enfermedad de Huntington. (Modificada de Rubin E, Reisner HM. *Principles of Rubin's Pathology*. Wolters Kluwer; 2018.)

Los pacientes con la enfermedad de Huntington suelen presentar corea, pero con el tiempo desarrollan un comportamiento agresivo, depresión grave y demencia, así como una profunda pérdida de peso. Los síntomas suelen comenzar en los primeros años de la vida adulta. Es universalmente mortal. El diagnóstico se realiza al reconocer estas características clínicas en un paciente con antecedentes familiares de la enfermedad y puede confirmarse con pruebas genéticas.

El tratamiento es de apoyo. Se puede utilizar una variedad de medicamentos para suprimir el trastorno del movimiento, entre ellos neurolépticos (p. ej., haloperidol), benzodiacepinas (p. ej., clonazepam) y agentes que agotan la dopamina (como la reserpina y la tetrabenazina; este último está específicamente recomendado por la American Academy of Neurology). También se está estudiando la estimulación cerebral profunda como opción terapéutica.

Recuadro 13.10 Atetosis y hemibalismo

Estos son otros dos trastornos del movimiento hipercinético que usted debe conocer y que forman parte del espectro coreoatetoide. En comparación con la corea, la atetosis se caracteriza por movimientos más lentos y retorcidos; cuando ambos coexisten, los movimientos se denominan "coreoatetoides". El hemibalismo se caracteriza por movimientos repentinos de gran amplitud de una extremidad y se localiza clásicamente en lesiones del núcleo subtalámico.

La *corea hereditaria benigna* es otra forma de corea hereditaria. Se presenta en bebés o niños pequeños con hipotonía, corea generalizada y disfunción de la marcha. Se hereda como un trastorno autosómico dominante que suele estar asociado con una mutación del gen del factor de transcripción tiroideo. Los síntomas por lo general no progresan y pueden disminuir con el tiempo, aunque la remisión completa es poco común. Sin embargo, no siempre es "benigna" y puede estar asociada con problemas de aprendizaje, déficit de atención y una multitud de cuestiones que afectan a otros sistemas orgánicos (incluida, como es lógico, la enfermedad tiroidea).

Discinesia tardía

La discinesia tardía es una complicación del uso a largo plazo (piénsese en el retraso) de medicamentos bloqueadores de los receptores de la dopamina, como los antieméticos y los antipsicóticos. Se cree que el riesgo con los antipsicóticos de segunda generación (como la risperidona, la olanzapina y el aripiprazol) es menor que con los antipsicóticos de primera generación (p. ej., la clorpromazina y el haloperidol), pero esta noción ha sido cuestionada. Los antipsicóticos de segunda generación se utilizan cada vez más para tratar la depresión —aproximadamente 1 de cada 5 de quienes viven en residencias para adultos mayores toma uno de estos medicamentos—, por lo que el riesgo de discinesia tardía es una preocupación real.

Los pacientes con discinesia tardía experimentan movimientos coreicos y coreoatetos incapacitantes de la cara, así como del cuello y el tronco. No se sabe muy bien por qué el *bloqueo* dopaminérgico crónico puede dar lugar a este tipo de trastorno de movimiento hipercinético; entre los mecanismos que se han postulado figuran la regulación al alza de los receptores de dopamina o un desequilibrio entre la estimulación de las distintas clases de receptores de dopamina.

La medicación que la provoca debe reducirse inmediatamente y suspenderse cuando sea posible. Los pacientes pueden mejorar a lo largo de un periodo de meses, aunque en algunos el trastorno del movimiento persiste. Los mismos fármacos utilizados para tratar la enfermedad de Huntington, así como la estimulación cerebral profunda, pueden ayudar a algunos pacientes con discinesia tardía. La valbenazina, la tetrabenazina y la deutetrabenazina, inhibidores de la VMAT (por sus siglas en inglés) que limitan el empaquetamiento y la liberación de vesículas de monamina[1] (conocidos coloquialmente como depletores de monoamina), han sido aprobados para el alivio sintomático.

Distonía

La distonía se caracteriza por las contracciones involuntarias, sostenidas o intermitentes, de grupos musculares que dan lugar a posturas anormales, y suele estar asociada con movimientos de torsión incontrolados y repetitivos. La fisiopatología subyacente no se conoce bien. Existen múltiples tipos de trastornos distónicos que se subdividen en función de la parte del cuerpo afectada (generalizada o focal), la causa (heredada o adquirida), la edad de inicio y otras

---

[1] Los neurotransmisores monoamínicos incluyen la dopamina, la epinefrina, la norepinefrina y la serotonina; VMAT significa transportador vesicular de monoaminas y es crucial para cargar estos neurotransmisores en sus vesículas de transporte.

características asociadas. Aunque los detalles de estos trastornos están fuera del alcance de este libro, hay algunos aspectos esenciales que debe conocer:

Las *distonías generalizadas* pueden afectar a múltiples partes del cuerpo. La más común es el resultado de una mutación en el gen de la distonía 1. La enfermedad de Wilson (véase p. 344) también puede causar distonía generalizada.

Las *distonías focales* afectan a una sola región del cuerpo. Entre ellas están la distonía cervical (que afecta al cuello; también se conoce como tortícolis espasmódica), el blefaroespasmo (los párpados), la distonía espasmódica de las cuerdas vocales y la distonía específica de una tarea (el calambre del escritor es un ejemplo común).

El tratamiento con agentes anticolinérgicos, relajantes musculares (p. ej., baclofeno), benzodiacepinas y levodopa puede ser eficaz. Las inyecciones de toxina botulínica también son útiles y, a diferencia de las opciones antes mencionadas, todas ellas asociadas con efectos secundarios significativos, no tienen efectos secundarios.

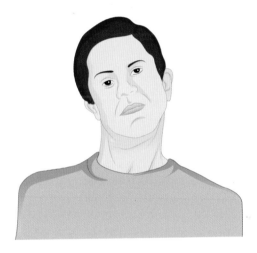

Distonía cervical. El bótox (toxina botulínica) es el tratamiento de primera línea.

Mioclonía

La mioclonía se refiere a las contracciones musculares involuntarias repentinas como un rayo. Puede surgir de casi cualquier parte del sistema nervioso y tiene muchas causas diferentes. Puede ser fisiológica, secundaria a un trastorno sistémico o neurológica subyacente, epiléptica o una enfermedad primaria en sí misma.

El *hipo* (mioclonía diafragmática) y la *mioclonía hípnica* (la sacudida repentina que presentan muchas personas justo cuando empiezan a dormirse) son ejemplos de mioclonía fisiológica.

Las causas de mioclonía secundaria incluyen la *insuficiencia hepática* y *renal*. También es frecuente la *mioclonía postanóxica*, que se observa a menudo en pacientes que han tenido un paro cardiaco. La *asterixis*, una forma de mioclonía "negativa", se produce con mayor frecuencia en pacientes con enfermedad hepática avanzada y es, en realidad, el resultado de una pérdida repentina del tono muscular debido a la interrupción de las contracciones musculares en curso.

Cuando la mioclonía se debe a una actividad anormal de la corteza cerebral, se considera *epiléptica* (véase p. 163).

Mioclonía esencial es el término que se utiliza cuando no hay una causa clara o si se sospecha que la mioclonía tiene una base genética. La mioclonía esencial hereditaria, por ejemplo, es un trastorno autosómico dominante caracterizado por una mioclonía de las extremidades superiores que mejora con la ingesta de alcohol y se produce en ausencia de cualquier otro síntoma neurológico.

La evaluación de las mioclonías comienza con una buena anamnesis y un examen exhaustivo. Si la causa no es notoria, se debe considerar, caso por caso, la realización de más pruebas, que probablemente incluyan alguna combinación de pruebas de laboratorio (un panel metabólico completo cubrirá la mayoría de las posibilidades metabólicas), pruebas de detección de drogas, imágenes cerebrales y EEG.

El tratamiento implica la corrección de cualquier causa reversible subyacente, la identificación y el tratamiento de cualquier trastorno convulsivo y la terapia sintomática con fármacos antiepilépticos o benzodiacepinas.

Trastornos de tics y síndrome de Tourette

Los tics son movimientos o sonidos involuntarios rápidos y repetitivos. Los tics motores son el tipo más común de tic (pueden ser simples, como movimientos únicos repetidos que se asemejan a sacudidas mioclónicas, o complejos, que implican toda una secuencia de movimientos). Los tics verbales y las vocalizaciones incluyen carraspear, toser y coprolalia (decir obscenidades). Los pacientes suelen sentir un impulso premonitorio, a menudo desagradable, de hacer un tic y obtener alivio inmediatamente después. La supresión voluntaria y breve del tic suele ser posible, pero no siempre puede mantenerse.

La mayoría de los tics comienzan en la infancia y, en la mayoría de los pacientes, se resuelven en la edad adulta. El *síndrome de Tourette* se caracteriza por tics motores y vocales; el diagnóstico requiere la presencia de al menos un tic motor y un tic vocal que se produzcan antes de los 18 años. Es el resultado de una combinación de múltiples mutaciones genéticas. Se sigue investigando la fisiopatología subyacente. Los síntomas pueden ser leves o graves. Las comorbilidades más frecuentes son el trastorno por déficit de atención, el trastorno obsesivo compulsivo y los trastornos del estado de ánimo. Los pacientes también pueden experimentar trastornos del sueño y dificultades en la escuela.

El tratamiento depende de la gravedad de los síntomas. Algunos pacientes solo necesitan que se les tranquilice. Cuando los tics son incapacitantes, el tratamiento de primera línea es una forma de terapia conductual llamada *entrenamiento de reversión de hábitos*; esta técnica incorpora el entrenamiento de la conciencia y el desarrollo de respuestas competitivas. Si esta terapia no está disponible o si los síntomas persisten, los medicamentos a considerar incluyen depletores de dopamina (tetrabenazina), antipsicóticos (risperidona) y agonistas alfa adrenérgicos (guanfacina, clonidina). La toxina botulínica, para los tics focales, y la estimulación cerebral profunda también pueden ser útiles. Los síntomas tienden a mejorar significativamente, si no es que desaparecen por completo, en la edad adulta.

Trastornos del movimiento relacionados con el sueño

Ya hemos mencionado las mioclonías hipnóticas, las sacudidas mioclónicas que acompañan a la conciliación del sueño o a las transiciones de una fase del sueño a otra. Esta condición es benigna y no requiere ninguna evaluación o tratamiento adicional.

El *síndrome de las piernas inquietas* se caracteriza por una sensación desagradable al mover las piernas, que suele producirse por la noche en la cama. También es frecuente una sensación de arrastre o picor en las piernas. Levantarse y moverse alivia los síntomas. Algunos pacientes pueden tener un nivel de hierro sérico bajo, y todos deben medirse el hierro sérico y la ferritina. Otras causas son la uremia, el embarazo y varios medicamentos y otras sustancias (los culpables más comunes son los antihistamínicos, la nicotina, la cafeína y el alcohol). En la mayoría de los pacientes no se encuentra ninguna causa subyacente corregible. El tratamiento debe centrarse en la interrupción de cualquier medicamento o sustancia potencialmente perjudicial y en el fomento del ejercicio físico regular. Si el paciente quiere probar la terapia farmacológica, la gabapentina y los agonistas de la dopamina pueden ser útiles. Los pacientes con niveles bajos de ferritina suelen responder a la terapia de sustitución de hierro.

Existen otros numerosos trastornos del sueño asociados con movimientos anormales. Hay dos que merecen ser mencionados, y ambos pueden ser diagnosticados con polisomnografía:

- Los ***movimientos periódicos de las extremidades durante el sueño*** son un trastorno caracterizado por movimientos de flexión de las piernas que se repiten en ciclos de 20 segundos.
- El ***trastorno del comportamiento del sueño MOR (TCSM)*** se produce en pacientes que pierden la parálisis normal del sueño que se produce durante la fase MOR del sueño. Por lo tanto, actúan en sus sueños, a menudo de forma violenta con patadas y puñetazos. Parece responder bien tanto a la melatonina en dosis altas (tratamiento de primera línea) como al clonazepam. El trastorno del comportamiento del sueño MOR suele ser un síntoma prodrómico de la neurodegeneración de la alfa-sinucleína, por lo que la mayoría de los pacientes con TCSM acabarán desarrollando la enfermedad de Parkinson o una de las otras sinucleinopatías alfa.

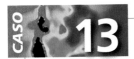

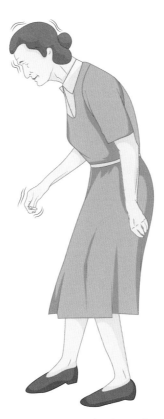

Evolución de su paciente: usted sospecha inmediatamente que Suzanne tiene la enfermedad de Parkinson por su marcha festinante y su temblor unilateral en reposo. Su examen también revela rigidez de rueda dentada en su extremidad superior derecha y una prueba de tracción positiva. Sus pruebas cognitivas son normales. Usted le dice que tiene la enfermedad de Parkinson y le plantea el inicio del tratamiento con levodopa-carbidopa. Debido a que sus síntomas están interfiriendo con su trabajo en el hospital, ella está de acuerdo y comienza el tratamiento de inmediato. Un mes más tarde, en el seguimiento, le informa que la medicación le ha ayudado enormemente y que ha podido seguir trabajando como estaba acostumbrada. Usted acuerda verla de manera regular para controlar sus síntomas y la medicación.

Ahora usted ya sabe:

- | Cómo diagnosticar y tratar a los pacientes con la enfermedad de Parkinson.
- | La mnemotécnica TRAP (¡apréndasela de memoria!) que resume las manifestaciones básicas de la enfermedad de Parkinson.
- | Cómo distinguir los distintos tipos de temblor; en particular, cómo diferenciar el temblor de la enfermedad de Parkinson del temblor esencial benigno.
- | Cuándo sospechar la presencia de trastornos parkinsonianos atípicos, incluyendo parálisis supranuclear progresiva, degeneración corticobasal, demencia con cuerpos de Lewy y atrofia multisistémica.
- | Cómo reconocer y manejar los trastornos hipercinéticos del movimiento más comunes, incluyendo los trastornos coreiformes y la enfermedad de Huntington, la discinesia tardía, la distonía, el mioclonus, los trastornos de tics y el síndrome de Tourette, y los trastornos del movimiento durante el sueño.

Cuidados
neurocríticos

14

En este capítulo, usted aprenderá:

1 | Cómo (y por qué es importante) distinguir el edema vasogénico y el citotóxico en las neuroimágenes

2 | Todo sobre la presión intracraneal elevada: qué la causa, cuándo sospecharla clínicamente y cómo tratarla de forma urgente

3 | Cómo reconocer clínica y radiográficamente los principales patrones de herniación cerebral

4 | Cómo conceptualizar y diagnosticar la muerte cerebral

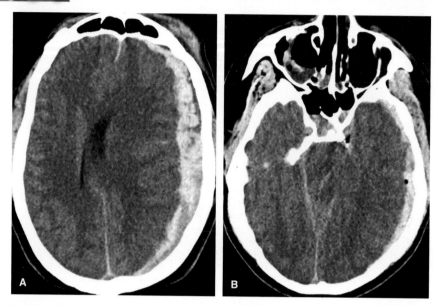

TC de Neha. (Modificado de Daffner RH, Hartman M. *Clinical Radiology*. 4th ed. Wolters Kluwer; 2013.)

Su paciente: Neha, una adulto mayor de 93 años, madre de cuatro hijos y abuela de ocho, es llevada al hospital por el servicio de urgencias después de que su hija la encontrara inconsciente en el suelo. A su llegada, su presión arterial es de 180/100 mm Hg. Al examinarla, no responde en gran medida y solo se despierta brevemente a los estímulos dolorosos. Al levantar los párpados, se observa que su pupila derecha es de 4 mm y está reactiva, pero su pupila izquierda está fija y dilatada. La lleva a la sala de TC y obtiene las imágenes que se observan arriba. ¿Cuál es el siguiente paso en su manejo?

Los cuidados neurointensivos abarcan el manejo de las enfermedades neurológicas que amenazan la vida. A estas alturas del libro, usted ya está familiarizado con las urgencias neurológicas más comunes —ictus isquémico y hemorrágico agudo, hemorragia subaracnoidea, compresión medular aguda, estado epiléptico, crisis miasténica, infecciones cerebrales no controladas y traumatismo craneoencefálico—, por lo que no dedicaremos más tiempo aquí al diagnóstico y manejo de estas condiciones específicas. En su lugar, daremos un paso atrás y nos centraremos en algunos de los peores escenarios que, desafortunadamente, pueden ser las trayectorias finales comunes de muchas de las presentaciones anteriores. Estos incluyen:

- Edema cerebral.
- Presión intracraneal elevada.
- Hernia cerebral.
- Muerte cerebral.

Las unidades de cuidados intensivos neurológicos y neuroquirúrgicos (la primera de las cuales abrió sus puertas en 1920) se crearon con el objetivo de identificar de forma temprana y, si está indicado, tratar de forma agresiva estas complicaciones. En ocasiones, la rápida intervención da lugar a una notable recuperación, mientras que otras veces la intervención resulta infructuosa, inútil o comprensiblemente rechazada por el paciente o su familia. Una conversación amable y sencilla con el paciente (y con su familia, sobre todo si el paciente no puede participar), en la que a menudo participan especialistas en cuidados paliativos, puede ser a veces el mejor y más significativo cuidado que una unidad de cuidados intensivos (UCI) neurológica puede proporcionar.

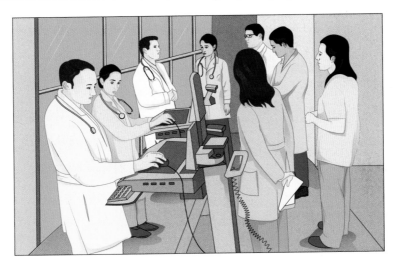

Sesión clínica dentro de una unidad de cuidados neurointensivos. El equipo suele ser numeroso y puede incluir a un adjunto, un residente de alta especialidad, residentes, internos, enfermeras, asistentes médicos, farmacéuticos y nutriólogos, todos ellos trabajando juntos para ayudar a atender a estos pacientes con complicaciones que amenazan su vida.

Edema cerebral

El término *edema* se refiere a un exceso de líquido dentro de un compartimento o cavidad corporal. Hay algunos tipos de edema cerebral que debe conocer, cada uno con causas y características de imagen específicas.

El ***edema vasogénico*** es causado por la rotura de la barrera hematoencefálica. Cuando esta se encuentra intacta, impide que muchas sustancias que circulan por la sangre pasen al líquido extracelular del sistema nervioso central (SNC). Cuando las uniones estrechas de la barrera hematoencefálica se vuelven permeables, el líquido se acumula en el espacio extracelular del cerebro. Las lesiones masivas, como los tumores cerebrales y los abscesos, son causas comunes de edema vasogénico. La isquemia aguda provoca un edema citotóxico (véase p.356), pero con el tiempo (entre horas y días) también puede propiciar un edema vasogénico.

El edema vasogénico tiene una apariencia característica parecida a la de un dedo en la TC, que se extiende dentro de la sustancia blanca pero no en la corteza de la sustancia gris. Se puede pensar en ello de la siguiente manera: como la sustancia blanca está formada por axones y la corteza está formada por cuerpos celulares apretados, hay espacio para que el líquido extracelular se extienda dentro de la sustancia blanca pero no dentro de las regiones corticales fuertemente empaquetadas.

El ***edema citotóxico*** es resultado de la muerte celular. Suele deberse al agotamiento del trifosfato de adenosina (ATP, por sus siglas en inglés) intracelular, lo que altera la función del transportador de sodio/potasio y provoca la acumulación de osmoles intracelulares y —debido a que el agua sigue el gradiente osmolar— de líquido intracelular. La isquemia aguda es la causa más común; otras causas son la insuficiencia hepática aguda y la lesión anóxica.

Desde el punto de vista radiográfico, el edema citotóxico suele ser sutil en la TC, apareciendo como hipoatenuación y difuminación de la unión gris-blanca. En la IRM, el edema citotóxico se identifica mejor en las secuencias de imágenes ponderadas por difusión (DWI, por sus siglas en inglés). Como se ha comentado en el capítulo 2, los desplazamientos de líquido intracelular y la subsiguiente hinchazón celular dan lugar a una difusión restringida del agua, que aparece de color blanco brillante en la IRM.

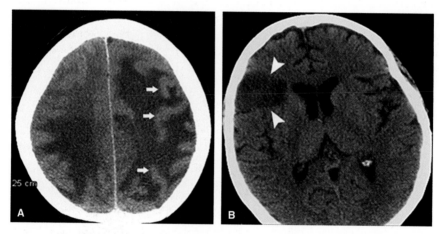

TC que muestra (*A*) el edema vasogénico, que tiene un aspecto característico en forma de dedo y preserva la corteza de la materia gris (las *flechas blancas* señalan las extensiones en forma de dedo de la corteza preservada que están rodeadas por el edema vasogénico), y (*B*) el edema citotóxico, que borra la unión de la materia gris y blanca (las *flechas blancas* señalan el edema). (Reimpresa de Weiner WJ, Goetz CG, Shin RK, Lewis SL. Neurology for the Non-Neurologist, 6th Edition. Filadelfia: Wolters Kluwer, 2010.)

Estas dos categorías no son exclusivas. Diversas lesiones y daños cerebrales (p. ej., la hemorragia intracerebral y la lesión cerebral traumática) pueden causar tanto edema citotóxico como vasogénico.

Otros dos tipos de edema cerebral a tener en cuenta son el *edema intersticial* (también conocido como edema transependimario o hidrostático) y el *edema osmótico*.

El ***edema trasependimario*** es resultado de la hidrocefalia obstructiva, cuando el flujo de salida del líquido cefalorraquídeo (LCR) de los ventrículos está bloqueado y el LCR es forzado a entrar en el intersticio del cerebro por la alta presión en el sistema ventricular.

El ***edema osmótico*** se debe a la disminución de la osmolaridad del plasma (p. ej., en el marco del síndrome de secreción inapropiada de HDA [SSIHDA] o ante la reducción rápida de la glucosa en pacientes con estado hiperglucémico hiperosmolar). En circunstancias normales, la osmolaridad del LCR y del líquido cerebral extracelular es menor que la del plasma. Si la osmolaridad del plasma disminuye, el líquido se desplaza hacia el cerebro.

¿Por qué es importante el edema cerebral? Porque el cráneo es un espacio fijo y cualquier aumento del volumen de su contenido puede dar lugar a una presión intracraneal elevada, lo que nos lleva a nuestro siguiente tema.

 ## Presión intracraneal elevada

Fisiología

La presión intracraneal (PIC) es la presión dentro del cráneo.[1] En el siglo XVIII, dos cirujanos escoceses llamados Alexander Monro y George Kellie plantearon una hipótesis que sigue siendo la forma más clara de pensar respecto a la PIC. La *doctrina Monro-Kellie*, como se le conoce ahora, afirma que el volumen intracraneal está conformado por tres componentes —sangre, LCR y tejido cerebral— y que este volumen debe permanecer constante. Por lo tanto, cualquier aumento de uno de los componentes debe conducir a una disminución de uno de los otros dos o de ambos.

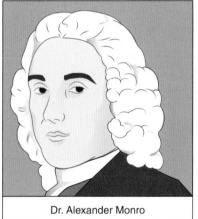
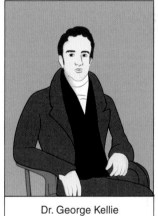

Dr. Alexander Monro   Dr. George Kellie

Tomemos el ejemplo de un tumor cerebral en crecimiento. A medida que el tumor crece, el componente tisular del volumen intracraneal se expande y, dado que el cráneo es poco flexible, incluso este pequeño aumento de volumen conduce a un incremento relativamente grande de la presión. Sin embargo, este aumento de presión se amortigua rápidamente mediante el desplazamiento de otros compartimentos. En general, el volumen del LCR disminuye primero para compensar. Con el tiempo, si el tumor sigue expandiéndose, el volumen de sangre también disminuirá (lo que provocará una isquemia) y, en última instancia, el propio tejido cerebral se desplazará y se verá obligado a herniarse fuera del cráneo.

---

[1]La PIC normal es de aproximadamente 5 a 15 mm Hg en un adulto en posición supina.

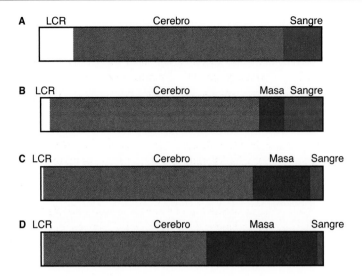

El volumen intracraneal está conformado por tres componentes: LCR, tejido cerebral y sangre (*A*). En el contexto de una lesión masiva en crecimiento, el LCR tiende a disminuir primero (*B*), después el volumen sanguíneo (*C*) y finalmente el tejido cerebral (*D*).

He aquí una forma más de pensar en la PIC. Como ya se mencionó, los cambios de presión dentro del cráneo pueden afectar al flujo sanguíneo. Para perfundir adecuadamente el cerebro, la sangre debe ser bombeada contra un gradiente de presión. Si alguna vez ha inflado una pelota de baloncesto, ha experimentado esto de primera mano. Al principio, el balón es dócil —sin parecerse en nada al cráneo—, pero a medida que se infla, las paredes se vuelven rígidas y la presión interior aumenta. Cuanto más aumenta la presión, más difícil resulta bombear aire dentro del balón. El mismo esfuerzo que al principio bombeaba fácilmente el aire hacia el interior del balón se vuelve cada vez menos eficaz hasta que falla: ya no supera la presión en el interior del balón, y la entrada de aire cesa. El proceso fisiológico que permite la perfusión del cerebro es muy parecido. El corazón y las arterias generan una presión sanguínea que obliga a la sangre a entrar en los vasos sanguíneos del cráneo. La diferencia entre esta presión (la presión arterial media, PAM) y la presión al interior del cráneo (la PIC) se denomina presión de perfusión cerebral (PPC) y se define como el gradiente de presión neto que hace que la sangre fluya hacia el cerebro.

$$PPC = PAM - PIC$$

Cuando la PIC sube, la PPC baja, lo que provoca una falta de flujo sanguíneo al cerebro y la consiguiente isquemia.

Recuadro 14-1 Autorregulación cerebral

¿Cómo mantenemos estables el flujo sanguíneo cerebral (FSC) y la presión de perfusión cerebral (PPC) ante las drásticas fluctuaciones de la presión arterial sistémica? ¿Por qué no siempre nos desmayamos inmediatamente o incluso tenemos un derrame cerebral cuando baja nuestra presión arterial sistémica? Por otro lado, ¿por qué no presentamos de inmediato una hemorragia cerebral cuando nuestra presión arterial sistémica aumenta?

Recuadro 14-1 Autorregulación cerebral *(continuación)*

La autorregulación cerebral es el proceso por el que la vasoconstricción y la vasodilatación mantienen estable el FSC en un rango de PPC. Cuando la presión arterial aumenta y la PPC se incrementa, los vasos intracraneales presentan una vasoconstricción, aumentando la resistencia y manteniendo así el FSC y, en consecuencia, la PIC estables. Cuando la presión arterial disminuye y la PPC se reduce, los vasos intracraneales se vasodilatan, disminuyendo la resistencia para permitir que la PPC más baja mantenga un FSC estable y una perfusión adecuada en el cerebro. La fisiopatología precisa que permite la vasodilatación y la vasoconstricción adecuadas no está clara (parece que hay factores metabólicos, autonómicos y miogénicos implicados), pero el proceso es eficaz: la mayoría de las personas son capaces de mantener un FSC estable en un rango de aproximadamente 50 a 150 mm Hg de PPC. Cuando se superan los límites de la autorregulación, los vasos sanguíneos se colapsan (por falta de llenado) o se dilatan de manera forzada (por exceso de presión). El resultado puede ser una isquemia o una hemorragia, respectivamente.

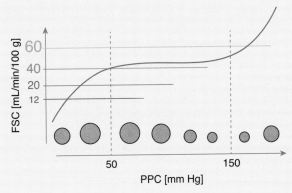

Mediante la vasoconstricción y la vasodilatación, la autorregulación cerebral permite un FSC estable en un rango de aproximadamente 50 a 150 mm Hg de PPC.

Causas y presentación de la PIC elevada

Las causas más comunes del aumento de la PIC son:

- *Lesiones expansivas ocupantes de espacio* (tumores cerebrales, abscesos intracraneales, hematomas).
- *Edema cerebral* (por evento vascular cerebral isquémico maligno, lesión cerebral traumática grave, lesiones masivas).
- *Obstrucción del flujo venoso* (trombosis del seno venoso).
- *Hidrocefalia obstructiva* (acumulación excesiva de LCR resultante de la obstrucción mecánica del flujo de LCR, a menudo causada por tumores u otras lesiones masivas).
- *Hidrocefalia comunicante* (acumulación excesiva de LCR en ausencia de obstrucción mecánica); existen dos causas principales:
  - *Disminución de la absorción del LCR* (secundaria a infección intracraneal, que puede obstruir las granulaciones aracnoideas con exudado inflamatorio y, por ende, impedir así la absorción del LCR; hemorragia subaracnoidea, que puede hacer lo mismo con la sangre, y metástasis leptomeníngea, con células tumorales).
  - *Aumento de la producción de LCR* (secundario a tumores productores de LCR, como los papilomas del plexo coroideo).

La PIC elevada suele presentarse con síntomas relativamente inespecíficos, como dolor de cabeza (se cree que es resultado de la presión sobre las fibras del dolor del NC5 que pasan por la duramadre y los vasos sanguíneos), náusea, vómito y disminución de la conciencia (presumiblemente como resultado de la distorsión del sistema activador reticular talámico y del tronco del encéfalo, que media en la excitación y la atención).

Los signos en la exploración pueden incluir un papiledema (edema de la cabeza del nervio óptico debido a una PIC elevada) y una parálisis del NC6 (debido a la presión sobre el nervio en la base del cráneo). El desarrollo de la llamada *tríada de Cushing* —bradicardia, hipertensión y depresión respiratoria— puede indicar una herniación inminente. Véase la p. 363 para un análisis de los síndromes de herniación específicos.

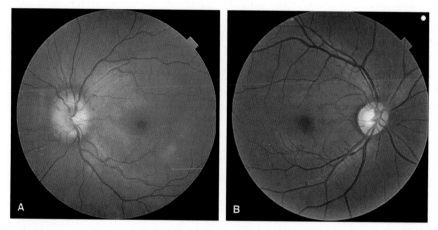

(*A*) Papiledema visto en la funduscopia. Obsérvense los márgenes borrosos de la cabeza del nervio óptico. (*B*) Un disco óptico normal bien definido, para comparar. (Modificada de Freddo TF, Chaum E. *Anatomy of the Eye and Orbit.* Wolters Kluwer; 2017.)

Manejo de la PIC elevada

Los pacientes que corren el *riesgo de presentar una PIC elevada* —por ejemplo, los que tienen un tumor con hemorragia aguda o un ictus maligno de la arteria cerebral media (ACM)— deben ser tratados con un conjunto de principios y estrategias de tratamiento conocidos como "precauciones para la PIC" que intentan evitar una mayor elevación de la presión y mitigar sus efectos secundarios. Estas precauciones incluyen el mantenimiento de la normotensión, la normotermia y la euglucemia, así como el mantenimiento de la cabecera de la cama elevada 30°.

El manejo de la *PIC agudamente elevada* implica varios pasos:

- *Estabilización hemodinámica* (recuerde su ABC: vía aérea [*airway*], presión arterial [*blood pressure*] y circulación). Esto evita la evolución de los valores que se encuentran fuera de la ventana de autorregulación cerebral y asegura un flujo sanguíneo cerebral estable.

- La *sedación* disminuye la actividad metabólica cerebral, lo que a su vez reduce el volumen sanguíneo cerebral y la PIC.

- La *hiperventilación* provoca una vasoconstricción cerebral, reduciendo de nuevo el volumen sanguíneo cerebral y la PIC (en general, se trata de una medida temporal y no debe realizarse durante más de 15 minutos aproximadamente, ya que una vasoconstricción prolongada puede aumentar el riesgo de ictus y provocar un pico de rebote en la PIC).
- Pueden administrarse *agentes osmóticos hipertónicos*, como el manitol y la solución salina hipertónica, para extraer líquido del tejido cerebral y llevarlo a los vasos sanguíneos, disminuyendo temporalmente el edema vasogénico y el citotóxico. La palabra clave aquí es *temporalmente*: estos agentes le hacen ganar tiempo, pero no solucionan el problema subyacente.
- La *descompresión quirúrgica* es otra opción, a menudo realizada mediante una hemicraniectomía, en la que se extrae una gran parte del cráneo para permitir la expansión del tejido cerebral inflamado y una reducción de la PIC. El momento oportuno de la cirugía, así como quiénes son los candidatos óptimos para la misma, siguen siendo objeto de debate. En general, la hemicraniectomía ha demostrado ser un procedimiento que *salva vidas*, pero no siempre es un procedimiento que salva la *calidad de vida*, ya que la cirugía puede dejar a los pacientes extremadamente discapacitados. Siempre que sea posible, es importante discutir los riesgos y beneficios de la cirugía en los pacientes con riesgo de crisis de PIC desde el principio, para determinar si el tratamiento quirúrgico, en caso de que se considere, está dentro de sus objetivos de atención.

Recuadro 14-2 Posturas de descerebración y decorticación

El término *postura* se refiere a la flexión o extensión anormal de las extremidades que se produce de forma espontánea o en respuesta a un estímulo externo, como el dolor, y puede indicar una lesión cerebral grave.

La *postura decorticada* se caracteriza por la flexión del brazo hacia el pecho y la extensión de la pierna con los pies en rotación interna. La postura decorticada es indicativa de daño en los hemisferios cerebrales por encima del nivel del núcleo rojo, una estructura situada en el cerebro medio que participa en la coordinación motora.

La *postura descerebrada* puede diferenciarse clínicamente de la postura decorticada por la presencia de la extensión de las extremidades superiores e inferiores. Es causada por un daño en el tronco del encéfalo *por debajo* del nivel del núcleo rojo. La progresión de la postura decorticada a la postura descerebrada puede indicar una hernia uncal o amigdalina (véanse pp. 365-366).

En realidad, la distinción clínica entre postura decorticada y descerebrada suele tener poco valor de localización. Pero lo que hay que tener en cuenta es que la postura anormal de cualquier tipo es un signo ominoso y a menudo indica una patología subyacente peligrosa y un mal pronóstico.

Recuadro 14-2 Posturas de descerebración y decorticación (*continuación*)

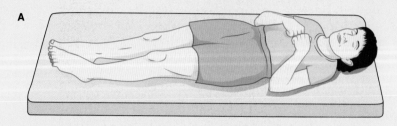

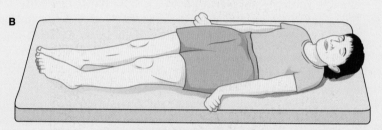

He aquí una especie de mnemotecnia útil: la postura deCORticada (*A*) se presenta con los brazos flexionados hacia el CENTRO (*CORE* en inglés) del cuerpo, mientras que la postura descErebrada (*B*) se presenta con los brazos Extendidos.

Recuadro 14-3 Seguimiento de la PIC

La monitorización invasiva de la PIC puede utilizarse en las UCI neurológicas o neuroquirúrgicas en pacientes con alto riesgo de desarrollar una PIC elevada y en aquellos en los que la monitorización tiene el potencial de guiar significativamente el tratamiento y, con suerte, mejorar el resultado clínico. La monitorización intraventricular, con un catéter colocado quirúrgicamente en el sistema ventricular, permite la monitorización más precisa y, si está indicado, también sirve para tratar la PIC elevada mediante el drenaje del LCR. A veces también se utilizan dispositivos intraparenquimatosos.

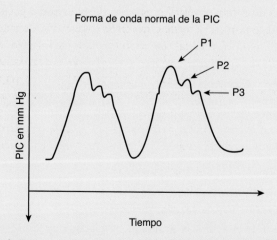

Una forma de onda de PIC normal medida por un monitor de PIC. P1 se correlaciona con el pulso arterial, P2 con la distensibilidad cerebral y P3 con el cierre de la válvula aórtica. La PIC normal es de 5 a 15 mm Hg en un adulto en posición supina.

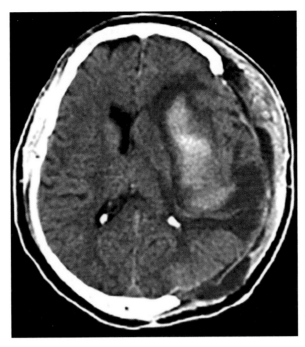

Una TC varios días después de la hemicraniectomía descompresiva, con herniación de tejido cerebral edematoso a través del defecto craneal de la hemicraniectomía. Esta última permite aumentar la distensibilidad del cráneo y ampliar el volumen intracraneal al sustituir el hueso duro del cráneo por una piel más elástica. (Reimpresa de Louis ED, Mayer SA, Rowland LP. *Merritt's Neurology*, 13th ed. Wolters Kluwer; 2013.)

Síndromes de herniación

Para bien o para mal, hay múltiples formas en las que el tejido cerebral puede ser forzado a introducirse a lugares donde no debería estar. Es importante ser capaz de reconocer estos diferentes síndromes —tanto clínica como radiográficamente— para poder entrar rápido en acción.

La herniación se define como el desplazamiento del tejido cerebral de su posición normal dentro del cráneo. Antes de entrar en detalles, es importante entender por qué esto puede ser tan devastador. El desplazamiento puede provocar la compresión de arterias y venas críticas (causando isquemia o hemorragia), así como lesiones por aplastamiento del propio tejido cerebral. Dado que el cráneo es en realidad una esfera dura con un único orificio de aproximadamente 3 cm de diámetro en la parte inferior (el foramen magno), la única salida real es hacia abajo. En consecuencia, la última vía común de los patrones de herniación que se enumeran a continuación es la compresión del tronco del encéfalo, lo cual provoca daños en las vías que controlan la función respiratoria y cardiaca y, por último, la muerte.

Cuando la PIC aumenta, ¿a dónde puede ir el tejido cerebral? Hay varias posibilidades:

- De un lado del cráneo al otro (hernia subfalcina).
- De la parte superior del cráneo a la parte inferior (hernia central).
- De un lado del cráneo a la parte inferior (hernia uncal).
- Del fondo del cráneo al exterior del mismo (hernia amigdalina).
- Del interior del cráneo al exterior del mismo, a través de una fractura o una abertura en el cráneo (hernia transcalvaria).

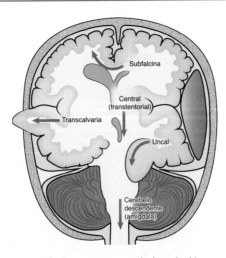

Los distintos patrones de herniación.

La **hernia subfalcina** es el patrón de herniación más común. Se produce cuando la parte más interna del lóbulo frontal es forzada por debajo del hoz cerebral (la lámina dural que divide los hemisferios cerebrales derecho e izquierdo). La hernia subfalcina por lo regular es un precursor de otros tipos de hernia más peligrosos. La presentación suele ser inespecífica: el dolor de cabeza y la somnolencia creciente son las manifestaciones más comunes. Puede haber debilidad en las extremidades inferiores debido a la compresión de la arteria cerebral anterior. El tronco del encéfalo generalmente no se ve afectado.

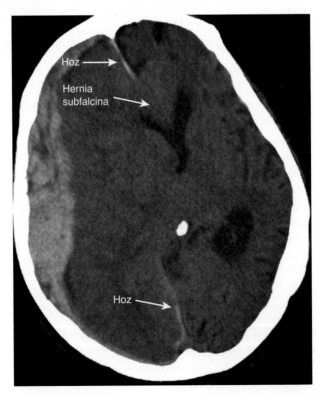

Hernia subfalcina debida a una hemorragia derecha en expansión. (Modificada de Daffner RH, Hartman M. *Clinical Radiology*. 4th ed. Wolters Kluwer; 2013.)

La **hernia uncal** se caracteriza por el desplazamiento del lóbulo temporal medial (es decir, el "uncus") por debajo de la tienda del cerebelo (la lámina dural que recubre el cerebelo) y dentro de la cisterna supraselar (situada por encima de la silla turca y por debajo del hipotálamo). La parálisis ipsilateral del NC3, resultado de la compresión del nervio, y la hemiparesia contralateral, resultado de la compresión del tracto corticoespinal que discurre dentro del pedúnculo cerebral del cerebro medio, son signos a los que hay que prestar atención.

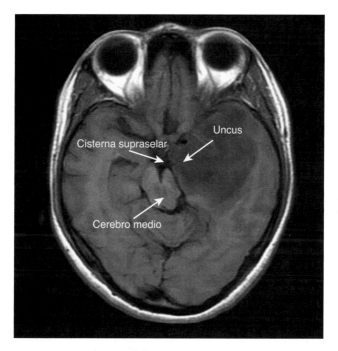

Hernia del uncus, caracterizada por el desplazamiento del uncus, lo cual provoca la compresión del cerebro medio. (Modificada de Strayer DS, Saffitz JE, Rubin E. *Rubin's Pathology*. 8th ed. Wolters Kluwer; 2019.)

Recuadro 14-4 El fenómeno Kernohan

La hemiparesia ipsilateral, un signo llamado de falsa localización, puede ocurrir cuando el cerebro se comprime contra el borde opuesto del tentorio. Esto se denomina fenómeno de Kernohan. Un hematoma subdural del lado derecho, por ejemplo, puede causar un desplazamiento del cerebro hacia la izquierda, lo que provoca la compresión de las fibras motoras descendentes situadas en el mesencéfalo anterior izquierdo contra el tentorio cerebeloso izquierdo (en la muesca de Kernohan, de ahí el nombre). El resultado es una debilidad del lado derecho causada por una hemorragia subdural del lado derecho.

La **hernia tentorial central** se produce cuando los hemisferios cerebrales son forzados hacia abajo a través del tentorio. Esto puede provocar la compresión de los terceros nervios craneales bilaterales (causando pupilas dilatadas bilaterales y desviación de los ojos "hacia abajo y hacia fuera"), así como la compresión de las arterias cerebrales posteriores y basilares (dando lugar a una isquemia de la circulación posterior).

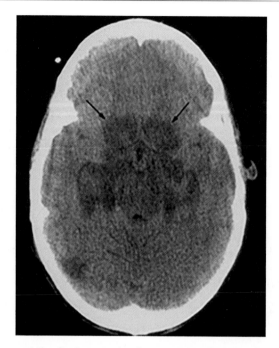

Hernia tentorial central (*las flechas* señalan las áreas de infarto causadas por el desplazamiento hacia abajo de los hemisferios cerebrales). (Reimpresa de Shrier DA, Shibata DK, Wang HZ, Numaguchi Y, Powers JM. Central brain herniation secondary to juvenile diabetic ketoacidosis. *Am J Neuroradiol.* 1999;20(10):1885-1888.)

La **hernia amigdalina** se caracteriza por el desplazamiento hacia abajo de las amígdalas cerebelosas a través del foramen magno, lo que provoca la compresión del tronco del encéfalo y de la parte superior de la médula espinal. Los primeros estadios de la hernia amigdalina suelen pasar desapercibidos porque no suele haber cambios pupilares en la exploración. En cambio, el dolor de cabeza, la rigidez del cuello y la somnolencia creciente van seguidos de posturas extensoras, insuficiencia respiratoria y colapso circulatorio devastador.

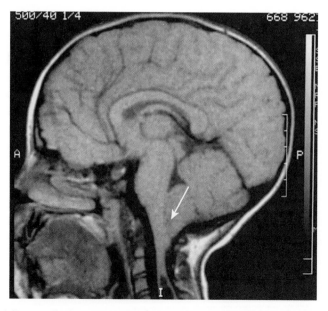

Hernia amigdalina. La flecha señala el desplazamiento hacia abajo de las amígdalas cerebelosas. (Modificada de Nelson LB, Olitsky SE. *Harley's Pediatric Ophthalmology.* 6th ed. Wolters Kluwer; 2013.)

Muerte cerebral

La muerte cerebral se define como la ausencia completa e irreversible de toda función cerebral y del tronco del encéfalo. Se considera casi universalmente como sinónimo de muerte, pero el diagnóstico puede ser difícil, ya que los protocolos y las definiciones varían de un país a otro e incluso de un hospital a otro. Para que se haga una idea de los requisitos necesarios para declarar la "muerte cerebral" de un paciente, he aquí un ejemplo de las directrices sobre muerte cerebral extraídas de un comunicado emitido por un hospital de la ciudad de Nueva York:

- Requisitos clínicos:
  - Evidencia clínica o radiográfica de lesión aguda del SNC que explique el estado de muerte cerebral.
  - La ausencia de cualquier factor de confusión, lo cual incluye medicamentos que depriman la función cerebral, agentes bloqueadores neuromusculares, hipotermia, hipotensión y otras alteraciones metabólicas.
- Requisitos del examen neurológico:
  - El paciente está en coma.
  - El paciente no tiene reflejos del tronco del encéfalo (véase p. 427).
  - El paciente no tiene respuesta motora al dolor.[2]
- Una prueba de apnea positiva:
  - La prueba de apnea se realiza una vez cumplidos todos los criterios anteriores. El objetivo es demostrar la ausencia de la respuesta respiratoria mediada por el tronco del encéfalo (es decir, que no hay respiración espontánea) a pesar de la intensa estimulación para respirar ($PaCO_2$ > 60 mm Hg).

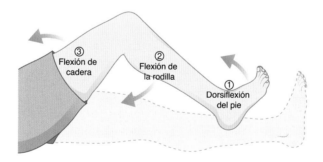

Respuesta de triple flexión (véase nota a pie de página).

---

[2]Es importante señalar que los reflejos espinales pueden persistir y parecer volitivos. La respuesta de *triple flexión* es un ejemplo común, que se caracteriza por la flexión del pie, la pierna y el muslo en respuesta a estímulos dolorosos de la extremidad inferior. Se trata de un reflejo espinal estereotipado, no de una respuesta de retirada voluntaria.

Si no se pueden realizar o evaluar adecuadamente algunos de los criterios anteriores, las pruebas de confirmación pueden ayudar a establecer el diagnóstico. Un electroencefalograma, por ejemplo, mostrará una ausencia completa de actividad eléctrica cerebral, que incluye una falta de reactividad a la estimulación externa. La angiografía suele mostrar la ausencia de flujo sanguíneo en las arterias intracraneales.

No se tienen reportes de recuperación neurológica tras un diagnóstico confirmado de muerte cerebral.

Recuadro 14-5 Coma y estado vegetativo persistente

Hay una diferencia entre el coma y el estado vegetativo persistente. El *coma* es un estado de falta de respuesta, así como de conciencia vigil. Un paciente en coma no se despierta ni siquiera con estímulos fuertes y continuos y no puede interactuar de forma significativa con el entorno.

El *estado vegetativo persistente* es un estado de vigilia sin conciencia. Los pacientes no tienen conciencia de sí mismos ni de su entorno. No muestran ningún movimiento intencionado ni ninguna evidencia de comprensión o expresión del lenguaje. Sin embargo, suelen mantener ciclos normales de sueño y vigilia, y los reflejos del tronco del encéfalo y de la columna vertebral pueden estar conservados. Las directrices varían, pero el estado vegetativo persistente por lo general se considera permanente después de 3 meses a 1 año, dependiendo de la causa. La recuperación significativa después de este punto es rara.

Recuadro 14-6 Pronóstico posterior al paro cardiaco

Una de las tareas más difíciles de un neurólogo es ayudar a establecer el pronóstico de un paciente tras un paro cardiaco. Otros equipos de la UCI suelen pedir ayuda para determinar las posibilidades de recuperación neurológica de un paciente, porque tener una idea del pronóstico del mismo ayudará a orientar el tratamiento posterior. Y las familias, por supuesto, quieren respuestas lo antes posible: ¿sobrevivirá mi madre/padre/esposa/pareja? Y si es así, ¿cómo será esa supervivencia?

Desafortunadamente, estas preguntas suelen ser difíciles de responder (la excepción es la muerte cerebral: si se confirma, sabemos que el paciente no se recuperará). La exploración neurológica es la que mejor valor pronóstico tiene. La ausencia de reflejos en el tronco del encéfalo y la falta de cualquier respuesta motora intencionada a los estímulos dolorosos son un mal presagio, lo que sugiere una baja probabilidad de alcanzar alguna vez la independencia funcional. El EEG y las imágenes cerebrales suelen ser menos útiles: los patrones de EEG "malignos" (como la supresión de ráfagas y la supresión con descargas periódicas continuas) y la pérdida de la diferenciación gris/blanca en la TC asociada con lesión anóxica son preocupantes; solo en raras ocasiones los pacientes pueden recuperarse. Incluso en presencia de un examen que no muestra

Recuadro 14-6 Pronóstico posterior al paro cardiaco (*continuación*)

un buen pronóstico (ausencia de reflejos del tronco del encéfalo, excepto los reflejos corneales, por ejemplo, y ausencia de respuesta motora al dolor) y una EEG de supresión de ráfagas, podemos ofrecer orientación y ayudar a preparar a las familias para lo que probablemente les espera, pero no podemos decir nada con certeza.

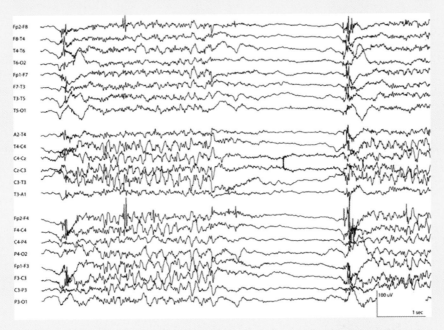

La supresión de ráfagas se caracteriza por ráfagas de ondas agudas de alto voltaje superpuestas en un fondo suprimido y se considera uno de los patrones de EEG altamente malignos asociados con un mal pronóstico. (Reimpresa de Stern JM. *Atlas of EEG Patterns*. 2nd ed. Wolters Kluwer; 2013.)

CASO 14

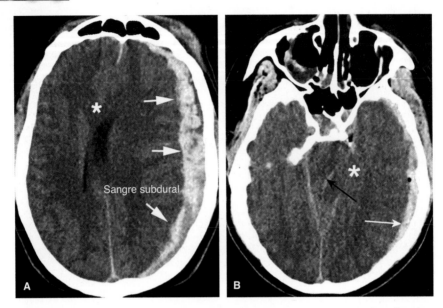

Las *flechas blancas* señalan la sangre subdural. Los asteriscos marcan ejemplos de herniación (en (*A*) subfalcina; en (*B*) uncal). La *flecha negra* señala una hemorragia de Duret. (Modificada de Daffner RH, Hartman M. *Clinical Radiology*. 4th ed. Wolters Kluwer; 2013.)

Evolución de su paciente: la TC de Neha muestra un hematoma subdural agudo en el lado izquierdo que provoca un desplazamiento significativo de la línea media hacia la derecha y hernias subfalcina y uncal. La compresión del tronco del encéfalo ha provocado lo que se conoce como hemorragia de Duret dentro del puente de Varolio; se trata de pequeñas hemorragias lineales que suelen estar asociadas con una hernia uncal o hacia abajo, probablemente debido a la rotura de ramas arteriales o de venas de drenaje. Al momento en que usted ve el escáner, sabe que la hemorragia es devastadora; las posibilidades de que Neha se recupere de forma significativa son escasas. Usted sale de la sala de diagnóstico por imagen para hablar con su familia, que le espera en el pasillo. Su hija tiene en sus manos el documento de no reanimación/no intubación de su madre, y la familia está de acuerdo en que Neha —una mujer ferozmente independiente, quien en los últimos años se ha negado a aceptar la ayuda de un asistente sanitario a domicilio y se ha resistido a usar una andadera a pesar de sus múltiples caídas— no querría que se tomen medidas extraordinarias. La ingresan en la unidad de cuidados paliativos y le ponen un goteo de morfina para el dolor. Fallece en paz varias horas después.

Ahora usted ya sabe:

- | Cómo diferenciar el edema vasogénico del citotóxico. El edema vasogénico suele ser causado por lesiones masivas y tiene un aspecto característico de dedo en la TC que preserva el límite de la materia gris y blanca. El edema citotóxico suele ser provocado por una isquemia aguda y difumina el límite gris-blanco en la TC.

- | Cuándo sospechar clínicamente una PIC elevada (cefalea, náusea, vómito y empeoramiento de la somnolencia en el contexto clínico adecuado son los grandes indicios) y los primeros pasos en el manejo de una PIC agudamente elevada.

- | Cómo reconocer los principales patrones de herniación —subfalcina, uncal, central y amigdalina— tanto clínica como radiográficamente.

- | Esa postura decorticada, caracterizada por la flexión de las extremidades superiores hacia el pecho y la extensión de las extremidades inferiores, se deriva de una lesión cerebral por encima del nivel del núcleo rojo. Una lesión por debajo del núcleo rojo puede dar lugar a una postura descerebrada, que se distingue clínicamente de la postura decorticada por la extensión de las extremidades superiores.

- | Cómo pensar en la muerte cerebral y los posibles retos que conlleva su diagnóstico.

15 Alteración del estado mental

En este capítulo, usted aprenderá:

1 A qué nos referimos cuando hablamos de estado mental alterado (EMA)

2 Cómo diferenciar la encefalopatía de la afasia

3 Cómo distinguir las causas neurológicas primarias de las secundarias en los casos de estado mental alterado

4 Las causas neurológicas primarias más comunes —y más peligrosas— del estado mental alterado a las que hay que prestar atención; también le proporcionaremos una revisión rápida pero completa de las causas secundarias tóxicas, metabólicas, cardiacas e infecciosas del estado mental alterado, entre otras

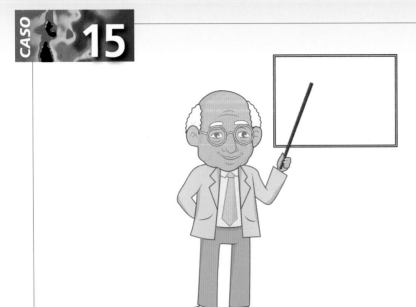

Su paciente: Donald, un maestro de escuela jubilado de 88 años, es traído al servicio de urgencias por su esposa, que lo encontró desplomado en el asiento del inodoro esta mañana temprano. Tenía los ojos cerrados y no respondía a la estimulación vocal o física. Tiene antecedentes de hipertensión y diabetes. Además, hace 3 días se le diagnosticó una infección urinaria, para la que está tomando antibióticos. A su llegada al hospital, sigue sin responder. Está afebril y su presión arterial es de 110/75 mm Hg. La enfermera de triaje del servicio de urgencias indica un código de ictus por estado mental alterado, y usted se encuentra con el paciente y su esposa en el pasillo que está fuera del escáner de TC. ¿Cuál es el siguiente paso en su manejo?

El *estado mental alterado* (EMA) es una de las quejas principales más comunes que encuentran los neurólogos. Pero, ¿qué significa realmente que un paciente tenga EMA? El EMA es un término general que describe a los pacientes que, de alguna manera, están fuera de su línea de base cognitiva. Esto puede significar confusión, desorientación, delirio, olvido, somnolencia e incluso coma.

El primer paso para identificar el problema es distinguir las causas primarias del EMA relacionadas con el sistema nervioso central (SNC) —como crisis, encefalitis o enfermedad de Alzheimer— de las causas secundarias —como la hipo- o hiperglucemia, la infección sistémica o la uremia.

Ya se mencionó en el capítulo 1, pero vale la pena repetirlo: la distinción entre causas neurológicas y no neurológicas del EMA es difícil, a veces incluso imposible, de hacer. Si hay algún dato de focalización nuevo en la exploración, asuma que el EMA del paciente es resultado de una causa neurológica primaria hasta que se demuestre lo contrario (y a veces *se demostrará* lo contrario; por ejemplo, en el entorno de la hipo- e hiperglucemia, véase la p. 377). Si después de un examen exhaustivo, e incluso en ausencia de focalidad, no hay una explicación alternativa para el EMA del paciente —ningún trastorno metabólico, ninguna infección sistémica subyacente—, es probable que el neurólogo tenga que averiguar qué está pasando.

Antes de una rápida inmersión en las causas multifactoriales del EMA, hay que hacer una distinción crucial.

Encefalopatía versus *afasia*

Al igual que el EMA, la *encefalopatía* es un término vago que suele definirse como cualquier tipo de "mal funcionamiento del cerebro". No es la definición más útil. Los neurólogos consideran que un paciente con encefalopatía es aquel que está totalmente confundido (*delirium* es en esencia un sinónimo; véase el recuadro 15-1); el término conlleva connotaciones de causas no neurológicas del EMA, como la uremia, la insuficiencia hepática, la hipo- o hiperglucemia, la ingesta de drogas ilícitas o de toxinas (en estos casos, nos referimos a ella como una *encefalopatía tóxico-metabólica*). Sin embargo, los problemas neurológicos difusos —como la encefalitis o los infartos cerebrales dispersos multifocales— también pueden causar encefalopatía.

Recuadro 15-1 Delirio

La diferencia precisa entre *encefalopatía* y *delirium* es confusa, y si se pregunta a 20 neurólogos (como hicimos nosotros), quizá se obtendrán 20 respuestas diferentes (¡así nos sucedió!). Sin embargo, en general, el término *encefalopatía* se utiliza cuando hay algún tipo de patología subyacente conocida o sospechada, ya sea tóxica-metabólica o neurológica primaria, mientras que el concepto de *delirium* se suele utilizar cuando no hay una causa clara (p. ej., para describir a un paciente de edad avanzada que se confunde [o "se queda dormido"] por la noche). La *encefalopatía* también puede referirse a personas que están en coma (p. ej., un paciente con insuficiencia hepática terminal que se vuelve cada vez más somnoliento y finalmente no responde se diagnostica con *encefalopatía hepática*), mientras que aquellos con delirio están confundidos pero despiertos.

El rasgo distintivo de un paciente con encefalopatía que está despierto es la *falta de atención*: él suele necesitar que se le reoriente y redirija con frecuencia. Si, por ejemplo, se le pide a un paciente con encefalopatía que cuente hacia atrás desde 20, puede llegar a 17 y luego relajarse, empezar a hablar de algo que no tiene nada que ver o incluso quedarse dormido, requiriendo repetidas indicaciones, estimulación vocal o física para seguir contando. La somnolencia y la desorientación también son características comunes de los pacientes con encefalopatía.

Los pacientes con afasia pueden parecer encefalopáticos, sobre todo los que tienen afasia de Wernicke (véase p. 59), que no pueden seguir órdenes y cuyo discurso suele sonar como un galimatías. Sin embargo, a diferencia de la encefalopatía, la afasia se debe a una enfermedad neurológica *focal*, siendo el ictus la causa más común y la más urgente de reconocer.

Entonces, ¿cómo se puede distinguir entre afasia y encefalopatía? Los pacientes con afasia no suelen estar desatentos. Por lo regular se encuentran totalmente alertas y a menudo parecen frustrados por su incapacidad para comunicarse. Dependiendo de la localización de la lesión, pueden o no ser capaces de repetir, seguir órdenes o nombrar objetos. Y en el examen también es frecuente que presenten otros déficits focales, como paresia e hipoestesia. Cuantos más pacientes con afasia encuentre, más fácilmente podrá reconocer esta. Sin embargo, lo fundamental es que, si no está seguro —y no pasa nada por no estarlo, ¡esto es difícil!— pida ayuda. Si está en un hospital, eso puede significar llamar a un código de infarto. Si accidentalmente confunde encefalopatía con afasia, lo peor que ha hecho es quitarle unos minutos de tiempo a un residente de neurología; si confunde afasia con encefalopatía, puede perder la oportunidad de tratar o abortar un ictus.

Causas neurológicas del EMA

La siguiente lista no es en absoluto exhaustiva, pero incluye las causas neurológicas primarias más comunes —y más importantes de reconocer— del EMA. Cada uno de los puntos que aparecen a continuación se ha tratado o se tratará en profundidad en otra parte de este libro. La conclusión es que estas condiciones deben estar en primer plano cuando usted ve a un paciente con EMA: estas condiciones son *la razón* por la que el paciente necesita un neurólogo, y está en sus manos dirigirlo a un tratamiento de este tipo o descartarlo. ¿Cómo hacerlo? Obtenga un historial clínico cuidadoso (a menudo depende de la información colateral de los miembros de la familia y los cuidadores, ya que los pacientes con EMA rara vez podrán proporcionar la más meticulosa de las historias), realice un examen neurológico detallado, descarte explicaciones alternativas no neurológicas, y obtenga los análisis de laboratorio pertinentes y las imágenes cuando estén indicadas.

- *Crisis* (véase capítulo 6). A lo que en realidad queremos referirnos aquí es al estado postictal, el cual se caracteriza más a menudo por el letargo y la confusión, pero también puede haber agitación y psicosis. Los pacientes pueden estar en estado postictal durante minutos u horas después de la convulsión.

- *Ictus isquémico* (véase capítulo 2). Recuerde que la gran mayoría de los eventos cerebrovasculares isquémicos no se presentan con EMA. La gran excepción es la oclusión de la arteria basilar; debido a la potencial afectación del sistema activador reticular situado en el tálamo y el tronco cerebral, las oclusiones de la arteria basilar pueden causar somnolencia, incluso coma. También suelen presentarse parálisis oculomotoras, déficits del campo visual y vértigo.

- *Ictus hemorrágico* (véase capítulo 2). A diferencia de los eventos vasculares cerebrales isquémicos, los de tipo hemorrágico a menudo se presentan con una disminución del nivel de alerta, probablemente como resultado de una presión intracraneal elevada y la consiguiente compresión del sistema activador reticular.

- *Infección del SNC* (véase capítulo 8). Tanto la encefalitis como la meningitis pueden causar un EMA. Dado que la encefalitis afecta al parénquima cerebral, puede causar, y a menudo lo hace, tanto un EMA como déficits focales asociados. La meningitis afecta a las meninges sensibles al dolor, y el EMA en el contexto de la meningitis se atribuye generalmente al dolor y al letargo.

- Una *neoplasia del SNC* (véase capítulo 16). Los tumores de gran tamaño que ocupan espacio pueden causar EMA debido a la elevación de la presión intracraneal de forma muy parecida a una hemorragia intracerebral. La encefalitis paraneoplásica tiende a presentarse con cambios subagudos en la memoria, el comportamiento o la personalidad; a menudo se diagnostica antes de un cáncer, y con frecuencia se asocia a convulsiones.

- *Demencia* (véase capítulo 7). Ya sea el resultado de la acumulación de amiloide, de una lesión vascular repetida, de una hidrocefalia comunicante, de una infección por virus de inmunodeficiencia humana (VIH) de larga duración o de una docena de otras causas, la demencia tiende a presentarse con un EMA de inicio gradual y progresivo que puede adoptar la forma de desorientación y olvido, así como de cambios de personalidad y de humor.

- ***Encefalopatía hipertensiva.*** Los aumentos repentinos y graves de la presión arterial que superan el límite superior de la autorregulación cerebral pueden provocar un edema cerebral y los consiguientes déficits neurológicos. Es frecuente la aparición gradual de cefalea, náusea, vómito, inquietud y confusión. Una resonancia magnética puede ser normal o mostrar un edema bilateral posterior de la sustancia blanca (si esto le suena, está en lo cierto. El síndrome de encefalopatía posterior reversible [SEPR] y la encefalopatía hipertensiva se encuentran dentro del mismo espectro; algunos incluso sostienen que la distinción entre ambos es irrelevante. Véase la p. 117 para una discusión sobre el SEPR). Los síntomas deben mejorar con la disminución gradual de la presión arterial del paciente.

 ## Causas no neurológicas del EMA

Esta lista es larga, pero muchas de estas afecciones pueden descartarse fácilmente con un simple análisis de sangre, un examen toxicológico de orina o un electrocardiograma (ECG). Todos estos trastornos pueden causar algún grado de EMA; la clave para recordarlos radica en sus otras características distintivas clave (asociar la desmielinización pontina con el rápido desarrollo de la hipernatremia, por ejemplo, las líneas grises en las uñas con la intoxicación por arsénico, etc.).

- **Alteraciones metabólicas**
  - *Hipo- e hiperglucemia.* Tanto la hipo- como la hiperglucemia pueden presentarse con confusión, letargo y agitación. Ambas pueden presentar también déficits neurológicos focales, así como crisis: las crisis por hipoglucemia tienden a ser generalizadas y suelen ir precedidas de diaforesis y taquicardia; aquellas por hiperglucemia suelen ser crisis focales motoras.

  - *Hipo- e hipernatremia.* En general, el EMA se asocia con niveles anormales de sodio solo en el marco de cambios rápidos de sodio; los pacientes con hipo- o hipernatremia crónica suelen ser asintomáticos. El desarrollo rápido de hiponatremia puede producir edema cerebral difuso, mientras que el desarrollo rápido de hipernatremia puede causar síndrome de desmielinización osmótica (SDO; antes llamado mielinolisis pontina central). El SDO suele presentarse varios días después de la corrección brusca de la hiponatremia y puede propiciar disfunción corticoespinal (incluyendo paresia e hiperreflexia), disfunción corticobulbar (disartria, parálisis seudobulbar), confusión generalizada y, cuando es grave, convulsiones e incluso coma. La resonancia magnética puede mostrar lesiones desmielinizantes tanto pontinas como extrapontinas, pero estos cambios pueden no aparecer hasta pasadas varias semanas.

  - *Hipo- e hipercalcemia.* La tetania, una forma de irritabilidad neuromuscular que se caracteriza por entumecimiento perioral, parestesias y espasmos musculares, es el sello distintivo de la hipocalcemia, que también puede causar cambios inespecíficos en el estado mental, como letargo, irritabilidad, ansiedad y depresión. También pueden producirse convulsiones generalizadas y focales, así como una prolongación del QT en el ECG. La hipercalcemia también se asocia con ansiedad, depresión y disfunción cognitiva generalizada, así como con síntomas gastrointestinales (náusea, anorexia, estreñimiento) y disfunción renal (poliuria, nefrolitiasis).

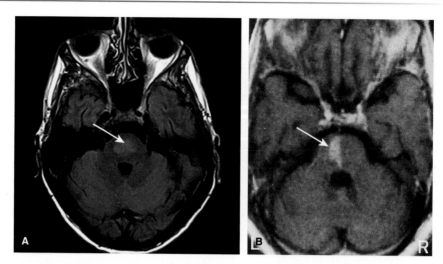

(*A*) Resonancia magnética que muestra una sutil hiperintensidad FLAIR en el puente de Varolio (*flecha*) consistente con SDO. Obsérvese que la lesión está centrada en el centro de la protuberancia, lo que ayuda a distinguirla de (*B*) la apoplejía (*flecha*), que suele ser unilateral (ya que las arterias perforantes pontinas, que salen de la basilar, irrigan la protuberancia derecha o la izquierda). (*A*, modificada de Klein J, Vinson EN, Brant WE, Helms CA. *Brant and Helms' Fundamentals of Diagnostic Radiology*. 5th ed. Wolters Kluwer; 2018; y *B*, reimpresa de Kataoka S, Hori A, Shirakawa T, Hirose G. Paramedian pontine infarction. Neurological/topographical correlation. *Stroke*. 1997; 28(4):809-815.)

Recuadro 15-2

Una mnemotecnia útil que aprendimos en la escuela de medicina y en la que hemos confiado desde entonces: de alto (sodio) a bajo (sodio), el cerebro estallará (es decir, edema cerebral), de bajo a alto, el puente de Varolio morirá (SOD).

Recuadro 15-3 Signos de Chvostek y Trousseau

Se trata de formas clásicas de tetania que se pueden evaluar en la exploración. El signo de Chvostek se refiere a la contracción de los músculos faciales ipsilaterales inducida por la punción del nervio facial justo delante de la oreja. El signo de Trousseau es el espasmo carpopedal (es decir, la contracción involuntaria de los músculos del pie o, más comúnmente, de la mano) inducido por el inflado de un manguito de presión arterial.

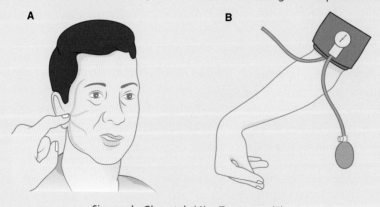

Signos de Chvostek (*A*) y Trousseau (*B*).

Recuadro 15-4

¿Se ha dado cuenta de que la hipo- e hiperpotasemia no aparecen en esta lista de trastornos metabólicos que pueden causar EMA? Aunque son peligrosos por sí mismos, los cambios en la concentración de potasio no afectan directamente al cerebro.

- *Hipo- e hipertiroidismo.* Las manifestaciones de la enfermedad tiroidea son muy variables y dependen de la edad del paciente, así como de la agudeza y gravedad del trastorno tiroideo. El hipotiroidismo suele asociarse a la fatiga y el letargo (así como a la intolerancia al frío, el aumento de peso, el estreñimiento, la piel seca y la bradicardia), mientras que el hipertiroidismo se asocia a la ansiedad y la labilidad emocional (así como a la intolerancia al calor, la pérdida de peso, el temblor, las palpitaciones y la taquicardia). Tanto el hipo- como el hipertiroidismo pueden causar una miopatía no inflamatoria caracterizada por la aparición subaguda de una paresia predominantemente proximal. Resulta interesante que, desde el punto de vista neurológico —aunque está un poco fuera del alcance de este libro—, el hipertiroidismo también puede causar una forma de parálisis periódica hipocalémica en la que los pacientes presentan ataques repentinos de paresia muscular indolora, y el hipotiroidismo puede estar asociado con seudomiotonía (definida como una relajación muscular anormalmente lenta tras la estimulación muscular mecánica o eléctrica). El hipotiroidismo es también una causa relativamente frecuente del síndrome del túnel carpiano, resultado de la acumulación de sustancia matriz sobre y alrededor del nervio mediano.

- *Encefalopatía hepática.* La encefalopatía hepática puede presentarse de forma aguda en el contexto de una insuficiencia hepática fulminante (en cuyo caso puede estar asociada con el rápido y peligroso desarrollo de un edema cerebral), o puede crecer y menguar, ardiendo bajo la superficie hasta que se desencadena por un estrés como la deshidratación, la infección, los narcóticos, las benzodiacepinas o el incumplimiento de la medicación en pacientes con una enfermedad hepática crónica subyacente. Los primeros síntomas incluyen irritabilidad, apatía y alteración de los patrones de sueño; en los casos más graves puede aparecer EMA, agitación y coma. La *asterixis* —una forma de mioclonía negativa caracterizada por la pérdida repentina, breve e involuntaria del tono muscular de la mano cuando se extiende la muñeca— es el hallazgo característico de la exploración. El diagnóstico es clínico. Aunque el nivel de amoniaco en suero puede ser, y a menudo es, elevado, el nivel de amoniaco no se correlaciona necesariamente con el cuadro clínico y, en la mayoría de los casos, no es necesario comprobarlo. El tratamiento consiste en identificar y eliminar los factores desencadenantes, así como en el uso de medicamentos como la lactulosa y la rifaximina.

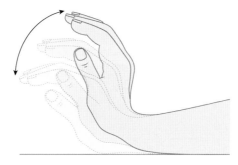

La asterixis no es en absoluto patognomónica de enfermedad hepática; también puede ser un signo de insuficiencia renal, de alteraciones metabólicas y de diversos medicamentos.

- *Encefalopatía urémica.* Se presenta de forma similar a la encefalopatía hepática y puede asociarse a irritabilidad, desorientación, convulsiones, temblor y asterixis. La aparición y la gravedad suelen ser paralelas al grado de azotemia. El tratamiento es con hemodiálisis, pero a menudo hay un tiempo de espera de horas a varios días después de la diálisis antes de que el estado mental se aclare.

- **Trastorno por consumo de alcohol**

  Abusar del alcohol por un largo tiempo puede provocar una *deficiencia de tiamina (B1)*, que puede presentarse de forma aguda como **encefalopatía de Wernicke** o de forma crónica como **psicosis de Korsakoff**. La tríada clásica de la encefalopatía de Wernicke consiste en *oftalmoplejía* (nistagmo, parálisis de los nervios craneales oculomotores), *ataxia de la marcha* y, sí, *encefalopatía* (a menudo caracterizada por desorientación, falta de atención y apatía), pero en realidad es la excepción más que la regla: solo un tercio de los pacientes presenta los tres hallazgos. El diagnóstico es predominantemente clínico. Los niveles de tiamina suelen ser bajos (pero no tienen por qué serlo), y la IRM puede mostrar (pero no tiene por qué mostrar) una hiperintensidad T2 que afecta a los cuerpos mamilares o al tálamo bilateral. Una perla rápida que surge a menudo, especialmente en el servicio de urgencias: la encefalopatía de Wernicke puede precipitarse en pacientes con niveles iniciales bajos de tiamina si se les administra glucosa antes de la repleción de tiamina, ¡así que hay que tener cuidado! El tratamiento es con una dosis alta inmediata de tiamina por vía intravenosa. La psicosis de Korsakoff suele ocurrir como consecuencia de una encefalopatía de Wernicke no tratada y se presenta con déficits en la memoria anterógrada y retrógrada. La confabulación, en la que los pacientes rellenan inconscientemente las lagunas de la memoria con información distorsionada o del todo inventada, es una característica clásica.

Recuadro 15-5 Deficiencia de tiamina

Otras causas de la deficiencia de tiamina (B1) que pueden dar lugar a la encefalopatía de Wernicke y al síndrome de Korsakoff son la mala nutrición crónica (p. ej., los pacientes con anorexia y los que reciben alimentación intravenosa prolongada sin una suplementación adecuada), la hemodiálisis (debido a la mayor pérdida de vitaminas hidrosolubles) y la hiperémesis del embarazo. Recuerde que la deficiencia de tiamina también puede causar una polineuropatía sensomotora dependiente de la longitud (véase p. 282).

Recuadro 15-6 Abstinencia de alcohol

Las psicosis asociadas con abstinencia de alcohol tienden a producirse en las primeras 12 a 48 h después de la última bebida, mientras que el *delirium tremens* (o DT, caracterizado por taquicardia, hipertensión y alucinaciones) se presenta más tarde, en el lapso de 48 a 96 h. Las benzodiacepinas de acción prolongada, incluyendo el diazepam y el clordiazepóxido, son el tratamiento estándar para los síntomas leves de abstinencia y se utilizan para ayudar a prevenir la progresión hacia las crisis y el *delirium tremens*.

- **Sobredosis y abstinencia de medicamentos**
  - *Benzodiacepinas.* Actúan aumentando la frecuencia de apertura del canal de cloruro GABAa. Los efectos secundarios más comunes son la sedación, la amnesia y el delirio, en especial en los pacientes de edad avanzada. La sobredosis de benzodiacepinas se presenta con un

estado mental deprimido, ataxia, disartria y nistagmo. A diferencia de la intoxicación por opioides, las benzodiacepinas no provocan cambios pupilares ni una depresión respiratoria significativa. El tratamiento es con flumazenil (un antagonista del GABA), que debe usarse con cuidado porque puede reducir rápidamente el umbral de las convulsiones. La abstinencia de las benzodicepinas —al igual que la abstinencia del alcohol— puede poner en peligro la vida del paciente, y —de nuevo, al igual que la abstinencia del alcohol— se presenta con taquicardia, hipertensión, hiperpirexia, temblor y convulsiones. El tratamiento es, lógicamente, con benzodiacepinas, seguido de una reducción lenta.

Recuadro 15-7

Recuerde: las benzodiacepinas aumentan la *frecuencia* de apertura del canal GABAa. Los barbitúricos, en cambio, aumentan la *duración* de la apertura del canal GABAa.

- Opioides. Los opioides actúan sobre los receptores opioides (o mu). Hay varios tipos: opioides naturales (que incluyen la morfina y la codeína), opioides semisintéticos (p. ej., el dextrometorfano) y opioides totalmente sintéticos (p. ej., la metadona y el fentanilo). La sobredosis de opioides puede poner en peligro la vida y se presenta con pupilas puntiformes, estado mental deprimido, bradicardia y depresión respiratoria. El tratamiento es con naloxona, un antagonista de los receptores de opioides. El síndrome de abstinencia de los opioides —aunque es muy desagradable para el paciente— rara vez (lo cual no quiere decir que nunca) pone en peligro la vida; los síntomas, que suelen alcanzar su punto álgido unas 72 h después de la última dosis, incluyen pupilas dilatadas, fiebre, bostezos, rinorrea, lagrimeo, náusea, vómito y diarrea. Los agonistas opioides (como la metadona y la buprenorfina) son el tratamiento estándar. La clonidina (un agonista de los receptores adrenérgicos alfa-2) también puede ayudar a mitigar los síntomas del paciente.

- **Drogas recreativas**
  - *Marihuana.* La marihuana se deriva de la planta de *cannabis* y contiene, en proporciones variables, dos compuestos naturales: el tetrahidrocannabinol (THC), que es el principal componente psicoactivo, y el cannabidiol (CBD), que tiene menos actividad psicoactiva y que ahora se vende por separado en gran parte del mundo en forma de suplementos, gomitas, aceites, baños de burbujas, lociones, etc. La actividad está mediada por los receptores cannabinoides, CB1 y CB2, en los sistemas nerviosos central y periférico. La inyección conjuntival, el retraimiento social, la paranoia, la xeroglosia, la taquicardia, el aumento del apetito (conocido coloquialmente como "antojos de alimentos insalubres") e incluso la psicosis pueden ser características de la intoxicación por marihuana. Los síntomas del síndrome de abstinencia pueden durar hasta 1 semana e incluyen estado de ánimo deprimido, irritabilidad, anorexia, náusea e insomnio.

  - *Alucinógenos.* Los alucinógenos, como la mescalina, la psilocibina y la dietilamida del ácido lisérgico (LSD), actúan como agonistas de la serotonina y pueden provocar una alteración de la percepción (en forma de alucinaciones visuales, distorsiones del tiempo y el espacio, y sinestesias [véase el recuadro 15-8]), euforia, ansiedad, pánico y paranoia. Estos síntomas suelen ir acompañados de una leve disautonomía (taquicardia, hipertensión y midriasis). No hay síntomas de abstinencia (los alucinógenos no son drogas adictivas), aunque las personas pueden experimentar "*flashbacks*" más adelante, caracterizados por una recurrencia de los síntomas que imitan el uso anterior de alucinógenos.

Recuadro 15-8 Sinestesia

La sinestesia es un fenómeno en el que la estimulación de una vía sensorial provoca la activación de otra. En el caso de las personas con sinestesia, las letras o los números pueden percibirse con colores inherentes: la "a" puede ser roja, el "2" azul, etc. Los sinéstetas, como se denomina a las personas con sinestesia, pueden saborear la música, oír el dolor o visualizar conceptos específicos —como ecuaciones matemáticas o unidades de tiempo— como formas que flotan a su alrededor. La afección no se conoce bien, pero es más común de lo que se pensaba; se ha sugerido que hasta 1 de cada 300 personas tiene alguna forma de ella. Se cree que Vladimir Nabokov,[1] autor de *Lolita*, *Ada* y *Pálido Fuego* (*Pale Fire*, título original en inglés), y el físico Richard Feynman fueron sinestésicos.

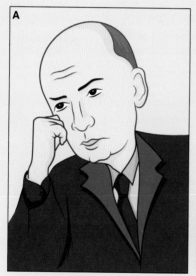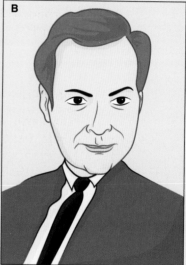

Dos sinestésicos: (*A*) Vladimir Nabokov y (*B*) Richard Feynman.

[1]Su mujer y su hijo también eran sinestésicos.

- *3,4-metilendioxianfetamina (MDMA).* La MDMA es un psicoestimulante que combina los efectos dopaminérgicos y adrenérgicos de las anfetaminas con los efectos serotoninérgicos de los alucinógenos. Éxtasis y Molly son términos coloquiales para referirse a la MDMA. Son drogas recreativas muy populares —se consumen tan comúnmente como las anfetaminas y la cocaína— en parte debido a la idea errónea de que la MDMA es relativamente segura. La euforia, la empatía hacia los demás, la excitación sexual, la desinhibición y las manifestaciones psicodélicas son los principales efectos. Sin embargo, los efectos secundarios son comunes, y la droga es responsable de más de 20 000 visitas a urgencias al año. Los efectos secundarios menores son predecibles e incluyen ansiedad, insomnio, sed excesiva, pérdida de apetito, fiebre y rechinar de dientes (bruxismo). La sobredosis puede provocar aumentos drásticos de la presión arterial (crisis hipertensiva) y de la temperatura corporal (hipertermia), hiponatremia, arritmias cardiacas, convulsiones, psicosis y muerte. Además, como la MDMA es actualmente ilegal y no está regulada, estas populares drogas pueden estar mezcladas con otras. No está claro el grado de adicción de la MDMA, pero las publicaciones actuales sugieren que su uso repetido puede provocar tolerancia y dependencia, y la abstinencia puede estar asociada con fatiga, insomnio, depresión, pensamientos suicidas y exacerbación de los trastornos subyacentes del estado de ánimo.

• *Fenciclidina.* La fenciclidina (PCP, por sus siglas en inglés) actúa como antagonista del receptor NMDA. La intoxicación por PCP puede presentarse con un comportamiento agresivo o beligerante, ataxia, nistagmo vertical o rotatorio, midriasis, taquicardia e hipertensión. No existe un tratamiento específico, pero colocar a los pacientes en una habitación tranquila y oscura puede ayudar. Pueden utilizarse benzodiacepinas y antipsicóticos para ayudar a controlar los síntomas conductuales. La PCP, al igual que el LSD, no es una droga adictiva, por lo que no hay síntomas de abstinencia asociados. La ketamina es un análogo de la fenciclidina que ahora se utiliza como anestésico y como tratamiento de la depresión refractaria.

Recuadro 15-9 Perseguir al dragón

"Perseguir al dragón" es un método específico de consumo de heroína que consiste en vaporizar y luego inhalar la droga. Esta técnica puede causar una forma rara pero potencialmente devastadora de leucoencefalopatía espongiforme (es decir, la materia blanca —*leuco*— en el cerebro —*encéfalo*— está dañada —*patía*). Los síntomas iniciales incluyen confusión e inquietud y pueden progresar a espasmos musculares, paresia generalizada, fiebres centrales e incluso la muerte.

• **Intoxicación por metales pesados**
  • *Plomo.* Los efectos de la intoxicación aguda por plomo dependen tanto de la edad del paciente como del grado de absorción del plomo. Entre las fuentes de plomo se encuentran las casas viejas (la pintura a base de plomo se prohibió en Estados Unidos en 1978) y las vajillas de cerámica con pintura desconchada, así como las fábricas de baterías y automóviles. La mnemotecnia LEAD es útil para recordar los rasgos característicos de la intoxicación por plomo: **L**íneas de plomo en la encía y en las metáfisis de los huesos largos, **E**ncefalopatía (pérdida de memoria, confusión, cefalea), Molestias **A**bdominales (así como **A**nemia y **A**rtralgias), y gotas (**D**rops, en inglés; caídas de la muñeca o del pie, debido a la paresia de los músculos extensores). Los niños pueden presentar conductas de pica (comer elementos que normalmente no se consideran alimentos, como tierra o hierba) y retrasos en el aprendizaje. Las consecuencias a largo plazo incluyen disfunción renal, cardiovascular y cognitiva. El tratamiento incluye la eliminación de la fuente o alejar al paciente de la exposición, así como la terapia de quelación (EDTA, DMSA, dimercaprol).

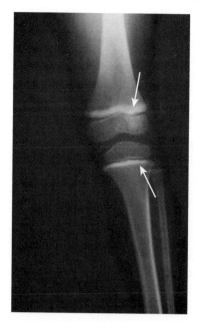

Líneas de plomo (*flechas blancas*) visibles en las radiografías de los huesos de las extremidades inferiores. (Modificada de Henretig FM. A toddler in status epilepticus. En: Osterhoudt KC, Perrone J, DeRoos F, et al., eds. *Toxicology pearls*. Hanley & Belfus; 2004:S2-S5.)

- *Mercurio*. Las fuentes de exposición al mercurio incluyen las refinerías de metales, la minería del oro, las fábricas de baterías, la fabricación de papel y la odontología (los empastes de amalgama, que todavía se utilizan en todo el mundo, pueden liberar pequeñas cantidades de mercurio elemental, sobre todo en pacientes que rechinan los dientes). La intoxicación por mercurio se presenta de forma aguda con dificultad para respirar, tos, dolor de pecho, náusea, vómito, disnea, inflamación de las encías, dermatitis y conjuntivitis. La exposición crónica puede provocar cambios de personalidad y pérdida de memoria. El tratamiento consiste en cuidados de apoyo, eliminación de la exposición y, en algunos casos, agentes quelantes.

- *Arsénico*. Las fuentes incluyen el agua contaminada (el arsénico puede filtrarse del suelo y las rocas al agua y los pozos) y la exposición en el lugar de trabajo (principalmente la inhalación de polvo de arsénico en las refinerías). La intoxicación aguda puede cursar con dolor abdominal, náusea y diarrea, lo que llega a provocar hipovolemia. En los casos graves pueden producirse arritmias cardiacas y choque. Los síntomas crónicos incluyen polineuropatía sensomotora simétrica, disfunción cognitiva y convulsiones, así como la aparición de líneas grises en las uñas y pigmentación alrededor de la axila. La exposición al arsénico también predispone a varios tipos de cáncer, como el de piel, vejiga, pulmón, hígado y riñón. La intoxicación aguda suele requerir soporte vital avanzado; la quelación con dimercaprol o DMSA puede ser útil tanto para la exposición aguda como para la crónica.

- **Otras causas**
  - *Hipoxia e hipercapnia*. Tanto la hipoxia como la hipercapnia pueden causar encefalopatía, a menudo en forma de letargo, confusión y pérdida de memoria, que son probablemente el resultado de la vasodilatación cerebral y del aumento del flujo sanguíneo cerebral que conduce a una presión intracraneal elevada. El grado de retención de CO_2 parece correlacionarse mejor con el grado de disfunción neurológica.

- *Causas cardiacas.* La confusión o el estado mental deprimido pueden ser la presentación inicial de un infarto del miocardio o de una insuficiencia cardiaca descompensada, sobre todo en pacientes de edad avanzada. Un examen físico cuidadoso y una ECG pueden evaluar rápidamente cualquier enfermedad cardiaca subyacente.

- *Infección sistémica.* Cualquier infección sistémica (neumonía, infección de las vías urinarias, celulitis, etc.) puede causar EMA, especialmente en los adultos mayores o frágiles.

- *Causas psiquiátricas primarias.* En pacientes con diagnósticos establecidos de enfermedades psiquiátricas como depresión bipolar o esquizofrenia, puede ser relativamente sencillo atribuir el EMA a una causa psiquiátrica primaria. Sin embargo, en los pacientes que presentan nuevos síntomas psicóticos, el diferencial debe seguir siendo amplio; a menudo, solo después de un estudio exhaustivo (que incluye análisis de sangre básicos, análisis toxicológico de orina, punción lumbar, imágenes cerebrales, etc., dependiendo de la presentación) se puede establecer de forma convincente un diagnóstico psiquiátrico primario.

Resumen de las causas no neurológicas del EMA

Categoría	Ejemplos
Alteraciones metabólicas	hipo- e hiperglucemia, hipo- e hipernatremia, hipo- e hipercalcemia, hipo- e hipertiroidismo, encefalopatía hepática y urémica
Trastorno por consumo de alcohol	
Sobredosis y abstinencia de medicamentos	benzodiacepinas, opioides
Drogas recreativas	marihuana, alucinógenos, MDMA, PCP
Intoxicación por metales pesados	plomo, mercurio, arsénico
Otras causas	hipoxia e hipercapnia, causas cardiacas, infección sistémica, causas psiquiátricas primarias

EMA: evaluación en una cáscara de nuez

Se lo advertimos: es un diferencial largo. Pero muchas de estas posibles causas pueden descartarse rápida y fácilmente. La clave es archivar esta lista y consultarla cada vez que se evalúe a un paciente con EMA. El mayor error que puede cometer es llegar demasiado rápido o sin cuidado a una respuesta. Tenga en cuenta el sesgo inherente: el hecho de que un paciente tenga un historial de consumo de drogas no significa que no pueda tener también una neoplasia subyacente o una enfermedad vascular cerebral. Aborde cada caso de forma sistemática: haga un historial clínico cuidadoso (¡es crucial tener una idea sólida de la función cognitiva de base del paciente!), realice un examen detallado y una revisión de los datos de laboratorio pertinentes, y solicite imágenes relevantes para los pacientes con una nueva focalidad en su examen. Involucre a otros servicios y médicos: el estudio de estos pacientes a menudo requiere el trabajo en equipo de todas las subespecialidades. Esfuércese por pensar en el diferencial completo. Por último, comprenda que no siempre tiene que llegar a una respuesta inmediata y específica. A menudo, lo mejor que los neurólogos pueden hacer por los pacientes con EMA es descartar de forma exhaustiva los grandes diagnósticos neurológicos que no deben dejarse de lado.

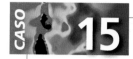

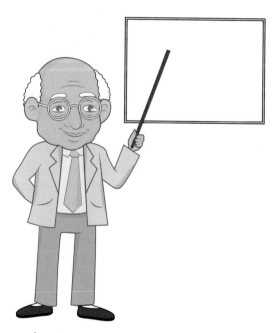

Evolución de su paciente: de camino al servicio de urgencias usted ha pensado rápidamente en el diferencial de EMA, así que cuando se encuentra con Donald y su mujer está preparado. Le hace un examen rápido mientras espera el escáner de TC; él, de hecho, no responde a la voz, pero reacciona con una fuerte presión en el lecho ungueal. Observa que su mirada está en la línea media, que le sigue mientras le habla y que mueve las cuatro extremidades por igual. En 1 o 2 minutos, y con repetidas indicaciones, es capaz de decir su nombre, reconocer a su mujer y nombrar algunos objetos sencillos. Puede seguir indicaciones de un solo paso, pero tiene problemas con las de dos pasos. Mientras le colocan en el escáner, usted aprovecha para hablar con su mujer. Ella le dice que está "bien" en la línea de base, aunque no le gusta dejarlo solo en casa durante periodos prolongados porque 1 o 2 veces se ha olvidado de apagar la estufa. Toma un betabloqueador y antibióticos para su ITU. Además, hace poco su amigo le dio un "somnífero" y anoche se tomó 1 o 2 por primera vez porque no podía dormirse. La TC muestra una atrofia generalizada, pero por lo demás no hay nada que destacar. Cuando se le vuelve a examinar, está aún más despierto y ahora es capaz de decir dónde está y puede contar hacia atrás —lenta pero correctamente— desde 20.

Su valoración en este momento es que se trata de un paciente con encefalopatía que mejora gradualmente: no tiene nada focal en el examen, y usted sospecha que el somnífero (tal vez una benzodiacepina o un hipnótico sedante no benzodiacepínico como el zolpidem) ha desencadenado este evento, cuyos efectos se superpusieron a una línea de base cognitiva ya vulnerable (su edad, la sospecha de deterioro cognitivo subyacente, la infección reciente y el tratamiento con antibióticos lo ponen en riesgo). Al cabo de unas horas, el paciente ha recuperado por completo su nivel cognitivo de partida, y su análisis toxicológico de orina da positivo en benzodiacepinas. Usted comenta con él y su esposa acerca de los riesgos de los medicamentos para dormir, y es dado de alta.

Ahora usted ya sabe:

- Las causas más comunes y que no hay que pasar por alto del EMA.

- Que la afasia y la encefalopatía se confunden fácilmente, pero es fundamental distinguirlas. La encefalopatía por lo común se presenta con confusión general y falta de atención en el examen, mientras que la afasia es un déficit focal que se presenta con dificultad para comprender, producir o repetir el lenguaje. Los pacientes con afasia no suelen estar desatentos y a menudo parecen frustrados por sus déficits.

- Cómo evaluar a un paciente con EMA. Un historial clínico y una exploración cuidadosas son cruciales, y las pruebas de laboratorio básicas y de imagen pueden ayudar a diagnosticar o —lo que es igual de importante— a descartar cosas de su diferencial, cuando esté indicado.

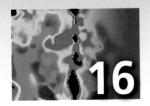

Neurooncología

16

En este capítulo, usted aprenderá:

1 | Todo sobre los tumores cerebrales primarios más comunes, incluyendo los tumores gliales (como los glioblastomas), los tumores neuronales (como los neuroblastomas) y el linfoma primario del SNC

2 | Cómo diferenciar entre quistes coloides, dermoides, epidermoides y aracnoides, y cuándo y cómo estos quistes, por lo demás benignos, pueden causar problemas

3 | Acerca de los síndromes paraneoplásicos, sus anticuerpos asociados y los tratamientos

4 | Acerca de los inhibidores de puntos de control inmunológicos: cómo funcionan y cómo pueden causar una toxicidad neurológica potencialmente peligrosa

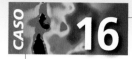

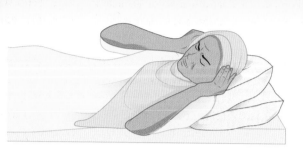

Su paciente: Zhara, una especialista en recursos humanos de 58 años sin antecedentes médicos, acude al servicio de urgencias con una debilidad repentina en el brazo izquierdo que comenzó hace aproximadamente 3 horas. Se estaba secando el pelo cuando notó que tenía dificultades para agarrar el cepillo con la mano izquierda; dice que sentía los dedos pesados y torpes, y que le costaba levantar el brazo para alejar el cepillo. Su presión arterial es de 170/100. En su examen neurológico destaca una fuerza de 4/5 y la disminución de la sensibilidad de la extremidad superior izquierda, así como una parálisis facial central sutil izquierda. También reporta una cefalea que comenzó hace unas 2 semanas, pero que ha empeorado mucho esta mañana. ¿Cuál es el siguiente paso en su manejo?

En este capítulo, centraremos la mayor parte de nuestra atención en el cerebro, por la sencilla razón de que los tumores cerebrales son, con mucho, los más comunes de las neoplasias neurológicas. Muchos de estos tumores pueden ser devastadores, pero a medida que ha aumentado nuestro conocimiento de la fisiopatología tumoral subyacente y de la composición genética, también lo han hecho nuestras opciones de tratamiento, y los ensayos clínicos en curso ofrecen cada día más esperanzas.

Unas breves palabras sobre las lesiones ocupantes de espacio

Los tumores cerebrales son *lesiones ocupantes de espacio:* ocupan espacio dentro del cráneo. Los abscesos y las hemorragias son otros ejemplos de lesiones masivas. La forma en que se presentan estas lesiones depende solo de dos cosas:

1. *Su ubicación.* El tamaño también importa, por supuesto —los tumores grandes tienden a ser peores que los pequeños—, pero la ubicación suele ser más importante. Los tumores diminutos situados en el tronco del encéfalo, por ejemplo, pueden presentar síntomas repentinos y drásticos que afectan a los nervios craneales, las vías motoras y las vías sensoriales, mientras que los tumores situados en el lóbulo frontal derecho —una zona del cerebro responsable (relativamente) de muy poco— pueden permanecer por completo asintomáticos hasta que crecen bastante. Los tumores de base cortical suelen cursar con crisis, mientras que aquellos situados en la parte más profunda del cerebro y el cerebelo no lo hacen.

2. *El ritmo de crecimiento*. Los tumores de crecimiento lento suelen presentarse de forma insidiosa a lo largo de semanas o meses con cefalea progresiva, pérdida de peso y déficits neurológicos sutiles y progresivos, mientras que los de crecimiento rápido pueden presentar síntomas que se desarrollan en días o incluso horas.

También hay que tener en cuenta la edad del paciente. Dado que el cerebro se atrofia con el tiempo, las personas de mayor edad suelen tener más espacio dentro del cráneo y, por lo tanto, pueden "ocultar" las lesiones ocupantes de espacio durante más tiempo que los pacientes más jóvenes, que tienen muy poco espacio extra y tienden a volverse sintomáticos más pronto.

Los tumores pueden provocar síntomas al comprimir el tejido cerebral circundante (ya sea directamente por el propio tumor o como resultado del edema que lo rodea) o al obstruir el flujo del líquido cefalorraquídeo (LCR) si el tumor se encuentra dentro de un ventrículo o lo comprime; por otro lado, también pueden sangrar, y la sangre puede causar compresión u obstrucción mucho más rápido que el propio tumor.

Los tumores cerebrales primarios pueden hacer metástasis, pero rara vez lo hacen fuera del sistema nervioso central (SNC). Lo que es más común es que causen efectos distantes —por ejemplo, dolor de espalda, radiculopatías, déficits de los nervios craneales— como resultado de la diseminación en las leptomeninges y el LCR (véase el recuadro 16-6 en p. 402).

Para los propósitos de este capítulo, solo hay que saber un puñado de cosas sobre cada tumor: su origen (es decir, las células de las que deriva), la población a la que tiende a afectar (niños, adultos o ambos), en qué parte del cerebro tiende a crecer (esto le dirá cómo se presenta), y qué aspecto tiene tanto histológicamente como en las imágenes (para que pueda reconocerlo cuando lo vea). Si no mencionamos una o varias de las categorías anteriores para un determinado tumor, no es porque lo hayamos olvidado, sino porque los detalles carecen de importancia clínica o están fuera del alcance de este libro; en cualquier caso, no debe preocuparse por ello. También hablaremos del pronóstico, pero no dedicaremos demasiado tiempo al tratamiento, ya que muchas de las opciones y algoritmos de tratamiento (en particular las nuevas terapias dirigidas a mutaciones tumorales concretas) cambian constantemente.

Tumores cerebrales primarios

Los tumores cerebrales primarios (es decir, los que se originan en el cerebro) son en realidad bastante menos frecuentes que los tumores cerebrales metastásicos (es decir, los que se originan en otra parte del cuerpo). De los primarios, los meningiomas son los más comunes, representando cerca de 35% de todas las neoplasias intracraneales primarias. Los glioblastomas[1] son los segundos más comunes, constituyendo alrededor de 15%, seguidos por los schwannomas, que representan aproximadamente 8%.

Tumores gliales

Las células gliales son las células no neuronales del SNC. Incluyen los *astrocitos* (que forman parte de la barrera hematoencefálica y tienen un papel en el metabolismo de los neurotransmisores, así como en la formación de cicatrices gliales), los *oligodendrocitos* (que

---

[1]Aunque los glioblastomas son el segundo tumor cerebral primario más frecuente, son el tumor cerebral primario *maligno más común*, que representa más de la mitad de todos los tumores malignos del SNC.

Recuadro 16-1 El sistema de clasificación de tumores de la Organización Mundial de la Salud (OMS)

Hasta hace poco, la OMS clasificaba los tumores del SNC con base en gran medida en sus características histológicas (como la celularidad y la actividad mitótica), pero ahora ha empezado a centrarse en los marcadores moleculares, así como en una forma de mejorar nuestra comprensión de cada tumor individual y orientar las posibles opciones terapéuticas. La escala de clasificación de la OMS ayuda principalmente al diagnóstico y al pronóstico de los tumores del SNC. Los diferentes grados son complicados, pero la tabla siguiente debería ayudar a dar una idea general de lo que significan. Hemos excluido aquí la información más reciente sobre los marcadores moleculares porque va más allá del alcance de este libro.

El sistema de clasificación de tumores de la OMS	
Grado I	Células bien diferenciadas con bajo potencial proliferativo; puede curarse con la cirugía por sí sola
Grado II	Células moderadamente diferenciadas; baja tasa de recurrencia, pero pueden transformarse en tumores de mayor grado
Grado III	Células poco diferenciadas e infiltrantes; alta tasa de recurrencia tras el tratamiento
Grado IV	Células poco diferenciadas e infiltrantes con tendencia a extenderse por el SNC y a necrosarse; mal pronóstico a pesar del tratamiento

---

mielinizan las neuronas del SNC) y las *células ependimarias* (que recubren los ventrículos). La *microglía* (que actúa como macrófagos del SNC) también es glía, pero no son relevantes en este capítulo por la sencilla razón de que no forman tumores. Todas las células gliales contienen la proteína ácida fibrilar glial (GFAP, por sus siglas en inglés) y, por lo tanto, los tumores formados a partir de células gliales tendrán una *tinción positiva para la GFAP en la histología*.

Existen varios tipos principales de tumores gliales:

• Los **ependimomas** se derivan de las células ependimarias. Son más frecuentes en niños y adultos jóvenes y suelen localizarse dentro del cuarto ventrículo (aunque también pueden ser supratentoriales[2] y de cordón). La histología muestra seudorrosetas perivasculares, que son grupos de células tumorales que rodean los vasos sanguíneos. Dependiendo de su composición molecular específica, los ependimomas pueden ser grado II o III de la OMS.

• Los **oligodendrogliomas** son tumores malignos pero de crecimiento lento derivados de los oligodendrocitos. Son relativamente raros, se diagnostican con mayor frecuencia en adultos jóvenes y tienen predilección por los lóbulos frontales. Las células "huevo frito" (células con un centro oscuro rodeado de un halo pálido) y los capilares "de gallina" son los hallazgos clásicos en la histología. Son grado II o III de la OMS.

---

[2]**Supratentorial** se refiere a cualquier parte del cerebro por encima del tentorio del cerebelo (es decir, cualquier parte por encima del cerebelo). **Infratentorial** se refiere a cualquier parte del cerebro por debajo del tentorio del cerebelo (es decir, en el cerebelo). Estos términos se utilizan a menudo para describir los tumores del SNC.

- Los **astrocitomas** se derivan de los astrocitos, y existen múltiples tipos. A continuación se comentan los dos que usted debe conocer.

  - Los **astrocitomas pilocíticos** son los tumores cerebrales primarios más frecuentes en los niños. Suelen ser infratentoriales (es decir, cerebelosos). En la histología, se caracterizan por las fibras de Rosenthal (procesos eosinófilos de astrocitos con apariencia de sacacorchos). En las imágenes, por lo regular aparecen como lesiones quísticas con pequeños nódulos que aumentan de tamaño en su interior. Se clasifican como grado I de la OMS y, si es posible la resección quirúrgica completa, suelen ser completamente curables.

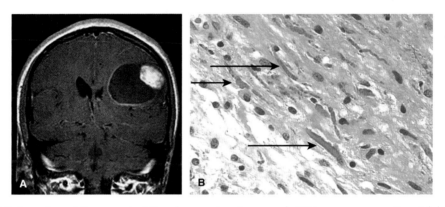

(*A*) Aspecto quístico característico de un astrocitoma en la IRM, con un pequeño nódulo mural que realza (nótese que, aunque este astrocitoma es supratentorial, la mayoría de las veces son infratentoriales) y (*B*) fibras de Rosenthal en la histología (*flechas negras*). (*A*, reimpresa de Strayer DS, Rubin E. *Rubin's Pathology*, 7th ed. Wolters Kluwer; 2014; y *B*, modificada de Schniederjan MJ. *Biopsy Interpretation of the Central Nervous System*, 2nd ed. Wolters Kluwer; 2017.)

- Los **glioblastomas** (antes conocidos como glioblastoma multiforme, o GBM) se clasifican como grado IV de la OMS. Crecen rápido, son muy resistentes al tratamiento y tienen un mal pronóstico, con una supervivencia media de alrededor de 15 meses. Son típicamente hemisféricos y de forma característica atraviesan el cuerpo calloso para invadir el hemisferio contralateral, apareciendo como lesiones grandes e irregulares en forma de mariposa en las imágenes con realce variable, edema significativo alrededor y a menudo componentes hemorrágicos. La histología revela células tumorales pleomórficas con una fuerte actividad mitótica, una prominente proliferación microvascular y áreas de necrosis y hemorragia rodeadas de células tumorales seudoempalizadas (véase la imagen de la página siguiente). El tratamiento suele consistir en una resección quirúrgica seguida de radioterapia y quimioterapia simultáneas (la temozolomida, un agente alquilante, es la primera línea). En los ensayos clínicos en curso se están evaluando docenas de otras posibles terapias, incluidos otros agentes alquilantes, tratamientos antiangiogénicos, fármacos mutacionales dirigidos e inmunoterapia.

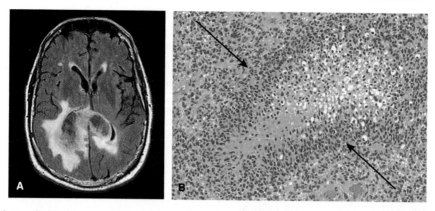

(*A*) Un glioblastoma en forma de "mariposa" en la resonancia magnética y (*B*) un foco de necrosis tumoral rodeado por un manguito hipercelular de células tumorales ("necrosis seudoempalizada"; véanse *flechas negras*) en la histología. (*A*, reimpresa de Griggs RC, Joynt RJ. *Baker and Joynt's Clinical Neurology on CD-ROM*. Wolters Kluwer; 2014; y *B*, modificada de Schniederjan MJ, Brat DJ. *Biopsy Interpretation of the Central Nervous System*. Wolters Kluwer; 2011.)

Tumores neuronales

Los tumores derivados de las neuronas son menos comunes que los derivados de las células gliales. La *sinaptofisina* (una glicoproteína transmembrana que interviene en la transmisión sináptica) es un marcador histológico habitual de los tumores neuronales (al igual que el GFAP es un marcador de los tumores gliales).

- Los **tumores neuroepiteliales** se derivan de las células neuroepiteliales, que son células indiferenciadas del SNC que pueden acabar convirtiéndose en neuronas o en glía.
  - Los **neurocitomas centrales** son más frecuentes en los adultos jóvenes. Se clasifican como de grado II de la OMS, suelen localizarse dentro de los ventrículos (a menudo afectan al *septum pellucidum*, la fina membrana que separa las astas anteriores de los ventrículos laterales izquierdo y derecho), y aparecen como células uniformes con cromatina "sal y pimienta" en la histología.

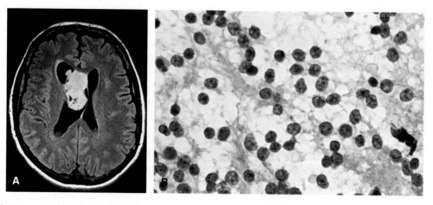

(*A*) Un neurocitoma central en la IRM y (*B*) el aspecto de sal y pimienta en la histología. (*A*, reimpresa de Sanelli P, Schaefer P, Loevner L. *Neuroimaging: The Essentials. Wolters Kluwer*; 2015; y *B*, reimpresa de Kini SR. *Cytopathology of Neuroendocrine Neoplasia*. Wolters Kluwer; 2013.)

- Los **tumores neuroepiteliales disembrioplásicos** (TNED) son más frecuentes en los niños. Son raros, benignos y de crecimiento lento, clasificados como grado I de la OMS. Tienen una predilección por el lóbulo temporal y se presentan clásicamente con crisis focales intratables. En las imágenes, tienen un aspecto característico de "burbuja de jabón" y aparecen como nódulos burbujeantes ricos en mucina en la histología.

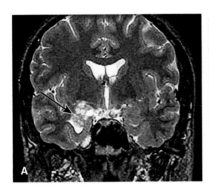
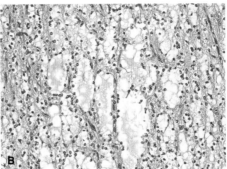

(*A*) Un TNED en la IRM (*flecha negra*) y (*B*) el aspecto de burbuja de jabón en la histología. (*A*, modificada de Zamora C, Castillo M. *Neuroradiology Companion*, 5th ed. Wolters Kluwer; 2016; y *B*, reimpresa de Schniederjan MJ. *Biopsy Interpretation of the Central Nervous System*, 2nd ed. Wolters Kluwer; 2017.)

- Los **tumores neuroectodérmicos primitivos** (TNEP) son un subtipo de pequeños tumores redondos de células azules (se tiñen de azul con las técnicas de tinción estándar) que suelen ser muy agresivos. Tanto los neuroblastomas cerebrales como los meduloblastomas son de grado IV de la OMS.

  - Los **neuroblastomas cerebrales** son más frecuentes en los niños y suelen ser supratentoriales. Los neuroblastomas *no*-cerebrales se localizan con mayor frecuencia en la médula suprarrenal, pero también pueden crecer en cualquier parte de la cadena simpática. Los neuroblastomas aparecen como grupos de pequeñas células redondas y azules en la histología, a menudo en forma de *rosetas de Homer-Wright* (células azules oscuras que rodean fibrillas pálidas, véase la imagen de la página siguiente).

  - Los **meduloblastomas** son los tumores malignos más frecuentes en los niños, pero también pueden aparecer en los adultos. Suelen ser infratentoriales, localizados en el vermis cerebeloso o en el cuarto ventrículo. Su aspecto histológico es similar al de los neuroblastomas cerebrales.

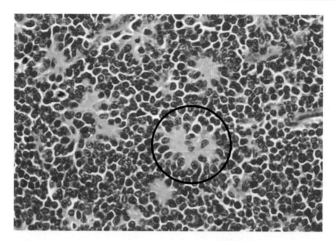

Rosetas de Homer-Wright compuestas por grupos de pequeñas células redondas azules que rodean fibrillas pálidas (se puede ver un buen ejemplo dentro del *círculo negro*). (Modificada de Mulholland MW. *Greenfield's Surgery*, 6th ed. Wolters Kluwer; 2016.)

Otros tumores cerebrales primarios

- Los **meningiomas** son los tumores cerebrales primarios más frecuentes en los adultos. Se derivan de las células aracnoideas y son intradurales (la mayoría de las veces; rara vez son extradurales) pero extraaxiales: en otras palabras, crecen por debajo de la duramadre pero fuera del parénquima cerebral, dentro de las concavidades de los hemisferios, cerca del hueso, y a menudo aparecen adheridos a la duramadre mediante segmentos durales engrosados conocidos como *colas durales*. La gran mayoría de los meningiomas son grado I de la OMS (aunque pueden llegar a los grados II y III), pero eso no significa que no puedan causar problemas: la mayoría son asintomáticos, pero a medida que crecen pueden comprimir e irritar el tejido cerebral, causando déficits neurológicos focales y crisis. Los hallazgos histológicos característicos son los *cuerpos de psammoma* y las *células en forma de espiral* (véanse las imágenes siguientes). En las imágenes, los meningiomas presentan un realce vivo y uniforme y tienen un aspecto liso y circular. El tratamiento consiste en la extirpación quirúrgica.

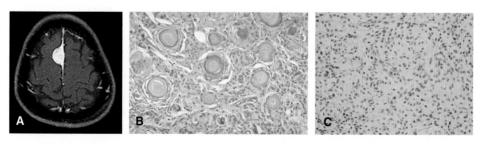

(*A*) Un meningioma parasagital con colas durales; (*B* y *C*) cuerpo característico del psammoma (*B*) y células espirales (*C*) en la histología. (*A*, reimpreso de Tang C, Farooqi A. *Pocket Radiation Oncology*. Wolters Kluwer; 2019; *B* y *C*, reimpresas de Rubin R, Strayer DS, Rubin E. *Rubin's Pathology*, 6th ed. Wolters Kluwer; 2011.)

- Los **schwannomas** son tumores grado I de la OMS que derivan de las células de schwann (las células que mielinizan los nervios periféricos) y —lógicamente— crecen a lo largo de los nervios periféricos, incluidos los nervios craneales y las raíces espinales. Los schwannomas del NC8 (es decir, los schwannomas acústicos) son los más comunes y se presentan con pérdida de audición progresiva y *tinnitus*. Especialmente cuando son bilaterales, los schwannomas acústicos se asocian con la neurofibromatosis tipo 2 (véase capítulo 17). Se caracterizan por la alternancia de zonas de tejido hipercelular "antoni A" (a menudo con *cuerpos de verocay*, véase la imagen B más abajo) y tejido hipocelular "antoni B".

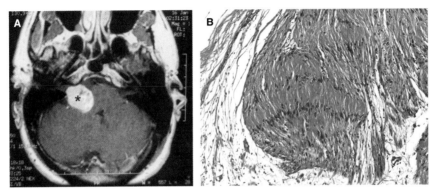

(*A*) Un schwannoma acústico (*asterisco*) que crece a lo largo del octavo nervio craneal donde sale del cerebro en el ángulo cerebelopontino y (B) un primer plano de un cuerpo de verocay, caracterizado por hileras de núcleos en empalizada (*puntos azules*) separados por áreas de membrana acelular rosa. (*A*, reimpresa de Barker LR, Fiebach NH, Kern DE, Thomas PA, Ziegelstein RC, Zieve PD. *Principles of Ambulatory Medicine*, 7th ed., Wolters Kluwer, 2006; y *B*, modificada de Requena L, Kutzner H. *Cutaneous Soft Tissue Tumors*. Wolters Kluwer; 2014.)

• Los **craneofaringiomas** son tumores grado I de la OMS derivados del tejido hipofisario embrionario (es decir, restos de la bolsa de Rathke) que crecen dentro de la silla turca y pueden presentarse con endocrinopatías y hemianopía bitemporal (véase el recuadro 16-2 sobre los tumores selares y supraselares). Hay dos picos de edad comunes — niños jóvenes y adultos de 50 a 60 años— y dos subtipos: el adamantinomatoso (que representa aproximadamente a 90% de estos tumores y aparece como masas quísticas y a menudo calcificadas llenas de líquido aceitoso) y el papilar (masas de células escamosas metaplásicas, no calcificadas).

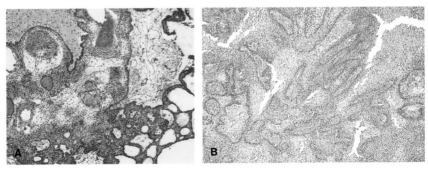

Histología de craneofaringiomas (*A*) adamantinomatosos y (*B*) papilares. (*A*, reimpresa de *Biopsy Interpretation: The Frozen Section*, 2nd ed. Wolters Kluwer; 2013; y *B*, reimpresa de Mills SE, Greenson JK, Hornick JL, Longacre TA, Reuter VE. *Sternberg's Diagnostic Surgical Pathology*, 6th ed. Wolters Kluwer; 2015.)

Recuadro 16-2 Tumores selares y supraselares

La silla turca es una depresión en forma de silla de montar dentro del hueso esfenoides que contiene la glándula hipófisis. Los tumores que surgen aquí pueden causar tanto hemianopía bitemporal, debido a la compresión del quiasma óptico (recuérdese que la luz que se recibe de la mitad lateral o temporal del mundo incide en la mitad nasal de cada retina y las fibras retinianas nasales se unen para cruzarse en el quiasma [véase p. 432]), como endocrinopatías, debido a la compresión del tejido hipofisario. En los niños, los tumores supraselares y selares más frecuentes son los craneofaringiomas y otros gliomas (incluidos los gliomas hipotalámicos y del nervio óptico); en los adultos, son más frecuentes los adenomas hipofisarios y los meningiomas.

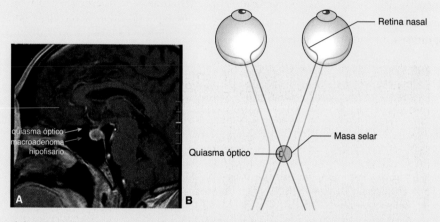

(*A*) Un macroadenoma hipofisario en resonancia magnética sagital postcontraste. (*B*) Un dibujo que demuestra cómo las masas selares pueden comprimir el quiasma óptico y provocar hemianopía bitemporal. (*A*, reimpresa de Cheng-Ching E, Baron EP, Chahine L, Rae-Grant A. *Comprehensive Review in Clinical Neurology*, 2nd ed. Wolters Kluwer; 2016.)

- Los **hemangioblastomas** son tumores grado I de la OMS que se originan en las células del estroma de los vasos sanguíneos pequeños y se localizan con mayor frecuencia en el cerebelo, el tronco encefálico o la columna vertebral. En 25% de los casos se asocian con la enfermedad de von Hippel-Lindau (véase capítulo 17); en estos casos, la edad media de las personas afectadas es de 20 a 40 años. Cuando los hemangioblastomas son esporádicos (es decir, no están asociados con la enfermedad de von Hippel-Lindau), la edad media es mucho mayor, más cercana a los 50-70 años. La histología revela un tejido muy vascularizado con células espumosas. Los hemangioblastomas pueden asociarse con una policitemia secundaria debida a la producción de eritropoyetina por parte de las células tumorales.

- El **linfoma primario del SNC** es relativamente raro, representando alrededor de 5% de todos los tumores primarios del SNC. Suele aparecer en pacientes inmunocomprometidos —el VIH y la inmunosupresión iatrogénica son factores de riesgo importantes— pero también puede aparecer esporádicamente en personas sanas. Cuando afecta a pacientes inmunocomprometidos, el linfoma primario del SNC se asocia a menudo con una infección subyacente por el VEB, pero en la mayoría de los pacientes no inmunocomprometidos no se encuentra evidencia del VEB. El linfoma primario del SNC puede ser hemisférico, pero a menudo es periventricular, localizado en la materia gris profunda. Al igual que los glioblastomas, también puede atravesar el cuerpo calloso. En la imagen de resonancia magnética, el linfoma primario del SNC resalta uniformemente y puede restringirse la difusión en la imagen ponderada por difusión (DWI, por sus siglas en inglés) debido a la alta celularidad de estos tumores. El tratamiento de primera línea incluye esteroides, quimioterapia y, si está relacionado con VIH, terapia antirretroviral. Los esteroides pueden reducir el rendimiento diagnóstico de la biopsia y deben retrasarse, si es posible, hasta que se complete la biopsia. Los regímenes modernos de quimioterapia a base de dosis altas de metotrexato han prolongado de manera significativa el tiempo de supervivencia; sin embargo, la tasa de recaída es alta. La tasa de supervivencia es quizá peor en pacientes inmunocomprometidos. No se recomienda la resección quirúrgica porque no se ha demostrado que aumente la supervivencia global. La radiación a todo el cerebro por lo general se utiliza como terapia de rescate; puede ser eficaz, pero se asocia a una recaída temprana y a un perfil de efectos secundarios significativo que incluye una disfunción cognitiva a menudo debilitante.

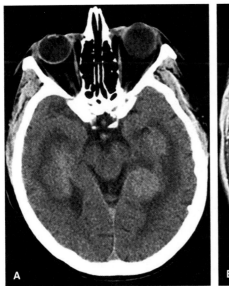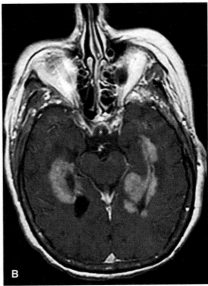

Linfoma primario del SNC. (*A*) La TC axial muestra múltiples masas a lo largo de los ventrículos laterales. (*B*) Estas lesiones resaltan ávidamente en la IRM poscontraste. (Reimpresa de Pina Sanelli; Pamela Schaefer; Laurie Loevner. *Neuroimaging: The Essentials*. Wolters Kluwer; 2015.)

Recuadro 16-3 Tumores cerebrales metastásicos

Los tumores cerebrales metastásicos son en realidad más comunes que los tumores cerebrales primarios y tienden a localizarse supratentorialmente a lo largo de la unión entre la materia gris y la materia blanca. El cáncer de pulmón es el más propenso a hacer metástasis en el cerebro, seguido del cáncer de mama y el melanoma. Todas las metástasis cerebrales pueden sangrar, pero las metástasis de cáncer de pulmón, melanoma, cáncer de células renales, coriocarcinoma y cáncer de tiroides son las más propensas a hacerlo.

Quistes

Un quiste es una bolsa membranosa que está llena de algo: puede ser aire, LCR, sangre, etc. Suelen ser benignos, pero en ocasiones pueden causar estragos en el cerebro debido a la compresión del tejido circundante o, aún más raramente, a la rotura del quiste. Entre los quistes más comunes están:

- Los **quistes coloides** son masas benignas llenas de moco que se localizan dentro del agujero de Monro o del tercer ventrículo. Suelen ser asintomáticos, pero en ocasiones pueden provocar cefaleas repentinas, ataques de gota, un rápido deterioro neurológico e incluso la herniación y la muerte. Estos síntomas se producen cuando el quiste se desplaza de forma que obstruye el sistema ventricular, lo que provoca una hidrocefalia aguda y un rápido aumento de la presión intracraneal. Los quistes pequeños y asintomáticos pueden monitorizarse con imágenes seriadas. En el caso de los quistes más grandes o de crecimiento rápido, la escisión quirúrgica es curativa.

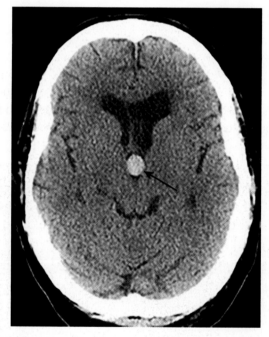

Un quiste coloide (*flecha*) localizado dentro del tercer ventrículo en la TC axial. (Reproducido de Zamora C, Castillo M. *Neuroradiology Companion*, 5th ed. Wolters Kluwer; 2016.)

- Los **quistes dermoides** (también conocidos como teratomas) pueden producirse a nivel intracraneal (normalmente en el puente o el cerebelo), pero también llegan a encontrarse en otras partes del cuerpo, sobre todo en la piel o los ovarios. Están llenos de tejido completamente diferenciado de casi cualquier parte del cuerpo, incluidos los folículos pilosos, los dientes y las glándulas sudoríparas. A nivel intracraneal, suelen ser del todo asintomáticos hasta que —rara vez— se rompen, provocando cefalea, crisis o complicaciones potencialmente letales como vasoespasmo, isquemia o meningitis química. La encefalitis del receptor del ácido N-metil-D-aspártico (NMDA) (véase p. 402) es una enfermedad paraneoplásica poco frecuente asociada con los teratomas en los ovarios.

- Los **quistes epidermoides** están llenos de material queratináceo y suelen estar localizados intracranealmente en el ángulo pontocerebeloso. Al igual que los quistes dermoides, suelen ser asintomáticos a menos que se rompan.

Recuadro 16-4 Tumores del ángulo cerebelopontino

Un diferencial útil para tener en el bolsillo: los schwannomas representan casi 75% de todos los tumores localizados en el ángulo pontocerebeloso; los quistes epidermoides y los meningiomas representan el resto.

- Los **quistes aracnoideos** están llenos de LCR y se localizan cerca de las meninges, normalmente cerca del lóbulo temporal. Casi siempre son asintomáticos, pero pueden crecer lo suficiente como para comprimir los tejidos cercanos.

Recuadro 16-5 Quistes epidermoides *versus* aracnoides

En las secuencias FLAIR de la IRM, los quistes epidermoides aparecen brillantes, o hiperintensos, mientras que los quistes aracnoideos llenos de LCR aparecen oscuros. Esto tiene sentido: las secuencias FLAIR se basan en T2 (en las que la grasa, el material proteináceo, el edema, la gliosis y el LCR aparecen brillantes) pero con la señal del LCR suprimida. Los quistes epidermoides también suelen aparecer brillantes en la DWI, mientras que los quistes aracnoideos serán oscuros.

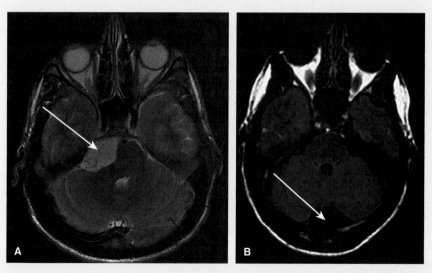

(*A*) Un quiste epidermoide hiperintenso (*flecha blanca*) situado en el ángulo pontocerebeloso y (*B*) un quiste aracnoideo hipointenso de la fosa posterior (*flecha blanca*), en la IRM FLAIR. (*A*, modificado de Louis ED, Mayer SA, Noble JM. *Merritt's Neurology*, 14th ed. Wolters Kluwer; 2021; y *B*, modificado de Griggs RC, Joynt RJ. *Baker and Joynt's Clinical Neurology on CD-ROM*. Wolters Kluwer; 2004.)

Recuadro 16-6 Carcinomatosis leptomeníngea

La *carcinomatosis leptomeníngea* es una complicación del cáncer en la que las células tumorales se extienden a las membranas piamadre y aracnoidea y al LCR entre ellas. El cáncer de mama, el cáncer de pulmón, el cáncer gastrointestinal y el melanoma son las causas más comunes. Usted puede recordar los síntomas que provoca la enfermedad leptomeníngea pensando en el destino del LCR: baña las meninges sensibles al dolor, provocando cefalea, alteración del estado mental y parálisis de múltiples nervios craneales (los nervios craneales pasan por el espacio subaracnoideo y, por lo tanto, pueden ser "arrancados" uno a uno a medida que el cáncer se extiende); y baña la médula espinal, provocando dolor de espalda y polirradiculopatías por afectación de las raíces nerviosas. El diagnóstico se sugiere por el realce leptomeníngeo en la resonancia magnética cerebral o de la columna vertebral. El análisis del LCR debe revelar una pleocitosis, proteínas elevadas y citología positiva. Sin embargo, la prueba citológica no es sensible y a menudo es necesario repetir la punción lumbar varias veces para obtener un resultado positivo. Si la imagen y el análisis del LCR no son diagnósticos, pero la sospecha clínica sigue siendo alta, la biopsia meníngea es confirmatoria. El tratamiento suele consistir en radiación a todo el cerebro y quimioterapia intratecal.

 Síndromes paraneoplásicos

Los síndromes paraneoplásicos son trastornos que se producen en pacientes con cáncer cuando los anticuerpos dirigidos contra las células tumorales también se dirigen por error contra las células sanas del sistema nervioso. Cualquier parte del SNC, incluidos el cerebro y la columna vertebral, y el sistema nervioso periférico (SNP), incluidos los nervios periféricos, la unión neuromuscular y los músculos, pueden verse afectados. Los síndromes paraneoplásicos pueden presentarse —y a menudo lo hacen— antes de que el paciente tenga conciencia de una neoplasia subyacente.

Para ser claros, la mayoría de los tumores cerebrales primarios no causan síndromes paraneoplásicos. Más bien, el cerebro se ve afectado con más frecuencia por este tipo de síndromes causados por otras neoplasias sistémicas: los teratomas ováricos y el cáncer de pulmón de células pequeñas están, por ejemplo, frecuentemente implicados.

Hay docenas de síndromes paraneoplásicos que pueden ser causados por una lista cada vez mayor de anticuerpos patológicos, la mayoría de los cuales están asociados con cánceres particulares. Sin embargo, como señalamos en el capítulo 9, muchos de estos síndromes no son exclusivamente paraneoplásicos; son, por lo general, trastornos autoinmunes y pueden ser causados también por muchos otros tipos de anticuerpos no asociados con cáncer. Algunos ejemplos importantes son los siguientes:

- **Encefalitis paraneoplásica.** En el capítulo 9 hemos hablado de varias formas de encefalitis paraneoplásica, incluyendo la encefalitis límbica, la encefalitis del tronco encefálico y la encefalomielitis. Los anticuerpos Anti-NMDA (asociados con mayor frecuencia a los teratomas ováricos), Anti-Hu (también conocido como ANNA-1; asociado con cáncer de pulmón de células pequeñas) y Anti-LGI1 (sin tumor específico asociado) están comúnmente implicados.

- **Degeneración cerebelosa paraneoplásica.** Cuando los anticuerpos dirigidos originalmente contra las células tumorales reaccionan de forma cruzada con las células cerebelosas, el resultado es una atrofia cerebelosa relativamente rápida que puede presentarse con vértigo progresivo, disartria, disfagia, diplopía y disfunción de la marcha. Los anticuerpos Anti-Hu (asociados con cáncer de pulmón de células pequeñas, como se ha mencionado anteriormente) y Anti-Yo (asociados con cáncer de ovario) son culpables habituales.

- **Síndrome opsoclono mioclónico.** Caracterizado por opsoclono (movimientos oculares espasmódicos, descoordinados y similares a una danza) y mioclonía difusa que afecta a las extremidades o al tronco, el síndrome opsoclono mioclónico se observa en un pequeño porcentaje de pacientes con neuroblastoma.

- **Neuronopatía sensorial.** Se trata de una enfermedad poco frecuente que se caracteriza por una pérdida sensorial asimétrica en forma de parches, hipo- o arreflexia, y ataxia sensorial (una forma de ataxia causada por la falta de entrada sensorial) debido a la degeneración de los ganglios de la raíz dorsal. El anticuerpo anti-Hu es el más comúnmente asociado, pero la neuronopatía sensorial también puede estar asociada con el síndrome de Sjögren, el síndrome de Guillain-Barré y varios agentes quimioterapéuticos, entre otras causas.

- **Síndrome miasténico de Lambert-Eaton.** Este tema se trata en el capítulo 12. Alrededor de 50% de los casos son paraneoplásicos, asociados con mayor frecuencia al cáncer de pulmón de células pequeñas, y las manifestaciones clínicas suelen preceder al diagnóstico del cáncer, a menudo durante meses o años.

El tratamiento varía según el síndrome específico y la neoplasia subyacente, pero hay dos enfoques generales: 1) tratar el cáncer y 2) suprimir la respuesta inmunológica. La inmunoglobulina intravenosa (IGIV) y la plasmaféresis (PLEX , por sus siglas en inglés) son los inmunosupresores más utilizados.

Recuadro 16-7 Toxicidades neurológicas asociadas con los inhibidores de puntos de control

Los inhibidores de puntos de control son una forma relativamente nueva de tratamiento del cáncer. Se trata de anticuerpos inmunomoduladores que potencian la respuesta inmunológica —en esencia bloqueando la "señal de apagado" que por lo común impide que la respuesta inmunológica se descontrole— dirigiéndose al receptor de muerte celular programada 1 (PD-1, por sus siglas en inglés) o al antígeno asociado con los linfocitos T citotóxicos 4 (CTLA-4, por sus siglas en inglés), entre otros. Estos fármacos han mejorado significativamente el pronóstico de muchas neoplasias malignas en fase avanzada, sobre todo del melanoma metastásico. Sin embargo, a medida que su uso se ha ido extendiendo, también lo han hecho sus toxicidades asociadas. Al potenciar el sistema inmunológico para que ataque a las células tumorales, también pueden aumentar la producción de autoanticuerpos dirigidos contra el tejido sano, lo que da lugar a una serie de toxicidades tanto sistémicas como neurológicas. Entre las complicaciones neurológicas que pueden producirse se encuentran las siguientes:

- Encefalitis.
- Mielitis transversal.
- Miastenia gravis.
- Síndrome de encefalopatía posterior reversible (SEPR).
- Diversas formas de síndromes de polirradiculoneuropatía inflamatoria aguda y crónica (PDIA y PDIC, respectivamente).

El tratamiento de estas complicaciones neurológicas consiste en la inmunosupresión a corto plazo con esteroides, IGIV o PLEX. Los riesgos de suspender el inhibidor de puntos de control deben sopesarse en relación con los de la toxicidad asociada.

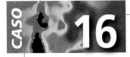

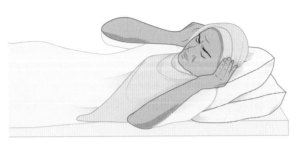

Evolución de su paciente: usted lleva a Zhara a la TC y al mismo tiempo llama al farmacéutico para que empiece a preparar el tPA: recuerde que los déficits neurológicos focales de inicio agudo se deben a un ictus hasta que se demuestre lo contrario. Su TC, abajo, muestra una lesión hemorrágica en su lóbulo parietal derecho con un importante edema vasogénico circundante, que preocupa respecto a una lesión masiva. Usted le dice al farmacéutico que deje de preparar el tPA (en primer lugar, y lo más importante, porque tiene sangre aguda en su escáner; en segundo lugar, porque esta lesión hemorrágica en el lado derecho explica sus síntomas en el lado izquierdo, y ya no le preocupa un ictus isquémico). Entonces usted la ayuda a salir del escáner y, mientras lo hace, obtiene un poco más de historial: no se ha sentido bien durante bastante tiempo, con poco apetito y una pérdida de peso de casi 9 kg en los últimos meses que ella atribuye a su estresante trabajo. Fuma cigarrillos desde la adolescencia y, desde hace unos meses, fumar es lo único que la calma. Hace más de 15 años que no va al médico. Se le administra un goteo de nicardipina para bajar la tensión arterial y se le ingresa para realizarle un estudio. Su resonancia magnética revela numerosas lesiones redondeadas (ninguna de las cuales podía verse claramente en la TC) localizadas sobre todo en la unión de la materia gris y blanca en ambos hemisferios. Es difícil asegurarlo porque la sangre aguda obstruye la zona, pero parece que también hay una masa subyacente a la hemorragia parietal derecha, lo que sugiere que la hemorragia se debe a una metástasis hemorrágica. Su TC torácico revela una gran masa pulmonar espiculada. Al final, se le diagnostica un adenocarcinoma de pulmón metastásico y es ingresada en oncología para su tratamiento.

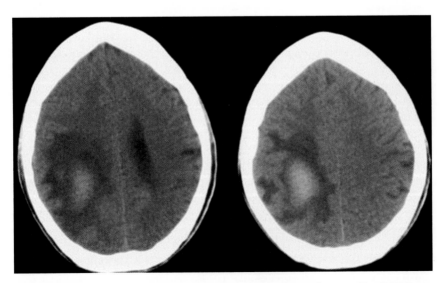

TC de Zhara. (Cortesía del Dr. Bruno Di Muzio, Radiopaedia.org, rID: 25395.)

Ahora usted ya sabe:

- | Las características básicas epidemiológicas, histológicas y de imagen de los tumores cerebrales primarios más comunes. Los tumores gliales, incluidos los astrocitomas y los glioblastomas, deben tener una tinción positiva para la *GFAP*, mientras que los tumores neuronales necesitan tener una tinción positiva para *sinaptofisina*.
- | Cómo reconocer y tratar el linfoma primario del SNC.
- | Cómo distinguir los quistes aracnoideos de los epidermoides en la IRM.
- | Que existe un amplio espectro de trastornos paraneoplásicos, todos ellos asociados con anticuerpos específicos que a su vez se asocian a neoplasias específicas subyacentes.
- | Las numerosas toxicidades neurológicas potenciales asociadas con los relativamente nuevos inhibidores de puntos de control inmunológicos.

Enfermedades y síndromes genéticos

17

En este capítulo, usted aprenderá:

1 Cómo distinguir entre las diferentes enfermedades lisosomales y de almacenamiento de glucógeno

2 Las características clínicas de cuatro importantes trastornos neurocutáneos: *esclerosis tuberosa (ET), neurofibromatosis, síndrome de Sturge-Weber y enfermedad de von Hippel- Lindau*

3 Cuándo considerar el diagnóstico de enfermedades mitocondriales, y cómo se presentan varias de ellas —incluyendo la *encefalomiopatía mitocondrial con acidosis láctica y episodios de tipo ictus* (MELAS, por sus siglas en inglés) y la *epilepsia mioclónica con fibras rojas rasgadas* (MERRF, por sus siglas en inglés), entre otras

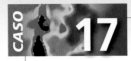

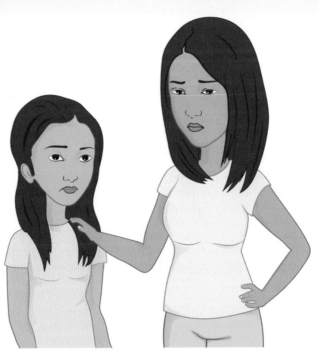

Su paciente: Lila, una niña de 10 años, acude a su clínica con su madre. Se queja de problemas de visión desde hace 48 horas. Su madre le comenta que, a partir de ayer, se dio cuenta de que Lila estaba chocando repentinamente con las cosas; esta misma mañana, chocó accidentalmente con un portal, lo que le provocó un fuerte hematoma en el hombro. Lila dice que no puede ver a su derecha y, de hecho, cuando la examina, encuentra una hemianopía homónima derecha. Sus otros problemas médicos incluyen pérdida de audición bilateral desde que era bebé y migraña recurrente. También observa que su estatura es baja para su edad. ¿Cuál es el siguiente paso en su manejo?

Muchos trastornos hereditarios afectan de forma predominante al sistema nervioso; algunos de ellos los hemos visto ya en capítulos anteriores. Este capítulo no pretende presentar una lista exhaustiva ni una exploración a profundidad de cada trastorno, la mayoría de los cuales son bastante complejos y pueden manifestarse de muchas maneras diferentes. Más bien, trataremos de familiarizarle con las características básicas de los que tienen más cosas en común, de tal manera que usted sepa cuándo sospechar su presencia.

Debido a que hay tantos trastornos de este tipo y a que sus manifestaciones son proteicas, compartiremos con usted algunas mnemotecnias que pueden resultarle útiles para memorizar sus características principales. Hemos comprobado que intentar recordar sus rasgos más distintivos

—por ejemplo, los pacientes con enfermedad de Tay-Sachs típicamente tienen aumento de los reflejos, mientras que aquellos con enfermedad de Niemann-Pick tienen los reflejos disminuidos— es más útil que intentar memorizar todos los detalles de cada trastorno.

Enfermedades de almacenamiento lisosómico

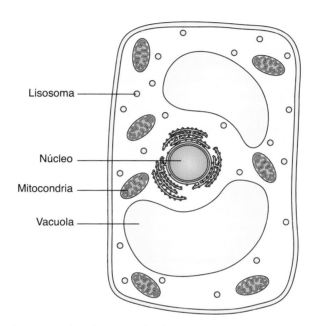

Lisosoma

Núcleo

Mitocondria

Vacuola

Una célula típica; solo un recordatorio de que los lisosomas están presentes en todo el citoplasma.

Los trastornos por almacenamiento lisosómico son un grupo de más de 50 enfermedades hereditarias que se caracterizan por la acumulación de productos metabólicos anormales dentro de los lisosomas intracelulares como resultado de deficiencias de enzimas lisosómicas. Pueden estar implicados muchos sistemas orgánicos, pero el sistema neurológico es el que resulta más afectado. Estos trastornos son relativamente raros; por lo general se heredan de forma autosómica recesiva (aunque hay excepciones, que señalaremos) y suelen presentarse en la infancia o en la niñez. El diagnóstico prenatal está disponible para la mayoría de ellos. Existen dos grandes subconjuntos:

- Las ***esfingolipidosis*** son el resultado de deficiencias en las enzimas que catabolizan los esfingolípidos. La tabla de la página siguiente (¡tendrá que girar la cabeza de lado!) contiene los datos básicos de las esfingolipidosis más comunes:

Enfermedad	Herencia	Deficiencia enzimática	Sustrato acumulado	Manifestaciones clínicas	Histología
Fabry	Recesiva ligada a X	α-Galactosidasa A	Trihexósido de ceramida	Angioqueratomas[a] Acroparestesias[b] Disfunción autonómica Cardiomiopatía Nefropatía	Cuerpos de cebra
Krabbe	Autosómica recesiva	Galactocerebrosidasa	Galactocerebrosido, psicosina	Irritabilidad excesiva Neuropatía periférica Retraso en el desarrollo Pérdida de visión	Células globoides (macrófagos multinucleados)
Gaucher	Autosómica recesiva	β-Glucocerebrosidasa	Glucocerebrósido	Hepatoesplenomegalia Necrosis aséptica del fémur Pancitopenia Retraso en el desarrollo	Células de Gaucher (macrófagos cargados de lípidos con apariencia de tejido arrugado)
Niemann-Pick	Autosómica recesiva	Esfingomielinasa	Esfingomielina	Neurodegeneración progresiva Arreflexia o hiporreflexia Mancha rojo cereza en la mácula Hepatoesplenomegalia	Células de espuma, cuerpos de cebra
Tay-Sachs	Autosómica recesiva	Hexosaminidasa A	Gangliósido GM_2	Neurodegeneración progresiva Hiperreflexia Mancha rojo cereza en la mácula	Lisosomas con apariencia de piel de cebula
Leucodistrofia Metacromática	Autosómica recesiva	Arilsulfatasa A	Cerebrosido sulfato	Desmielinización progresiva del sistema nervioso central (SNC) y del sistema nervioso periférico (SNP), lo que resulta en ataxia, pérdida de visión y audición, retraso en el desarrollo, problemas de comportamiento	No específica

[a]Los angioqueratomas son lesiones capilares benignas, pequeñas y oscuras, que pueden aparecer en cualquier parte del cuerpo.
[b]El término "acroparestesia" se refiere a los dolores de quemazón u hormigueo en las extremidades, a menudo exacerbados por un clima muy caliente o frío, así como por el ejercicio; se cree que son causados por un tipo de neuropatía de fibras pequeñas.

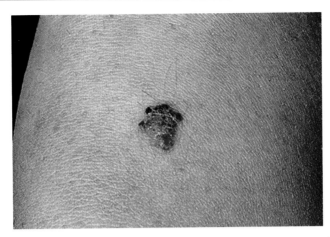

Un angioqueratoma en un paciente con enfermedad de Fabry. (Reimpresa de Requena L, Requena L, Kutzner H. *Cutaneous Soft Tissue Tumors*. Wolters Kluwer; 2014.)

- Las **mucopolisacaridosis** son el resultado de deficiencias en las enzimas que catabolizan los glicosaminoglicanos (antes conocidos como mucopolisacáridos). Hay varias, pero los síndromes de Hunter y Hurler son los más comunes. De nuevo, el sistema nervioso es solo uno de los múltiples sistemas de órganos que pueden verse afectados.

Enfermedad	Herencia	Deficiencia enzimática	Sustrato acumulado	Manifestaciones clínicas comunes	Característica distintiva
Hurler	Autosómica recesiva	α-L-iduronidasa	Heparán sulfato, dermatán sulfato	Retraso del desarrollo Macrocefalia Dismorfismo facial (gargolismo)	Opacificación córnea
Hunter	Recesiva ligada a X	iduronato-2-sulfatasa	Heparán sulfato, dermatán sulfato	Obstrucción de las vías respiratorias Hepatoesplenomegalia	Comportamiento agresivo

Una mnemotecnia para ayudarle a recordar la diferencia entre estos dos trastornos: *el cazador debe ver claramente para dar con la X* (es decir, el síndrome de Hunter se asocia con la ausencia de opacidad de la córnea y es recesivo ligado a X).

Existen otras enfermedades de almacenamiento lisosómico, como las glucoproteinosis y las mucolipidosis, pero estas quedan fuera del alcance de este libro.

En el caso de algunos de estos trastornos, hay nuevos tratamientos para ralentizar la progresión de la enfermedad disponibles actualmente o en fase de ensayo; entre ellos se encuentran la terapia de sustitución enzimática y la terapia génica.

Enfermedades de almacenamiento de glucógeno (EAG)

Las EAG son trastornos autosómicos recesivos que resultan de un metabolismo anormal del glucógeno y la consiguiente acumulación de este en las células. Existe un diagnóstico prenatal. Cada trastorno está asociado con una deficiencia específica de una enzima que es crucial para la descomposición del glucógeno en glucosa. Estas enfermedades suelen presentarse en bebés o niños pequeños y afectan característicamente los músculos (provocando fatiga, calambres musculares y, a menudo, una grave intolerancia al ejercicio) y el hígado (debido a la acumulación de glucógeno).

Hay varias EAG que debe conocer, y puede recordarlas con esta acertada mnemotecnia de los términos en inglés: metabolismo de carbohidratos muy deficiente (*Very Poor CArbohydrate Metabolism*): enfermedades de **v**on Gierke, **P**ompe, **C**ori, **A**ndersen y **M**cArdle.

- La ***enfermedad de von Gierke (también conocida como EAG tipo I)*** es el resultado de una deficiencia de glucosa-6-fosfatasa, una enzima necesaria para la descomposición del glucógeno y la liberación de glucosa de las células. Es la forma más común de la enfermedad de almacenamiento de glucógeno y se presenta en los bebés con hipoglucemia, hepato- y renomegalia, facies de muñeca y acidosis láctica (la incapacidad de descomponer la glucosa-6-fosfato da lugar a la derivación de sustratos a la vía glucolítica, lo que provoca la producción de lactato). No existe una terapia específica. El tratamiento requiere un equipo multidisciplinario que incluya a médicos, genetistas y dietistas, e involucra alimentarse de manera frecuente (para prevenir la hipoglucemia) y evitar los azúcares que dependen de la glucosa-6-fosfatasa para su metabolismo (incluyendo sacarosa, fructosa, lactosa y galactosa). Los pacientes pueden vivir hasta la edad adulta, pero son frecuentes las complicaciones; entre ellas, enfermedad hepática y renal, anemia, hiperlipidemia y osteopenia.

- La ***enfermedad de Pompe (también conocida como deficiencia de maltasa ácida o EAG tipo II)*** es resultado de una deficiencia de alfa glucosidasa ácida (también conocida como maltasa ácida). Asimismo, se clasifica como un trastorno de almacenamiento lisosómico porque da lugar a la acumulación de glucógeno dentro de los lisosomas. La enfermedad de Pompe puede presentarse en bebés, adolescentes y adultos jóvenes y se caracteriza principalmente por una cardiomiopatía (piense en Pompe = Bomba [*pump* en inglés]). La paresia muscular generalizada, la dificultad respiratoria y las dificultades de alimentación son comunes en la forma infantil. La miopatía esquelética y la paresia diafragmática son comunes en los niños mayores y en los adultos y suelen conducir a la muerte por insuficiencia respiratoria en la tercera década de vida. El diagnóstico se realiza mediante una biopsia muscular, que revela vacuolas positivas al ácido periódico de Schiff (PAS, por sus siglas en inglés). El tratamiento consiste en una combinación de terapia de sustitución enzimática y apoyo multidisciplinario.

- La ***enfermedad de Cori (también conocida como enfermedad de Forbes, o EAG tipo III)*** es el resultado de una deficiencia de una enzima de *desramificación* crucial para la descomposición del glucógeno. Suele manifestarse como una forma más leve de la enfermedad de von Gierke, pero a diferencia de esta, los niveles de lactato en sangre son normales. El tratamiento requiere una alimentación frecuente para evitar la hipoglucemia y una dieta rica en proteínas; no es necesario evitar azúcares como la fructosa y la galactosa.

- La ***enfermedad de Andersen (también conocida como EAG tipo IV)***, a diferencia de la enfermedad de Cori, se debe a una deficiencia de una enzima de *ramificación* que da lugar a la formación de glucógeno anormal con menos puntos de ramificación. Los pacientes suelen presentarse en la infancia con hepatoesplenomegalia y retraso en el desarrollo. La enfermedad hepática progresa con la edad y puede incluir cirrosis, várices esofágicas, ascitis y carcinoma hepatocelular. También puede producirse una enfermedad extrahepática, que afecta sobre todo al corazón y al músculo esquelético. No existe un tratamiento específico. Se puede considerar el trasplante de hígado con base en cada caso.

- La ***enfermedad de McArdle (también conocida como deficiencia de miofosforilasa o EAG tipo V)*** es la EAG más común que afecta predominantemente al músculo. Es el resultado de una deficiencia de miofosforilasa, que provoca una descomposición anormal del glucógeno en las células musculares. A diferencia de las enfermedades mencionadas anteriormente, la enfermedad de McArdle suele presentarse en la adolescencia o en la juventud con intolerancia al ejercicio y calambres musculares dolorosos. Un fenómeno de "segundo aire", caracterizado por una mejora gradual de los síntomas con el ejercicio sostenido, es la manifestación clásica. Los análisis de laboratorio revelan una creatina-cinasa elevada y mioglobinuria. No existe un tratamiento específico. Una dieta con alto contenido en carbohidratos y el ejercicio regular de leve a moderado pueden ofrecer algún beneficio.

 ## *Enfermedades neurocutáneas*

Las enfermedades neurocutáneas son, como su nombre indica, enfermedades que afectan tanto el cerebro como la piel. Están presentes desde el nacimiento y provocan una serie de tumores y lesiones que crecen en el cerebro, la médula espinal y la piel, así como en otros órganos y huesos. Las tres más comunes son la esclerosis tuberosa (ET), la neurofibromatosis y el síndrome de Sturge-Weber; la enfermedad de von Hippel-Lindau es menos común pero igualmente importante de reconocer, ya que el seguimiento frecuente de estos pacientes puede mejorar de manera importante su evolución.

La ***esclerosis tuberosa (ET)*** se hereda de forma autosómica dominante, pero aproximadamente 50% de todos los casos se debe a nuevas mutaciones esporádicas, por lo que muchos niños son los primeros casos en sus familias. Alrededor de 75% de los pacientes tendrá una mutación en uno de los dos genes separados: el gen TSC1 (en el cromosoma 9) y el gen TSC2 (en el cromosoma 16). Hay muchas manifestaciones clínicas asociadas; la mnemotecnia *HAMARTOMAS* que aparece a continuación puede ayudarle a recordarlas.

- **H** —*Hamartomas en la piel y el SNC.* Los hamartomas son tumores benignos compuestos por tejido derivado de la zona en la que crece el hamartoma. Los hamartomas glioneuronales (también llamados tubérculos corticales) y los nódulos subependimarios son dos ejemplos comunes y están presentes en la IRM cerebral en casi 90% de los niños afectados.
- **A** —*Autismo, problemas de comportamiento y otras formas de discapacidad intelectual.* Aproximadamente 50% de los niños con ET tienen alguna forma de discapacidad cognitiva, a menudo con un historial de espasmos infantiles y crisis.
- **M** —El *prolapso de la válvula mitral* y la *regurgitación mitral* son complicaciones cardiacas potenciales.
- **A** —Las *manchas de la hoja A* son máculas cutáneas hipopigmentadas.
- **R** —Los *rabdomiomas* son tumores cardiacos benignos casi patognomónicos para ET (aunque no todos los niños con ET tienen rabdomiomas cardiacos). A menudo son asintomáticos y pueden tener una regresión espontánea, pero si son lo suficientemente grandes, pueden causar insuficiencia cardiaca y arritmias. También pueden ocurrir *hamartomas retinales.*
- **T** —Esclerosis tuberosa (sí, el nombre del síndrome está en su propia mnemotecnia —¡esto puede resultar sorprendentemente útil si recuerda la mnemotecnia pero olvida para qué sirve!)
- **O** —d**O**minante autosómico.
- **M** —La *miomatosis (más correctamente, linfangioleiomiomatosis o LAM)* es una enfermedad pulmonar difusa, fibrótica y quística que suele presentarse con dificultad respiratoria progresiva o neumotórax. Es mucho más frecuente en las mujeres y puede ser mortal.

- **A** —Los *angiomiolipomas* son tumores renales benignos que pueden sangrar y crecer lo suficiente como para interferir con la función renal, causando ocasionalmente hipertensión secundaria y enfermedad renal crónica. Los angiofibromas son otra forma de tumores hamartomatosos benignos que suelen aparecer en la cara.

- **S** —Las crisis (del inglés **Seizure**) y los *espasmos infantiles* son una presentación inicial común de la ET. Los *parches de piel de naranja* son parches gruesos y coriáceos que se ven con más frecuencia en la parte baja de la espalda. Los *astrocitomas subependimales de células gigantes* (conocidos como tumores SEGA, por sus siglas en inglés) son tumores benignos de crecimiento lento que suelen localizarse en los ventrículos. Estos tumores pueden presentarse con síntomas de hidrocefalia obstructiva, como dolor de cabeza progresivo, náusea y vómito, o con otros déficits neurológicos focales. El tratamiento consiste en la resección quirúrgica o —para aquellos que no son candidatos a la cirugía (p. ej., si tienen lesiones múltiples o de difícil acceso)— en el uso del agente inmunosupresor everolimus, un inhibidor de la proteína quinasa, mTOR.

El diagnóstico de ET puede hacerse con base en pruebas genéticas o al cumplimiento de varios criterios clínicos. El manejo es multidisciplinario e involucra el control de las convulsiones, imágenes cerebrales seriadas y el manejo de las condiciones conductuales y neuropsiquiátricas. La gravedad de la enfermedad y el pronóstico a largo plazo varían mucho de una persona a otra.

Las *neurofibromatosis tipos 1 (NF1) y 2 (NF2)* se heredan de forma autosómica dominante.

- La *NF1* se debe a una mutación en el cromosoma 17 que afecta a un gen supresor de tumores llamado neurofibromina. Es más frecuente que la NF2 y se caracteriza por la presencia de manchas de café con leche y neurofibromas (tumores benignos que pueden crecer a lo largo de los nervios en cualquier parte del cuerpo; pueden ser pequeños o plexiformes, es decir, grandes y con apariencia de gusanos). Otras características pueden ser pecas axilares, nódulos de lis (hamartomas del iris), gliomas de la vía óptica (que afectan los nervios ópticos, el quiasma o las radiaciones ópticas), feocromocitomas y anomalías óseas.

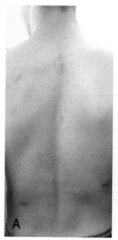 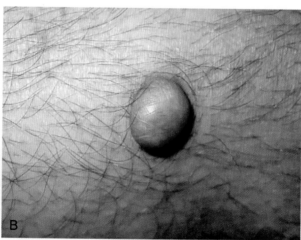

(*A*) Manchas de café con leche en un paciente con neurofibromatosis tipo 1 (NF1), y (*B*) un neurofibroma cutáneo típico. (*A*, Reimpresa de Kocher M, Noonan K. *Pediatric Musculoskeletal Physical Diagnosis: A Video- Enhanced Guide.* Wolters Kluwer; 2020. *B*, Reimpresa de Requena L, Kutzner H. *Cutaneous Soft Tissue Tumors.* Wolters Kluwer Health; 2014.)

- La *NF2* se debe a una mutación en el cromosoma 22 que afecta a un gen supresor de tumores llamado merlina. El mnemotécnico de la NF2, que se honra con el tiempo, es *MISME* (siglas en inglés de *multiple inherited schwannomas meningiomas and ependymomas*), ya que la enfermedad se caracteriza por múltiples schwannomas heredados (clásicamente schwannomas acústicos bilaterales), meningiomas y ependimomas. La NF2 también puede incluir neurofibromas (pequeños, no plexiformes) y cataratas.

El diagnóstico de la neurofibromatosis es clínico; puede incluir una prueba genética positiva, pero no es necesario. El tratamiento es multidisciplinario, con cribado frecuente de los tumores, resección quirúrgica de los mismos si está indicada y manejo de las complicaciones tratables.

El *síndrome de Sturge-Weber* es congénito, no hereditario, y se caracteriza por una variedad de malformaciones vasculares que afectan predominantemente la cara, el cerebro y los ojos. Es resultado de una mutación activadora del gen GNAQ, que codifica proteínas de unión a nucleótidos de guanina, lo que a su vez afecta la señalización intracelular y el desarrollo vascular. Podemos recordar sus diversas manifestaciones clínicas con el mnemotécnico PIGS (es un alcance, pero piense en Weber como el cerdo (*pig*) Wilbur de la novela de E. B. White, *La telaraña de Carlota*):

- La *mancha de vino de Oporto* (*port-wine stain*, también conocida como *nevus flammeus*) es una malformación capilar común, normalmente evidente al nacer, que aparece como una lesión plana de color rosa en la distribución V1-V2 de la cara. No es patognomónica de Sturge-Weber; la mayoría de los niños con una mancha de vino de Oporto no tienen Sturge-Weber. Tiende a oscurecerse con la edad y puede hipertrofiarse. Existen tratamientos con láser.

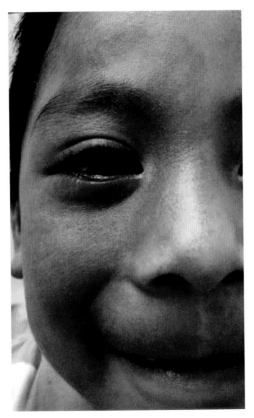

Una típica mancha de vino de Oporto. (Reimpresa de *Goodheart's Photoguide to Common Pediatric and Adult Skin Disorders*. 4th ed. Wolters Kluwer; 2015.)

- *Angiomatosis leptomeníngea **ipsilateral*.* Las malformaciones capilares-venosas leptomeníngeas suelen aparecer en el mismo lado (es decir, son ipsilaterales) que la mancha de vino de Oporto; el parénquima cerebral subyacente suele estar atrófico y salpicado de calcificaciones distróficas intraparenquimatosas. Estas lesiones pueden causar déficits neurológicos focales y convulsiones.

- El *glaucoma* es la anomalía ocular más común y es resultado del desarrollo de hemangiomas episclerales que causan una presión intraocular elevada. Todos los pacientes con Sturge-Weber deben acudir a un oftalmólogo regularmente para su control.

- Las *crisis* se producen en la mayoría de los pacientes con Sturge-Weber, normalmente a partir de la infancia, y tienen una respuesta variable a los medicamentos antiepilépticos.

El diagnóstico del síndrome de Sturge-Weber se basa en la presencia de malformaciones capilares faciales y leptomeníngeas, que suelen detectarse mejor con una IRM con contraste. El tratamiento requiere un equipo multidisciplinario para manejar las manifestaciones cutáneas, neurológicas y oculares.

El ***síndrome de von Hippel-Lindau*** es una condición autosómica dominante que resulta de una mutación en el gen supresor de tumores VHL en el cromosoma 3. Las manifestaciones son multifocales, e incluyen una variedad de tumores benignos y malignos, entre ellos (pero no limitado a):

- *Hemangioblastomas*: la lesión más común asociada con von Hippel-Lindau; son tumores benignos, muy vascularizados, que pueden sangrar y suelen localizarse en el cerebelo o la médula espinal; para más detalles, véase p. 398.

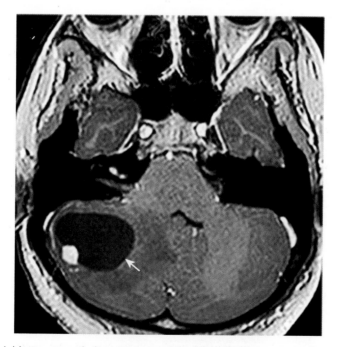

Un hemangioblastoma cerebeloso en un paciente con síndrome de von Hippel-Lindau. Obsérvese el aspecto clásico de una lesión quística con un nódulo parietal que realza (similar al aspecto de los astrocitomas pilocíticos; véase p. 393). (Modificada de Atlas SW. *Magnetic Resonance Imaging of the Brain and Spine.* 5th ed. Wolters Kluwer; 2016.)

- Los *cavernomas, también conocidos como hemangiomas cavernosos o malformaciones cavernosas*: se trata de grupos de capilares anormales de bajo flujo que pueden aparecer en todo el cuerpo y son propensos a las hemorragias.

Recuadro 17-1 Malformaciones cavernosas

A diferencia de la mayoría de las malformaciones vasculares intracerebrales (como las malformaciones arteriovenosas o MAV), las malformaciones cavernosas son "invisibles" en la angiografía porque tienen muy poco flujo sanguíneo. La resonancia magnética es el estándar de oro para el diagnóstico.

- *Carcinoma renal de células claras*: una neoplasia maligna que suele requerir una resección quirúrgica seguida de radiación y quimioterapia.
- *Feocromocitomas*: proliferación benigna de células cromafines que se presenta característicamente con las "cinco P": presión (elevación de la presión arterial), dolor (cefalea), sudoración, palpitaciones y palidez (***pressure, pain, perspiration, palpitations, pallor***); en el caso de von Hippel-Lindau, suelen aparecer en pacientes jóvenes, pueden ser asintomáticos y ser suprarrenales o extrarrenales.
- *Tumores pancreáticos*: estos incluyen quistes, tumores neuroendocrinos y cistadenomas serosos.
- *Hemangioblastomas capilares de la retina*: a menudo son multifocales y bilaterales; pueden causar una pérdida de visión progresiva.
- *Riñones e hígado poliquísticos*.

El diagnóstico de von Hippel-Lindau suele realizarse mediante pruebas genéticas. El tratamiento requiere la vigilancia frecuente del tumor y su gestión, según se indique.

Recuadro 17-2 Enfermedades peroxisomales

He aquí otro grupo de enfermedades poco comunes pero importantes que hay que conocer. Los peroxisomas son pequeños orgánulos que, entre otras cosas, oxidan los ácidos grasos de cadena muy larga (AGCML). Se concentran sobre todo en el hígado y los riñones, pero se encuentran en todo el organismo. Hay tres trastornos principales que involucran disfunción de los peroxisomas:

1. El *síndrome de Zellweger* es un trastorno autosómico recesivo que se presenta al nacer y conlleva diversas anomalías craneofaciales, cataratas, sordera, disfunción hepática y renal, hipotonía grave, arreflexia, y convulsiones. Los análisis de sangre revelan niveles elevados de AGCML. No se conoce ningún tratamiento y el pronóstico es malo.
2. La *enfermedad de Refsum* es similar, pero puede presentarse en la infancia o en niños mayores, y suele ser menos grave.
3. La *adrenoleucodistrofia* también se presenta en neonatos (una forma autosómica recesiva conocida como ALDN, o adrenoleucodistrofia neonatal), en niños mayores o incluso en adultos (una forma recesiva ligada al cromosoma X), y se caracteriza por disfunción

Continúa

Recuadro 17-2 Enfermedades peroxisomales (*continuación*)

tanto neurológica (crisis, hipotonía, sordera, pérdida de visión) como suprarrenal (fatiga, vómito, piel hiperpigmentada). La forma neonatal suele ser menos grave y afecta menos a la corteza suprarrenal. Al igual que en las enfermedades de Zellweger y Refsum, los AGCML están elevados en la sangre. El tratamiento depende de la forma precisa de la enfermedad. Por lo general, se recomienda un seguimiento rutinario para los niños sin evidencia de afectación cerebral, mientras que se prefiere el trasplante de células madre hematopoyéticas para los niños con afectación cerebral temprana.

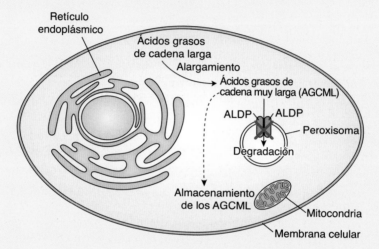

La disfunción de la proteína de la adrenoleucodistrofia (ALDP, por sus siglas en inglés) — que transporta los ácidos grasos de cadena muy larga (AGCML) al peroxisoma para su descomposición— da lugar a la acumulación de AGCML en todo el organismo.

Enfermedades mitocondriales

Las enfermedades mitocondriales genéticas se heredan de la madre. Se caracterizan por presentar intolerancia al ejercicio y acidosis láctica inexplicable. Los calambres musculares y los fenómenos de "segundo aire" —como se observan en las enfermedades de almacenamiento de glucógeno— son poco frecuentes. Hay muchas enfermedades mitocondriales; a continuación se indican algunas de las más comunes. No existe una terapia probada para estas enfermedades, pero hay evidencias que sugieren que la combinación de carnitina, coenzima Q10 y creatina puede proporcionar algún beneficio.

- *Encefalopatía mitocondrial con acidosis láctica y episodios de tipo a un ictus (MELAS, por sus siglas en inglés).* El rasgo distintivo de la MELAS son los episodios recurrentes similares a un ictus que se presentan con déficits neurológicos focales de inicio agudo (el lóbulo occipital con frecuencia es el más afectado, causando cortes en el campo visual y —si es bilateral— ceguera cortical). Decimos "similares a un ictus" porque el daño se debe presumiblemente a una toxicidad metabólica subyacente y no a una enfermedad tromboembólica real; en consecuencia, las enfermedades vasculares cerebrales relacionados con la MELAS no respetan los territorios vasculares en la IRM, y las características de la imagen ponderada en difusión (DWI) son variables. Otras características de la MELAS son la baja estatura, la sordera, las migrañas, la cardiomiopatía y la disfunción cognitiva. La aparición de los síntomas abarca desde la infancia hasta la edad adulta temprana.

- La ***epilepsia mioclónica con fibras rojas rasgadas (MERRF, por sus siglas en inglés)*** se caracteriza por crisis mioclónicas y miopatía, con fibras rojas rasgadas en la biopsia. Otras características son similares a las asociadas con MELAS, como la baja estatura, la sordera, la cardiomiopatía y la disfunción cognitiva. También pueden observarse lipomatosis (depósitos de grasa bajo la piel) y atrofia óptica.

- La ***neuropatía óptica hereditaria de Leber*** se presenta con una pérdida de visión bilateral indolora, por lo general en hombres jóvenes. Suele afectar inicialmente a un solo ojo, pero al poco tiempo le sigue la pérdida de visión en el otro. La miopatía asociada es poco frecuente.

- El ***síndrome de Leigh*** suele presentarse en el primer año de vida con convulsiones, acidosis láctica, vómito, paresia generalizada, ataxia y oftalmoplejía. El retraso en el desarrollo y la regresión psicomotriz son comunes, y el pronóstico es malo; la mayoría de los niños sobrevive solo unos meses después del diagnóstico.

- El ***síndrome de Kearns-Sayre*** se caracteriza por una oftalmoplejía progresiva que se desarrolla antes de los 20 años; también pueden incluirse aspectos como baja estatura, retinopatía pigmentaria, ataxia, bloqueo cardiaco y disfunción cognitiva. La enfermedad suele ser mortal en la edad adulta.

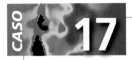

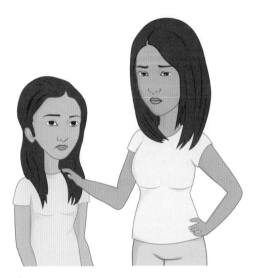

Evolución de su paciente: usted envía a Lila a la sala de urgencias para que le hagan una IRM urgente; el inicio agudo de sus síntomas lleva a considerar la posibilidad de una enfermedad vascular cerebral y, aunque queda descartada una intervención aguda, le gustaría que le hicieran un protocolo diagnóstico acelerado. Su resonancia magnética muestra un aumento de la señal DWI que afecta predominantemente al lóbulo occipital izquierdo; la lesión se superpone a los territorios de la arteria cerebral media (ACM) y de la arteria cerebral posterior (ACP) y aparece hinchada en la recuperación de inversión atenuada por fluidos (FLAIR). También pueden verse varios otros infartos de apariencia crónica. Sus resultados de laboratorio no son notables, excepto por un elevado nivel de lactato en sangre. Usted sospecha que se trata de una MELAS y la remite a un neurólogo pediátrico y a un genetista para su posterior manejo.

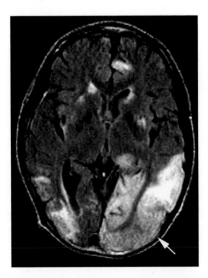

La secuencia de recuperación de inversión atenuada por fluidos (FLAIR) de la IRM de Lila. La *flecha blanca* señala la gran lesión occipital izquierda responsable del corte de campo de Lila. (Reimpresa de Barkovich AJ, Raybaud C. *Pediatric Neuroimaging*. 5th ed. Wolters Kluwer; 2011.)

Ahora usted ya sabe:

- | Las principales características de las enfermedades lisosomales y de almacenamiento de glucógeno más comunes.

- | Cómo reconocer y distinguir entre las enfermedades neurocutáneas hereditarias que afectan el cerebro y la piel: esclerosis tuberosa, neurofibromatosis, síndrome de Sturge-Weber y enfermedad de von Hippel-Lindau.

- | Sospechar de una enfermedad mitocondrial cuando se ve a un paciente con una gran intolerancia al ejercicio y un elevado lactato en sangre que no se explica de otra manera; las enfermedades de almacenamiento de glucógeno también pueden presentarse de esta forma, pero a menudo se asocian también con calambres musculares graves.

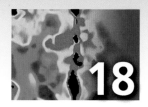

Los nervios craneales

18

En este capítulo, usted aprenderá:

1 | La anatomía básica y la función de cada nervio craneal, para que pueda entender dónde puede producirse un daño en cada nervio y cuáles son las consecuencias clínicas

2 | Las causas, la presentación y el manejo de las parálisis oculomotoras (es decir, la parálisis de uno o más de los músculos extraoculares debido a la disfunción de los nervios craneales 3, 4 y 6)

3 | Por qué el séptimo nervio craneal puede ser un poco más complicado que los demás, y cómo distinguir entre las lesiones de sus neuronas motoras superiores e inferiores

4 | Las causas más comunes de las parálisis de los nervios craneales múltiples, incluyendo el síndrome del seno cavernoso

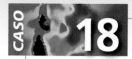

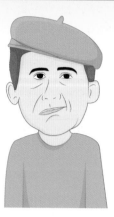

Su paciente: Stanley, un poeta de 60 años, se presenta en el servicio de urgencias con problemas para comer durante las últimas 24 horas debido a que babea por la comisura derecha de la boca. Lo examina y descubre que no puede cerrar completamente el ojo derecho. Su cara parece simétrica, pero cuando sonríe usted nota que el lado derecho de su boca se activa menos que el izquierdo, y cuando le pide que levante las cejas, es evidente que su ceja derecha no se eleva tanto como la izquierda. Cuando le frota los dedos delante de cada una de sus orejas, dice que oye mejor por el oído derecho que por el izquierdo. Usted busca un paquete de cátsup o de azúcar para probar el sentido del gusto de Stanley, pero no encuentra nada en el servicio de urgencias. Por lo demás, su examen es normal. ¿Cuál es el siguiente paso en su manejo?

En el primer capítulo se dio una introducción respecto a los 12 nervios craneales y posteriormente ha seguido apareciendo diversa información de ellos a lo largo del libro. En este capítulo condensaremos todos los datos más relevantes que usted necesita conocer de ellos. Léalo en su totalidad, consúltelo a medida que avanza o utilícelo para consolidar lo que ya ha aprendido; depende de usted. Hablaremos de 1) la anatomía básica de los nervios craneales —dónde empiezan y dónde terminan— para que usted pueda determinar dónde puede haber complicaciones, 2) lo que hacen, para que pueda entender lo que ocurre cuando se dañan, y 3) las lesiones y patologías más comunes relacionadas con ellos. No hablaremos de la patología que afecta a los nervios craneales 8 (de la que se habla en el capítulo 5), 9, 10, 11 y 12 (porque los trastornos que afectan a estos nervios rara vez aparecen en la práctica, aparte de las breves menciones que ya hemos hecho de ellos a lo largo del texto).

Comencemos con una visión general de la anatomía de los nervios craneales y sus funciones básicas.

Fundamentos de los nervios craneales

Excepto por el nervio olfativo (NC1) y el nervio óptico (NC2), todos los nervios craneales forman parte del sistema nervioso periférico. Dependiendo de cuál nervio en particular se trate, contienen componentes motores, sensoriales o autonómicos y son responsables de la mayoría de las cosas no cognitivas que hacemos con la cabeza: oler, ver, saborear, oír, mover los ojos, masticar y tragar. A excepción del nervio vago (NC10), que va desde el tronco del encéfalo hasta el tórax y el abdomen, los nervios recorren distancias relativamente cortas desde sus núcleos (el conjunto de cuerpos celulares asociados con cada nervio) hasta donde sea que sus funciones lo requieran.

Todos los núcleos de los nervios craneales están situados en el tronco del encéfalo, excepto los nervios olfativo (NC1) y óptico (NC2), que se originan en la cavidad nasal y en la retina, respectivamente. Los componentes motores eferentes de los nervios craneales se extienden desde sus núcleos para salir del tronco encefálico y, en última instancia, hacer sinapsis en sus objetivos motores. Los componentes sensoriales aferentes entran en el tronco encefálico (o en la cavidad nasal o en la retina) y terminan en sus núcleos, trayendo consigo información sensorial de la cara y la cabeza. El lugar donde los nervios craneales entran y salen del cerebro es importante, porque esta información le ayudará a localizar cualquier lesión. Por ejemplo, si observa la tabla siguiente, comprenderá por qué, cuando un paciente presenta una pérdida auditiva atraumática de inicio agudo, una de las primeras cosas que hay que considerar es un pequeño infarto cerebral pontino.

Salida/entrada del cerebro	Nervios craneales
Cavidad nasal	1
Retina	2
Mesencéfalo	3, 4[a]
Puente	5, 6, 7, 8
Médula oblongada	9, 10, 12
Médula espinal superior	11

[a]El cuarto nervio craneal es el único nervio que sale *dorsalmente* del tronco del encéfalo. También es el único nervio (además de una rama del tercer nervio craneal de la que no hay que preocuparse) que cruza la línea media; se decusa hacia el lado contralateral justo antes de salir del tronco del encéfalo.

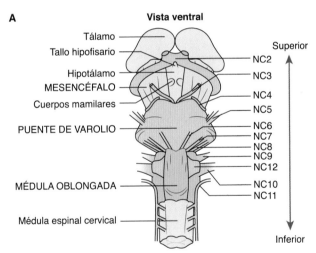

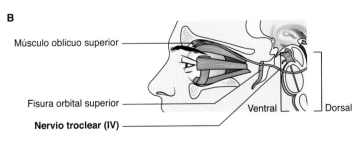

(*A*) Una vista ventral (o anterior) del tronco del encéfalo, mostrando la entrada y salida de los nervios craneales. (*B*) El cuarto nervio craneal sale por la parte dorsal (o posterior; por lo tanto, no se puede ver su origen en la imagen *A*), se decusa y luego rodea el puente de Varolio para dirigirse hacia sus objetivos.

Los NC1, 2 y 8 son nervios sensoriales puros; los NC4, 6, 11 y 12 son nervios motores puros. El resto son una combinación de funciones sensoriales, motoras y autonómicas. La siguiente tabla contiene mucha información importante, así que tómese 1 minuto para revisarla. Pero no sienta que tiene que memorizar todo esto ahora mismo. Aprenda lo que necesita saber en el momento adecuado; esta tabla está aquí para servir de referencia.

Nervio craneal	Funciones
Olfativo (NC1)	Sensorial: olfato
Óptico (NC2)	Sensorial: vista
Oculomotor (NC3)	Motora: movimiento del globo ocular (recto superior, inferior y medial y el oblicuo inferior), elevación del párpado (elevador del párpado)
	Autonómica: constricción de la pupila (esfínteres pupilares), acomodación de la pupila (en un reflejo), (músculo ciliar)
Troclear (NC4)	Motora: movimiento del globo ocular (oblicuo superior)
Trigémino (NC5)	Sensorial: sensación facial (incluyendo la sensación, pero no el sabor, de los dos tercios anteriores de la lengua)
	Motora: movimiento de la mandíbula (músculos de la masticación)
Abducens (NC6)	Motora: movimiento del globo ocular (recto lateral)
Facial (NC7)	Motora: movimiento facial, estapedio (amortigua el sonido)
	Sensorial: sensación del oído externo, gusto (dos tercios anteriores de la lengua)
	Autonómica: glándulas lagrimales (lágrimas), submandibulares y sublinguales (saliva)
Vestibulococlear (NC8)	Sensorial: audición, función vestibular
Glosofaríngeo (NC9)	Motora: estilofaríngea (elevación de la faringe y la laringe)
	Sensorial: sensación de la faringe superior y del tercio posterior de la lengua, gusto (tercio posterior de la lengua)
	Autonómica: glándula parótida (saliva), quimiorreceptores y barorreceptores en el seno carotídeo (ayuda a regular la presión sanguínea y el pH)
Vago (NC10)	Motora: músculos del paladar y de la faringe, cricotiroides (el único músculo laríngeo no inervado por el NC11), palatogloso (el único músculo de la lengua que no está inervado por el NC12)
	Sensorial: sensación de faringe, laringe y oído externo, gusto (epiglotis, faringe)
	Autonómica: vísceras toracoabdominales (corazón, pulmones, tracto gastrointestinal), quimiorreceptores y barorreceptores en el arco aórtico (ayudan a regular la presión arterial y el pH)
Accesorio espinal (NC11)	Motora: músculos esternocleidomastoideo (gira la cabeza hacia el lado contralateral), trapecio (estabilización y elevación escapular), laríngeo intrínseco
Hipogloso (NC12)	Motora: músculos intrínsecos de la lengua

Recuadro 18-1 Inervación de la lengua

Esto puede parecer complicado y, por alguna razón, a menudo se pregunta en los exámenes. Así que vamos a dejarlo muy claro.

- Motora (esto es fácil): NC12
- Sensorial (esto no es tan malo como parece):
  - Sensación: NC5, 9, 10
  - Gusto: NC7, 9, 10

	Dos tercios anteriores	Un tercio posterior	Extremo posterior, epiglotis
Prueba	NC7	NC9	NC10
Sensación	NC5	NC9	NC10

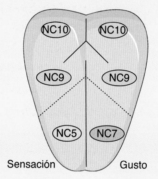

Una forma más de ver la inervación sensorial de la lengua. El tercio posterior está enteramente suministrado por el NC9, y el extremo posterior y la epiglotis, por el NC10.

Reflejos del tronco del encéfalo

Además de las funciones ya enumeradas, los nervios craneales también conforman varios reflejos (conocidos acertadamente como reflejos del nervio craneal o del tronco del encéfalo). Estos reflejos no se comprueban de forma rutinaria en pacientes despiertos (a excepción del reflejo pupilar), pero son un componente crucial para examinar a los pacientes comatosos y evaluar a quienes tienen probabilidad de muerte cerebral (véase p. 367).

Merece la pena dedicar un minuto al **reflejo pupilar**, porque a menudo lo usamos y nos basamos en la información que nos proporciona. La siguiente vía explica por qué es un reflejo *consensual*: es decir, por qué, si se ilumina un ojo, ambos se contraen.

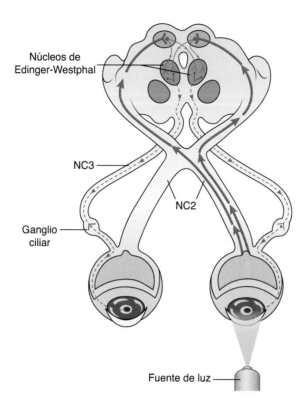

Núcleos de
Edinger-Westphal

NC3

NC2

Ganglio
ciliar

Fuente de luz

La vía del reflejo pupilar, todo ello explicado en el texto siguiente.

- **El miembro aferente: NC2.** La luz incide en la retina y la información se procesa desde la capa más externa (que incluye los fotorreceptores) hasta la más interna, donde los axones de las células ganglionares viajan juntos en una capa de fibras nerviosas hasta el disco óptico, donde salen de la retina como nervio óptico. El nervio óptico viaja hasta el quiasma óptico (situado justo debajo del hipotálamo y por encima de la glándula pituitaria, el quiasma óptico es el lugar donde las fibras nasales de la retina se decusan hacia el lado contralateral; véase p. 432) y luego continúa como tracto óptico. Las fibras que intervienen en la visión continúan hacia el tálamo y luego hacia la corteza occipital, pero las que intervienen en el reflejo pupilar se separan para hacer sinapsis en lo que se conoce como núcleos de Edinger-Westphal en el mesencéfalo. La clave aquí es que el tracto óptico de un ojo hace sinapsis TANTO en el núcleo Edinger-Westphal izquierdo como en el derecho, activando los nervios eferentes izquierdo y derecho que darán lugar a la constricción pupilar bilateral.
- **El miembro eferente: NC3.** Las fibras parasimpáticas que corren dentro del NC3 se proyectan desde los núcleos de Edinger-Westphal hasta el ganglio ciliar, situado justo detrás del globo ocular en la órbita posterior. Desde aquí, los nervios ciliares cortos se extienden al esfínter pupilar, provocando una constricción pupilar bilateral.

Recuadro 18-2 Una nota sobre la anisocoria

El término anisocoria describe la condición en la que las pupilas izquierda y derecha son de tamaño desigual. Puede ser fisiológica (es decir, totalmente normal y benigna; la pupila más grande puede incluso cambiar de lado) o ser el resultado de un problema estructural o neurológico. También hay que preguntar siempre sobre el uso de medicamentos, en particular de colirios que contraen o dilatan la pupila.

Las causas estructurales son el resultado de un daño dentro del ojo e incluyen traumatismos, iritis y glaucoma de ángulo cerrado. En estos casos, la anisocoria suele estar asociada con una forma pupilar anormal. Las causas neurológicas implican daños o trastornos de los nervios que controlan la reactividad pupilar a la luz.

El primer paso en la evaluación de un paciente con anisocoria es determinar cuál es la pupila anormal, la más grande o la más pequeña. Si la pupila más pequeña es anormal, la anisocoria debería ser más prominente en la oscuridad; la pupila normal se dilatará adecuadamente, mientras que la afectada permanecerá pequeña. Si la pupila más grande es anormal, la anisocoria debería ser más prominente en la luz brillante; la pupila normal se contraerá de forma adecuada, mientras que la afectada permanecerá dilatada. Para ayudar a entender las diversas causas de la anisocoria, recuerde que el tamaño de la pupila está controlado por dos grupos musculares opuestos del iris: el esfínter pupilar (que contrae la pupila y está mediado por el parasimpático) y el dilatador de la pupila (que dilata la pupila y está mediado por el simpático).

Las causas de la miosis unilateral (o constricción pupilar) incluyen:

- **Medicamentos:** los medicamentos que estimulan el sistema nervioso parasimpático (a menudo denominados "*colinérgicos*"; la acetil*colina* es el neurotransmisor implicado en todas las dianas parasimpáticas) provocarán miosis. Un ejemplo importante es el colirio de pilocarpina. La pilocarpina es un agonista directo de los receptores de acetilcolina que se utiliza para reducir la presión intraocular en pacientes con hipertensión ocular o glaucoma franco.
- **Síndrome de Horner:** es causado por una lesión en la vía simpática; véase la p. 310 para más detalles. Una lesión de la vía simpática provoca una actividad parasimpática sin oposición, de ahí la miosis.
- **Patología ocular primaria:** puede ser el resultado de una cirugía ocular previa o de una iritis, entre otros trastornos.

Las causas de la midriasis unilateral (o dilatación pupilar) incluyen:

- **Medicamentos:** los medicamentos que estimulan el sistema nervioso simpático (simpaticomiméticos) o que bloquean el sistema nervioso parasimpático (anticolinérgicos) provocarán midriasis. Entre ellos se encuentran los anticolinérgicos como los colirios de atropina y los nebulizadores de ipratropio (a veces parte de la medicación en aerosol se cuela por el rabillo de uno u otro ojo), así como los simpaticomiméticos como la fenilefrina tópica.
- **Parálisis del tercer nervio craneal:** véase la discusión que viene en la p. 434.
- **Pupila tónica de Adie:** se trata de una enfermedad común que afecta hasta a 2 de cada 1 000 personas de la población general, ocurriendo con más frecuencia en las mujeres que en los hombres. Es el resultado de un daño en el ganglio ciliar parasimpático que abastece al ojo. La mayoría de los casos son idiopáticos

(Continúa)

Recuadro 18-2 Una nota sobre la anisocoria (*continuación*)

(posiblemente causados por una infección vírica no definida), pero la afección también puede ser el resultado de un proceso inflamatorio, infeccioso o neoplásico. La pupila afectada suele ser mucho más grande que la otra; apenas se contrae a la luz (si es que lo hace), pero se contrae bien a la acomodación, tras lo cual se queda tónicamente contraída, permaneciendo pequeña mucho más tiempo que el ojo no afectado. Esta característica —reaccionar mal a la luz pero bien a la acomodación— se conoce como *disociación luz-cerca*. La pupila de Adie idiopática es benigna y no requiere tratamiento.

- **Traumatismos oculares:** la lesión del músculo del esfínter pupilar puede dar lugar a una midriasis anormal.

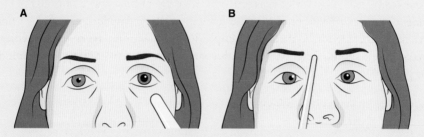

Una pupila de Adie del lado izquierdo. (*A*) La pupila reacciona mal a la luz directa pero (*B*) reacciona bien a la acomodación.

Sin embargo, si no recuerda nada más de este capítulo, no olvide esto: *una pupila dilatada y no reactiva (o la llamada pupila midriática) en un paciente con conciencia deprimida debe provocar una preocupación inmediata por una hernia cerebral* (véase p. 363). ¿Una pupila "dilatada" en un paciente despierto, que habla y que por lo demás es normal? No es una hernia. En su lugar, considere las causas en este cuadro para la explicación potencial.

Otros reflejos nerviosos craneales importantes que hay que conocer son el corneal, el lagrimal, el de la mandíbula, el vestíbulo-ocular (véase p. 144), el de arcada y el del seno carotídeo.

	Aferente	Eferente	Lo que realmente ocurre
Pupilar	NC2	NC3 (al esfínter pupilar)	La luz brillante hace que las pupilas se constriñan
Corneal	NC5	NC7 (a orbicular de los párpados)	Tocar la córnea hace que el ojo parpadee
Lagrimal	NC5	NC7 (a la glándula lagrimal)	Tocar la córnea hace que el ojo lagrimee
Reflejo mandibular	NC5 (V3; rama del masetero sensorial)	NC5 (V3; rama motora al masetero)	Golpear la mandíbula provoca contracción de la misma
Vestíbulo-ocular	NC8	NC3 (al músculo oculomotor)	Estabiliza la visión durante el movimiento de la cabeza
Reflejo nauseoso	NC9	NC10 (a los músculos de la faringe)	La irritación en la parte posterior de la garganta provoca contracción del músculo de la faringe
Seno carotídeo	NC9	NC10 (al corazón)	La presión en el seno carotídeo provoca bradicardia

Patología común de los nervios craneales

Ya hemos hablado de varios de estos trastornos, pero aprovechemos esta oportunidad para sintetizar la información que ya ha aprendido y profundizar un poco más en su fisiopatología, presentación y, cuando sea pertinente, su manejo.

Defectos del campo visual

Para entender por qué una lesión en el tálamo puede causar una hemianopía homónima (es decir, un defecto del campo visual que afecta a la mitad derecha o izquierda del campo visual de cada ojo), mientras que una lesión un poco más arriba en el lóbulo parietal puede propiciar una cuadrantanopía inferior (es decir, un defecto del campo visual que implique el cuadrante inferior derecho o el cuadrante inferior izquierdo del campo visual de cada ojo), tenemos que dedicar un minuto a recorrer la anatomía de la vía visual (obsérvese cómo estas vías difieren de las implicadas en el reflejo pupilar).

Cómo sale el NC2 del ojo y la órbita:

- Como se ha mencionado antes, cuando la luz incide en la retina, la información se procesa desde la capa más externa (donde se encuentran los fotorreceptores) hasta la más interna, donde los axones de las células ganglionares viajan juntos en una capa de fibras nerviosas hasta el disco óptico. Aquí, salen de la retina y de la órbita como nervio óptico.

Cómo entra el NC2 en el SNC:

- Al entrar en el SNC, el NC2 se cubre de mielina fabricada por los oligodendrocitos. Viaja hasta el *quiasma óptico,* donde las fibras retinianas nasales (véase el diagrama de la p. 432) se decusan hacia el lado contralateral. Las fibras retinianas temporales no se cruzan y permanecen en el lado del cerebro del que proceden. Por lo tanto, hay dos tractos ópticos que salen del quiasma óptico, cada uno de los cuales contiene fibras nasales contralaterales y fibras temporales ipsilaterales. Así, cada tracto óptico lleva fibras que abastecen el campo visual contralateral de cada ojo (es decir, el tracto óptico derecho abastece el campo visual izquierdo de ambos ojos, y el tracto óptico izquierdo abastece el campo visual derecho de ambos ojos).
- Los *tractos ópticos* hacen sinapsis en el *núcleo geniculado lateral* del tálamo.
- A partir de aquí, las fibras se dividen en *radiaciones ópticas*; las que suministran el campo visual inferior viajan dentro del lóbulo parietal, y las que suministran el campo visual superior viajan dentro del lóbulo temporal.
- Las fibras vuelven a reunirse en el lóbulo occipital, en la *corteza visual primaria.* Desde aquí, se extienden a las áreas de asociación visual de toda la corteza visual, donde se procesan y sintetizan las señales visuales complejas.

Si le duele la cabeza después de leer esto, no le culpamos. Tómese un minuto para ver el diagrama que aparece a continuación, que explica la vía de la visión mejor de lo que podrían hacerlo las palabras. Las lecciones más importantes son las siguientes:

- Las lesiones del propio nervio óptico (lesiones prequiasmáticas) dan lugar a defectos visuales unilaterales (es decir, todo el campo visual de un ojo se daña).
- Las lesiones del tracto óptico (lesiones posquiasmáticas) dan lugar a defectos bilaterales del campo visual (es decir, el campo visual izquierdo o derecho de *ambos* ojos se daña).

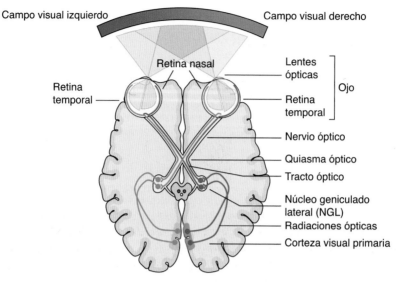

Campo visual izquierdo

Campo visual derecho

Retina nasal

Lentes
ópticas

Ojo

Retina
temporal

Retina
temporal

Nervio óptico

Quiasma óptico

Tracto óptico

Núcleo geniculado
lateral (NGL)

Radiaciones ópticas

Corteza visual primaria

La vía visual.

Ahora usted debería ser capaz de entender por qué las lesiones enumeradas a continuación dan lugar a los defectos del campo visual asociados.

Lesión	Defecto del campo visual	
Nervio óptico	Pérdida de visión unilateral	Una lesión prequiasmal del nervio óptico afecta solo a un ojo
Quiasma óptico	Hemianopía bitemporal	Una lesión en el quiasma óptico atrapará las fibras retinianas nasales bilaterales (que abastecen los campos visuales temporales bilaterales) al cruce de estas
Tracto óptico	Hemianopía homónima	Una lesión del tracto óptico izquierdo provocará la pérdida del campo visual derecho de ambos ojos, y viceversa
Radiación temporal	Cuadrantanopía superior	Las radiaciones temporales llevan fibras retinianas inferiores, que abastecen el campo visual superior

Lesión	Defecto del campo visual	
Radiación parietal	Cuadrantanopía inferior	Las radiaciones parietales llevan fibras retinianas superiores, que abastecen el campo visual inferior
Corteza visual	Hemianopía homónima	Las radiaciones temporales y parietales se reúnen en la corteza occipital

Un último punto: si la lesión de la corteza visual está causada por un infarto de la arteria cerebral posterior (ACP), es probable que se produzca una ***preservación de la mácula***, porque la zona de la corteza dedicada a la mácula (a diferencia de la dedicada al resto del campo visual, que solo está abastecida por la ACP) tiene una doble irrigación sanguínea (ACP + arteria cerebral media, o ACM) y, por lo tanto, está a salvo de la isquemia.

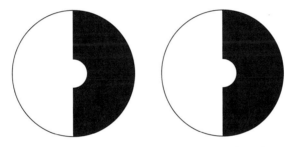

La preservación macular causada por un infarto de la ACP. La mácula es la zona central de la retina.

Parálisis oculomotoras (parálisis del tercer, cuarto y sexto nervios)

Los nervios craneales tercero, cuarto y sexto son responsables de los músculos extraoculares (los músculos que controlan los movimientos del ojo). La disfunción o el daño de estos nervios es frecuente y da lugar a diversas formas de movimientos oculares restringidos y anormales (parálisis oculomotoras). A continuación se presenta un resumen de los seis músculos extraoculares y su función:

Músculo extraocular	Función	Suministrado por
Recto superior	Elevación	NC3
Recto inferior	Depresión	NC3
Recto medial	Aducción	NC3
Recto lateral	Abducción	NC6
Oblicuo superior	Rotación interna, depresión	NC4
Oblicuo inferior	Rotación externa, elevación	NC3

A

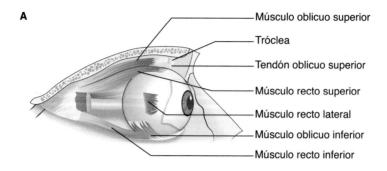

Músculo oblicuo superior

Tróclea

Tendón oblicuo superior

Músculo recto superior

Músculo recto lateral

Músculo oblicuo inferior

Músculo recto inferior

Vista lateral del ojo derecho

B

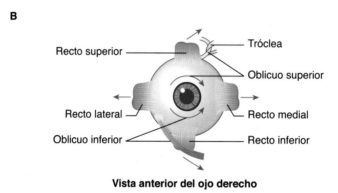

Recto superior

Tróclea

Oblicuo superior

Recto lateral

Recto medial

Oblicuo inferior

Recto inferior

Vista anterior del ojo derecho

Vistas lateral (*A*) y anterior (*B*) de los seis músculos extraoculares.

Parálisis del tercer nervio Las lesiones en cualquier punto del recorrido del tercer nervio craneal, desde su núcleo en el cerebro medio hasta los músculos extraoculares que inerva dentro de la órbita, pueden dar lugar a una parálisis del tercer nervio. Si puede recordar lo que hace el NC3, ya sabe cómo se presentará una parálisis del NC3. Y recuerde que, aparte del NC4, ningún nervio craneal cruza la línea media; por lo tanto, todos los déficits son ipsilaterales a la lesión.

- Un ojo "hacia abajo y hacia fuera". El NC3 suministra los músculos rectos superior, inferior y medial, así como el oblicuo inferior, pero quizá sea más útil recordar lo que *no* suministra: el oblicuo superior (que tira del ojo "hacia abajo y hacia dentro") y el recto lateral (que tira del ojo "hacia fuera"). Cuando el NC3 está dañado, estos músculos "toman el relevo" y dan lugar a un ojo que parece "hacia abajo y hacia fuera".
- Midriasis. Las fibras parasimpáticas del NC3 irrigan el esfínter pupilar, el músculo que constriñe la pupila; por lo tanto, los daños a este nervio provocan una dilatación pupilar.
- Ptosis.[1] El NC3 suministra al músculo elevador del párpado; los daños provocan la caída del párpado, o ptosis.

[1]Para una revisión de las causas de la ptosis, véase la p. 309.

Los pacientes no suelen notar las anomalías pupilares, pero se quejan de diplopía (visión doble) y de párpados caídos.

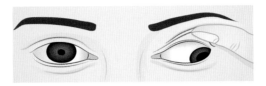

Parálisis del tercer nervio izquierdo. Obsérvese la posición hacia abajo y hacia fuera del ojo, la pupila dilatada y el párpado caído.

La isquemia (a menudo debida a una enfermedad microvascular provocada por una diabetes mal controlada) es la causa más común de las parálisis del tercer nervio en los adultos, pero la compresión del tercer nervio por un aneurisma cercano es la más temida. El tercer nervio corre cerca de la arteria cerebral posterior (véase el diagrama de la p. 49); por lo tanto, la dilatación aneurismática de las arterias cerebral posterior o comunicante posterior puede comprimir el nervio.

Debido a que las fibras parasimpáticas del NC3 corren por el exterior del nervio, la compresión de este debería causar siempre una afectación pupilar (es decir, midriasis). En cambio, la isquemia o el infarto del nervio suelen preservar las fibras parasimpáticas y las pupilas pueden reaccionar normalmente. Si se observa una parálisis completa del tercer nervio con afectación de la pupila, es preciso solicitar imágenes de los vasos (angiografía por TC o RM) para descartar un aneurisma. La mayoría de los libros de texto le dirán que no es necesario pedir la exploración si la parálisis del tercer nervio no afecta a las pupilas, pero aun así solemos pedirla si es posible. ¿Por qué? La anatomía es variable y las exploraciones son imperfectas, y el riesgo de pasar por alto un aneurisma supera los riesgos de una exploración potencialmente innecesaria.

Otras causas de parálisis del tercer nervio son los traumatismos, las neoplasias (tumor hipofisario, carcinomatosis meníngea), la migraña oftalmopléjica, el síndrome del seno cavernoso (véase p. 441), los trastornos inflamatorios (SGB; véase p. 284) y la hernia uncal (véase p. 365). También cabe mencionar que, aunque la mayoría de las parálisis del tercer nervio causadas por isquemia son periféricas (es decir, afectan a los axones del propio nervio, debido a una enfermedad microvascular), también pueden ser centrales (debido a eventos vasculares cerebrales isquémicos que afectan al núcleo cerebral medio del nervio).

La colocación de un parche en un ojo puede ser útil para aliviar la diplopía, pero por lo demás el tratamiento se dirige a la causa subyacente. En el caso de las parálisis isquémicas del tercer nervio, no existe un tratamiento específico, aparte del control de los factores de riesgo cardiovascular (diabetes, hipertensión e hiperlipidemia). La recuperación suele llevar de semanas a meses. Los déficits que persisten a los 6 meses suelen ser permanentes.

Parálisis del cuarto nervio Las parálisis del cuarto nervio son menos frecuentes que las del tercero. Los pacientes también se quejan de diplopía, pero en la exploración el ojo estará "arriba y afuera" debido a la disfunción del músculo oblicuo superior (que, como cabe recordar, tira del ojo hacia abajo y adentro). Una inclinación de la cabeza hacia el lado contralateral ayudará a corregir la diplopía.

La mayoría de los casos son congénitos, incluso los que se presentan en la edad adulta. Aunque los pacientes pueden insistir en que el problema es nuevo, lo más frecuente es que se deba a una disminución gradual de la capacidad de compensar la diplopía. Debido a que el cuarto nervio tiene el recorrido intracraneal más largo de todos los nervios craneales, también es especialmente susceptible a la compresión por traumatismos, presión intracraneal elevada y

Recuadro 18-3 Diplopía

La diplopía, o visión doble, puede deberse a una disfunción ocular primaria o a una disfunción neurológica primaria. Cuando se atiende a un paciente que se queja de diplopía, hay una única pregunta que plantear para resolverlo: *¿la visión doble persiste cuando el paciente cierra un ojo o el otro, o solo está presente cuando ambos ojos están abiertos?* La primera (denominada diplopía monocular) es un problema ocular. Hay un problema en el propio ojo. La segunda (diplopía binocular) es una cuestión neurológica. La diplopía "neurológica" es resultado de una desalineación ocular: uno o más de los músculos extraoculares no funcionan correctamente, y los ojos no están unidos como deberían. Por ejemplo, si un paciente con una parálisis del sexto nervio izquierdo intenta mirar hacia la izquierda, el ojo izquierdo se quedará mirando hacia delante mientras el ojo derecho se aduce, por completo hacia la izquierda. Esto provoca diplopía; los dos ojos son incapaces de enfocar el mismo objetivo. Pero no hay nada intrínsecamente malo en el globo ocular izquierdo y, por lo tanto, cuando se cierra el ojo derecho, la diplopía desaparece.

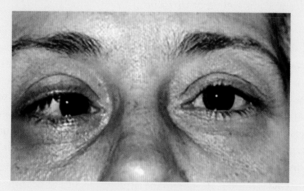

Parálisis del sexto nervio izquierdo. (Reproducida de Nelson L. *Pediatric Ophthalmology*. 2nd ed. Wolters Kluwer; 2018.)

otras lesiones intracraneales. Las enfermedades microvasculares y la isquemia también pueden causar parálisis del cuarto nervio. Al igual que con las parálisis del tercer nervio, el tratamiento se dirige a la causa subyacente.

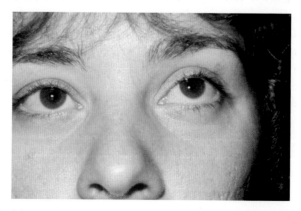

Parálisis del cuarto nervio izquierdo. (Cortesía de Leonard B. Nelson, MD.)

Parálisis del sexto nervio La parálisis del sexto nervio es la parálisis oculomotora más común que se produce de forma aislada. De nuevo, los pacientes presentarán diplopía, pero en la exploración serán incapaces de abducir completamente el ojo afectado debido a la disfunción del músculo recto lateral.

Las causas más comunes son: isquemia (que, de nuevo, puede deberse a una enfermedad microvascular que afecte a los axones del propio nervio o a un evento vascular cerebral que afecte a su núcleo en el puente), traumatismo, neoplasia y presión intracraneal elevada (que puede dar lugar a parálisis bilaterales del sexto nervio debido a la tracción de los nervios en la base del cráneo). El tratamiento se dirige a la causa subyacente.

Recuadro 18-4: ¿Qué pasó con la parálisis del quinto nervio?

¿Por qué nos hemos saltado el quinto nervio craneal? La neuralgia del trigémino es, esencialmente, el equivalente sensorial de una parálisis del quinto nervio y se trata a detalle en el capítulo 3 sobre el dolor de cabeza.

Parálisis del nervio facial (séptimo)

Le hemos presentado las parálisis del nervio facial en el capítulo 11 sobre neuropatías periféricas. Ahora es el momento de profundizar un poco más. Cuando pensamos en las parálisis del nervio facial, debemos distinguir entre lesiones de la neurona motora superior e inferior. Las parálisis faciales de la neurona motora superior (NMS) se deben a lesiones de los nervios que inervan el NC7 (es decir, las NMS que viajan entre la corteza motora y el núcleo del nervio facial en el tronco del encéfalo). Las parálisis faciales de la motoneurona inferior (MNI) se deben a lesiones del propio NC7. No hacemos esta distinción con otras parálisis de los nervios craneales porque todos los demás nervios craneales (además del NC12, que tiene una inervación predominantemente contralateral) están inervados de forma bilateral y, por lo tanto, las lesiones unilaterales de la neurona motora superior no causan déficits.

La anatomía del núcleo motor del nervio facial es complicada. La parte del núcleo que irriga la parte superior de la cara recibe inervación bilateral de la NMS; aquella que irriga la parte inferior de la cara únicamente recibe inervación contralateral de la NMS. Como resultado, *una lesión unilateral del NMS produce una parálisis facial contralateral que no afecta a la frente, mientras que una lesión de la MNI produce una parálisis facial ipsilateral de toda la cara.*

Además de empeorar el día de todos los estudiantes, ¿qué sentido tiene aprender toda esta anatomía? Resulta que la capacidad de distinguir —y hacerlo rápidamente— entre las lesiones de la neurona motora superior e inferior del séptimo par craneal puede ser fundamental para diagnosticar la causa del déficit y determinar su posterior manejo.

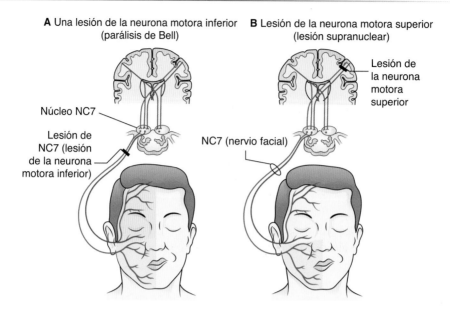

A Una lesión de la neurona motora inferior (parálisis de Bell)

B Lesión de la neurona motora superior (lesión supranuclear)

Lesión de la neurona motora superior

Núcleo NC7

Lesión de NC7 (lesión de la neurona motora inferior)

NC7 (nervio facial)

Parálisis del nervio facial de la neurona motora inferior *versus* la superior. La afectación de la neurona motora inferior afecta a toda la cara, mientras que la afectación de la neurona motora superior no afecta a la frente.

Parálisis facial de la neurona motora superior. El ictus es la causa más común de la parálisis facial de la neurona motora superior; otras lesiones masivas que afectan a las fibras motoras que se extienden hasta el núcleo del nervio facial, como los tumores y los abscesos, son causas menos comunes. Si un paciente presenta una parálisis facial que no afecta a la frente, hay que suponer que se trata de un ictus hasta que se demuestre lo contrario y tratar al paciente como tal. Sin embargo, si la parte superior de la cara está involucrada, como es el caso de nuestro paciente, Stanley, al principio de este capítulo, que no puede elevar por completo la ceja o cerrar el ojo, usted puede (la mayoría de las veces) respirar profundamente y relajarse. No obstante, tenga en cuenta que el ictus también puede causar parálisis facial de la neurona motora inferior. Los infartos pontinos laterales, por ejemplo, pueden afectar al núcleo del NC7 y presentar una parálisis facial ipsilateral completa. En estos casos, sin embargo, casi siempre hay otros déficits neurológicos asociados (p. ej., cuando hay un infarto pontino lateral, estos pueden incluir entumecimiento facial ipsilateral, pérdida de audición y síndrome de Horner, así como entumecimiento corporal contralateral) que le indican el diagnóstico correcto.

Parálisis facial de la neurona motora inferior. Este tipo de parálisis del nervio facial es mucho más común que la variante de la neurona motora superior. Las parálisis faciales aisladas de la neurona motora inferior son la mayoría de las veces idiopáticas, lo cual se conoce entonces como *parálisis de Bell*. Se cree que el virus del herpes simple tipo 2 (VHS-2) es el responsable de la mayoría de estos casos "idiopáticos", pero esto puede ser difícil de confirmar. También existen causas autoinmunes (especialmente el síndrome de Sjögren y la sarcoidosis), causas neoplásicas y causas infecciosas (como el VIH, la enfermedad de Lyme y el herpes zóster). Cuando el herpes zóster afecta al nervio facial, se dice que el paciente tiene el *síndrome de Ramsay Hunt* (también conocido como herpes zóster oticus); normalmente se verá la erupción vesicular característica del herpes zóster cerca de la oreja. Sin importar la causa, la parálisis facial ipsilateral puede ir acompañada de una disminución del gusto en los dos tercios anteriores de la lengua, así como de hiperacusia (es decir, los sonidos normales se perciben como muy fuertes), debido a la afectación del músculo estapedio. Además puede haber vértigo si el octavo nervio craneal cercano también está afectado.

El diagnóstico de la parálisis de Bell es clínico. Si la presentación es sencilla, es decir, si no hay otros hallazgos focales en la exploración de un paciente con afectación ipsilateral de los músculos faciales superiores e inferiores, no es necesario realizar pruebas de imagen. La mayoría de los pacientes mejoran y se recuperan por completo en semanas o meses (en el recuadro 18-5 se analizan algunas posibles complicaciones a largo plazo). Se recomienda un tratamiento breve con corticoesteroides para los pacientes que se presentan poco después de la aparición de los síntomas. Aunque no se ha demostrado ningún beneficio, también se suele prescribir valaciclovir a los pacientes con síntomas graves; se tolera bien, produce pocos efectos secundarios y puede ofrecer algún beneficio adicional cuando se combina con corticoesteroides en esta población de pacientes. El uso de lubricantes oculares o de un parche en el ojo puede ser útil para prevenir la sequedad, y deben usarse gafas de sol durante el día para proteger el ojo que no puede cerrarse de manera completa.

Recuadro 18-5 Sincinesia

Cuando la activación voluntaria de un músculo provoca la contracción simultánea e involuntaria de otros músculos, el fenómeno se denomina sincinesia, y es una secuela común a largo plazo de la parálisis del nervio facial. La sincinesia se produce cuando los axones que se regeneran tras una lesión nerviosa se dirigen a objetivos equivocados y acaban inervando músculos incorrectos. Un ejemplo común es la contracción involuntaria de los párpados que se produce al sonreír de manera voluntaria: los axones mal dirigidos que originalmente abastecían a los músculos de la boca se regeneran para abastecer también al músculo orbicular de los ojos y, así, cuando se estimulan, provocan tanto la sonrisa como el cierre de los párpados. Otro ejemplo se conoce como "lágrimas de cocodrilo", cuando los axones que originalmente abastecían a las glándulas salivales inervan por error también a las glándulas lagrimales, lo que provoca lágrimas al comer.

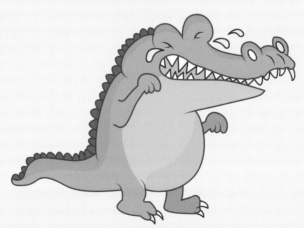

Las lágrimas de cocodrilo son un ejemplo clásico de sincinesia. El término "lágrimas de cocodrilo" tiene una larga historia, y se remonta a la creencia de que los cocodrilos lloraban —sin intención— antes de atacar a sus presas. Desafortunadamente, nuestros antepasados se equivocaron por completo.

Neuropatía craneal múltiple

Hay un puñado de enfermedades que pueden provocar parálisis de múltiples nervios craneales. Algunas "arrancan" los nervios craneales de forma gradual y progresiva; otras dañan los nervios simultáneamente y de una sola vez. Es bueno tener en mente el siguiente diferencial, porque cada una de ellas es un diagnóstico que no debe dejar de lado.

- *Infecciones del SNC;* entre ellas, la enfermedad de Lyme, la listeria, la sífilis y el criptococo.
- *Enfermedades autoinmunes,* como el síndrome de Guillain-Barré y la neurosarcoidosis.
- *Malignidad.* La carcinomatosis leptomeníngea (es decir, la diseminación de células cancerosas en el líquido cefalorraquídeo, con afectación de las membranas piamadre y aracnoides) se trata con más detalle en el capítulo 16.
- *Ictus.* Las enfermedades vasculares cerebrales hemorrágicas e isquémicas pueden afectar, y a menudo lo hacen, a varias combinaciones de los nervios craneales inferiores (véase p. 67). Una perla rápida para recordar: el núcleo del quinto nervio craneal es grande (el nervio en sí sale del tronco del encéfalo en el puente de Varolio, pero el núcleo se extiende desde el mesencéfalo hasta la médula espinal cervical alta), por lo que tanto los eventos vasculares cerebrales pontinos laterales como los medulares laterales pueden causar una pérdida ipsilateral de la sensibilidad en la cara.

Núcleos de los nervios craneales en el tronco del encéfalo

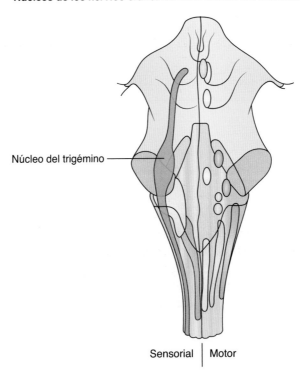

Núcleo del trigémino —

Sensorial | Motor

Los núcleos de los nervios craneales en el tronco del encéfalo. Esta es una imagen complicada, y debería sentirse libre de ignorarla por completo, excepto el gran objeto rojo que se extiende desde el cerebro medio hasta la médula y la médula espinal cervical alta: este es el núcleo del trigémino.

- *Síndrome del seno cavernoso.* El seno cavernoso es un conjunto de senos venosos durales que rodean la hipófisis. El NC3, el NC4, el V1 y el V2 del NC5 y el NC6 lo atraviesan, junto con la arteria carótida interna (ACI), las fibras simpáticas que sirven a la cara y la cabeza, y las venas oftálmicas que drenan la sangre del ojo. Cualquier patología dentro del seno, sobre todo la trombosis del seno venoso, las lesiones masivas y las fístulas, puede provocar la disfunción de cualquiera de estas estructuras. Los síntomas neurológicos clásicos incluyen oftalmoplejía dolorosa (debido a la parálisis de uno o más de los músculos extraoculares; el recto lateral, suministrado por el NC6, es el más comúnmente afectado), reducción de la sensibilidad maxilar y corneal (debido a la afectación de V1 y V2), síndrome de Horner (debido al daño simpático) y proptosis (debido a la obstrucción de las venas oftálmicas). La agudeza visual se conserva, porque el NC2 no pasa por el seno cavernoso.

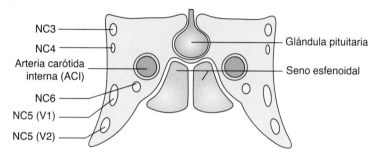

El contenido del seno cavernoso incluye NC3, NC4, V1 y V2 de NC5, NC6, la arteria carótida interna, las fibras simpáticas (que corren por la superficie de la arteria carótida interna), y las venas oftálmicas (no representadas aquí).

Recuadro 18-6 Síndrome de Tolosa-Hunt

El síndrome de Tolosa-Hunt se caracteriza por una inflamación granulomatosa idiopática del seno cavernoso. La mayoría de las veces se presenta con cefalea periorbitaria grave y unilateral y oftalmoplejía dolorosa. También puede presentarse el síndrome de Horner. Los episodios suelen resolverse de manera espontánea y luego se repiten cada pocos meses o años. La resonancia magnética con contraste y, si es necesario, la biopsia que demuestra la inflamación granulomatosa pueden ayudar a hacer el diagnóstico. Los esteroides en dosis altas son muy eficaces y suelen mejorar significativamente los síntomas en pocos días.

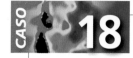

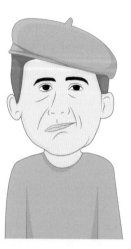

Evolución de su paciente: el examen de Stanley es consistente con una parálisis facial de la neurona motora inferior. Como no tiene otros síntomas neurológicos, usted se siente cómodo diciéndole que tiene una parálisis de Bell, probablemente debida a una infección por herpes. Usted le asegura al médico de urgencias que no es necesario hacer pruebas de imagen ni ningún otro estudio neurológico y da de alta a Stanley con una receta de un tratamiento corto de corticoesteroides y valaciclovir, además de un lubricante ocular para proteger su ojo derecho. Cuando le llama 3 semanas después para darle seguimiento, le dice que sus síntomas, aunque no se han resuelto del todo, han mejorado mucho y siguen mejorando cada día.

Ahora usted ya sabe:

- | Dónde empieza, dónde termina y qué hace cada nervio craneal.
- | Las causas más comunes de las parálisis del tercer, cuarto y sexto nervio, cómo se presentan y cómo tratarlas.
- | Cómo diferenciar las parálisis faciales de la neurona motora superior e inferior, y por qué es importante.
- | El diagnóstico diferencial básico de las parálisis nerviosas craneales múltiples.

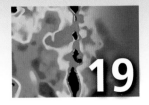

Pues no, claro que no. No hay límite a la cantidad de neurología que podrías meter en tu cerebro si así lo decidieras, y desde luego no queremos impedírtelo. Sin embargo, esperamos que este libro te haya llevado por el camino del nirvana neurológico. Es probable que este sea realmente *El único libro de neurología que vas a necesitar*. Para otros, esperamos que sea el comienzo de una gran aventura en la exploración de un sistema de órganos que no solo es una importante fuente de buena salud (cuando funciona bien) y una alarmante variedad de enfermedades (cuando falla), sino que también define quiénes somos en realidad.

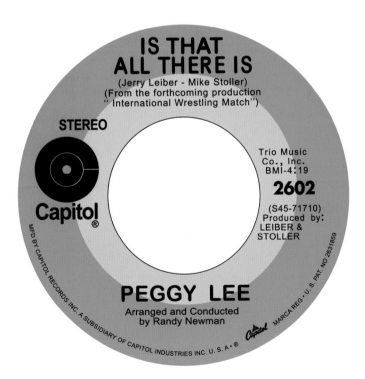

Una copia de la grabación en 45 rpm de 1969 de Peggy Lee del clásico de Leiber y Stoller, "*Is That All There Is*".

Así que date una palmadita en la espalda y piensa en lo mucho que has aprendido. Ahora eres capaz de diagnosticar y tratar desde eventos vasculares cerebrales hasta esclerosis múltiple; desde crisis epilépticas hasta demencia; desde conmociones cerebrales hasta neuropatías; desde mareos hasta migrañas y confusión. También has dominado la caja de herramientas neurológicas, compuesta por un historial clínico neurológico cuidadoso, una exploración, estudios de sangre y líquido cefalorraquídeo (LCR), imágenes y herramientas de electrodiagnóstico, y puedes deteminar prácticamente cualquier cosa que le ocurra a tus pacientes, por oscura o complicada que sea.

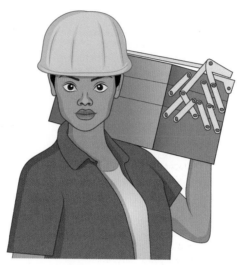

No es una caja de herramientas neurológicas, pero se entiende la idea.

Ha sido un auténtico privilegio y un placer haber pasado este tiempo contigo. Apreciamos tu paciencia y valor. Has trabajado mucho, ¡y ha hecho falta más que un poco de *nervios* para seguir este viaje de principio a fin!

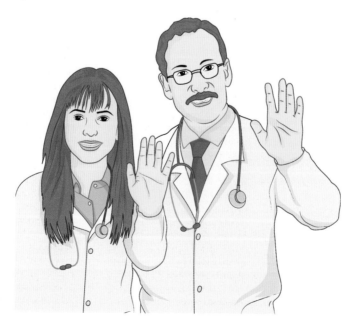

Índice alfabético de materias